"十三五"高等职业教育医药院校规划教材/多媒体融合创新教材

供护理、助产、相关医学技术类等专业使用

内科护理学

NEIKE HULIXUE

主编 ◎ 周庆云 褚青康

郑州大学出版社

郑 州

图书在版编目(CIP)数据

内科护理学/周庆云,褚青康主编. —郑州:郑州大学出版社,
2017.8

ISBN 978-7-5645-4539-0

Ⅰ.①内⋯　Ⅱ.①周⋯②褚⋯　Ⅲ.①内科学-护理学-教材
Ⅳ.①R473.5

中国版本图书馆 CIP 数据核字(2017)第 151478 号

郑州大学出版社出版发行

郑州市大学路 40 号　　　　　　　　邮政编码:450052
出版人:张功员　　　　　　　　　　发行电话:0371-66966070
全国新华书店经销
郑州市诚丰印刷有限公司印制
开本:890 mm×1 194 mm　1/16
印张:31.5
字数:764 千字
版次:2017 年 8 月第 1 版　　　　　印次:2017 年 8 月第 1 次印刷

书号:ISBN 978-7-5645-4539-0　　　定价:66.00 元
本书如有印装质量问题,由本社负责调换

作者名单

主　编　周庆云　褚青康

副主编　田林燕　朱　舟　杨金峰

编　委　（按姓氏笔画排序）

王静娴　济源职业技术学院

石惠惠　信阳市中医院

田林燕　南阳医学高等专科学校

朱　舟　南阳医学高等专科学校

杨金峰　郑州铁路职业技术学院

周庆云　信阳职业技术学院

崔冬玲　信阳职业技术学院

梁晓娟　信阳市中心医院

褚青康　南阳医学高等专科学校

管映君　嘉应学院医学院

薛　惠　嘉应学院医学院

编写秘书　崔冬玲

"十三五"高等教育医药院校规划教材/多媒体融合创新教材

建设单位

（以单位名称首字拼音排序）

安徽医学高等专科学校　　　　漯河医学高等专科学校
安徽中医药高等专科学校　　　南阳医学高等专科学校
安阳职业技术学院　　　　　　平顶山学院
宝鸡职业技术学院　　　　　　濮阳医学高等专科学校
达州职业技术学院　　　　　　三门峡职业技术学院
广东嘉应学院　　　　　　　　山东医学高等专科学校
汉中职业技术学院　　　　　　山西老区职业技术学院
河南护理职业学院　　　　　　邵阳学院
河南医学高等专科学校　　　　渭南职业技术学院
鹤壁职业技术学院　　　　　　襄阳职业技术学院
湖北职业技术学院　　　　　　新乡学院
湖南环境生物职业技术学院　　新乡医学院三全学院
湖南医药学院　　　　　　　　信阳职业技术学院
黄河科技学院　　　　　　　　邢台医学高等专科学校
黄淮学院　　　　　　　　　　许昌学院
吉林医药学院　　　　　　　　雅安职业技术学院
济源职业技术学院　　　　　　永州职业技术学院
金华职业技术学院　　　　　　运城护理职业学院
开封大学　　　　　　　　　　郑州工业应用技术学院
乐山职业技术学院　　　　　　郑州澍青医学高等专科学校
临汾职业技术学院　　　　　　郑州铁路职业技术学院
洛阳职业技术学院　　　　　　周口职业技术学院

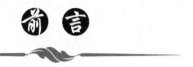

前　言

为适应我国高等职业教育改革和发展的需要,进一步突出卫生职业教育的特点,体现职业教育以素质教育为基础、以人为本的教育指导思想。根据《"健康中国 2030"规划纲要》、护理专业人才培养方案的要求,我们编写了这本《内科护理学》教材。

本教材的内容主要包括系统内科疾病和传染病患者的护理,其中系统内科疾病包括呼吸、循环、消化、泌尿、血液、内分泌、风湿性疾病及神经系统疾病。除第一章绪论外,每章第一节首先介绍本系统的解剖、生理结构及本系统的护理评估内容。第二节详细编写常见症状及体征的护理,其目的是使学生建立临床思维,为学习本章的各节内容打下基础。各论的内容编排上,着重突出了疾病的概念、临床表现、诊断及治疗要点、护理和健康指导等内容。每章开始设有明确的"学习目标"以引导学生有目的地学习;章节中增添诸多比较、分析讨论、知识链接等卡片以回顾相关知识、了解典型案例、分享相关的逸闻趣事,增加了趣味性,培养学生的职业情感;每章后都列有小结,并配有病例讨论、同步练习等训练学生临床思维能力,以巩固、强化所学的知识。结合国内外最新资料及编者丰富的临床经验,从临床及教学实际出发,把以患者为中心的系统化整体护理理念融入具体知识和技能操作之中,既符合临床护士的思维模式和工作程序,又有利于学生的接受和理解。

本教材具有如下特色:①明确学习目标,突出学习重点,避免了学习时抓不住重点的弊病;②注意知识的连贯性与整体性,增加了各系统的解剖与生理结构以及本组疾病的护理评估内容;③进一步完善和突出了护理程序在内科护理中的应用;④贴近临床实际,更新和补充了临床新的诊断、治疗和护理的方法与技术;⑤章后设置了临床病例分析及同步练习,以利于学生对知识的理解和运用,培养其认识问题、分析问题和解决问题的能力;⑥按照全国护士资格考试大纲编排内容,夯实专业知识基础,突出平时学习积累的重要性。

本教材是由在教学及临床一线工作的专家编撰而成,能较好地反映我国实际临床护理情况。本书在编写过程中得到各有关院校的大力支持,多位教师参与各章节的审阅、文稿的整理及校对工作,在此一并表示诚挚的感谢。但由于编写水平有限,教材中难免有不尽完善之处,敬请各院校师生、临床护理工作者提出宝贵的意见和建议。

编　者

2017 年 5 月

目录

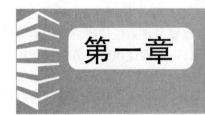

第一章

绪　论

一、内科护理是临床各科护理的基础

内科护理学是研究内科疾病患者生物、心理和社会等方面健康问题的发生发展规律,运用护理程序诊断和处理患者的健康问题,以达到恢复和保持患者健康的一门重要的临床护理学科。内科护理学所阐述的内容在临床护理的理论和实践中具有普遍意义,是临床各科护理的基础。

内科护理学作为临床护理学的基础学科,重点论述人体各个系统各种疾病的病因、发病机制、临床表现、诊断治疗要点、护理及健康指导。编纂《内科护理学》的目的是引导护理学生在已掌握基础医学、临床前期学科知识的基础上,从理论走向实践,从书本走向临床,帮助他们掌握为患者解决护理问题的实际本领。

临床医学按医疗服务的对象、疾病的特性及治疗手段的不同划分为内科、外科、儿科、妇产科、五官科等。无论哪一科、用什么样的手段护理患者,其先决条件是做出正确的护理诊断。而内科护理学的教学核心就是教会学生以患者的主诉为中心,通过病史评估、身体评估、实验室检查及心理社会资料的评估,提出护理诊断及护理措施,从接触患者到考虑护理诊断的全过程,每一个环节都贯穿着护士的逻辑思维和缜密的分析及论证,而这一系列有关护理诊断与护理措施基本知识和基本技能,都是所有护生必须学习和掌握的。

二、内科护理学的内容结构

内科护理学建立在基础医学、临床医学和人文社会科学基础上,是临床护理学中的综合性学科。内科护理学知识体系的整体性强,涉及的临床领域宽广,所阐述的内容在临床护理学的理论和实践中具有普遍意义,它既是临床各科护理学的基础,又与它们存在着密切的联系。随着医学科学的发展,边缘科学的崛起,内科护理学作为临床护理的核心学科,显得愈来愈重要。

内科护理学涵盖了呼吸、循环、消化、泌尿、血液、内分泌及代谢性疾病、风湿性疾病、神经系统疾病患者的护理及理化因素所致疾病病人的护理。本书的基本编写结构为:每个系统或每类疾病的各章第一节均为总论,简要地复习该系统的解剖结构生理功能及与疾病之间的关系,或简述该组疾病的共同特点,重点阐述该组患者的护理评估;第二节列出该系统或该类疾病患者带有共性的常见症状与体征,并按护理程序对常见症状与体征的护理分别进行阐述;第三节以后为具体疾病,每个疾病的编写内容包括疾病概述、病因及发病机制、临床表现、实验室及其他检查、诊断要点、治疗要点和护理(护理评估、护理诊断、护理目标、护理措施)和健康指导。

为了帮助护理专业的学生明确学习的重点,本书每章节开头均有明确的"学习目标",同时,每个疾病后均附有病例分析,每章后附有同步练习,以帮助学生对知识的理解与吸收,通过病例与思考题来培养学生从临床角度思维问题,最终达到具有初步认识问题、分析问题、解决问题的能力的目的。

三、内科护理学与相关学科的发展

近年来,随着基础医学与临床医学的飞速发展,许多疾病的病因和发病机制进一步明确;免疫学的发展,使免疫机制障碍在许多疾病中的作用得到重视,免疫治疗在器官移植、白血病等治疗中的应用,使治疗效果显著提高;药理学的研究发展,产生了大量根据发病机制研发的新药,为一些临床疾病提供了更有效的治疗。尤其是与内科学的发展联系更为密切,随着内科学及护理学的发展,内科护理学也不断充实和完善。

在检查和病情监测方面,临床实验室中已用酶联免疫吸附测定、酶学检查技术、细胞核中病毒及细菌的 DNA 和 RNA 测定及单克隆抗体的制备技术,使检验水平大幅度提高;内镜技术的改进通过直接观察病变、摄影、摄像、采集脱落细胞和活体组织检查等方法有效地提高了消化、呼吸、泌尿、腹腔内的一些疾病的早期诊断和确诊率,并用于止血、取出结石、切除息肉等治疗。彩色多普勒超声进行血流显像,可得到心血管系统及全身脏器血流变化的重要信息;影像诊断技术如高密度螺旋电子计算机 X 射线体层显像检查、磁共振体层显像、放射性核素检查等,已为临床广泛使用,极大地提高了诊断水平。在检测病情方面,由于心电监护仪不断进行技术改进,可连续监测患者的血压、心律、心率、呼吸等,肺、脑电子监护系统能连续监测病情,监护系统某项指标超过允许范围时,以利于及时发现和处理病情变化,提高了危重病人的抢救成功率。

在治疗方面,新一代喹诺酮类药物、头孢菌素的问世及血管紧张素转化酶抑制剂的临床应用,使内科疾病疗效获得明显提高,消化性溃疡幽门螺杆菌的抗菌治疗方案的改进等均提高了相应疾病的治疗水平;呼吸机的广泛应用,挽救了呼吸衰竭患者的生命,明显地改善了疗效;冠心病的介入治疗、双心室起搏治疗心力衰竭、埋藏式人工心脏起搏器的多功能化发展,溶栓、抗栓治疗的改进等,使一些心脏疾病的疗效大为改进,部分急性白血病、慢性粒细胞性白血病及重型再生障碍性贫血通过异基因骨髓移植已得到痊愈。

综合所述,这些基础和临床医学的进展所带来的诊断和治疗的不断改进,都促进了内科护理学的发展。比如,对疾病病因和发病机制的进一步明确,成为临床护理过程中对患者及社会群体进行健康指导的理论依据。电子监护系统的监测促进了重症监护护理学的发展及抢救技术的完善。器官移植、干细胞移植及介入诊断与治疗的术前、术后护理及术中配合,是治疗成功与否的重要因素。尤其是随着现代医学的发展及医学模式的转变,护理实践范围从医院走向社区、从以人的疾病为中心到以人的整体健康为中心,从向患病的人到所有的人、从个体向群体扩展,内科护理学的护理理论及实践范围也在不断地更新和发展。

四、整体护理理念在内科护理学中的体现

护理专业教材的专业特色,是通过贯穿始终的整体护理理念、护理程序这一临床思维和工作方法,通过教材内容和组织形式反映出来。整体护理观是与生物心理医学模式相适应的护理理念或概念模式。为了从学校开始,使学生形成整体护理观,本教材在内容和结构上,始终将整体护理理念贯穿在整个教学内容中,着重培养学生运用护理程序这种科学的工作方法去解决临床护理工作中的问题。根据这一思路,在本教材的编写过程中,注重各系统和各专科常见症状及体征的护理以护理程序的格式编写;各种疾病的护理部分也按护理程序的格式编写,每组疾病中均有几个代表性的病种按完整的护理程序格式编写,包括护理评估、护理诊断、护理措施及依据。其中护理诊断是护理程序中的重要一环,它既是护理评估所得出的结论,又是护理干预所要解决的问题。而护理评估则从整体观念出发,包括病史评估、身体评估、实验室检查及心理社会资料的评估。有些疾病省略了护理评估、护理目标及护理评价部分,学生可以参照完整的编写格式,其目的是训练学生的思维方式,举一反三,去认识、思考患有各种疾病患者的护理问题,进而计划、实施护理措施。

五、内科护理学的学习目的、方法及要求

(一)学习目的

内科护理学的学习包括系统教学和临床实习两个阶段,在学校通过课堂讲授、病例讨论、实验室操作训练、临床见习及临床实习等方法,使学生掌握内科常见病多发病的基本理论、基本知识、基本技能,并能运用所学的知识和技能去解决临床上具体的护理问题,运用护理程序这种科学的工作方法去思考问题。

(二)学习方法

1. 整体观念 整体护理观是与生物–心理–社会医学模式相适应的护理理念或护理模式。社会需求的总体改变,人们对卫生保健和医疗护理服务的需求提出了新的挑战,人们对生命的珍惜,对健康的追求,对自身生活质量在更高层面上不断提出新的要求,具体表现为不仅要求治疗疾病,更重要的是促进和保持健康、预防疾病,因此,护理工作的重点也随之转变为满足整体的人的生理、心理、社会及精神需求。同时,要将"移情"理念体现在学习过程中,由所学疾病想到病人的疾苦。病人是具有人性特征及各种需求的个体,要尊重个体,注重人性,即不但要重视疾病基本知识的学习,还要重视和充分了解病人的心理状态,以高度的责任感和同情心进行护理实践。

2. 书本知识与临床知识并重 《内科护理学》教材是以护理学生为特定对象而编纂的。参与编写的老师除具有深厚的理论基础、丰富的临床实践经验外,均具有多年

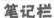

的临床教学经历。教材内容的选取是以学生必须掌握的最基本的疾病知识为前提。内容强调临床的实用性和可操作性,撰文表述概念清楚,简明扼要,结构严谨。以本教材为蓝本可使学生在短时间内掌握内科护理学的基本知识,为进入临床打下良好的基础,进入临床接触具体患者时,首先必须认真进行护理评估,包括病史评估、身体评估、实验室检查及心理社会资料的评估,还要结合患者的临床表现,对教材中相关的章节进行重点复习,这样有利于护士开阔思路,更深入搜集临床材料,为临床护理诊断及护理措施的制定提供更有价值的依据;同时,通过对具体患者的诊治及护理过程增加感性认识,对患者所患疾病的理论知识的理解和记忆更加深刻。随着临床实践的增加,接触患者的增多,通过理论—实践—再理论—再实践的历练,临床工作能力会逐渐提高。

3. 移情理念　在学习过程中,要运用移情理念来理解患者的痛苦,通过对疾病的学习联想到患者的疾苦,并通过运用自己所学的知识去解决患者的问题,并从人性的角度尊重患者的人格,关心患者,以高度的责任感和同情心进行工作,对患者不分高低贵贱、贫富及种族,一视同仁。

(三)学习要求

通过本课程的学习,要求学生达到以下要求:

1. 通过理论学习要求学生掌握内科常见疾病的概念、临床表现、护理及健康指导;熟悉内科常见病的诊断治疗原则;了解内科常见病的病因和发病机制及实验室检查。

2. 通过临床实习,要求学生能运用护理程序对内科疾病患者进行整体护理,包括护理评估,确定护理诊断,制订护理计划,实施护理措施并不断进行评价反馈,并能对患者进行保健指导。

3. 在临床实践过程中,能熟练掌握内科专科护理技术操作,积极参加内科急危重症患者的抢救,掌握危重患者的病情监护及护理措施,能配合医师进行抢救。

4. 运用人际沟通技巧,对内科疾病患者及其家属进行健康教育及心理护理,在护理实践中能及时发现患者存在的心理问题,并及时给予处理。

5. 通过临床实践,能规范书写护理病历、护理病程记录等护理文书,记录要准确、及时、真实、原始。

6. 要求学生树立全心全意为患者服务的思想,关心、爱护、尊重患者,并养成认真、严谨、热情的工作作风。

总之,随着社会的进步,医学与科技的发展,护理实践的范畴逐渐扩大,内科护理学的内容也在不断扩展,并不断更新和完善,也对内科护理人员提出了新的要求,一个优秀的护理人员不但要有为患者服务的意愿,还要具备为患者服务的技能。既要有丰富扎实的医学基础知识、护理理论知识,熟练规范的操作技能,还要有广泛的人文社科方面的知识,在临床实践中将各个环节有机地结合起来,只有这样才能更好地为患者服务。

第二章
呼吸系统疾病患者的护理

学习目标

◆ 阐述急性呼吸道感染、肺炎、肺脓肿、支气管扩张症、肺结核、慢性阻塞性肺疾病、支气管哮喘、慢性肺源性心脏病、自发性气胸、呼吸衰竭、急性呼吸窘迫综合征等疾病病因及临床表现。

◆ 熟记肺源性呼吸困难、慢性肺源性心脏病、霍纳综合征（Horner 综合征）、慢性阻塞性肺疾病（COPD）、科赫（Koch）现象、呼吸衰竭等概念。

◆ 了解呼吸系统的结构与功能。

◆ 熟悉呼吸系统疾病患者的护理评估。

◆ 掌握呼吸系统疾病常见的症状：咯血及肺源性呼吸困难患者的护理措施。

◆ 掌握肺炎、支气管扩张症、肺结核、慢性阻塞性肺疾病、支气管哮喘、慢性肺源性心脏病、呼吸衰竭等疾病常见的护理诊断及护理措施。

第一节 概 述

一、呼吸系统结构与功能

(一)呼吸系统结构

1.呼吸道

(1)上呼吸道　上呼吸道由鼻、咽、喉构成。作为气体通道，主要起着滤过、湿化和加温吸入空气的作用。咽是呼吸道与消化道的共同通道，吞咽时会厌将喉关闭，防止食物进入下呼吸道。喉受喉返神经的支配，由甲状软骨和环状软骨等构成。

(2)下呼吸道　由气管、支气管至终末呼吸性细支气管末端构成。气管在第4胸椎水平分为左右两主支气管。右主支气管粗、短而陡直，左主支气管较细长，走向倾斜。所以异物及吸入性病变多发生在右侧。

(3)呼吸道组织结构　主要由黏膜、黏膜下层及外膜组成。

1)黏膜　黏膜表层由纤毛柱状上皮组成，其中有散在分布的杯状细胞。一般情

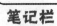

况下,杯状细胞和黏液腺共同分泌少量黏液,保持呼吸道滑润。

2)黏膜下层 为疏松结缔组织层,包括血管、神经及淋巴管等。黏膜下层有黏液腺和黏液浆液腺。其中的肥大细胞等细胞在哮喘的发病中起重要作用。

3)外膜 由软骨、结缔组织和平滑肌组成。随支气管分支,软骨逐渐减少而平滑肌增多,到细支气管时软骨消失,平滑肌呈螺旋式排列。所以平滑肌收缩可引起支气管痉挛,致呼气性呼吸困难。

2.肺和肺泡 肺为一弹性的海绵状器官,呈圆锥形,位于纵隔两侧,上端称肺尖,下端为肺底,又称膈面,内侧称纵隔面,外侧为肋面。左肺2叶,右肺3叶,外被胸膜,叶间有裂相隔,每叶又依支气管和血管分支再分为肺段,通常左肺有8个肺段,右肺有10个肺段。

(1)肺泡 肺泡是气体交换的场所,肺泡总面积有100 m²,因而具有巨大的呼吸储备力。

(2)肺泡上皮细胞 肺泡上皮细胞由两种细胞组成。①Ⅰ型细胞,覆盖着肺泡总面积的95%,与邻近的毛细血管内皮细胞紧密相贴,是肺泡腔内与毛细血管血液内气体交换的场所。正常时此屏障厚度不足0.5 μm,在肺水肿和肺纤维化时厚度增加。②Ⅱ型细胞,散在于Ⅰ型细胞间,分泌表面活性物质,在肺泡表面形成一层薄薄的液膜,降低肺泡表面张力,防止肺泡萎陷。

(3)肺泡巨噬细胞 此细胞来自血液的单核细胞,除吞噬进入肺泡的微生物和尘粒外,还可生成和释放多种细胞因子,在肺部疾病中起着重要作用。

(4)肺间质 是指介于肺泡壁之间的组织结构,在肺内起支撑作用,使通气和换气功能顺利进行。当疾病侵犯到肺间质,可导致肺纤维化。

3.肺血管 肺具有双重血液供应,即肺循环和支气管循环。

(1)肺循环 完成气体交换功能,由右心室→肺动脉→肺毛细血管→肺静脉→左心房构成。其特点为:①肺循环是个低压力、低阻力系统,阻力仅为体循环的1/10;②肺毛细血管网非常丰富,面积约100 m²,利于气体交换;③肺动脉携带静脉血,肺静脉输送动脉血。

(2)支气管循环 营养各级支气管及肺。支气管动脉由胸主动脉分出,入肺后与支气管伴行直至呼吸性细支气管,形成毛细血管网。支气管静脉与支气管动脉伴行,沿途收纳各支气管的静脉血,经上腔静脉回流至右心房。支气管动脉在支气管扩张等疾病时发生增生、扩张,可引起大咯血。

4.胸膜腔和胸内压 胸膜腔是由胸膜围成的密闭的潜在性腔隙。正常情况下胸膜腔的脏层与壁层胸膜之间仅有少量浆液起润滑作用,以减少两层胸膜间的摩擦。

胸内压是指胸膜腔内的压力。由于肺弹性回缩力的作用,正常人胸腔内压都低于大气压,故称胸腔负压。胸内负压使肺保持在扩张状态,利于血液及淋巴液回流。如发生气胸,胸内负压减小,甚至为正压,可造成肺萎陷,影响呼吸和循环功能,甚至危及生命。

(二)呼吸系统的功能

1.呼吸功能 呼吸是指机体与外环境之间的气体交换,由外呼吸、气体在血液中的运输及内呼吸3个环节组成。本章重点介绍外呼吸,包括肺通气与肺换气。

(1)肺通气 肺通气是指肺与外界环境之间的气体交换,动力来自呼吸肌收缩引起的胸廓与肺内压的改变,使气体有效的进、出肺泡。

(2)肺换气 肺换气是指肺泡与肺毛细血管血液之间的气体交换,气体交换是通过呼吸膜以弥散的方式进行的。影响肺换气的主要因素为呼吸膜的面积及弥散功能;肺通气与肺血流的比例;呼吸膜两侧的气体分压差。

2.防御功能

(1)上呼吸道的加温、湿化和机械拦阻作用 进入呼吸道的有害颗粒中,绝大多数被呼出或被鼻腔阻挡,仅有极少的颗粒被吸入到下呼吸道。

(2)黏液、纤毛运载系统 纤毛柱状上皮细胞及其上面的透明黏液构成黏液纤毛运载系统,对清除进入呼吸道的有害颗粒起重要作用。支气管黏液便于吸附外来颗粒及纤毛自由运动。生理状态下,所有纤毛向同一方向(喉)呈节律地摆动(约22次/s),利于颗粒通过咳嗽反射排出体外,亦可经喉至食管开口处咽下。

(3)肺泡的防御机制 肺泡中有大量的巨噬细胞,可清除肺泡、肺间质及细支气管的颗粒。

(4)咳嗽反射 咳嗽可将气管和支气管内的异物或微生物排出体外。

(5)呼吸道分泌的免疫球蛋白 如分泌性 IgA、溶菌酶和干扰素等在抵御呼吸道感染中也起到一定的作用。

经口呼吸,理化刺激,气管切开或气管插管,缺氧,高浓度吸氧及药物(如肾上腺皮质激素,免疫抑制剂及麻醉药)等因素均可使呼吸道的防御功能降低,为病原体入侵创造条件。

3.其他功能 呼吸系统有维持水、盐及酸碱平衡,激活、合成、释放和灭活一些生物活性物质或激素的功能,如合成磷脂,释放血管紧张素转化酶(ACE)等。另外还具有嗅觉和发声功能。

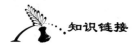知识链接

如何做好肺的自我保健

肺是人体的重要器官之一,气体交换是其主要功能。平时注意加强肺的自我保健对减少肺部疾病具有十分重要的意义。肺的自我保健主要有以下几个方面:①加强体育锻炼,增强肺功能,积极参加体力劳动和进行体育锻炼,不断提高肺活量,增强肺功能;②讲究卫生,防治肺部疾病:要讲究个人卫生,不随地吐痰,发生传染病流行时,尽量不到公共场所,卧室经常开窗通风;③不吸烟,香烟中含有许多种有害物质,可损害呼吸道的纤毛运动,不利于排出呼吸道的异物和细菌。

二、护理评估

1.病史 要认真评估患者患病的病因、诱因,既往健康状况,过去治疗的经过,疗效如何。关注患者的心理问题、家庭及社会支持系统。

2.身体评估

（1）一般状况　评估患者生命体征、意识状态、面容和表情、体位、饮食及营养状况。

（2）头颈部　口唇有无发绀,鼻翼有无扇动,咽及扁桃体有无充血、水肿及脓性分泌物,声音有无嘶哑,下颌、颈部及锁骨上淋巴结有无肿大和压痛。

（3）胸部　胸廓外形是否对称、膨隆,辅助呼吸肌参与情况,有无呼吸困难,观察呼吸的节律、频率及深度。语颤有无增强或减弱,胸膜有无摩擦音。有无异常叩诊音,如肺气肿时叩诊呈过清音;气胸时呈鼓音;肺炎、肺结核、肺肿瘤、胸腔积液等呈浊音或实音。有无异常呼吸音及啰音。

3.实验室及其他检查　血液检查,痰液检查,X 射线、CT、MRI 检查,纤维支气管镜检查等。

第二节　呼吸系统疾病常见症状与体征的护理

一、咳嗽与咳痰

咳嗽是机体的一种保护性反射动作,借咳嗽反射可以清除呼吸道分泌物和异物,具有重要的呼吸道局部防御作用。但长期剧烈、频繁咳嗽则对机体不利,属于病理现象。正常支气管黏膜腺体和杯状细胞只分泌少量黏液,以保持呼吸道湿润。当呼吸道发生炎症时,黏膜充血、水肿、分泌物增多,毛细血管通透性增加,浆液渗出,吸入的尘埃及某些组织破坏物等混合在一起而成痰,随咳嗽动作排出体外,称为咳痰,是一种病理现象。咳嗽伴有痰液称为湿性咳嗽,咳嗽无痰称为干性咳嗽。引起咳嗽、咳痰常见的病因有:①感染因素,以病毒和细菌感染常见,如支气管炎、肺炎、肺结核、胸膜炎等;②物理、化学因素,吸烟、刺激性气体、过冷或过热的空气、灰尘、异物等;③过敏因素,接触或吸入变应原,如花粉、虫螨、油漆等。

（一）护理评估

【议一议】
　　你能通过痰液的性质鉴别疾病吗?

1.病史　询问患者咳嗽有无明显的诱因、发生和持续的时间,咳嗽的性质、程度、音色等,是否与体位、气候变化有关及患者的自我感受。咯铁锈色痰见于肺炎球菌性肺炎;棕褐色痰见于阿米巴病;粉红色泡沫样痰见于急性肺水肿;若咳嗽伴金属音,应警惕肿瘤。了解痰液的性状、量、气味及有无分层现象,如细菌感染痰呈脓性,厌氧菌感染痰呈恶臭味,肺脓肿、支气管扩张患者的痰静置后可分3层;询问是否采用止咳去痰治疗及效果。评估患者有无因咳嗽影响休息和睡眠,以及对治疗和护理的需求。评估患者家属及社会支持系统对患者的关心程度。

2.身体评估　评估患者意识状态、生命体征,有无咯血、胸痛、呼吸困难。胸部体检胸廓是否对称,有无桶状胸;语颤有无增强或减弱;叩诊音有无异常;听诊呼吸音是否异常,有无干、湿啰音及哮鸣音等。

3.实验室及其他检查

（1）血液一般检查　合并感染时白细胞总数明显增高,中性粒细胞增高。

（2）痰检查　直接涂片、痰细菌培养、痰液脱落细胞检查及 X 射线检查。

（二）常见护理问题

1.清理呼吸道无效　与分泌物增多、痰液黏稠、胸痛有关。

2.有窒息的危险　与意识障碍、呼吸道分泌物阻塞气道有关。

3.焦虑　与剧烈咳嗽影响休息和睡眠有关。

（三）护理措施

1.病情观察　密切观察病情变化,注意记录痰液的颜色、量和性质。急性上呼吸道感染早期的患者咳嗽多为干咳伴有发热,肿瘤致气道阻塞时咳嗽伴有金属音。慢性支气管炎的咳嗽多与晨间体位改变有明显关系。支气管炎、肺炎或支气管哮喘的患者咳白色泡沫痰。肺脓肿患者咳大量脓痰,痰量每天可达 500 mL,若伴有厌氧菌感染,则有恶臭味。通过痰量的增与减,判断疾病的转归,若咳痰突然减少,并出现体温升高,可能与支气管引流不畅有关。随时观察患者神志、面色、呼吸、脉搏、心率及有无发绀等,及时发现和正确判断有无窒息先兆,如患者烦躁不安、情绪紧张、面色灰暗、出冷汗、胸闷气促突然加重、咽喉部有明显的痰鸣音,提示窒息的危险,应给予紧急处理,避免窒息的发生。对意识障碍、年老体弱、咳嗽无力等易发生窒息的高危患者,应随时做好抢救准备,如备齐吸氧装置、负压吸引器、气管插管、气管切开包及急救药品等。

2.生活护理　保持环境整洁、舒适、空气清新,维持适宜的温度和湿度。协助患者取屈膝侧卧并经常变换体位,使痰液松脱易于排出。饮食宜给予高蛋白、高营养、高维生素、清淡饮食。若患者情况允许,应鼓励患者多饮水,每天饮水量应保持在 1 500 mL左右,以湿化痰液。

3.用药护理　指导患者使用超声雾化或蒸汽吸入,有利于排痰。遵医嘱给予抗生素、镇咳药及止咳祛痰药,并观察药物疗效及不良反应。

4.对症护理　协助患者有效排痰,除按医嘱应用抗生素、止咳祛痰药物外,还应指导患者胸部物理治疗的方法。

（1）指导有效咳嗽　适用于神志清醒能配合的患者。患者取舒适体位后先做数次深而缓慢的腹式呼吸,于深吸气末屏气片刻,然后进行连续咳嗽数次,使痰到咽部附近,再用力咳嗽将痰排出。进行有效咳嗽时,必须保持呼吸道通畅。

（2）胸部叩击震荡　适用于长期卧床、久病体弱、排痰困难的患者。叩击方法为:双手的手指指腹并拢拱成杯状或覆碗状,以手腕的力量,从肺底由外向内、由下向上,迅速有规律叩拍胸部,边拍边鼓励患者咳嗽,每侧肺叶反复叩击 1～3 min,叩击时间以 5～15 min为宜。或指导患者双侧前臂屈曲,两手掌置于锁骨,咳嗽时用手臂叩击前胸或侧胸壁使气管分泌物松脱,易于痰液排出（图 2-1）。

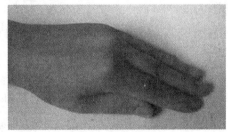

图 2-1　杯状手

叩击时应避开乳房和心脏,勿在骨突部位(如脊柱、肩胛骨、胸骨)进行。应安排在餐后 2 h 或餐前 30 min,避免引起呕吐。操作力度要适中,以患者不感疼痛为宜。

（3）湿化呼吸道　目的是湿化气道,稀释痰液,适用于痰液黏稠而不易咳出者。

常用超声波雾化吸入疗法,利用超声波能使药液变成细微的气雾,由呼吸道吸入,在雾化吸入中加入痰液溶解剂以稀化痰液。亦加入平喘药、抗生素,若加入激素可减轻黏膜水肿,效果更佳。湿化的同时应帮助患者翻身叩背,尤其年老体弱者,防止窒息发生。但不宜长期雾化吸入,以免导致气道湿化过度引起黏膜水肿、气道狭窄、气道阻力增加,甚至诱发支气管痉挛。

（4）体位引流　适用于痰液较多的患者,如支气管扩张症、肺脓肿等疾病。体位引流是利用重力作用,使肺、支气管内分泌物排出体外。方法:病变部位或痰液潴留部位在上,引流支气管开口向下,引流时间每次 15 ~ 30 min,每天 2 ~ 3 次,宜在餐前 1 h、饭后或翻身后 1 ~ 3 h 进行。不宜在饭后进行。大咯血者和严重心血管疾病者禁忌。

（5）机械吸痰　适用于意识不清或分泌物黏稠无力咳出的患者。在无菌操作下可经患者的口、鼻、气管插管或气管切开处进行负压吸痰。注意:在操作中,动作轻柔,左右旋转,边吸边提,每次吸痰不超过 15 s,两次抽吸间隔时间一般要在 3 min 以上,以免加重缺氧,同时给予氧气吸入,提高血氧含量。

5.心理护理　经常巡视患者,多与患者沟通,认真倾听患者诉说,帮助其了解咳嗽、咳痰的病因、诱因及治疗方法,给予心理上的安慰和支持,建立良好护患关系,取得患者的信任,使其身心舒适。

二、肺源性呼吸困难

【思一思】
简述呼吸困难的类型。

肺源性呼吸困难是指呼吸系统疾病引起患者主观感觉空气不足、呼吸费力,严重时出现发绀、鼻翼扇动、张口耸肩、端坐呼吸,辅助呼吸肌参与呼吸运动,并伴有呼吸频率、节律与深度的异常。是因为呼吸系统疾病引起的通气或换气功能障碍导致的缺氧和二氧化碳潴留所致。根据发病缓急可分为急性、慢性和反复发作性呼吸困难,急性呼吸困难常见于肺炎、气胸、胸腔积液、肺水肿。慢性呼吸困难常见于慢性阻塞性肺疾病、弥漫性肺间质纤维化等。①吸气性呼吸困难:由于上呼吸道狭窄,如喉头水肿、喉头痉挛、呼吸道异物、气管和大支气管的炎症等均可引起吸气费力、吸气时间延长,称为吸气性呼吸困难。重者吸气时可出现胸骨上窝、锁骨上窝和肋间隙明显凹陷,称为三凹征。②呼气性呼吸困难:多见于支气管哮喘、阻塞性肺气肿导致小支气管痉挛、狭窄引起呼气费力、呼气时间延长,称为呼气性呼吸困难。③混合性呼吸困难:当重症肺炎、肺结核、大量胸腔积液、气胸等引起肺换气面积减少和通气障碍,表现为吸气和呼气均费力,称为混合性呼吸困难。

（一）护理评估

1.病史　询问呼吸困难发生的缓急,是突发还是渐重;呼吸困难的发生是否与时间、环境有关;了解呼吸困难发生的伴随症状;询问治疗情况及疗效如何;既往健康状况及生活习惯、工作环境等。评估患者有无焦虑、恐惧、情绪紧张等不良心理反应。评估患者家庭和社会支持系统,如对病情的了解、预后的估计及医疗费用来源,是否参加医疗保险等。

2.身体评估　评估有无烦躁不安、神志恍惚、谵妄、昏迷等;有无表情痛苦、鼻翼扇动、张口呼吸或点头呼吸;观察呼吸频率与节律及有无发热、咳嗽、胸痛、心悸、发绀、面色苍白等变化。密切注意胸部体征,有无哮鸣音、湿啰音及呼吸音异常,有无辅助呼吸肌参与呼吸运动及三凹征等。

3.实验室及其他检查　了解动脉血气分析,根据动脉血气分析结果可以判断缺氧和二氧化碳潴留的程度;了解肺功能以判断病情。

(二)常见护理问题

1.气体交换受损　与肺部感染所致有效呼吸面积减少、支气管痉挛、气道狭窄、肺气肿有关。

2.活动无耐力　与缺氧、二氧化碳潴留、胸闷、气促有关。

3.睡眠型态紊乱　与呼吸困难影响患者睡眠有关。

(三)护理措施

1.病情观察　严密观察生命体征变化,并详细记录,重点观察呼吸频率、节律和深度的变化,观察有无胸痛、气急、发绀、面色苍白。监测动脉血气分析,判断缺氧程度。

2.生活护理　保持室内空气新鲜,温、湿度适宜,为患者创造安静、舒适、整洁的病室环境,有利于休息。呼吸困难的患者宜采取半卧位或端坐位,尽量减少活动和不必要的谈话以减少耗氧量。床上应放置跨床小桌,以备患者疲劳时伏桌休息,减少体力消耗。轻度呼吸困难的患者可下床活动,以不感到疲劳为度,逐渐恢复活动耐力。饮食宜给予高蛋白、高热量、高维生素、易消化、无刺激、清淡的食物,促进体力恢复。张口呼吸者应注意口腔卫生,每天进行口腔护理2~3次,并要补充因呼吸加快所丧失的水分,对痰液黏稠无心肾疾病者,每日摄水量要在1 500 mL以上。

3.用药护理　积极治疗原发病,遵医嘱给予抗感染、解痉平喘、祛痰镇咳、呼吸兴奋剂等药物治疗,并观察药物疗效及不良反应。

4.对症护理　呼吸困难的患者,应立即给予氧气吸入,根据动脉血气分析结果调整氧浓度和氧流量,防止氧中毒和二氧化碳麻痹。气道分泌物较多的患者,应指导并协助患者有效排痰,以保持呼吸道通畅,必要时行机械吸痰。

5.心理护理　注意安慰并多陪伴患者,以缓和紧张不安情绪。应设法分散患者注意力,以缓解症状,使身心舒适。

三、咯血

【思考】
如何评估咯血的量?

咯血是指喉部以下呼吸道或肺部组织出血经口腔咯出。根据咯血量的多少可分为:①痰中带血;②小量咯血,24 h出血量<100 mL;③中等量咯血,24 h出血量在100~500 mL;④大量咯血,一次出血量>300 mL或24 h出血量>500 mL。大咯血常可引起呼吸道阻塞,导致窒息死亡,所以,护理人员应严密观察病情变化,确保患者呼吸道通畅,预防窒息的发生。咯血量的多少与疾病的严重程度不一定成正比。

引起咯血常见的疾病有支气管扩张症、肺结核、肺炎、肺脓肿、支气管肺癌、风心病、二尖瓣狭窄、急性肺水肿等。

(一)护理评估

1.病史　主要询问咯血的病因及诱因,是突然发生还是逐渐加重,评估患者咯血性状、颜色和量,呼吸道是否通畅。注意观察患者呼吸节律、频率和深度,有无伴随症状,如胸痛、发热、盗汗、浓痰等。了解治疗及用药情况,既往有无结核、支气管扩张、风心病等,患者的生活习惯和嗜好。评估患者有无焦虑、恐惧、绝望等不良心理反应。评

笔记栏

估患者家属对疾病的了解和对患者的关心程度。并了解医疗保险情况等。

2. 身体评估 评估患者生命体征、神志、尿量、面容及周围循环情况，咯血前有无先兆，如喉头发痒、口有腥味或痰中带血丝。若大咯血时突然出现咯血减少、情绪紧张、烦躁不安、大汗淋漓、面色灰暗提示窒息先兆。病情进一步恶化，患者出现表情恐怖、张口瞪眼、双手乱抓、大汗淋漓、唇指发绀，甚至意识丧失提示发生窒息。评估胸部有无异常体征。

3. 实验室及其他检查 结合血液一般检查、胸部 X 射线、CT、MRI、支气管镜等判断原发病。

（二）常见护理问题

1. 有窒息的危险 与咯血不畅阻塞气道、喉头痉挛有关。

2. 恐惧 与大咯血有关。

（三）护理措施

1. 病情观察 随时观察咯血患者的病情变化，定时测量呼吸、脉搏、血压，准确记录咯血量。了解双肺呼吸音的变化。保持呼吸道通畅，咯血时劝告患者勿用力屏气，以防诱发声门痉挛引起窒息。密切观察病情变化，防止窒息发生。做好抢救准备，如吸痰器、气管切开包、气管插管等。

2. 生活护理 大量咯血者暂禁食，小量咯血者宜进少量凉或温的流质饮食，避免过热、辛辣刺激性食物，多饮水、多食富含纤维素食物，以保持大便通畅，避免排便时腹压增大而致再次咯血。室内环境保持安静，限制探视，避免不必要的交谈，小量咯血通过卧床休息能自行停止。大咯血时应绝对卧床休息，减少翻动，协助患者取患侧卧位，有利于健侧通气。注意保持口腔清洁卫生。

3. 用药护理 用药护理的原则是镇静、止咳、止血、保持呼吸道通畅。大咯血者遵医嘱迅速采取有效止血措施，首选脑垂体后叶素 5 ～ 10 U 加入 50% 葡萄糖注射液 40 mL 缓慢静脉注射，继以 10 ～ 50 U 加入 5% 葡萄糖注射液 500 mL 缓慢静脉滴注维持用药。注意对有冠心病、高血压、心力衰竭、妊娠者禁用。对烦躁不安者，可适当应用镇静剂，如地西泮 5 ～ 10 mg 肌内注射或 10% 水合氯醛 10 ～ 15 mL 保留灌肠。禁用吗啡、哌替啶，以免抑制呼吸。大咯血伴剧烈咳嗽者常用可待因，但年老体弱、肾功能不全者慎用。

4. 对症护理 咯血时嘱患者轻轻将血咯出，绝对不能屏气以免诱发喉头痉挛，血流不畅，导致呼吸道阻塞发生窒息。一旦窒息发生，立即置患者于头低足高位或抱起患者双腿呈倒立位。及时清除口、鼻腔内血凝块，用手指套上纱布将咽喉、鼻腔血块清除或用机械吸引器将呼吸道分泌物和血液吸出。严重者立即做气管插管或气管镜直视下吸取血块，保持呼吸道通畅，给予高流量吸氧或遵医嘱应用呼吸中枢兴奋剂，促使自主呼吸恢复，必要时行人工呼吸。

5. 心理护理 大咯血时，患者常伴有烦躁不安、焦虑、紧张、恐惧的心理，往往使病情加重，护士应守护床旁安慰患者，使患者产生安全和信任感，解释咯血的病因及诱因，说明情绪紧张可以加重出血，劝告患者身心放松，勿屏气，安静休息，有利于止血。

【议一议】

咯血患者的护理有哪些？窒息患者如何进行抢救配合？

四、胸　痛

肺和脏层胸膜对疼痛感觉不敏感,呼吸系统疾病累及壁层胸膜时,才会发生疼痛。多见于肺炎、肺结核、肺栓塞、肺脓肿、肺癌等。

(一)护理评估

1.病史　询问胸痛的病因、诱因,发生的时间,起病的缓急,疼痛的程度、部位,与体位的关系,既往健康史,治疗的过程及疗效。

2.身体评估　观察生命体征及伴随症状,如胸痛伴高热应与肺炎有关,肺癌侵犯壁层胸膜或胸骨时,会有隐痛持续加剧,甚至刀割样痛。肺栓塞表现为突发性疼痛伴咯血和(或)呼吸困难,胸膜炎引起的疼痛与咳嗽、深吸气有关。自发性气胸常在剧咳或屏气时突然发生剧痛。要与非呼吸系统疾病引起的胸痛相鉴别。

3.实验室及其他检查　血液检查:细菌感染时白细胞及中性粒细胞升高,痰液涂片及细菌培养,痰脱落细胞检查,胸部 X 射线、CT、MRI,支气管镜检查等。

【思一思】
从哪些方面评估患者胸痛的特点?

(二)常见护理问题

1.疼痛:胸痛　与感染、栓塞有关。

2.睡眠型态紊乱　与疼痛有关。

(三)护理措施

1.病情观察　观察疼痛的部位、性质、程度、持续的时间及伴随症状,观察患者呼吸与疼痛的关系。

2.生活护理　保持环境安静,协助患者采取舒适体位,避免加重疼痛。如胸膜炎的患者应取患侧卧位,以减少胸部活动幅度,减轻疼痛。深呼吸、咳嗽或变换体位时,可用手或软枕护住胸部以减轻疼痛。

3.对症护理　因胸部活动引起剧烈疼痛者,可在呼气末用 15 cm 宽胶布固定患侧胸廓,减低呼吸幅度,起到缓解疼痛的效果。疼痛剧烈者,遵医嘱用镇静剂和镇痛剂,如地西泮、布桂嗪或哌替啶等,肋间神经痛常用 0.5%～1% 普鲁卡因做相应神经阻滞麻醉。可给予物理治疗或转移患者注意力的方法减轻患者的疼痛。

4.用药护理　遵医嘱应用抗炎药、止痛药。同时观察药物疗效及不良反应。

5.心理护理　向患者解释疼痛的原因、治疗方法,与患者家属配合,多关心陪伴患者,调整好患者情绪,使其配合治疗。

第三节　急性呼吸道感染

急性呼吸道感染是呼吸系统常见病,全年皆可发病,冬春季节多发,可通过含有病毒等病原的飞沫或被污染的用具传播,多数为散发,但可在气候突变时流行。由于病毒的类型较多,人体对各种病毒感染后产生的免疫力较弱且短暂,且无交叉免疫,同时在健康人群中有病毒携带者,所以一个人一年内可多次发病。

一、急性上呼吸道感染

急性上呼吸道感染是指鼻、咽、喉部急性局限性炎症的总称,是常见的呼吸道传染病。多因病毒感染所致,少数由细菌感染引起。发病与年龄、性别、职业和地区无关。一般病情较轻,有自愈倾向。但因发病率高,且可引起严重并发症,应积极防治。

(一)病因及发病机制

1.病因　急性上呼吸道感染 70%~80% 由病毒感染引起,主要有鼻病毒、流感病毒、副流感病毒、埃可病毒、腺病毒、柯萨奇病毒等。少数由细菌直接感染或继发于病毒感染之后,常见于溶血性链球菌,其次为流感嗜血杆菌、肺炎球菌、葡萄球菌等。

2.发病机制　正常情况下健康人的鼻、咽部均有病毒、细菌存在,但一般不会致病。当受凉、淋雨、过度劳累时,致全身或呼吸道局部防御功能降低,原已存在于上呼吸道或从外界侵入的病毒、细菌迅速繁殖引起本病。主要通过飞沫传播,也可由于接触患者而传染。年老体弱,婴幼儿,慢性呼吸道疾病或免疫力低下者更易发病。

(二)临床表现

1.症状与体征

(1)普通感冒　又称急性上呼吸道感染,俗称"伤风"或简称"上感"。以鼻咽部炎症为主,最常见的病原体是鼻病毒。起病较急,早期有咽部干痒或烧灼感,数小时后出现鼻塞、流清鼻涕。2~3 d 后鼻涕变稠,可伴流泪、咽痛、声音嘶哑、咳嗽,一般无全身症状或仅有低热、畏寒伴头痛、全身乏力。体检可见鼻、咽部黏膜充血水肿,有分泌物,无并发症者,一般经 5~7 d 痊愈。

(2)急性病毒性咽喉炎　急性病毒性咽炎临床特征为咽部发痒和灼热感,轻而短暂的咽痛。体检可见咽部充血、咽后壁淋巴滤泡增生,颌下淋巴结肿大和触痛,多由鼻病毒、腺病毒、流感病毒等引起。合并链球菌感染时,常有咽下疼痛,并伴有发热、乏力。急性病毒性喉炎的临床特征为声嘶、说话困难、咳嗽、喉部疼痛咳嗽时加剧,伴有发热。体检可见喉部充血、水肿,局部淋巴结肿大和触痛,可闻及喘息声。多由流感病毒、副流感病毒及腺病毒引起。

(3)细菌性咽、扁桃体炎　多由溶血性链球菌感染引起,以咽、扁桃体炎症为主,起病急,有畏寒、发热,体温可达 39 ℃,头痛、全身乏力,咽痛明显,吞咽时加剧。体检可见咽部明显充血,扁桃体充血肿大、表面有黄色点状渗出物,颌下淋巴结肿大有压痛。

2.并发症　若患者延缓治疗或机体免疫力差,少数可并发急性鼻窦炎、中耳炎、气管-支气管炎等。部分患者可继发风湿热、肾炎或心肌炎等。

(三)实验室及其他检查

1.血液一般检查　病毒感染时,白细胞计数正常或偏低,淋巴细胞比例升高。细菌感染时白细胞总数及中性粒细胞增加。

2.病毒和细菌的检测　通过对病毒或病毒抗体的检测,可判断病毒的类型。细菌培养可判断细菌类型和进行药敏试验。

(四)诊断要点

1.有受凉或与上感患者接触史。

2. 有咽痛、鼻塞、流鼻涕、打喷嚏、全身乏力、发热等症状。

3. 体格检查:鼻、咽部黏膜充血、水肿,咽后壁淋巴滤泡增生,扁桃体充血、肿大。

4. 结合血液一般检查、病毒抗体检测、细菌培养可确定病因。

(五)治疗要点

充分休息,对症治疗;控制感染,去除病因;缩短病程,预防并发症,促进痊愈。

1. **抗感染治疗** 若单纯病毒感染,可选用利巴韦林、阿昔洛韦及抗病毒的中成药抗病毒治疗。合并细菌感染者合理选用抗生素,如青霉素、红霉素、螺旋霉素或磺胺类药物治疗。

2. **对症治疗** 发热、头痛者,应用解热止痛剂,如复方阿司匹林、对乙酰氨基酚等;咽痛者可含服咽喉片,局部雾化吸入;鼻塞、流涕可给予1%麻黄素滴鼻液滴鼻。

(六)护理

1. **护理评估**

(1)病史 询问既往健康状况,了解患者生活起居、家庭环境、生活习惯及周围人群的健康状况。了解上呼吸道感染的临床类型,全身症状是否明显,以往采取何种治疗措施。

(2)身体评估 询问主要临床表现,观察体温、脉搏、呼吸变化了解有无头痛、乏力、咽痛等表现,检查咽喉部有无充血、咽后壁有无淋巴滤泡、有无声音嘶哑、发音困难和扁桃体充血肿大等。

(3)实验室及其他检查 血液一般检查有无异常,淋巴细胞有无升高。

(4)心理-社会资料 评估患者心理状态,是否积极配合治疗和护理。

2. **常见护理问题**

(1)体温过高 与病毒、细菌感染有关。

(2)舒适改变 与急性上呼吸道炎症有关。

(3)有体液不足的危险 与呼吸增快、退热时大量出汗丧失水分有关。

(4)知识缺乏 缺乏疾病预防保健知识。

3. **护理措施**

(1)病情观察 严密观察病情变化,防止并发症发生。对高热患者应注意观察体温变化,每4 h测1次体温、脉搏、呼吸并详细记录。

(2)生活护理 高热患者应卧床休息,保持室内空气新鲜流通,调节适宜的温度(18~20 ℃)、湿度(50%~60%)。应给予高热量、高维生素的流质或半流质饮食。鼓励患者多饮水。对年老体弱、小儿高热后水分丧失过多,可通过静脉输液补充水分,加速毒素的排泄,维持水、电解质的平衡。

【想一想】
如何帮助发热患者降温?

(3)用药护理 咽痛、干咳者可用淡盐水含漱咽部或含服消炎喉片。声嘶者可行局部雾化疗法。鼻塞、流涕者可用1%麻黄素滴鼻液或鼻眼净滴鼻。细菌感染时,可根据病原菌选用敏感的抗菌药物,常选用青霉素、第一代头孢菌素、氧氟沙星等。

(4)对症护理 体温超过39 ℃需进行物理降温,如头部冷敷,冰袋置于大血管部位,温水或乙醇擦浴,4 ℃冷盐水灌肠等。注意30 min后测量体温并记录。必要时遵医嘱给予药物降温。发热患者由于唾液腺分泌减少,口腔黏膜干燥,机体抵抗能力下降,易引起口腔黏膜损伤或口腔感染,应鼓励多漱口,保持口腔湿润和舒适,口唇干裂时可涂护唇油保护。退热时,患者常有大汗淋漓,要及时擦干汗液,更换清洁、干燥衣服和被褥。对年老体弱的患者,应注意观察脉搏、血压变化,防止患者发生虚脱。

(5)心理护理　护士与患者接触中针对病因做必要的解释,使患者了解上呼吸道感染的有效防治措施,消除患者的焦虑和不适感,积极配合治疗,促进身心康复。

(七)健康指导

1. 积极开展体育锻炼,增强机体抵抗力,增加机体耐寒能力,如冷水洗脸、坚持冷水浴等。

2. 生活规律、劳逸结合,避免受凉、淋雨、过度疲劳等诱发因素。劝告患者不要吸烟。在流行季节,尽量少去公共场所。

3. 对可能或已有上呼吸道感染患者的室内应用食醋 5～10 mL/m³ 加等量水稀释,关闭门窗加热熏蒸,每天 1 次,连续 3 次。

4. 必要时可采取预防措施,如流感疫苗行鼻腔喷雾;口服板蓝根冲剂,每天 3 次,每次 1 包,连服 3 d;或用贯众、野菊花、桑叶等中药熬汤服用。

二、急性气管-支气管炎

急性气管-支气管炎是由感染或非感染性因素所引起的气管-支气管急性黏膜炎症,多继发于上呼吸道感染,也可在寒冷季节及气候变化时直接患病。临床主要症状有咳嗽、咳痰。

(一)病因及发病机制

1. 病因

(1)感染因素　常见致病病毒为鼻病毒、腺病毒、流感病毒、冠状病毒、呼吸道合胞病毒等。常见致病菌为流感嗜血杆菌、肺炎链球菌、卡他莫拉菌等,近年来衣原体和支原体感染明显增加,在病毒感染的基础上继发细菌感染也较多。

(2)理化因素　冷空气、粉尘、刺激性气体或烟雾等均可引起气管-支气管黏膜损伤和炎症反应。

(3)过敏反应　致敏原包括花粉、有机粉尘、动物毛屑,或对细菌蛋白质过敏等。

2. 发病机制　当受凉、劳累等因素引起呼吸道生理防御功能削弱时,病原微生物可直接侵入气管、支气管引起感染,也可由急性上呼吸道感染的病毒、细菌向下蔓延或物理、化学因素刺激及变应原的吸入等引起发病,主要病理改变是支气管黏膜充血、水肿及腺体分泌增多。

(二)临床表现

1. 症状　起病较急,常先有急性上呼吸道感染症状。如鼻塞、流涕、咽痛、咽部不适等,当炎症累及气管、支气管黏膜时,出现咳嗽、咳痰,开始为干咳或少量黏液痰,后可转为黏液脓性痰,痰量增多。早晚或吸入冷空气时加重,偶见痰中带血。部分患者可有头痛、乏力、食欲减退、发热,体温 38 ℃左右,多在 3～5 d 恢复正常。而咳嗽、咳痰恢复较慢,可延续 2～3 周。迁延不愈者可演变为慢性支气管炎。

2. 体征　可闻及呼吸音粗糙,散在干、湿啰音,咳嗽后可减少或消失。如有支气管痉挛时,可听到哮鸣音。

【思考】
急性上呼吸道感染与急性气管-支气管炎的表现有何不同?

(三)实验室及其他检查

1.血液一般检查　血液一般检查无明显变化。如为细菌感染,白细胞总数及中性粒细胞可升高。

2.痰液检查　痰涂片或培养可发现致病菌。

3.胸部 X 射线检查　大多正常或仅见肺纹理增多、增粗。

(四)诊断要点

1.肺部可闻及散在干、湿啰音,咳嗽后可减轻。

2.胸部 X 射线检查可出现肺纹理增粗。

3.排除流行性感冒及某些传染病早期呼吸道症状,即可确诊。

(五)治疗要点

1.病因治疗　根据感染的病原体及病情轻重情况,可选用抗生素如青霉素、螺旋霉素,或抗病毒药物治疗,如吗啉胍等。

2.对症治疗　刺激性干咳可用喷托维林或苯丙哌林。痰液黏稠不易咳出时,可选用氨溴索、溴己新、溴环己胺醇等稀化痰液药物。必要时应用雾化吸入协助排痰。若患者出现喘息应加用平喘药,如氨茶碱、喘息定等。

(六)护理

1.护理评估

(1)病史　评估发病的诱因,有无上呼吸道感染。了解有无伴随症状,是否影响患者休息和睡眠。

(2)身体评估　评估患者咳嗽、咳痰症状,咳痰时间与体位的关系,肺部有无干、湿啰音,咳嗽后是否减弱或消失。

(3)实验室及其他检查　血液一般检查,白细胞计数及中性粒细胞是否升高;胸部 X 射线检查有无肺纹理增粗。

(4)心理-社会资料　了解患者对疾病的认识程度,评估患者家庭及社会支持系统对患者的关心程度。

2.常见护理问题

(1)体温过高　与气管-支气管感染有关。

(2)清理呼吸道无效　与支气管黏膜充血、水肿及痰液黏稠有关。

(3)气体交换受损　与支气管痉挛有关。

3.护理措施

(1)病情观察　急性气管-支气管炎的患者,注意观察咳嗽、咳痰的性质,咳嗽加重与持续时间,有无胸闷、喘息、胸痛等伴随症状。对发热患者注意观察体温的变化,应每 4 h 测量体温 1 次,待体温恢复正常 3 d 后递减为每日 2 次。同时密切观察患者的面色、脉搏、呼吸及血压的变化。

(2)生活护理　病情轻者适当休息。全身症状明显者,应卧床休息,并鼓励患者多饮水,饮食宜给予高热量、高蛋白、高维生素、易消化、无刺激的半流质饮食,以补充营养。

(3)用药护理　在使用抗生素的过程中,注意观察药物的疗效及不良反应,减少副作用。如应用青霉素的过程中注意有无迟发性过敏反应。口服氨茶碱应注意在饭后服用或用肠溶片,避免对胃黏膜产生刺激,引起恶心、呕吐、胃部不适等。

(4)对症护理 发热时可进行物理降温,如头部冰袋冷敷、乙醇擦浴等,或遵医嘱给少量解热药物降温,如阿司匹林等。咳嗽、咳痰时,应遵医嘱给予止咳祛痰药物,如口服溴己新(必嗽平)或祛痰灵等,必要时雾化吸入帮助祛痰。

(5)心理护理 护士在与患者交往过程中,态度要和蔼可亲,关心和理解患者,尽早了解患者对疾病的发展和预后的知情程度,消除不良心理反应,应积极配合治疗,争取早日痊愈。

(七)健康指导

1.指导患者养成良好的生活习惯,生活要有规律,避免过度劳累、受寒等诱发因素。

2.加强耐寒锻炼,增强体质。宣传不吸烟。积极预防和治疗上呼吸道感染。

3.改善劳动和生活环境,减少空气污染,做好个人防护,避免刺激性气体及粉尘吸入。加强劳动防护,气候变化时注意增减衣服以预防本病发生。

第四节 肺 炎

肺炎是指包括终末气道、肺泡及肺间质等在内的肺实质的炎症。可由多种病原体、理化因素、过敏因素引起,其中以感染因素最多见,是呼吸系统常见病、多发病;在各种致死病因中,肺炎占第五位。近几年肺炎发病率有增加的趋势,肺炎可以是原发病,也可以是其他疾病的并发症。导致肺炎患者死亡的主要原因是感染性休克。临床上可根据病因、解剖部位及发病环境不同进行分类。

一、病因及发病机制

(一)病因与分类

1.按病因分类

(1)细菌性肺炎 是最常见的肺炎,约占肺炎的80%。病原体包括革兰氏阳性球菌如肺炎球菌、金黄色葡萄球菌、溶血性链球菌等;革兰氏阴性杆菌如肺炎克雷伯杆菌、大肠杆菌、铜绿假单胞菌(绿脓杆菌)及厌氧菌等。

(2)病毒性肺炎 包括冠状病毒、腺病毒、呼吸道合胞病毒、流感病毒、麻疹病毒、巨细胞病毒、单纯疱疹病毒等。

【议一议】
简述肺炎的分类。临床常见的肺炎有哪些?

(3)其他病原体肺炎 包括支原体、立克次体、肺炎衣原体、弓形虫、寄生虫等,艾滋病患者易伴发卡氏肺孢子虫、弓形虫等感染。

(4)真菌性肺炎 包括白念珠菌、曲菌、放线菌等。

(5)其他因素引起的肺炎 如放射性肺炎、化学性肺炎、过敏性肺炎等,均可表现轻重不一的呼吸道症状。

2.按解剖分类

(1)大叶性(肺泡性)肺炎 炎症初起在肺泡,经肺泡间扩展,累及肺段的一部分或整个肺段、肺叶,典型者表现为肺实质炎症,通常并不累及支气管。

 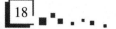

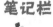

（2）小叶性（支气管性）肺炎　病原体经支气管入侵,引起细支气管、终末细支气管及肺泡的炎症。

（3）间质性肺炎　以肺间质炎症为主,病变累及支气管壁及支气管周围组织和肺泡壁。

3.按患病环境分类

（1）社区获得性肺炎　是指在医院外罹患的感染性肺实质炎症,包括具有明确潜伏期的病原体感染而在入院后平均潜伏期内发病的肺炎。常见病原体包括肺炎球菌、金黄色葡萄球菌、流感嗜血杆菌、需氧革兰氏阴性杆菌、军团菌、肺炎支原体、肺炎衣原体、病毒等。

（2）医院获得性肺炎　是指患者在入院时不存在、也不处于感染潜伏期,而是在入院48 h后在医院内发生的肺炎。我国医院获得性肺炎占院内感染的第一位,多继发于各种原发疾病的危重患者,耐药菌株多,且革兰氏阴性杆菌所占比例高,其病死率高达30%～40%,治疗困难。

（二）发病机制

微生物可通过以下途径侵入呼吸道:①吸入分泌物;②吸入周围空气中的细菌;③菌血症;④邻近部位的感染直接蔓延到肺。肺炎的发生主要与机体的防御功能,如上呼吸道局部屏障和清除功能、肺泡巨噬细胞的吞噬功能、机体的正常免疫功能降低等因素有关。当受凉、吸烟、酗酒、年老体弱、长期卧床、长期使用糖皮质激素或免疫抑制剂等机体抵抗力低下时引起发病。

二、临床常见的肺炎

（一）肺炎球菌肺炎

肺炎球菌肺炎是由肺炎球菌（肺炎链球菌）所引起的肺实质的炎症。约占院外感染肺炎的一半,通常起病较急,好发于冬季和初春季节。

1.病因及发病机制

（1）病因　肺炎球菌为革兰氏阳性球菌,其毒力大小与具有多糖荚膜有关。肺炎球菌经阳光直射1 h,或加热52 ℃经10 min即可杀死。但在干燥痰中可存活数月。

（2）发病机制　肺炎球菌是寄居在健康人上呼吸道的一种正常菌群。当机体免疫功能降低,如淋雨、疲劳、醉酒、精神刺激等因素的影响,细菌侵入下呼吸道,并在肺泡内繁殖而致病。少数可发生菌血症和感染性休克。

2.临床表现

（1）症状　发病前常有受凉、淋雨、疲劳、醉酒、病毒感染史,多有上呼吸道感染的前驱症状。临床特征为突然起病,有寒战、高热、胸痛、咳嗽、咳铁锈色痰、全身肌肉酸痛和肺实变体征。多见于男性青壮年。由于细菌感染毒性作用,先有寒战,继之高热,体温在数小时之内可高达39～41℃,呈稽留热型。患者面颊绯红、呼吸急促,伴有头痛,患侧胸部刺痛。少数患者出现恶心、呕吐、腹泻、腹胀。重者出现烦躁不安、神志模糊、谵妄、昏迷等。

（2）体征　急性病容,呼吸浅快,皮肤灼热,面颊绯红,口唇微发绀。胸部检查患侧呼吸运动减弱,语颤增强,叩诊呈浊音;听诊呼吸音减低或有管状呼吸音及湿啰音。

（3）并发症　常见为感染性休克,其他有胸膜炎、脓胸、心包炎、脑膜炎等。

3.实验室及仪器检查

（1）实验室检查　白细胞计数升高,可达$20×10^9/L$,中性粒细胞占80%以上,核左移,胞浆内可见毒性颗粒。休克型肺炎白细胞计数明显升高或不升。

（2）胸部X射线检查　早期仅见肺纹理增多,典型表现为与肺叶、肺段分布一致的片状均匀致密阴影。病变累及胸膜时,可见肋膈角变钝或少量胸膜腔积液征象。

（3）痰涂片、培养　可找到肺炎球菌。病原菌监测是本病确诊的主要依据。

4.诊断要点

（1）冬、春季突然寒战、高热、咳嗽、胸痛、铁锈色痰、呼吸急促。

（2）肺部听诊病变部位呼吸音降低、湿啰音及肺实变体征。

（3）胸部X射线检查病变部位呈片状均匀致密阴影。

5.治疗要点　肺炎球菌肺炎治疗原则是控制感染,维持水、电解质和酸碱平衡。补充血容量,纠正休克。

（1）抗菌治疗　各型肺炎对青霉素G都敏感,首选青霉素G 240万～480万U,静脉滴注。并发脑膜炎者须加大青霉素剂量,每日1 000万～3 000万U静脉滴注,并联合应用氨苄青霉素4～6 g静脉滴注。对青霉素过敏者,轻者可选用红霉素;重者用广谱、强力的抗菌药或第二代、第三代头孢菌素。早期干咳要适当给予镇咳剂(如枸橼酸维静宁、可待因)以减轻痛苦。

（2）支持治疗　卧床休息,保证每日热量、维生素及蛋白质摄入量。鼓励患者多饮水。

（3）对症治疗　有明显胸痛,可用少量止痛剂,如可待因15 mg以缓解疼痛;有低氧血症或发绀时应给以氧气吸入;有腹胀可用肛管排气或胃肠减压;烦躁不安者可服小剂量镇静剂,如地西泮;有感染性休克时按感染性休克治疗方法处理。

（4）感染性休克扩充血容量　扩容是抗休克最基本的措施,只有当血容量得到充分补充时,血管活性药物的作用才能有效地发挥。①应首选右旋糖酐500～1 000 mL静脉滴注,迅速扩充血容量。②纠正酸中毒:可以增强心肌收缩力,改善微循环的淤滞。常用5%碳酸氢钠注射液250 mL静脉滴注。③血管活性药物:在补充血容量和纠正酸中毒后,末梢循环仍无改善时可应用血管活性药物,常选用多巴胺、间羟胺等,使收缩压维持在90～100 mmHg,改善微循环。④糖皮质激素:大剂量糖皮质激素能解除血管痉挛,改善微循环,稳定溶酶体膜,防止酶的释放,从而达到抗休克的作用。常用氢化可的松、地塞米松加入葡萄糖液中静脉滴注。

（二）革兰氏阴性杆菌肺炎

革兰氏阴性杆菌肺炎是医院内获得性肺炎中最常见的一种。一般多发生在老年人,有基础疾病,或接受抗生素、激素、细胞毒性药物治疗,或者进行气管插管、气管切开、机械通气等治疗,呼吸道防御功能降低而发生,常见细菌有铜绿假单胞菌、肺炎杆菌、流感嗜血杆菌、大肠杆菌等。

1.病因及发病机制　常见细菌有铜绿假单胞菌、肺炎杆菌、流血嗜血杆菌、大肠杆菌等。肺部革兰氏阴性杆菌感染的共同点在于肺实变或病变融合,组织坏死后,容易形成多发性脓肿,一般两肺下叶均受累,波及胸膜,则可引起胸膜积液或脓胸。

2.临床表现　多数患者起病隐匿,发热、精神不振、咳嗽、咳痰。咳绿色脓痰见于

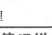

铜绿假单胞菌感染;咳棕红色胶冻样痰见于肺炎杆菌感染。若病变范围大时体检可有肺部实变体征,两肺下方及背部可闻及湿啰音。由革兰氏阴性杆菌感染引起的肺炎症状较重,早期出现休克、肺脓肿、心包炎等并发症。预后差,病死率高,可达50%。

3. 实验室及仪器检查　白细胞升高或不升高,中性粒细胞增多,有核左移。胸部X射线检查显示两肺下方散在片状浸润阴影,可有小脓肿形成。

4. 诊断与治疗

(1)诊断标准　①患者有发热、精神萎靡,伴咳嗽、咳绿色脓痰。②胸部体检可有肺部实变体征。③痰培养2次以上阳性,结合临床表现可确定诊断。

(2)治疗原则　在治疗革兰氏阴性杆菌肺炎时,宜大剂量、长疗程、联合用药,以静脉注射为主,雾化吸入为辅。

(3)药物治疗　①在用抗生素之前宜做细菌的药敏试验,并根据药敏选用敏感的药物。在不明病菌时,可试用氨基糖苷类抗生素加半合成青霉素或头孢菌素。如治疗铜绿假单胞菌肺炎,一般先用半合成青霉素加氨基糖苷类抗生素;治疗流感嗜血杆菌肺炎,首选氨苄西林;治疗大肠杆菌肺炎,选取氨苄西林、羧苄西林与另一种氨基糖苷类抗生素合用。对感染严重者可选用第三代头孢菌素或喹诺酮类药。②治疗时应大剂量、长疗程、联合用药,静脉滴注为主,雾化吸入治疗为辅。注意药物对肝、肾功能的损害。密切观察药物产生的耳毒性及肾功能减退的表现,若出现耳鸣、眩晕、听觉障碍、无尿、蛋白尿、管型尿等,应及时报告医生酌情减药或停药。③给予支持疗法及对症治疗,加强营养,充分给水,保证痰液引流通畅,减少革兰氏阴性肺炎并发症的发生。

(三)肺炎支原体肺炎

肺炎支原体肺炎是由肺炎支原体引起的急性呼吸道感染和肺部的急性炎症改变。同时有咽炎、支气管炎。秋冬季节发病较多。好发于儿童和青年人,婴儿有间质性肺炎时应考虑支原体肺炎的可能。

1. 病因及发病机制　肺炎支原体介于细菌和病毒之间,能在无细胞培养基上生长的最小微生物之一,平均直径为125~150 μm,无细胞壁。肺炎支原体通过呼吸道传播。健康人吸入患者咳嗽、打喷嚏时喷出的口、鼻分泌物而受感染。感染后肺泡壁与间隔有中性粒细胞、单核细胞、浆细胞浸润,支气管黏膜充血,上皮细胞肿胀,有坏死和脱落。肺部病变呈片状或融合性支气管肺炎或间质性肺炎;胸膜可有纤维蛋白渗出和少量渗液。

2. 临床表现

(1)症状　肺炎支原体感染潜伏期一般2~3周,起病缓慢,常有咽痛、乏力、咳嗽、畏寒、发热、头痛、肌痛等。

(2)体征　多不明显,可有肺部干、湿啰音,儿童可并发鼓膜炎、中耳炎。X射线示肺部多种形态的浸润影,呈节段性分布,以肺下野为多见,有的从肺门附近向外伸展。早期使用适当抗生素可减轻症状及缩短病程。

3. 实验室及仪器检查　X射线检查显示肺部多种形态的浸润影,呈节段性分布,以肺下野为多见。白细胞正常或稍高。血清学检查是确诊肺炎支原体感染常用的检测手段。诊断有赖于血清中支原体IgM抗体的测定。

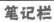

笔记栏

4.诊断与治疗

(1)诊断标准 ①起病缓慢、潜伏期长,常有咽痛、乏力、咳嗽、畏寒、发热等上呼吸道感染表现。②结合特异性诊断检查如补体结合试验、酶联免疫吸附试验及间接荧光抗体试验等做出诊断。③抗原检测可以早期快速诊断。

(2)药物治疗 治疗首选红霉素,成人每日剂量 2 g,分次口服。亦可使用罗红霉素、阿奇霉素。青霉素及头孢菌素类无效。早期使用适当的抗生素可以减轻症状,缩短疗程为 7~10 d。若继发细菌感染,可根据痰培养结果选用有效的抗生素。

(四)其他肺炎

1.军团菌肺炎 军团菌肺炎由革兰氏染色阴性嗜肺军团杆菌引起的一种以肺炎为主的全身性疾病。常侵及老年人、患有慢性病或免疫受损者。夏季或初秋为多发季节。

(1)病因及发病机制 军团菌有多种,其中嗜肺军团杆菌是引起肺炎的重要菌种。该菌存在于水和土壤中,常经供水系统、空调和雾化吸入而被吸入,引起呼吸道感染,可呈小的暴发流行。

(2)临床表现 嗜军团杆菌感染起病缓慢,但也可经 2~10 d 潜伏期而急骤发病。出现头痛和高热、寒战、咳嗽、乏力、肌痛,痰少而黏稠,可带血,一般不呈脓性。也可有恶心、呕吐和水样腹泻。严重者有神经、精神症状,如感觉迟钝、谵妄以及呼吸衰竭。

(3)实验室及仪器检查 血白细胞多超过 10×10^9/L,中性粒细胞核左移,动脉血气分析可提示低氧血症。X 射线检查显示肺炎早期为外周斑片状肺泡内浸润,继而肺实变,以下叶较多见,单侧或双侧。病变进展迅速,可伴有胸膜腔积液。

(4)诊断与治疗要点

1)诊断标准 ①支气管抽吸物、胸液、支气管肺泡灌洗液检查可见细胞内的军团杆菌,应用 PCR 技术扩增杆菌基因片段,能够快速诊断。②血军团菌抗体检测:如恢复期较急性期抗体滴度增高 4 倍。

2)治疗要点 ①治疗首选红霉素,1~2 g/d,分 4 次口服,重症给予静脉用药,疗程一般为 2~3 周。可加用利福平,每天 10 mg/kg,一次口服。氨基糖苷类和青霉素、头孢菌素类抗生素对本病无效。服用利福平应在餐前 1 h 或餐后 2 h 以利于吸收,服药后患者分泌物均为橘红色,应预先告知患者,以免引起恐慌,并定期检查肝肾功能。②加强供水系统、空调和雾化吸入器的卫生管理。受军团菌污染的水源应进行消毒处理。治疗后少数患者可产生持久的肺内瘢痕,导致限制性通气障碍。

2.病毒性肺炎 病毒性肺炎是由于上呼吸道病毒感染向下蔓延,侵犯肺实质而引起的肺部炎症。多发生于冬春季节,可散发流行或暴发。婴幼儿、老年人、免疫力差者易感染发病。

(1)病因及发病机制 病毒性肺炎以甲、乙流感病毒最为常见。其他为呼吸道合胞病毒、腺病毒、巨细胞病毒、麻疹病毒、水痘-带状疱疹病毒等。

(2)临床表现

1)症状 绝大部分患者前驱症状有咽痛、鼻塞、流涕、发热、头痛及全身酸痛,咳嗽多为干咳少痰,少有胸痛。不同病毒感染临床表现有所不同,如麻疹病毒可引起皮疹,水痘病毒可引起皮肤疱疹等。

2)体征 一般不明显,偶尔可在下肺闻及湿啰音。

（3）实验室及仪器检查　白细胞计数可正常、稍高或稍低；痰涂片少数白细胞，多为单核细胞；血清抗体可阳性。胸部 X 射线显示，多为小片状浸润阴影或呈间质性病变。

（4）诊断与治疗要点

1）诊断标准　①多数患者发病前有咽痛、鼻塞、流涕、咳嗽、发热、头痛及全身酸痛等症状。②恢复期血清抗体较急性期滴度增高 4 倍以上有诊断意义。③胸部 X 射线检查显示病变部位呈浸润阴影或呈间质性病变。目前分离病毒较难，对病毒性肺炎的诊断多为临床诊断。

2）药物治疗　目前尚无特效抗病毒药物，以对症为主。目前证实有效的病毒抑制药物有：①利巴韦林（病毒唑），具广谱的抗病毒功能。口服 0.8～1 g/d，分 3～4 次服用，亦可静脉滴注或雾化吸入。②阿昔洛韦，每次 5 mg/kg，静脉滴注，3 次/d，7 d 为一疗程。另有阿糖腺苷、金刚烷胺等。同时可选用中药和生物制剂治疗。大部分患者预后良好。

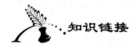知识链接

重症肺炎

肺炎的严重性取决于 3 个因素：局部炎症程度、肺部炎症的播散和全身炎症反应的程度。判定重症肺炎须符合下述条件：①需要通气支持，如急性呼吸衰竭、气体交换严重障碍伴高碳酸血症或持续低氧血症。②需要循环支持，如血流动力学障碍、外周低灌注。③需要加强监护和治疗，肺炎引起的脓毒血症或基础疾病所致的其他器官功能障碍。

三、护理

（一）护理评估

1. 病史　了解患病及治疗经过，询问患者既往身体健康状况，有无慢性阻塞性肺疾病、糖尿病等病史，是否使用过激素、抗生素及免疫抑制剂等。询问本次发病时间及病情进展情况。有无劳累、受凉、淋雨及呼吸道防御功能受损等诱因，有无食欲减退、恶心、呕吐及腹泻；了解目前饮食、睡眠情况，是否吸烟及量。

2. 身体评估

（1）呼吸系统症状　多数患者起病急骤，有寒战、发热、咳嗽、咳痰。当炎症累及胸膜时可有胸痛，咳嗽、深呼吸时加重，患侧卧位时症状减轻。

（2）全身症状　评估患者有无面色苍白、烦躁不安、意识模糊、四肢厥冷、血压下降等感染性休克的临床表现。

（3）体征　早期肺部无明显体征。肺实变时有典型的实变征，即患侧呼吸运动减弱、语颤增强、叩诊呈浊音、病理性支气管呼吸音，消散期可闻及湿啰音。

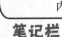

3. 实验室及其他检查

（1）胸部 X 射线　以肺泡浸润为主。如呈叶状或段状分布的炎性浸润影，常提示为细菌性肺炎；如呈片状或条索状影，密度不均匀，沿支气管分布，提示支气管肺炎。

（2）血液一般检查　细菌性肺炎可见白细胞和中性粒细胞增高，并伴有核左移，或细胞内见中毒颗粒；年老体弱、酗酒、免疫功能低下者白细胞计数可不增高，但中性粒细胞比例仍高。

（3）病原学检查　痰涂片革兰氏染色有助于初步诊断，但易受咽喉部寄殖菌污染。为避免上呼吸道污染，应在漱口后取深部咳出的痰液送检，或经纤维支气管镜取标本检查，结合细菌培养，诊断敏感性和特异性较高。必要时做血液、胸膜腔积液细菌培养，以明确诊断。

（4）血清学检查　补体结合试验适用于衣原体感染。间接免疫荧光抗体检查多用于军团菌肺炎等。

4. 心理-社会资料　由于起病急骤，病情严重，患者及家属没有思想准备，常为疾病来势凶猛而焦虑不安，尤其是治疗不及时，产生并发症，更加重患者的心理负担。

（二）常见护理问题

1. 体温过高　与细菌感染引起体温调节障碍有关。
2. 清理呼吸道无效　与肺部炎症、痰液黏稠、乏力有关。
3. 气体交换受损　与肺部感染，肺泡、支气管腔分泌物过多有关。
4. 潜在并发症：感染性休克。

（三）护理措施

1. 生活护理

（1）休息　为患者提供良好的住院环境，病室应保持安静舒适、温湿度适宜。急性期患者应卧床休息，以降低机体的耗氧量。感染性休克患者应协助采取仰卧中凹位，抬高头胸部 20°、抬高下肢 30°，尽量将治疗和护理集中在同一时间内完成，以保证患者有足够的休息时间。

（2）饮食　给予足够热量、蛋白质和维生素的流质或半流质饮食，以补充高热引起的物质消耗，膳食要清淡、易消化。鼓励患者多饮水（1～2 L/d），失水者遵医嘱补充液体。

2. 病情观察　认真观察咳嗽、咳痰的变化；定时监测和记录体温、呼吸、脉搏、血压、尿量；注意患者意识和尿量的改变；如发现高热患者体温骤降至正常体温以下、脉搏细速、脉压变小、呼吸浅快、烦躁不安、面色苍白、四肢厥冷、尿量减少（<30 mL/h）等病情变化，应立即告知医生，及时采取救治措施。

3. 用药护理　轻者选足量有效抗生素、镇咳剂经数日治疗后病情即可好转、痊愈。重者需静脉补液和用药。输液速度应先快后慢，输液量宜先多后少，有条件可在中心静脉压监测下调整补液量和速度。对烦躁不安、谵妄者可按医嘱给地西泮、水合氯醛等镇静剂。循环衰竭患者扩容治疗要求达到收缩压大于 80 mmHg（1 mmHg = 0.133 kPa），脉压>30 mmHg，尿量每小时>30 mL，脉率<100 次/min。应用升压药时，根据血压的变化调整滴速。纠正酸中毒时碱性药物要注意配伍禁忌。

4.对症处理

（1）患者寒战时注意保暖,适当增加被褥,高热时给予物理降温或按医嘱给予小剂量退热剂。退热时需补充液体,以防虚脱。

（2）注意保持口腔、皮肤清洁,高热引起唾液分泌减少,口腔黏膜干燥,同时抵抗力下降,极易引起口唇干裂、口腔炎症、溃疡,应做好口腔护理;饭前、饭后协助患者漱口,或用生理盐水棉球清洁口腔,保持口腔湿润、舒适;口唇疱疹者可涂液体石蜡或抗病毒软膏,防止继发感染。患者退热时出汗较多,应帮助患者擦干汗液,更换床单衣服,以保持皮肤干燥清洁。

（3）氧气吸入的患者,一般采用鼻导管及鼻塞法给氧,4～6 L/min,应多观察组织缺氧改善情况。

5.心理护理　急性期患者常因担心病情恶化,出现焦躁情绪。护士应以诚恳、和蔼的态度耐心帮助患者,使患者产生安全感。对由疾病所引起的躯体痛苦,同时给予心理上的安慰和疏导,向患者解释,经过治疗大部分患者预后良好,消除患者紧张和焦虑,使其积极配合治疗和护理。

四、健康指导

1.向患者及家属介绍有关肺炎的基本知识,指导其日常注意锻炼身体,特别要加强防寒锻炼,并协助制订和实施锻炼计划。

2.加强健康理念的培养,不盲目减肥,日常注意饮食营养均衡,保证充足的睡眠,避免过度劳累,以增强机体抗病能力。

3.指导慢性病患者要注意天气变化,随时增减衣服。避免受寒、酗酒及吸烟等诱发因素,防止上呼吸道感染,保持健康水平。

4.出院的患者需继续用药时,应指导患者遵医嘱按时服药,并向其解释有关药物的疗效及不良反应,告诉患者不能擅自停药或减量,如有不适,及时复查。

五、预后

本病一般预后良好,但老年、病变广泛、多叶受累、有并发症或原有心、肺、肾等疾病以及免疫缺陷等病的患者预后较差。

第五节　肺　脓　肿

肺脓肿是由多种病原菌引起肺实质坏死的肺部化脓性感染。早期为肺部化脓性炎症,继而坏死、液化,由肉芽组织包绕形成脓肿。临床特征为高热、胸痛、咳嗽、咳大量脓臭痰。该病可见于任何年龄,但多发生于壮年男性患者及体弱有基础疾病的老年人,随着抗生素的广泛使用,发病率明显下降,治愈率显著提高。

一、病因及发病机制

(一)病因

肺脓肿的致病菌一般与口腔、呼吸道的常存细菌相一致,多为混合感染,包括需氧、兼性菌和厌氧细菌,其中以厌氧菌感染占多数。常见的厌氧菌有消化(胨)链球菌、消化(胨)球菌、核粒梭形杆菌、口腔内杆菌等;常见需氧和兼性厌氧菌为肺炎球菌、金黄色葡萄球菌、溶血性链球菌、克雷伯杆菌、大肠杆菌、铜绿假单胞菌等。

(二)发病机制

根据发病机制的不同,肺脓肿可分为三类。

1. 吸入性肺脓肿 又称原发性肺脓肿,吸入性肺脓肿是肺脓肿最常见的一种临床类型,常为单发性,右肺脓肿较左肺脓肿多见。其发病部位与体位、解剖结构有关,右主支气管较陡直,且管径较粗大,吸入物易进入右肺,故右肺脓肿发病率高于左肺。当上呼吸道局部炎症,如扁桃体炎、鼻窦炎、牙周感染等脓性分泌物,以及口腔、鼻、咽部手术后的血块,经气管吸入肺内,阻塞细支气管,致远端肺小叶萎陷,病原菌迅速繁殖而发病。发病部位多与体位有关,在仰卧位时,好发于上叶后段或下叶背段;直立或坐位时,好发于下叶后基底段。

2. 血源性肺脓肿 因皮肤外伤感染、痈、疖、骨髓炎所致的败血症,脓毒菌栓经血行播散到肺,引起小血管栓塞、炎症、坏死而形成肺脓肿。血源性肺脓肿常为多发性两肺分布,致病菌以金黄色葡萄球菌多见。

3. 继发性肺脓肿 原有细菌性肺炎、支气管扩张症、支气管囊肿、支气管肺癌、肺结核空洞等肺内疾病基础上可致继发性肺脓肿。肺部邻近器官化脓性病变,如膈下脓肿、肾周围脓肿,或食管穿孔感染穿破至肺可形成肺脓肿。阿米巴肝脓肿可穿破膈肌至右肺下叶,形成阿米巴肺脓肿。肺脓肿早期有细支气管阻塞、肺组织发炎、小血管栓塞。继而肺组织化脓、坏死,形成脓肿。脓肿发生液化、张力增高而溃破,大量脓液经支气管排出即形成脓腔。空气进入脓腔,而出现液平面。经合理治疗炎症可吸收,脓腔缩小甚至消失。若治疗不当或脓液引流不畅,坏死组织残留在脓腔内,炎症持续存在,则转为慢性肺脓肿。

二、临床表现

1. 症状 急性起病,畏寒、高热、体温高达 40 ℃,伴咳嗽、咳少量黏液痰或黏液脓性痰,典型痰液呈黄绿色、脓性,有时带血,静置后分 3 层。炎症累及胸膜可有胸痛和呼吸困难。如感染不能及时控制,于发病的 10～14 d,突然咳出大量脓臭痰和坏死组织,可达 500 mL/d,腥臭味痰多系厌氧菌感染所致。一般情况下,患者在咳出大量脓痰后体温下降,全身毒性症状随之减轻,数周内恢复正常。约有 1/3 的患者有不同程度的咯血,偶尔有中、大量咯血而突然窒息死亡。肺脓肿破溃到胸腔可引起脓气胸,血源性肺脓肿多有原发病灶引起的畏寒、高热等全身中毒症状;慢性肺脓肿常有咳嗽、咳痰、反复发热和咯血,持续数周和数月。

2. 体征 肺部叩诊呈浊音或实音,听诊呼吸音减弱和湿啰音,病变累及胸膜可闻及摩擦音。慢性肺脓肿患者可出现贫血、消耗体质并常有杵状指(趾)。血源性肺脓肿体征大多阴性。

3.并发症　肺脓肿波及胸膜或溃破至胸膜腔可出现胸膜炎、脓胸、脓气胸。有时还可并发胸膜支气管瘘,偶尔可并发脑脓肿、化脓性心包炎等。

三、实验室及其他检查

1.实验室检查　血液检查白细胞总数增高,中性粒细胞可达90%,核左移明显,常有中毒颗粒。痰液检查典型病例咳出的痰呈脓性、黄绿色,可带血,留置分层。痰培养有厌氧菌和需氧菌存在。

2.胸部 X 射线检查　X 射线胸片早期可见大片浓密炎性浸润阴影,脓肿形成后可见空洞及液平。

3.纤维支气管镜检查　可进行刷片检查,有助于发现病因,确定诊断和及时治疗。

四、诊断要点

诊断标准:①有误吸或可能有误吸的病史。②畏寒、高热、咳嗽、咳大量脓痰、咯血等症状,痰静置数小时后有分层现象。③血白细胞总数增高,伴核左移,痰培养有厌氧菌或需氧菌。④X 射线胸片示浓密的炎性阴影中有空腔、液平。

五、治疗要点

急性肺脓肿的治疗原则是早期充分应用抗菌药物和痰液引流。

1.抗生素治疗　一般选用青霉素,咳脓臭痰多为合并厌氧菌感染可加用甲硝唑(灭滴灵),对青霉素过敏或耐药者,可改用林可霉素、克林霉素等药物。给药途径,开始采用静脉滴注,待体温降至正常后改为肌内注射,治疗应持续8~12周,直至病灶完全吸收或仅遗留纤维条索为止。

2.体位引流　若排痰不畅,大量抗生素治疗效果也不满意,须采取体位引流,有利于排痰。有条件可尽早进行纤维支气管镜冲洗及吸引治疗并在脓腔内注入抗生素,可缩短疗程提高治愈率。

3.加强局部治疗　处理肺外化脓性病灶,如疖、痈等。

4.外科手术切除　肺脓肿病程超过 3 个月,经内科积极治疗不能闭合的慢性肺脓肿,并发支气管扩张症反复感染,或脓腔过大(直径>5 cm)不易吸收者;大咯血经内科治疗无效或病变危及生命者;怀疑肿瘤阻塞;慢性支气管瘘或脓胸抽吸治疗效果不佳者,应考虑手术治疗。

六、护理

(一)护理评估

1.病史　询问患者近期有无上呼吸道感染,口腔炎及其他化脓性疾病,如疖、痈、骨髓炎等诱发因素。评估患者痰液的性质、气味、量及静置后有无分层现象。

2.身体评估　评估患者身体营养状况,是否出现消瘦、贫血,有无全身毒血症的表现。

3.实验室检查 痰培养有无致病菌,白细胞计数及中性粒细胞是否升高,胸部 X 射线检查有无空洞或液平。纤维支气管镜检查有无异常发现。

4.心理-社会资料 患者因疗程长、全身症状明显,可能产生焦虑、悲观情绪,评估患者家属及社会支持系统对疾病的了解和对患者的关心程度。

(二)常见护理问题

1.体温过高 与肺组织炎症性坏死有关。

2.清理呼吸道无效 与脓痰聚积有关。

3.营养失调:低于机体需要量 与机体消耗增加、食欲减退有关。

4.焦虑 与疗程长、预后担忧有关。

(三)护理措施

1.病情观察 密切观察患者生命体征的变化,尤其是观察痰的颜色、性质、气味和量,发现痰中带血或咯血应立即报告医生。若患者咳嗽、咳大量脓痰,伴有胸痛气急,胸壁水肿及压痛,胸膜摩擦音和胸膜腔积液,提示可能并发胸膜炎、脓胸或脓气胸,应立即采取有效措施。

2.生活护理 高热、中毒症状明显者应卧床休息,保持室内空气新鲜,每天通风 2 次,15～30 min/次,注意保暖。饮食宜给予高蛋白、高热量、高维生素、易消化的食物,加强营养,鼓励患者多饮水,促进降温及毒素的排泄。

3.用药护理 反复咳嗽、咳痰时,遵医嘱给予足量有效抗生素、止咳祛痰药、支气管扩张剂以保持排痰通畅。痰量多黏稠时,应积极采取雾化吸入,以利于痰液稀释和排出。必要时协助医生经纤维支气管镜吸痰和给药,给药后静卧 1 h,观察患者的反应及疗效。

4.对症护理 高热不退者,首选物理降温,或遵医嘱给予小量解热药物。大量咳脓痰者,根据病变部位,指导患者采取体位引流,原则是设法使脓肿置于高位,如肺上叶后段、下叶背段脓肿取侧俯卧头低位,基底段取膝胸位臀高头低,并轻轻拍击患部促进脓液引流咳出,有利脓腔愈合,2～3 次/d,15～20 min/次,必要时给予氧气吸入。

5.心理护理 由于病程长,临床症状明显,患者常出现烦躁、焦虑等心理,护士在与患者交往中,态度要和蔼,应多关心、安慰患者,鼓励其自强,积极配合治疗与护理,争取早日康复。

七、健康指导

1.预防上呼吸道感染,积极治疗口腔及上呼吸道慢性炎症,以杜绝污染分泌物吸入下呼吸道,增加感染的机会。大量抗生素的应用,易诱发真菌感染,必须经常检查患者有无真菌性口腔炎,并积极采取有效护理措施,鼓励患者由口进食,多饮水,以清洁口腔,抑制真菌生长。积极治疗皮肤痈、疖或肺外化脓性病灶,不挤压痈、疖。防止血源性肺脓肿的发生。

2.加强疾病知识指导,教会患者有效咳嗽、体位引流等方法,及时排除呼吸道异物,保持呼吸道通畅,防止吸入感染,促进病变愈合;指导慢性病、年老体弱患者翻身、叩背,促进痰液排出;严格遵从治疗计划,坚持使用抗生素8～12周。

3.加强对昏迷患者和全麻患者的护理,预防肺部感染,疑有异物吸入时要及时清除。

4. 提倡健康的生活方式,避免过度劳累、禁烟、不酗酒。积极锻炼身体,提高抗病能力。

5. 指导患者定期复查胸片,连续观察 3～4 个月。

八、预后

急性肺脓肿经积极有效的治疗,治愈率可达 86%。少数患者因治疗不彻底可使病程延长,迁延为慢性肺脓肿,并发支气管扩张症易反复感染和发生大咯血。急性期若引流不畅而发生肺坏疽者预后较差。

第六节 支气管扩张症

支气管扩张症是由于支气管及其周围组织的感染和阻塞,反复发生支气管炎症,导致支气管管腔扩张和变形的慢性化脓性疾病。主要表现为慢性咳嗽、咳大量脓痰和(或)反复咯血。多起病于儿童及青年继发于急、慢性呼吸道感染和支气管阻塞后。随着免疫接种和抗生素的应用,本病的发病率已明显降低。

一、病因及发病机制

(一)病因

支气管扩张症的主要病因是支气管-肺组织感染和支气管阻塞。两者互为因果,促使支气管扩张症的发生和发展。支气管扩张症也可能是支气管先天发育障碍和遗传因素引起,但比较少见。另有约 30% 支气管扩张症患者病因未明,与遗传、免疫或解剖缺陷有关。

(二)发病机制

1. 支气管-肺组织感染和支气管阻塞　婴幼儿百日咳、麻疹、支气管炎是支气管-肺组织感染所致支气管扩张症最常见的原因。这些疾病使气道清除和防御机制受损,易发生反复感染,再因为婴幼儿时期支气管尚处于发育阶段,管腔较细狭,管壁较薄弱,易阻塞。促使支气管壁各层组织遭破坏,致支气管扩张变形,咳嗽时管腔内压力增高,呼吸时胸腔内压的牵引,逐渐形成支气管扩张症;当肿瘤、肿大淋巴结、异物等阻塞或压迫支气管时可引起肺不张,更有助于支气管扩张的形成。

2. 支气管先天性发育缺损和遗传因素　低免疫球蛋白血症、免疫缺陷和罕见的气道结构异常等也可引起弥漫性支气管扩张。

二、临床表现

(一)症状

1. 慢性咳嗽、大量脓痰　常为阵发性咳嗽,痰量与体位改变有关,因支气管扩张部位分泌物积聚,改变体位时分泌物刺激支气管黏膜引起咳嗽和排痰。感染急性发作

笔记栏

时,黄绿色脓痰明显增多,每天可达数百毫升,痰液静置后分3层:上层为泡沫,泡沫下为脓性成分;中层为混浊黏液;下层为坏死组织。若有厌氧菌感染时痰呈恶臭味。

2.反复咯血　支气管扩张症时,支气管黏膜表面常有慢性溃疡及急、慢性炎症征象,病变处毛细血管扩张,支气管动脉和肺动脉的终末支扩张吻合可形成血管瘤,所以大多数患者有反复咯血,量不等,可为痰中带血、小量或大量咯血。部分患者以反复咯血为唯一症状,平时无咳嗽、咳脓痰等症状,临床上称为"干性支气管扩张症"。病变多位于引流良好的肺上叶支气管,且不易感染。

3.反复继发肺部感染　同一肺段反复发生肺炎并迁延不愈。可引起全身毒性症状,如发热、盗汗、食欲减退、乏力消瘦、贫血等,且咳嗽加剧、痰量增多,一旦大量脓痰排出后,全身症状明显改善。

(二)体征

早期或干性支气管扩张症可无明显肺部体征。病情较重或继发感染时可在病侧下胸部及背部闻及局限性、固定而持久较粗的湿啰音,有时可闻及哮鸣音。部分患者伴有杵状指(趾)。

【想一想】
支气管扩张症的临床表现有哪些?可通过哪些实验室检查确诊?

三、实验室及其他检查

1.一般检查　痰涂片或细菌培养可发现致病菌,继发急性感染时白细胞计数和中性粒细胞明显增多。

2.胸部 X 射线检查　早期轻者无异常,偶尔见患侧肺纹理增粗,后期病重者典型的 X 射线表现为粗乱肺纹理中有多个不规则的蜂窝状或沿支气管的卷发状阴影。有感染时阴影内出现液平面。

3.纤维支气管镜检查　可明确出血、扩张或阻塞部位,还可进行局部灌洗,取冲洗液做微生物学检查。

4.支气管造影　支气管碘油造影术可确定病变部位、范围、严重程度,为手术切除或内科治疗提供可靠参考依据。

四、诊断要点

1.慢性咳嗽、大量脓痰、反复咯血、反复感染的典型临床特征。

2.儿童时期曾患麻疹、百日咳或支气管炎等呼吸道感染病史。

3.肺部听诊可闻及局限性、固定持久存在的湿啰音。

4.结合 X 射线胸片、支气管造影、纤维支气管镜检查有支气管扩张征象。

五、治疗要点

(一)保持呼吸道通畅

1.祛痰止咳　可给氯化铵 0.3~0.6 g,溴己新 8~16 mg 口服。生理盐水加 α-糜蛋白酶超声雾化吸入或支气管舒张剂喷雾剂吸入,缓解支气管痉挛,做体位引流可提高疗效。

2.体位引流　体位引流和抗生素治疗同样重要,可保持呼吸道通畅,有利于炎症

【想一想】
支气管扩张症的患者促进痰液排出的方法有哪些?

控制,减少继发感染,减轻全身中毒症状。使病变部位处高位,其引流支气管开口向下,促使痰液顺体位引流至气管咳出(图2-2)。体位引流时,间歇做深呼吸后用力咳嗽,借重力作用辅以胸部叩击震荡,可提高疗效。

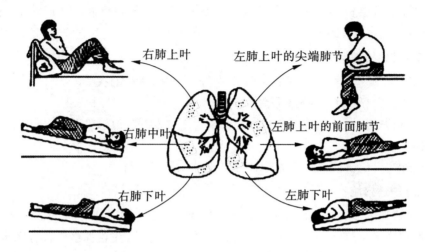

图2-2 体位引流

【讨论】
支气管扩张症的治疗要点有哪些?

(二)控制感染

控制感染是支气管扩张症急性期的主要治疗措施,根据症状、体征、痰的性状,合理应用抗生素。必要时依据细菌培养及药敏试验结果指导选用抗生素。常用阿莫西林、环丙沙星,或口服头孢菌素类抗生素。严重感染时可用氨苄西林、氨基糖苷类或头孢菌素类静脉滴注。慢性感染时选用复方新诺明2片,2次/d口服,或红霉素、麦迪霉素等口服。有厌氧菌感染,可选用甲硝唑或替硝唑。

(三)咯血

垂体后叶素5 U加入50%葡萄糖注射液40 mL中缓慢静脉注射或垂体后叶素10 U加入5%葡萄糖注射液500 mL静脉滴注。有高血压、冠心病及孕妇忌用。大量咯血不止者,可经纤维支气管镜确定出血部位,用浸有肾上腺素的明胶海绵压迫或填塞止血。

(四)手术治疗

反复大量咯血或急性感染发作,病变范围比较局限不超过2个肺叶,全身情况良好,经药物治疗效果不佳者可考虑外科手术切除。

六、护理

(一)护理评估

1. 病史　询问与本次发病相关的原因、诱因和既往健康状况,有无百日咳、麻疹等支气管-肺部感染史,有无经常发作的呼吸道感染史。

2. 身体评估　监测生命体征和意识变化,观察痰的性质、量、颜色、气味及黏稠度,咳痰与体位的关系,有无咯血现象及程度。肺部有无局限性、固定性的湿啰音。有无

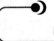

消瘦、贫血及杵状指(趾)。

3.实验室及其他检查　痰涂片或细菌培养查致病菌,血液一般检查,白细胞及中性粒细胞是否增高。胸部 X 射线和纤支镜检查是否异常。

4.心理-社会资料　评估患者情绪,了解患者及家属对疾病的认识程度,家庭及社会支持系统对患者的关心程度。

(二)常见护理问题

1.清理呼吸道无效　与痰液黏稠、体位不当、咳痰无效有关。

2.有窒息的危险　与痰液潴留、大咯血有关。

3.营养失调:低于机体需要量　与长期反复继发呼吸道感染,导致机体消耗量增多有关。

4.焦虑　与疾病迁延、反复发作、个体健康受到威胁有关。

(三)护理措施

1.病情观察　观察支气管扩张症患者咳嗽、咳痰的性质和时间,观察痰的性状、量、颜色和气味,必要时送验。观察咯血的量及颜色,尤其注意观察患者有无胸闷、气促、烦躁、情绪紧张、大汗淋漓、发绀等异常表现,防止窒息的发生。准确评估和记录咯血量,密切观察生命体征的变化。

2.生活护理　支气管扩张症反复感染发作,易造成患者机体消耗量增加,要加强营养,给予高蛋白、高热量、高维生素、易消化、无刺激的饮食。发热患者给予高热量流质饮食,鼓励患者多饮水,以补充消耗。做好口腔清洁卫生,以增进食欲。急性加重期患者要卧床休息,并协助患者取舒适卧位,慢性期患者可适当活动,保持室内空气新鲜、流通,温湿度适宜。必要时根据病变部位不同采取合适的引流体位。

3.用药护理　急性感染时,遵医嘱应用有效抗生素、祛痰止咳药、支气管舒张剂,同时观察药物疗效及不良反应。大咯血者,遵医嘱用止血药。

4.对症护理

(1)促进痰液排出　用胸部物理治疗的方法促进痰液排出。

1)指导有效咳嗽　在保证呼吸道通畅的前提下,先做数次深而缓慢的呼吸,于深吸气末屏气片刻,然后进行连续咳嗽数次,使痰到咽部附近,再用力咳嗽将痰排出。

2)湿化呼吸道　痰液黏稠时,鼓励患者多饮水,每天可饮水 1 500 ~ 2 000 mL,以稀释痰液,有利于痰液的咳出。必要时给予雾化吸入。

3)胸部叩击与震荡　对长期卧床的患者应经常帮助其变换体位及叩拍背部,促进痰液排出。

4)体位引流　对咳大量脓痰的患者,指导患者采取体位引流。①引流前向患者解释治疗的目的、操作过程及注意事项,消除顾虑,取得患者合作。②依病变部位采取相应的引流体位,原则是病变部位处于高处,引流支气管开口向下,利用重力作用,使痰液流入大支气管、气管排出。病变位于上叶者,取坐位或健侧卧位;病变位于中叶者,取仰卧位稍向左;病变位于舌叶者,取仰卧位稍向右;病变位于下叶者,取俯卧位。3 种体位床尾均抬高 30 ~ 50 cm,病变位于下底段者,床尾均抬高 30 ~ 50 cm,其中前底段者取仰卧位,外底段取健侧卧位,后底段取俯卧位。③引流时间,每次 15 ~ 20 min,每天 2 ~ 3 次,宜在饭前 1 h 或饭后 1 ~ 3 h 进行,以免饭后引流引起呕吐。④引流时鼓励患者咳嗽,辅以胸部叩击震荡,若痰液黏稠可先用生理盐水加α-糜蛋白酶、β受体激动剂等药超声雾化吸入或用化痰药(如氯化铵、溴己新)稀释痰液,提高引流效率。⑤引流过程中,注意观察病情变化,如有咯血、排痰不畅、颜面发绀、呼吸困难、胸闷、出汗、疲劳等情况,应立即停止。⑥引流完毕,给予漱口,并记录排出的痰量及性质,必要时送检。

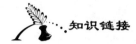知识链接

为什么支气管扩张患者的咳嗽咳痰与体位有关

支气管扩张造成支气管管壁各层不同程度的破坏,管腔呈囊状或柱状扩张,纤毛上皮鳞状化生,清除分泌物的功能丧失,导致分泌物积滞,当体位变化时,痰液在气管支气管移动,刺激到正常的黏膜,引起咳嗽,使大量痰液咳出。

【思一思】
支气管扩张症的患者发生咯血窒息时应如何进行配合抢救?

(2)咯血的护理 监测生命体征,密切观察咯血患者的病情变化,准确记录咯血量。保持环境安静,卧床休息,小量咯血通过卧床休息能自行停止,大咯血要绝对卧床休息,取患侧卧位,遵医嘱迅速采取有效止血措施,如静脉注射垂体后叶素,暂禁食;小量咯血者可进少量凉或温的流质饮食。要确保大便通畅,避免排便时腹压增大而致再次咯血。注意保持口腔清洁卫生。

(3)预防窒息的发生 咯血时劝告患者身心放松勿屏气,以防诱发喉头痉挛引起窒息。一旦窒息发生,立即置患者于头低足高位或抱起患者双腿呈倒立位。及时清除口、鼻腔内血凝块,用手指套上纱布将咽喉、鼻腔血块清除或用机械吸引器将呼吸道分泌物和血液吸出。做好抢救准备,如吸痰器、气管切开包、气管插管等。

5.心理护理 由于疾病迁延反复,疗效不佳,患者往往焦虑、烦躁不安。应多关心、体贴和安慰患者。多与患者交谈,了解其心理状态,给予心理支持。解释支气管扩张症反复发作的病因及防治措施,消除患者不安情绪,树立战胜疾病的信心。

七、健康指导

1.知识宣教 支气管扩张症的发生与呼吸道感染、支气管阻塞密切相关。所以应告知患者及家属防治呼吸道感染的重要性。及时根治上呼吸道慢性病灶如龋齿、扁桃体炎、鼻窦炎。

2.指导生活方式 养成良好的生活方式,劳逸结合,合理饮食,多饮水,保证呼吸道湿润,注意保暖,避免受凉,减少刺激性气体吸入,劝告患者戒烟。

3.病情监测 教会患者自我监测病情,掌握体位引流的方法,告知实施体位引流的作用与抗生素治疗同样重要。

八、预后

取决于支气管扩张的范围和有无并发症。支气管扩张范围局限者,积极治疗很少影响生命质量和寿命。支气管扩张范围广泛者易损害肺功能,甚至发展至呼吸衰竭,引起死亡。大咯血也可严重影响预后。

第七节 肺 结 核

肺结核是由结核分枝杆菌引起的肺部慢性传染病。结核病的流行与经济水平有极大的关系,在21世纪仍然是严重危害人类健康的主要传染病之一。目前,肺结核仍是全球关注的公共卫生和社会问题。鉴于全球结核病流行的大回升,世界卫生组织(WHO)于1993年宣布结核病处于"全球紧急状态",动员和要求各国政府大力加强结核病的控制工作。世界卫生组织制定和启动特别项目以积极推行全程督导短程化学治疗(DOTS)作为国家结核病规划的核心内容。结核分枝杆菌可累及全身各个器官,但以肺结核最多见。其病理特点是结核结节和干酪样坏死,易于形成空洞。临床表现有低热、乏力、盗汗、咳嗽、咯血、消瘦等。合理的抗结核化疗是治愈结核病的主要方法。适当休息,加强营养,精神愉快,规律生活可以起到辅助治疗的作用。

一、病因及发病机制

1. 结核菌 是分枝杆菌属,革兰氏阳性、绝对需氧、不运动、无芽胞的兼性细胞内寄生菌,对人类致病主要是人型菌,其次为牛型菌,具有抗酸染色的特性。对外界环境抵抗力较强,在阴湿处可生存5个月以上,在烈日下曝晒2 h或煮沸1 min,用一般消毒剂如5%~12%的来苏水接触2~12 h、70%乙醇接触2 min均可杀灭。将痰吐在纸上直接焚烧是最简单的灭菌方法。

2. 感染途径 主要是呼吸道感染,排菌患者是主要传染源,健康人吸入患者咳嗽、打喷嚏时喷出的带菌飞沫或患者随地吐痰,痰菌随尘土飞扬进入机体,可引起肺部结核分枝杆菌感染。其次是消化道感染,如通过与患者共餐或食用患者的剩余食物而引起肠道感染。

3. 人体的反应性

(1)免疫力 人体对结核菌的免疫力,有非特异性免疫力(先天或自然免疫)和特异性免疫力(后天性免疫力)2种。后者是通过接种卡介苗或感染结核分枝杆菌后所获得的免疫力,其免疫力强于先天免疫。机体免疫力强可防止发病或使病情减轻。若机体免疫力低下如营养不良、婴幼儿、老年人、糖尿病、硅沉着病(硅肺病)及免疫缺陷疾病和接受免疫抑制剂治疗者,易患肺结核病或使原已稳定的病灶重新活动。

(2)变应反应 结核分枝杆菌侵入人体后4~8周,机体对结核分枝杆菌及其代谢产物所发生的一种敏感反应,属于Ⅳ型(迟发性)变态反应。人体感染结核分枝杆菌后发生的变态反应和获得性免疫力是同时存在的,此时结核菌素皮肤试验呈阳性反应。未受结核分枝杆菌感染或未接种卡介苗者,则呈阴性反应。

（3）Koch 现象　给豚鼠接种一定数量的结核菌,10~14 d 后注射局部发生红肿,逐渐形成溃疡,经久不愈,结核菌大量繁殖并沿淋巴结及血液向全身播散,豚鼠死亡;将同量结核菌注入 4~6 周前已受少量结核菌感染的豚鼠体内,2~3 d 后注射局部出现组织红肿、溃疡、坏死,不久即可愈合,局部淋巴结不大,不发生全身播散,豚鼠没有死亡。

像这样机体对结核菌再次感染与初次感染表现出不同反应的现象,称为 Koch 现象。发生在人体即为原发结核和继发结核。

二、临床表现

（一）症状

1. 全身症状　发热为最常见的症状。多数为长期午后低热,或傍晚开始,次晨降至正常,伴有疲乏、盗汗、食欲减退、体重减轻,当肺部病灶急剧进展播散或合并感染时,可有高热。

2. 呼吸系统症状

（1）咳嗽、咳痰　早期为干咳,仅有少量黏液痰,形成空洞时痰量增多,合并感染者黏液性痰或脓性痰。

（2）咯血　1/3 的患者有不同程度咯血。结核病灶的炎症使毛细血管扩张、通透性增高,引起痰中带血;病变损坏小血管,可产生中等量咯血;空洞壁上有较大血管或动脉瘤破裂时,可引起大咯血。

（3）胸痛　当炎症波及壁层胸膜时出现针刺样疼痛,随呼吸、咳嗽而疼痛加重。

（4）呼吸困难　若广泛肺组织破坏、胸膜粘连增厚、大量胸膜腔积液时可有呼吸困难。

【想一想】
　　肺结核患者的临床表现有哪些?有哪些常见并发症?有哪些临床类型?

（二）体征

取决于病变性质、部位、范围或程度。早期无明显体征。因成人肺结核好发于肺尖和下叶背段,故在肩胛间区或锁骨上下咳嗽后可闻及湿啰音。病变范围较大时,患侧呼吸运动减弱,叩诊呈浊音,听诊肺泡呼吸音减弱,可闻及支气管肺泡呼吸音或湿啰音。慢性纤维空洞性肺结核可有胸廓塌陷、气管移位,叩诊呈浊音,健侧可有代偿性肺气肿征象。

（三）并发症

肺结核常见并发症有自发性气胸、支气管扩张症、脓气胸、肺心病。结核菌随血行播散可并发结核性脑膜炎、结核性心包炎、子宫内膜结核及骨结核。

（四）临床类型

1. 原发型肺结核　多见于儿童。系结核分枝杆菌初次感染而在肺内发生的病变。症状多轻微而短暂,少数病儿有发热、咳嗽、盗汗、易哭闹、食欲减退、体重减轻等。结核分枝杆菌进入肺内在肺部形成渗出性炎性病灶即原发病灶,结核分枝杆菌很快从原发病灶经淋巴管,到达肺门淋巴结,引起淋巴管炎和淋巴结炎。X 射线胸片表现为哑铃形阴影,即原发病灶、淋巴管炎和肿大的肺门淋巴结,统称原发综合征。绝大多数病儿病灶自行吸收或钙化。

2.血行播散型肺结核 儿童多由原发型肺结核发展而来,成人多继发于肺或肺外结核。根据病程和临床表现分为急性、亚急性和慢性血行播散型肺结核。干酪病灶液化破溃到血管,一次性或短期内大量结核分枝杆菌入侵引起的血行播散型肺结核称为急性粟粒型肺结核。起病急,全身毒性症状严重,可有高热、盗汗、气急、发绀、虚弱等,但极少有呼吸困难,并发脑膜炎时出现脑膜刺激征。X射线摄片见两肺野有分布均匀、大小相等、密度一致的粟粒状阴影。当机体免疫力较强,少量结核分枝杆菌分批经血行进入肺部时,则血行播散病灶大小不均匀、新旧不等,较对称地分布在两肺上中部,称为亚急性或慢性血行播散型肺结核。病程长,全身毒性症状较轻,通常在X射线检查时发现。

3.继发型肺结核 包括浸润型肺结核、空洞性肺结核、干酪样肺炎等。

(1)浸润型肺结核 为临床最常见的继发型肺结核,多见于成人,病程长、易反复。当机体免疫力降低时,潜伏在肺部病灶内的结核分枝杆菌重新繁殖而引起。症状依病灶性质、范围及机体反应性不同而异。轻者可有低热、盗汗等,若机体过敏性高、肺内的结核分枝杆菌量大,病灶呈干酪样坏死、液化,最后可形成空洞和病灶的支气管播散。

(2)空洞性肺结核 空洞形态不一。多由干酪渗出病变溶解形成洞壁不明显的、多个空腔的虫蚀样空洞;临床症状为发热、咳嗽、咳痰和咯血等。

(3)结核球 有的干酪性坏死灶周围有纤维包裹形成球状病灶称为结核球,一般直径2~4 cm。

(4)干酪样肺炎 多发生在体质虚弱者,当浸润型肺结核伴大片干酪样坏死,病情呈急性进展,出现高热、呼吸困难等明显毒血症症状,临床称为干酪样(或结核性)肺炎。X射线检查显示上肺野有边缘模糊、片状或絮状阴影,有的表现为大片密度较高、浓密不一的阴影。

(5)纤维空洞型肺结核 由于肺结核治疗不及时、不彻底,空洞长期不愈,洞壁逐渐增厚,病灶出现广泛纤维化,病灶吸收、修复与恶化交替出现而引起。患者长期咳嗽、咳痰、反复咯血、活动后气促,严重者可发生呼吸衰竭。痰中常有结核分枝杆菌,为结核病的重要传染源,是肺结核晚期类型。X射线表现为一侧或两侧上、中肺野有广泛纤维化病灶,有单个或多个厚壁空洞,肺纹呈垂柳状,气管和纵隔向患侧移位,健侧呈代偿性肺气肿。重者因肺部组织广泛破坏,纤维组织增生,导致肺叶或全肺收缩,形成"毁损肺"。

4.结核性胸膜炎 包括结核性干性胸膜炎、结核性渗出性胸膜炎和结核性脓胸。

5.其他肺外结核 按部位和脏器命名,如骨关节结核、肾结核、肠结核等。

6.菌阴肺结核 菌阴肺结核为3次痰涂片及一次培养阴性的肺结核。其诊断标准为:①典型肺结核临床症状和胸部X射线表现;②抗结核治疗有效;③临床可排除其他非结核性肺部疾病;④结核菌素皮肤试验(PPD 5 IU)强阳性,血清抗结核抗体阳性;⑤痰抗酸分枝杆菌聚合酶链反应(PCR)和探针检测呈阳性;⑥肺外部组织病理证实结核病变;⑦支气管肺泡灌洗(BAL)液中检出抗酸分枝杆菌;⑧支气管或肺部组织病理学检查证实结核病变。具备①~⑥条中3项或⑦~⑧条中任何1项可确诊。

三、实验室及其他检查

1.痰结核杆菌检查　痰中查到抗酸分枝杆菌是确诊肺结核最可靠的方法。检查方法有直接涂片、集菌法、培养法,应连续多次送检。

2.影像学检查　胸部 X 射线是早期诊断肺结核的重要方法。对确定病变部位、范围、性质,了解疾病演变及选择治疗方法具有重要价值,也是肺结核临床分型的主要依据。

3.结核菌素(简称结素)试验　目前多采用结素的纯蛋白衍生物(纯结素,PPD),通常取 0.1 mL(5 IU)结素稀释液在前臂掌侧做皮内注射,注射后 48~72 h 测皮肤硬结直径,如小于 5 mm 为阴性,5~9 mm 为弱阳性,10~19 mm 为阳性,20 mm 以上或局部有水疱、坏死为强阳性。结核菌素试验的意义是:①阳性反应表明曾感染结核菌,但不一定有活动性结核,强阳性时可提示有活动性结核的存在。②对婴幼儿诊断价值>成人,年龄越小自然感染率越低。3 岁以下儿童强阳性可认为有活动性结核或新近感染结核菌,应进行治疗。如 2 年内结素反应从<10 mm 增加至 10 mm 以上,并增加 6 mm 以上时,可认为有新感染。③阴性除提示未有结核感染外,还应考虑由于结核感染后免疫机制未建立或免疫功能低下所致。结核感染后,4~8 周以内,处于变态反应前期;麻疹、百日咳等感染;严重营养不良;应用糖皮质激素或免疫抑制剂;淋巴细胞免疫系统缺陷及严重结核病和危重患者等,结素试验可暂时呈阴性,病情好转时可转为阳性。

4.其他检查　慢性重症肺结核的外周血象可有继发性贫血表现,活动性肺结核红细胞沉降率增快,胸水检查呈渗出液改变。

【议一议】
　　如何进行结核菌素试验?其结果如何判断?

四、诊断要点

1.2 次痰涂片抗酸分枝杆菌(+)或痰培养抗酸分枝杆菌(+)。

2.胸部 X 射线片有肺结核特征病灶。

3.肺结核接触史,有结核患者接触史,表现为咳嗽、咳痰、血痰或咯血、胸闷、气短、胸痛、疲乏。根据病史,临床表现咳嗽、发热、盗汗、体重减轻,结合 X 射线典型征象,痰抗酸分枝杆菌检查,肺结核的诊断一般不困难。但也有部分患者无明显症状,在 X 射线健康体检时发现,患者咳痰呈间歇排菌,故需要连续多次查痰方能确诊。

五、治疗要点

治疗原则是抗结核化学药物治疗(简称化疗),对控制结核病起决定性作用,合理化疗可使病灶内细菌完全消灭,最终达到痊愈。

1.化疗原则　坚持早期、联合、适量、规律和全程治疗是抗结核化疗原则。

(1)早期治疗　可避免肺组织进一步破坏而造成修复困难。结核分枝杆菌早期感染对化疗药物绝大多数是敏感的。早期化疗可杀死尚处于生长代谢旺盛的结核分枝杆菌,发挥最大的杀菌和抑菌作用。

(2)联合用药　联合 2 种以上的抗结核药物有协同杀菌作用,并可减少耐药菌的产生。

【想一想】
　　结核病的化疗原则是什么?常用抗结核药和主要不良反应有哪些?

(3)适量用药 当药量不足时组织内药物达不到有效浓度,影响疗效,还易导致细菌产生继发性耐药。滥用药物或剂量过大,不但造成浪费,而且易引发严重不良反应。

(4)规律用药 定时、定量、全程用药,避免中断,是化疗成功的关键,是彻底杀灭结核分枝杆菌,促进结核病治愈,防止复发的根本保证。

2. 常用抗结核药物用法、剂量及主要不良反应 见表2-1。

表2-1 常用抗结核药物用法及不良反应

药名	成人每天剂量	间歇治疗剂量	主要不良反应
异烟肼(H、INH)	0.3～0.4 g	空腹顿服0.6～0.8 g 2～3次/周	偶尔有周围神经炎、中毒性肝炎、皮疹
利福平 (R、RFP)	0.45～0.6 g	空腹顿服0.6～0.9 g 2～3次/周	黄疸、转氨酶一过性升高、胃肠道不适
链霉素 (S、SM)	0.75～1.0 g	一次肌内注射0.75～1.0 g 2次/周	听神经损害及肾毒性作用、听力减退、口周麻木
吡嗪酰胺 (Z、PZA)	1.5～2.0 g	顿服2.0～3.0 g 2～3次/周	偶尔有肝损伤、高尿酸血症
乙胺丁醇 (E、EMB)	0.75～1.0 g	顿服1.5～2.0 g 2～3次/周	球后视神经炎、偶尔有过敏反应
对氨基水杨酸 (P、PAS)	8.0～12.0 g	10.0～12.0 g 3次/周	胃肠道刺激征、恶心、呕吐、过敏反应

3. 化疗方法 化疗通常分成2个阶段。第一阶段为强化治疗,每日用药,在于杀灭生长繁殖的细菌,使痰菌转阴,迅速控制病情,有利于病灶吸收。第二阶段为巩固治疗,每周3次间歇用药,在于消除生长代谢缓慢的细菌,以达到灭菌,减少复发和彻底治愈。

六、护理

(一)护理评估

1. 病史 注意询问传染病接触史,生活环境和既往健康状况,患病后有无午后发热、面颊部发红、盗汗、咳嗽、咳痰,尤其要注意有无咯血情况;询问与患者密切接触的人群是否接种过卡介苗或患过肺结核,并注意询问患者家庭生活环境。

2. 身体评估 评估患者全身状况,有无咳嗽、胸痛、咯血、盗汗、体重减轻等,肺部体征有无异常改变。

3. 实验室和影像学检查 X射线胸片有无肺结核特征性改变,痰抗酸分枝杆菌检查是否找到抗酸分枝杆菌,是否有红细胞沉降率增快、继发贫血等。

4. 心理-社会资料 患者对结核病缺乏正确认识,怕影响生活和工作,常出现自期发现病情变化,给予及时处理是抢救成功的关键。尤其在夜间,更要加强护理观察,严密监测患者的生命体征,每隔 10~30 min 测量呼吸、脉搏、血压 1 次,尿量及意识状态,记录 24 h 出入液量。观察呼吸的频率、节律和幅度。若呼吸由深而慢变为浅而快,且出现点头、提肩呼吸,提示有呼吸衰竭的可能,需定时监测血气分析。若出现尿量减少、下肢水肿、心悸、腹胀、腹痛等表现,提示右心衰竭,应及时告知值班医生处理。

2. 生活护理 提供安静、整洁、舒适的环境,保障患者充分的休息,以减少耗氧量。根据病情选择适当的体位,如半卧位可减少回心血量减轻心脏负荷,而仰卧位可增加静脉回流和促进利尿。提供富有纤维素、清淡易消化的饮食,防止便秘和加重心脏负担。

3. 用药护理 肺心病患者长期处于缺氧状态,对洋地黄类药物耐受性很低,极易出现中毒反应。故用药前应注意纠正缺氧,认真掌握用药指征。

(1)强心药的应用指征 ①感染已被控制,呼吸功能已改善,利尿剂疗效不佳而反复水肿的心力衰竭患者。②以右心衰竭为主要表现而无明显急性感染。③出现急性左心衰竭。

(2)利尿剂的使用 应以缓慢、小量和间歇用药为原则,因利尿过猛易导致:①低钾、低氯性碱中毒,抑制呼吸中枢,降低通气量,增加氧耗,加重神经、精神症状;②脱水使痰液黏稠,不易咳出,加重呼吸衰竭;③血液浓缩可增加循环阻力,且易发生弥散性血管内凝血。用药后须密切观察精神、神经症状,详细记录给药时间和 24 h 尿量,如出现尿量过多、脉搏细快、血压下降、全身乏力、口渴等血容量不足现象,应立即报告医生停药。

【想一想】
慢性肺源性心脏病患者如何进行氧疗和用药?

(3)应用呼吸兴奋剂 应注意保持气道通畅,适当增加吸氧浓度,用药过程中如出现恶心、呕吐或肢体抽搐,提示药物过量,应及时与医生联系。

(4)慎用镇静剂 避免抑制呼吸。

4. 对症护理 保持气道通畅,及时清除痰液,神志清醒的患者应鼓励深呼吸及有效的咳嗽。如患者长期罹患疾病致体弱无力、分泌物增多、咳痰不畅,则加重肺部感染和支气管阻塞,应有效湿化使分泌物充分引流;危重体弱者,定时更换体位,叩击背部使痰易于咳出;神志不清者,可进行机械吸痰,注意无菌操作,动作轻柔,每次抽吸时间不超 15 s,以免加重缺氧;若因痰液黏稠造成痰栓而加重呼吸困难,出现明显发绀、神志不清时,可准备行气管插管或气管切开,以清除痰栓,改善呼吸。

5. 心理护理 肺心病患者要求精神和体力都能得到充分休息,因为忧郁、焦虑、情绪波动均可导致交感神经兴奋,儿茶酚胺分泌增加,使心率加快,心肌耗氧量增加,从而使呼吸困难、心力衰竭加重。因此应做好患者及家属的心理护理工作,帮助患者认识这些问题,并指导应对措施,积极消除负面影响,使患者情绪稳定,安心接受治疗与护理,早日康复。

七、健康指导

1. 加强疾病知识指导 耐心劝告吸烟患者戒烟,减少有害物质的吸入。

2. 增加机体抗病能力 肺心病患者应注意随气候变化增减衣物,以免引起感冒而加重病情。根据身体状况每早可食冷饮,以提高耐寒能力;要保持居室整洁安静,无烟尘。冬季应注意居室的温度、湿度,定时开窗通风,保持室内空气新鲜流通。根据身体

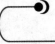

状况坚持锻炼。病情缓解期应根据心、肺功能状况适当运动,如散步、太极拳、腹式呼吸运动、耐寒锻炼等,以增强体质,改善心、肺功能。

3.增强免疫力　坚持家庭氧疗,可定期注射气管炎疫苗、卡介苗或核酪注射液、胎盘球蛋白、转移因子等免疫增强剂,也可用中医扶正固本的方剂,提高机体的免疫功能。

4.定期门诊随访　告知患者及家属病情变化的征象,如发热,呼吸困难加重,咳嗽剧烈,咳痰不畅,尿少、水肿等症状明显或发现患者出现神智淡漠等要及时就医。

5.定期门诊随访　观察病情变化。

6.不滥用抗生素　病情好转且稳定后应停用抗生素。不应长期服用抗生素,以免出现耐药性或发生其他病菌的感染。

7.情绪变化可加重病情　老年人生活自立能力差,易产生孤独感,又长年患病,易产生自卑感,家人一时照顾不周时,往往更加重失落失望的感觉,以致对治疗丧失信心,所以要做好患者的心理疏导,指导其既要正确对待自己,也要理解别人。另外,根据个人爱好及身体状况,参加一些文娱活动,保持良好的情绪和乐观的精神状态,树立战胜疾病的信心,有利于疾病向健康方面转化。

第十一节　自发性气胸

胸膜腔是由胸膜脏层和壁层构成的一个不含空气的潜在性密闭腔隙。胸膜腔呈负压,任何原因使空气进入胸膜腔造成胸膜腔积气和肺萎缩,称为气胸。气胸可分为自发性、外伤性和医源性三类。医源性气胸是为诊断和治疗胸部疾病,用人工方法将滤过的空气注入胸膜腔引起的气胸;外伤性气胸是因胸壁直接或间接损伤导致的气胸;自发性气胸又可分为特发性和继发性,前者发生在无基础肺疾病的健康人,后者常发生在有基础疾病的患者,如慢性阻塞性肺疾病。气胸是常见的内科急症,气胸发生后,胸膜腔内压力升高,负压消失甚至由负压转为正压,一方面压缩肺影响气体交换,另一方面使静脉回心血流受阻,可产生不同程度的心肺功能障碍,出现一系列临床表现。本节重点阐述的内容是自发性气胸。

自发性气胸系在无外伤或人为因素下,因肺部疾病使肺组织及脏层胸膜突然自发破裂或因靠近肺表面的肺大疱、细小气泡自发破裂,肺及支气管内气体进入胸膜腔所致。由于胸膜腔压力的增加,肺脏被压缩而影响气体交换,静脉回心血量受阻,造成心肺功能障碍,有时症状凶险,若抢救不及时,可导致呼吸、循环衰竭甚至死亡。

一、病因及发病机制

根据肺部有无原发疾病,通常将自发性气胸分为特发性和继发性 2 种类型。

1.特发性气胸　即肺部常规 X 射线检查未发现明显病变,但胸膜下(多在肺尖部)有肺大疱,一旦破裂所形成的气胸称为特发性气胸,也称为原发性气胸。多见于瘦高体型的青壮年男性,也可能与非特异性炎症瘢痕或先天性弹力纤维发育不良有关。

2.继发性气胸　常继发于肺部基础疾病,如慢性阻塞性肺疾病、肺结核、尘肺、肺癌、肺脓肿等疾病,由于形成的肺大疱破裂或病变直接损伤胸膜所致。偶尔因胸膜上有异位子宫内膜,在月经期可以破裂而发生气胸,称为月经性气胸,仅在月经来潮前后24～72 h内发生。

二、临床类型

临床上根据胸膜破裂的情况及其发生后对胸腔压力的影响,将自发性气胸分为以下3种类型。

1. 闭合性(单纯性)气胸　胸膜破裂口较小,随肺萎陷胸膜破裂口自行关闭,空气不再继续进入胸膜腔,抽气后胸膜腔内压力下降并不再回升。胸膜腔内残余气体将自行吸收,胸膜腔内压力维持负压,肺随之复张。

2. 交通性(开放性)气胸　胸膜破裂口较大且持续开放,或由于胸膜粘连牵拉等致使破口不易闭合而持续存在,吸气和呼气时空气自由进出胸膜腔。患侧胸膜腔内压力在0上下波动,抽气后压力无变化。

3. 张力性(高压性)气胸　胸膜破裂口形成单向活瓣或活塞作用,吸气时活瓣开启,空气从破裂口进入胸膜腔,呼气时胸膜破口关闭空气不能排出,致使胸膜腔内气体不断积聚,胸膜腔内压持续升高,形成高压。抽气后胸膜腔内压可下降,留针2～3 min观察胸膜腔压力又迅速复升。因胸膜腔内高压持续存在,肺被压缩,纵隔向健侧移位,静脉血液回流受阻,心排出量降低,常可造成严重循环障碍而危及生命。此型气胸为内科急症,应予紧急排气治疗。

三、临床表现

1. 症状　气胸对呼吸、循环功能的影响与气胸发生前肺基础疾病及肺功能状态、气胸发生的速度、胸膜腔内积气量及压力有关。

(1)胸痛　多在剧咳、抬举重物、剧烈运动、屏气、用力排便时突然发生,常突感尖锐、刀割样或针刺样痛,吸气时加剧。随着胸腔内积气量的增多,胸痛可逐渐减轻或消失,继之出现胸闷、气促、呼吸困难。

(2)呼吸困难　为气胸的典型症状。呼吸困难程度与气胸的类型、肺萎缩程度以及气胸发生前基础肺功能有密切关系。青壮年患者即使肺压缩面积在80%以上亦无明显症状;基础肺功能较差的患者,即使肺被压缩面积20%～30%,也会出现较明显的呼吸困难;大量气胸,尤其是张力性气胸时胸膜腔内压骤然上升,肺被压缩,纵隔移位,迅速出现严重呼吸循环障碍,患者表现出烦躁不安、胸闷、挣扎坐起、四肢湿冷、大汗淋漓、发绀、脉搏细速、心律失常、意识不清等表现,严重者甚至呼吸、心跳停止。血气胸患者如失血量过多会出现血压下降,甚至发生失血性休克。出血与发生气胸时脏层胸膜或胸膜粘连中的血管撕裂有关。

(3)咳嗽　由气体刺激胸膜产生,可出现轻、中度刺激性咳嗽。

2. 体征　积气量不同,体征也有差异。少量气胸时体征不明显,当肺压缩面积在30%以上时可有典型气胸体征:患侧胸廓饱满,肋间隙增宽,呼吸运动和语颤减弱或消失;叩诊呈鼓音;左侧气胸可出现心浊音界消失;右侧气胸时,肝浊音界下移。听诊患侧呼吸音明显减弱或消失,有液气胸时,可闻及胸内振水声。并发纵隔气肿可在左胸

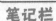

骨缘闻及与心跳一致的咔嗒音或高调金属音。皮下气肿时有皮下握雪感。

3.并发症　脓气胸、血气胸、纵隔气肿、皮下气肿及胸膜腔积液等。

四、实验室及其他检查

1.X射线检查　是诊断气胸的重要方法。可显示肺被压缩的程度、是否存在纵隔移位、胸膜腔积液和胸膜粘连。被压缩肺边缘呈外凸弧形线状阴影，称为气胸线，气胸线以外是积气，透亮度明显增强，无肺纹理；气胸线以内是被压缩的肺组织，透亮度较正常肺组织为低。如无胸膜粘连，肺组织被压向肺门，呈团块状，外缘呈弧形或分叶状，如有胸膜粘连，肺压缩的形态可呈不规则或分隔，如胸膜腔有积液或积血，可见液平面。气胸的基本CT表现为胸膜腔内出现极低密度的气体影，伴有肺组织不同程度的肺组织压缩萎陷改变(图2-6)。

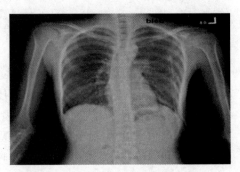

图2-6　自发性气胸胸部X射线片

2.血气分析　可有不同程度低氧血症。

五、诊断要点

根据有突发胸痛、刺激性干咳和呼吸困难等症状；体检有胸膜腔积气体征；X射线胸片有气胸征即可诊断。

自发性气胸应注意与支气管哮喘、急性心肌梗死、肺大疱、肺血栓栓塞症、胸膜炎等鉴别。

六、治疗要点

自发性气胸的治疗目的在于排除气体、缓解症状、促进肺组织复张、恢复心肺正常功能、减少复发及治疗原发病。

(一)一般治疗

嘱患者卧床休息，必要时吸氧，并酌情给予镇静、镇痛、止咳、支气管扩张剂等药物进行对症处理，其胸腔内积气可于2周左右自行吸收。但因气胸发生后24～48 h内病情常有可能加重，要密切观察胸腔积气量的改变。要尽早使用抗生素，预防感染，积极治疗原发病。

(二)排气疗法

1.适应证　适用于呼吸困难明显者，肺压缩程度较重，张力性气胸或肺压缩范围虽小，但经保守治疗气体久不吸收者。

2.紧急排气　适应于病情紧急的张力性气胸，为迅速缓解呼吸困难等症状，可迅速将无菌粗针头经患侧第2肋间刺入胸膜腔，使胸腔内高压气体排出体外，以挽救生命；亦可用一尾部扎有带一小裂隙橡皮指套的大号针头穿刺，使高压气体从小裂隙排

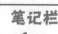

出,待胸腔内压减至负压时指套即塌陷,外界空气不能进入胸膜腔。穿刺部位常在患侧锁骨中线外侧第 2 肋间,或腋前线第 4～5 肋间,或根据胸透来决定穿刺位置。

3.人工气胸箱测压抽气　适用于闭合性气胸,于患侧锁骨中线外侧第 2 肋间行胸膜腔穿刺后,接人工气胸箱,先测定胸膜腔内压力,观察其压力变化,判断气胸类型再抽气,每次抽气量一般不宜超过 1 L,以使胸膜腔内压力降至 $0 ～ -2 cmH_2O$。留针观察 5 min,如压力无回升可拔针,若有回升应行胸膜腔闭式引流。

4.胸腹腔闭式引流　适应于呼吸困难明显、肺压缩程度较重的不稳定型气胸患者,包括交通性或张力性气胸、反复发生气胸的患者。无论其气胸量多少,均应尽早行闭式胸腔引流。插管前,选定部位用气胸箱测压,先了解气胸类型,后用套管针取患者锁骨中线外侧第 2～3 肋间或腋前线第 4～5 肋间穿刺进入胸膜腔,将导管固定。另一端置于水封瓶的水面下 1～2 cm 处,使胸膜腔内压力保持在 1～2 cmH_2O。插管成功则导管持续逸出气泡,呼吸困难迅速缓解,压缩的肺可在几小时至数天内复张。未见继续冒出气泡 1～2 d 后,患者无气急,经 X 射线透视或摄片显示肺已全部复张时,可考虑拔管。若有气泡冒出,但患者症状不缓解,应考虑为导管不通畅,或部分滑出胸膜腔,需及时更换导管或行其他处理。

若单纯水封瓶引流排气无效,可应用持续负压引流。在整个胸腔闭式引流过程中,水封瓶必须低于胸腔的水平位置,以免水封瓶中的水倒流入胸膜腔。在应用各式插管引流排气的操作过程中,应注意严格无菌操作避免发生术后感染。

(三)胸膜粘连术

对于反复发生气胸、肺功能欠佳、不能耐受手术治疗者,可采用胸膜粘连术,通过生物、理化刺激,胸膜产生无菌性炎症,造成壁层和脏层胸膜粘连,导致胸膜腔闭锁,从而达到防治气胸的目的。常用的胸膜粘连剂有多西环素、无菌滑石粉等。粘连剂在肺组织完全复张后注入,为避免剧烈胸痛,应先注入利多卡因,以充分麻醉胸膜。注入粘连剂后应嘱咐患者反复转动体位,使粘连剂均匀分布。

(四)手术治疗

反复发作的气胸,慢性气胸(病程超过 3 个月),张力性气胸闭式胸腹腔引流失败者;双侧性气胸,尤其是同时发生者,大量血气胸;支气管胸膜瘘等均应考虑外科手术治疗。可开胸行破口修补术、肺大疱结扎术,术后可明显降低复发率。

(五)原发病及并发症治疗

治疗原发病及诱因,积极预防或处理继发的细菌感染(如脓气胸),严重血气胸除进行抽气、排液和适当输血外,应考虑开胸结扎出血的血管,严重纵隔气胸应行胸骨上窝穿刺或切开排气。

七、护理

(一)护理评估

1.病史　询问患者有无慢性肺部疾病史,发病前有无剧烈咳嗽、抬举重物、屏气、用力大便等诱因;询问患者突然出现胸痛、胸闷、呼吸困难、刺激性咳嗽等症状前有无明显外伤史。

2.身体评估　评估患者呼吸频率、节律如何;有无胸闷、气促、呼吸困难、发绀;气管是否向健侧移位;胸部评估有无患侧膨隆,肋间隙增宽,呼吸运动和语颤减弱,叩诊呈鼓音,听诊呼吸音明显减弱或消失;有液气胸时可闻及胸内振水音。

3.实验室及影像学检查　X射线检查有无气胸的改变。表现为气胸部分透光度增加,无肺纹理,肺向肺门收缩,其边缘可见发线状阴影,如并发胸腔积液,可见液平面。血气分析有无动脉血氧分压降低,二氧化碳多为正常。

4.心理-社会资料　本病起病急骤,病情严重,患者往往无思想准备,对本病缺乏认识,而气胸所致的胸痛、呼吸困难等症状使患者产生紧张、恐惧心理,有濒死感,担心预后;评估患者及家属对疾病认识及对患者的态度。

（二）常见护理问题

1.低效形呼吸型态　与肺扩张能力下降、疼痛、缺氧有关。

2.疼痛:胸痛　与脏层胸膜破裂、引流管置入有关。

3.焦虑　与行胸腔穿刺、胸腔闭式引流术及担心疾病的预后有关。

4.潜在并发症:脓气胸、血气胸。

（三）护理措施

1.病情观察　①观察患者胸痛、咳嗽、呼吸困难的程度,了解血氧饱和度和动脉血气分析值的变化,及时与医生联系采取相应措施。②胸膜腔闭式引流术后应观察伤口有无出血、漏气、皮下气肿及胸痛、肺不张和肺水肿等情况。

2.生活护理　气胸患者应绝对卧床休息,避免用力、屏气、咳嗽等增加胸腔内压的活动,以利于破裂口的愈合及气体吸收。血压平稳者可给予半坐卧位或坐位有利于呼吸、咳嗽和排痰。协助患者采取有利于呼吸的体位如垫高床头、半坐位或端坐位等。教会患者床上活动的方法,如体位改变或活动时,用手固定好胸膜腔引流管,避免其移动而刺激胸膜,引起疼痛。半卧位时可在胸膜腔引流管下垫一毛巾,减轻患者的不适,同时防止引流管受压。指导患者采用放松技术及减轻疼痛的方法,如深呼吸、分散注意力,避免体位的突然改变、用力咳嗽、屏气等增加胸腔内压的活动等。指导患者有效地咳嗽和使用呼吸技巧,增加其肺活量,恢复肺功能。鼓励多饮水,保持大便通畅。

3.用药护理　患者疼痛剧烈应用止痛剂时,应及时评估止痛效果并观察可能出现的副作用。刺激性咳嗽较剧烈时,遵医嘱给予适当的止咳药物。但痰液黏稠且多者或慢性呼吸衰竭伴二氧化碳潴留者,禁用可待因等中枢性镇咳剂,防止咳嗽反射受抑制,排痰不畅,造成感染,甚至窒息。

4.对症护理

（1）缓解疼痛　取舒适的坐位或半坐卧位,以利于呼吸和引流,减轻压迫所致的疼痛;指导患者采用放松技术,如深呼吸、全身肌肉放松、听音乐、看书读报等以分散注意力、减轻疼痛;保持大便通畅,避免用力排便引起胸痛或伤口疼痛,防止气胸复发;胸痛剧烈患者,遵医嘱给予相应的镇痛剂。

（2）吸氧　给予鼻导管或面罩吸氧3～5 L/min,可增加胸膜腔内气体与周围组织毛细血管内气体压力阶差,使胸膜腔气体吸收的速率提高3～4倍,缩短肺复张所需时间。

（3）保持呼吸道通畅　①鼓励和协助患者有效咳嗽排痰,可扶持坐起拍背,咳痰时协助轻提引流管,以免管道摩擦引起疼痛致咳痰无效;②痰液黏稠不易咳出时,给予祛痰剂或雾化吸入,稀释痰液;③患者咳嗽排痰前适当给予镇痛剂,使疼痛减轻,增加咳痰的效果;④必要时鼻导管吸痰和纤维支气管镜下吸痰,及时吸出分泌物。

(4)排气疗法的护理 术前准备:①进行胸膜腔抽气或胸膜腔闭式引流术前向患者简要说明排气疗法的目的意义、过程及注意事项,以取得患者的理解与合作;②保持胸膜腔闭式引流装置密闭,牢固固定好引流装置的各个接口,引流瓶内注入适量无菌蒸馏水或生理盐水,标记好引流瓶内所需的液面,将连接胸膜腔引流管的长玻璃管置于水面下 1~2 cm,确保患者的胸膜腔和引流装置之间为一密封系统。采用负压引流装置时,注意保持压力在-8 ~ -12 cmH$_2$O 之间,以免负压过大造成肺损伤。

保持有效引流:①放置引流瓶时,位置必须始终低于患者胸腔出口平面 60 cm,搬动患者、抬高或更换水封瓶时,必须用两把止血钳双重夹闭引流管后再操作,以防引流管滑脱、漏气或瓶内的液体反流进入胸膜腔。②观察引流管是否通畅,引流管内水柱是否波动,注意引流管有无受压、折叠、扭曲或不通,经常挤捏引流管防止分泌物或血块堵塞或通过调整体位和调整引流管方向,使引流管保持通畅。及时记录引流液的颜色、性质和量。③妥善固定引流管,既要便于患者活动,又要避免过长扭曲受压,当胸膜腔引流管滑出胸膜腔时,应嘱患者呼气,迅速用凡士林纱布封闭伤口,并立即通知医生处理。④在插管、引流排气、伤口护理和每日更换引流瓶及连接管时,要严格执行无菌操作。

拔管护理:引流管无气体逸出 1~2 d 后,再夹管观察 24 h,观察患者无气急、呼吸困难,X 射线显示肺完全复张,可拔除引流管。拔管后注意观察有无胸闷、切口处渗血、皮下气肿等,及时处理。

【想一想】
自发性气胸的患者进行排气疗法的护理措施有哪些?

5. 心理护理 了解引起恐惧的相关因素并设法减少或消除引起恐惧的相关因素。提供安静舒适的环境,减少不良刺激。多与患者交谈,鼓励患者表达自己的感受,当患者出现呼吸困难时应陪伴在患者床边,给予安慰和鼓励,消除其紧张、恐惧等不良情绪。教会患者自我放松技巧,如缓慢深呼吸、听音乐、广播或看书看报,以分散注意力,减轻疼痛;对于疼痛剧烈、呼吸困难的患者遵医嘱给予对症处理,必要时给予镇静剂。

八、健康指导

1. 积极治疗肺部基础病,认识控制原发病对预防气胸的重要意义。

2. 保持心情愉快,注意劳逸结合,气胸痊愈后 1 个月内避免剧烈运动,如打球、骑自行车等。

3. 注意避免引起气胸的诱因,如抬举重物、用力过度、屏气,保持大便通畅,预防上呼吸道感染,避免剧烈咳嗽。吸烟者应戒烟。

4. 定期随访、复查。一旦出现胸闷、气急或突然性胸痛时,应及时就诊。

第十二节 原发性支气管肺癌

原发性支气管肺癌简称肺癌。肿瘤细胞源于支气管黏膜或腺体,常有区域性淋巴结转移和血行播散,是最常见的肺部原发性恶性肿瘤。早期常有刺激性咳嗽、痰中带

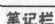

血等呼吸道症状,病情进展速度与细胞生物特性有关。肺癌一般多在 40 岁以后发病,在 70 岁达高峰,70 岁以后略有下降。男性多于女性。肺癌死亡率城市占第一位,农村第 4 位。肺癌是可以控制和战胜的,和其他恶性肿瘤一样,引起肺癌的主要原因大多存在于外界环境中或与人类的生活方式密切相关,因此是可以预防的。肺癌的预后取决于早期发现,及早治疗。隐性肺癌早期治疗可获痊愈。一般认为鳞癌预后较好,腺癌次之,小细胞未分化癌较差,近年来采用综合治疗后小细胞未分化癌的预后有很大改善。

一、病因及发病机制

(一)病因和病理

病因及发病机制迄今尚未明确,一般认为肺癌的发病与下列因素密切相关。

1. 吸烟 吸烟是肺癌的重要危险因素。已证实烟草中含有各种致癌物质,如苯并芘,还有烟雾中所含的一氧化碳、烟碱、亚硝酸盐及微量砷,其中苯并芘为主要的致癌物质。国内外的调查均证明 80%～90% 的男性肺癌与吸烟有关,女性为 19.3%～40%。吸烟者肺癌发病率比不吸烟者高 10～13 倍。经病理学证实,吸烟与支气管上皮细胞纤毛脱落、上皮细胞增生、鳞状上皮化生、核异形变密切相关。动物实验也证明,使田鼠、狗吸烟可诱发肺癌。

2. 职业致癌因子 已被确认的致人类肺癌的职业因素包括石棉、无机砷化合物、二氯甲醚、铬及某些化合物、镍冶炼、氡及氡子体、芥子体、氯乙烯、煤烟、焦油和石油中的多环芳烃、烟草的加热产物等。

3. 环境因素 空气污染包括室内小环境和室外大环境污染。如室内被动吸烟、燃料燃烧和烹调过程中可能产生的致癌物。有资料表明,室内用煤,接触煤烟或其不完全燃烧物为肺癌的危险因素,特别是对女性腺癌,烹调时加热所释放出的油烟雾也是致癌因素。

4. 电离辐射 大剂量电离辐射可引起肺癌,辐射的不同射线产生的效应也不同,如日本广岛释放的是中子和 α 射线,长崎则仅有 α 射线,前者患肺癌的危险性高于后者。

5. 其他因素 食物中维生素 A 缺乏、内分泌失调、家族遗传、病毒的感染、真菌毒素(黄曲霉菌)、结核的瘢痕、机体免疫功能的低下等因素。

(二)分类

1. 按解剖学部位分类

(1)中央型肺癌 发生在段支气管以上至主支气管的肿瘤称为中央型,约占 3/4,以鳞状上皮细胞癌和小细胞未分化癌较多见 。多为一侧肺门类圆性阴影,边缘大多毛糙、有时有分叶表现,或为单侧性不规则的肺门部肿块,肿瘤与转移性肺门或纵隔淋巴结融合而成的表现;也可与肺不张或阻塞性肺炎并存,形成所谓"S"形的典型肺癌的 X 射线征象。

(2)周围型肺癌 发生在段支气管以下的肿瘤称为周围型,约占 1/4,以腺癌较为多见。早期常呈局限性小斑片状阴影,边缘不清、密度较淡,易误诊为炎症或结核。如动态观察肿块常增大呈圆形或类圆形,密度增高、边缘清楚常呈分叶状,有切迹或毛刺,尤其是细毛刺或长短不等的毛刺。

2.按组织学分类 目前国内外对癌组织学分类仍不十分统一,但多数按细胞分化程度和形态特征分为鳞状上皮细胞癌(简称鳞癌)、小细胞未分化癌、大细胞未分化癌和腺癌几种类型。各种类型的特点见表2-3。

表2-3 肺癌组织学分类

项目	鳞癌	小细胞癌	大细胞癌	腺癌
所占比例	40%~50%	15%~20%	<10%	25%
年龄、性别	老年男性	40~50岁		女性与吸烟关系最密切
解剖类型	中央型肺癌多见	中央型肺癌多见	中央型、周围型多见	周围型多见
生长方向	向管腔内生长	倾向黏膜下生长		多倾向管外生长
生长速度	缓慢	较快	较慢	较慢
转移时间	晚	早	较小细胞癌晚	较鳞癌早
转移途径与部位	淋巴结、脑、肝、骨等	局部浸润、血行		累及胸膜
主要治疗方法	手术切除及化疗	放疗和化疗	手术切除	手术切除

(三)临床分期

为了正确观察疗效和比较治疗结果,国际上已制定了统一的肺癌分期,现将国际抗癌联盟(UICC)所制定的分期法(1985年)介绍如下(表2-4)。

表2-4 肺癌TNM分期标准

	TNM分期
隐性肺癌	T_x, N_0, M_0
0	T_{is}, N_0, M_0
I A	$T_{1a,b}, N_0, M_0$
I B	T_{2a}, N_0, M_0
II A	$T_{1a,b}, N_1, M_0$
	T_{2a}, N_1, M_0
	T_{2b}, N_0, M_0
II B	T_2, N_1, M_0
	T_3, N_0, M_0

续表 2-4

	TNM 分期
ⅢA	T_1, N_2, M_0
	T_2, N_2, M_0
	T_3, N_1, M_0
	T_3, N_2, M_0
	T_4, N_0, M_0
	T_4, N_1, M_0
ⅢB	T_4, N_2, M_0

说明:T 示原发肿瘤。T_0 示无原发肿瘤证据。T_{is} 表示原位癌。T_x:由支气管的分泌物中找到有诊断意义的肿瘤细胞,但 X 射线和纤维支气管镜检查未证实有肿瘤病灶,称隐性肺癌。T_1:肿瘤最大直径≤3 cm,被肺组织或脏层胸膜的包裹,纤维支气管镜检查无叶支气管近端受侵犯的表现。T_2:肿瘤最大直径>3 cm,或肿瘤侵犯脏层胸膜,或伴有阻塞性肺炎或肺不张;肿瘤可侵犯肺门,但不超过气管隆凸下 2 cm,未累及一侧全肺叶,且无胸膜腔积液。T_3:任何大小的肿瘤直接侵犯胸壁、膈、纵隔胸膜或心包,但未累及心脏、大血管、气管、食管或椎体,也包括肺上沟肿瘤以及主支气管肿瘤距离隆凸 2 cm 之内,但未累及隆凸的肿瘤。T_4:任何大小的肿瘤侵犯纵隔及心脏、大血管、气管、食管、椎体或隆凸或有恶性胸膜腔积液。N 表示局部区域性淋巴结侵犯。N_0:未发现局部淋巴结侵犯。N_1:支气管周围的或同侧肺门淋巴结转移,或两者均有。N_2:肿瘤转移至同侧纵隔淋巴结和隆凸下淋巴结。N_3:肿瘤转移到对侧纵隔淋巴结,对侧肺门淋巴结,同侧或对侧斜角肌淋巴或锁骨上淋巴结。M 表示远处转移。M_0:未发现远处转移。M_1:已有远处转移

二、临床表现

肺癌的临床表现与肿瘤发生部位、大小、类型、发展阶段有无并发症或转移有密切关系。早期可无特异性症状。

1. 原发肿瘤引起的表现

(1)咳嗽 为常见的早期症状,中央型肺癌更为常见,以刺激性干咳或持续性高调的金属音为特征。由肿瘤浸润对支气管黏膜的刺激或引起支气管狭窄、阻塞所致。当有继发感染时,痰量增多,且呈黏液脓性。

(2)咯血 中央型多见,多为痰中带血或间断血痰。如癌细胞侵袭大血管,可引起大咯血。

(3)呼吸困难 肿瘤引起支气管狭窄或压迫大气管或转移到胸膜、心包引起大量的胸膜腔积液和心包积液或者膈麻痹、上腔静脉阻塞以及肺部广泛侵犯,可引起胸闷、呼吸困难。

(4)喘鸣 肿瘤引起支气管部分阻塞,约2%的患者出现局限性喘鸣。支气管狭窄及肺不张,胸膜腔、心包腔积液,纵隔淋巴结肿大压迫气管和膈肌麻痹、气胸、广泛肺浸润及肺淋巴管转移时出现。

(5)体重下降 消瘦是恶性肿瘤患者的常见症状之一。肿瘤发展到晚期,由于肿瘤毒素和消耗的原因,加之感染、疼痛等所致的食欲缺乏,患者可出现消瘦或呈恶病质。

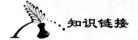 **知识链接**

恶病质是指癌、结核、血友病等疾病晚期所出现的全身衰竭状态而言,可看作是由于全身许多脏器发生障碍所致的一种中毒状态,症状是消瘦、贫血、乏力、皮肤呈污秽黄色。它可发生于多种疾病,包括肿瘤、AIDS、严重创伤、手术后、吸收不良及严重的败血症等,其中以肿瘤伴发的恶病质最为常见,称为肿瘤恶病质。临床上把恶病质定义为一种以厌食、贫血、体重减轻为主要症状的综合征。

(6)发热　由肿瘤坏死引起的发热,称为"癌性热",抗感染治疗无效。肿瘤压迫或阻塞支气管引起肺炎、肺不张时,常伴有发热,抗感染治疗可能有效。

2.肿瘤局部扩展引起的表现

(1)胸痛　大约30%肿瘤侵犯胸膜或纵隔时,可表现为胸部钝痛或隐痛,随呼吸、咳嗽时加重,侵犯肋骨、胸壁、胸椎时,则有压痛点,疼痛持续而部位固定,并逐渐加重,与呼吸、咳嗽无关。

(2)呼吸困难　肿瘤压迫大气道,可出现吸气性呼吸困难。

(3)吞咽困难　肿瘤侵犯或压迫食管所致,如出现支气管-食管瘘,可引起肺部感染。

(4)声音嘶哑　肿瘤或肿大的纵隔淋巴结使喉返神经受压或受累所致,多见左侧。

(5)上腔静脉压迫综合征　肿瘤侵犯纵隔,压迫上腔静脉时,上腔静脉回流受阻,表现头面、颈部、上肢水肿,胸壁静脉曲张,严重者皮肤呈暗紫色,眼结膜充血,视力模糊,头痛、头昏或眩晕。

(6)霍纳(Horner)综合征　位于肺尖部的肺癌称肺上沟癌(Pancoast 癌),常压迫颈部交感神经,表现病侧眼睑下垂、瞳孔缩小、眼球内陷、同侧额及胸壁无汗及少汗。压迫臂丛神经,可引起以腋下为主、向上肢内侧放射的烧灼样剧痛或感觉异常,夜间尤甚,称为臂丛压迫综合征。

3.癌远处转移引起的表现

(1)脑、中枢神经系统　可发生头痛、恶心、呕吐、眩晕、复视、共济失调、偏瘫、颅内高压等。

(2)肝转移　可有肝大、黄疸、肝痛、腹水、食欲缺乏等。

(3)骨转移转　移至肋骨、脊柱骨、骨盆时,则有局部疼痛和压痛。

(4)淋巴结、皮肤转移　右锁骨上淋巴结是肺癌转移的常见部位,典型的多位于前斜角肌区,触到固定而坚硬,逐渐增大、增多或融合的结节,多无痛感。皮肤转移时可触及皮下结节。

4.肺癌转移的肺外表现　包括内分泌、神经、肌肉、结缔组织、血液系统及血管异常改变,统称副癌综合征。可发生在肺癌发现之前,肿瘤切除后症状可减轻或消失,肿瘤复发又可出现。

笔记栏

（1）肥大性肺性骨关节病　多见于下肢长骨远端,出现杵状指(趾)和肥大性骨关节病。

（2）异位内分泌综合征　①分泌促性腺激素可引起男性乳房发育。②分泌促肾上腺皮质样物引起肌力减弱、水肿、低血钾、高血压、血糖增高等,即库欣综合征。多见于小细胞未分化癌。③分泌抗利尿激素,引起稀释性低钠血症,表现为食欲缺乏、恶心、呕吐、嗜睡、定向障碍等水中毒症状,多见于小细胞未分化癌。④异位甲状旁腺分泌,引起高钙血症,见于鳞癌。

（3）神经肌肉综合征　包括重症肌无力和肌病、小脑运动性失调眼球震颤,多发性周围神经炎及精神病变,多见于小细胞未分化癌。

三、实验室及其他检查

1. 影像学检查　胸部 X 射线摄片是发现肺癌的重要方法,根据不同情况可采取透视,正、侧位胸片,发现肿块阴影及可疑阴影,也可选用电子计算机体层扫描(CT)、磁共振(MRI)、支气管或血管造影等,做进一步检查。

2. 痰脱落细胞检查　是最简便而有效的早期诊断方法之一。标本应为深部咳出的新鲜痰,连续送检 3~4 次。阳性率为 70%~80%,中央型肺癌的阳性率较高。

3. 纤维支气管镜检查　此检查对肺癌的明确诊断及获取组织进行组织病理学诊断具有重要的意义。

4. 其他　如开胸手术探查、经胸壁细针穿刺活检、胸水癌细胞检查、淋巴结活检、癌胚抗原检测等。

四、诊断要点

根据实验室检查和临床表现一般能够明确诊断本病。对 40 岁以上长期重度吸烟者有下列情况之一,应作为可疑肺癌对象进行相关检查。

（1）无明显诱因的刺激性咳嗽持续 2~3 周,治疗无效。

（2）原有慢性呼吸道疾病,咳嗽性质改变。

（3）持续或反复在短期内痰中带血,而无其他原因可解释。

（4）反复发作的同一部位的肺炎,特别是肺段肺炎。

（5）原因不明的肺脓肿,无中毒症状,无大量脓痰,无异物吸入史,抗感染效果不显著。

（6）孤立性圆形病灶和单侧性肺门阴影增大者。

（7）原有肺结核病灶已稳定,而形态或性质发生改变者。

（8）原因不明的四肢关节疼痛及杵状指(趾)。

（9）X 射线胸片上有局限性肺气肿或段、叶性肺不张。

（10）无中毒症状的胸膜腔积液,尤其是血性、进行性增加者。

五、治疗要点

肺癌的治疗原则主要是根据患者的全身状况、肿瘤的病理类型和临床分期、侵犯的范围和发展的趋向,结合重要的器官功能,合理地制订相应的综合治疗方案,以延长

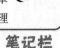

患者的生存时间、提高患者的生活质量。

肺癌综合的治疗方案是:小细胞肺癌多选用化疗加放疗加手术;非小细胞肺癌则首选手术,然后是放疗和化疗。

1. 手术治疗 适用于肺癌病灶较小、局限在支气管肺内、尚未发现远处转移者。尽早手术切除病变肺叶或整个一侧肺脏加局部淋巴结清除,是主要的治疗手段,术后结合放疗或化疗较为理想。

2. 化学药物治疗(简称化疗) 小细胞癌对化疗非常敏感,肺癌化疗常用的药物见表2-5。

表2-5 肺癌化疗常用的药物

种类	药名	英文缩写	药理作用	主要不良反应
烷化剂	环磷酰胺	CTX	破坏DNA合成	骨髓抑制,胃肠道反应,出血性膀胱炎
	异环磷酰胺	IFO		
植物碱类	长春新碱	VCR	抑制RNA和脂质合成,干扰核糖体功能	骨髓抑制,胃肠道反应
	紫杉醇			
抗代谢药	氟尿嘧啶	5-FU	干扰DNA合成	口腔溃疡,骨髓抑制,胃肠道反应,肝肾毒性
	甲氨蝶呤	MTX		
抗生素类	阿霉素	ADM	抑制DNA、RNA合成	骨髓抑制,心脏和胃肠道反应,口腔炎,脱发
	柔红霉素	DAUN	抑制DNA、RNA合成	骨髓抑制,心脏毒性,胃肠道反应,局部刺激
	博来霉素	BLM	阻止DAN复制	胃肠道、过敏性休克样反应,口腔炎,色素沉着
	丝裂霉素	MMC	破坏DNA合成	骨髓抑制,胃肠道反应
铂类化合物	顺铂	DDP	抑制DNA合成	肾毒性,神经毒性,骨髓抑制

3. 放射治疗(简称放疗) 放疗可分为根治性和姑息性2种。根治性对于病灶局限、因解剖原因不便手术或患者不愿意手术者,有报道少部分患者5年无肿瘤复发。若辅以化疗,则可提高疗效。姑息性放疗目的在于抑制肿瘤的发展,延迟肿瘤扩散和

缓解症状。对控制骨转移性疼痛、骨髓压迫、上腔静脉综合征和支气管阻塞及脑转移引起的症状有肯定的疗效,可使 60%~80% 咯血症状和 90% 的脑转移症状获得缓解。

4.其他 局部治疗的方法包括经支气管动脉和(或)肋间动脉灌注加栓塞治疗、经纤维支气管镜用电刀切割或行激光治疗,以及经纤维支气管镜引导腔内置入放疗源做近距离照射等。

5.生物缓解调解剂(BRM) 如集落刺激因子、小剂量干扰素、左旋咪唑。

6.中医药治疗 中药能增加机体对化疗、放疗的耐受性,提高疗效。

六、护理

(一)护理评估

1.病史 评估与肺癌有关的病因及诱因,了解患者的生活起居、饮食习惯、家庭与社会工作环境,有无长期吸烟,是否长期从事有致癌职业因子的工作,了解患者的慢性肺疾病史及家族史。

2.身体评估 了解患者早期是否有阵发性刺激性呛咳,是否出现进行性咳嗽加重,呈高音调金属音,有无血痰或咯血、胸痛、胸闷、气急、喘鸣等。有无肿瘤压迫和转移的表现,如声音嘶哑、面颈部水肿、颈胸部静脉曲张,病侧上睑下垂、瞳孔缩小、眼球内陷、额部汗少等症状。

3.实验室及其他检查 胸部 X 射线摄片、CT、MRI、支气管或血管造影等,细胞学检查、纤维支气管镜检查、淋巴结活检等。

4.心理-社会资料 了解患者的心理状态、情绪反应,对化疗的防护知识掌握情况。评估家属、朋友及单位对患者的关怀和支持程度。

(二)护理问题

1.恐惧 与肺癌的确诊、不了解治疗计划以及预感到治疗对机体功能影响和死亡威胁有关。

2.气体交换受损 与继发于肺组织破坏的气体交换面积减少有关。

3.疼痛 与癌细胞浸润、肿瘤压迫或转移有关。

4.营养失调:低于机体需要量 与肿瘤致机体过度消耗、压迫食管致吞咽困难、化疗致食欲下降、摄入量不足有关。

5.预感性悲哀 与对疾病治疗丧失信心有关。

6.潜在并发症 化疗的毒性反应。

(三)护理措施

1.病情观察 注意观察生命体征的变化,有无肿瘤进展和转移的征象,药物的疗效及不良反应,定期复查血常规,掌握患者的白细胞、血小板、红细胞的减少程度,观察有无感染、出血情况。

2.生活护理 根据病情,安排适当的活动量。指导患者在活动时尽量节省体力,如坐位,与患者交谈,帮助患者制订减轻呼吸困难,同时增强自理能力的计划。给予高蛋白、高热量、富含维生素、易消化、无刺激的流质或半流质饮食,少食多餐,以维持机体能量。对昏迷或吞咽障碍的患者可给予鼻饲或胃肠外营养。

3.用药护理 减轻化疗药物的不良反应。

（1）骨髓抑制反应及护理　对接受化疗的患者应密切观察骨髓抑制征象,当白细胞降至1×10^9/L时,遵医嘱输白细胞及使用抗生素以预防感染,并做好保护性的消毒隔离措施。血小板严重减少者注意观察出血情况。必要时遵医嘱输注血小板。

（2）胃肠道反应及护理　化疗期间患者出现胃肠道症状,如厌食、恶心、顽固性呕吐、腹痛、腹泻,可采取以下措施:①化疗期间大量饮水,利于毒素排泄;②合理使用镇吐剂,可减轻胃肠道反应;③化疗期间少量多餐,给予易消化、刺激性小、维生素含量丰富的饮食;④化疗前后2 h避免进食,可有效减轻胃肠道反应。

（3）口腔护理　化疗后患者唾液腺分泌减少,出现口干、口腔pH值下降,易致牙周病和口腔真菌感染,应使用软毛牙刷,应用盐水或复方硼砂溶液漱口。

（4）血管的护理　部分化疗药物刺激性大,可引起静脉炎。如发生渗漏,极易引起局部皮肤疼痛、水疱及坏死,要注意保护和合理使用静脉血管,静脉注射时应确保针头在血管内,注射后用生理盐水冲管。一旦发生药物外渗,应停止注射,局部封闭,外敷如意黄金散、理疗等,以防止组织坏死。

（5）其他毒性反应的护理　发现有无肢体麻木、腱反射消失及肢体功能障碍等神经毒性表现,及时通知医生给予相应处理。

4.对症护理

（1）缓解疼痛　①药物止痛:遵医嘱给予镇痛剂,注意观察药物的效果及不良反应。②物理疗法:如按摩、针灸、电刺激止痛或局部冷敷等,以降低疼痛的敏感性。③心理护理:关爱患者,以减轻患者的过度紧张和焦虑,从而减轻疼痛。

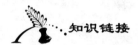

知识链接

癌痛三阶梯治疗的具体方法:第一阶梯,轻度疼痛时,选用非阿片类镇痛药,代表药物是阿司匹林,也可选用胃肠道反应较轻的布洛芬和对乙酰氨基酚等。第二阶梯,在轻、中度疼痛时,单用非阿片类镇痛药不能控制疼痛,应加用弱阿片类药以提高镇痛效果。代表药物为可待因。第三阶梯,选用强阿片类药,代表药物是吗啡。其选用应根据疼痛的强度(如中、重度癌痛者)而不是根据癌症的预后或生命的时限,常用缓释或控释剂型。

（2）氧疗的护理　氧疗能提高肺泡内氧分压,提高PaO_2和SaO_2;恢复脏器功能,减轻组织损伤,提高机体的耐受力;减轻呼吸做功,减少耗氧量;降低缺氧性肺动脉高压,减轻右心负荷。因此,应按医嘱实施正确的氧疗。抢救急性呼吸衰竭时要及时使用高浓度吸氧,迅速纠正缺氧,保护重要器官。

（3）保持呼吸道通畅　清除呼吸分泌物,指导患者有效咳嗽、咳痰。通过多饮水、静脉输液、雾化吸入,气管内滴入生理盐水以达到湿化气道、稀释痰液的目的。痰液黏稠难以咳出时,给予翻身、拍背、体位引流和吸引等,促进排痰。

5.心理护理　了解患者及家属的心理状况、对诊断及治疗的理解情况,倾听患者诉说内心的痛苦,通过语言和非语言的交流方式给予患者安慰,根据患者文化程度的不同,正确的引导患者认识癌症,将放、化疗治疗方案和实施方法、不良反应及对策等信息介绍给患者,鼓励指导患者及家属参与治疗和护理计划的决策,提高自我护理能力;当病情恶化时,护士更应关心爱护患者,尊重其人格,满足其合理要求。调动有效的社会支持系统,尽可能让患者获得家庭、朋友、同事的帮助和支持,鼓励患者之间的交流,克服悲观情绪,积极配合治疗。

七、健康指导

1. 督促患者按时用药,如化疗患者间歇期的免疫治疗及中药治疗;继续化疗的患者,要交代下次化疗的时间及注意事项,并做好必要的准备。

2. 嘱患者戒烟、戒酒。

3. 注意防寒保暖,预防感染,预防感冒,避免呼吸道感染。

4. 指导患者合理安排膳食,加强营养,达到改善体质的目的。

5. 保持生活环境安静整洁、空气流通,尽量减少外出,避免粉尘及有害气体的吸入。

6. 保持有规律的生活和乐观情绪,重视自我护理,避免劳累,指导患者合理安排生活。

7. 指导患者术后数星期内,逐渐增加活动量,以不出现心悸、气短、乏力等症状为标准。

8. 定期随访、复查。晚期肿瘤转移的患者要交代患者及家属对症处理的措施,坚持出院后定期到医院复诊。

八、预后

肺癌的预后取决于早发现、早诊断、早治疗。隐性肺癌早期治疗可获痊愈。一般认为鳞癌预后好,腺癌次之,小细胞未分化癌最差。

第十三节 呼吸衰竭

呼吸衰竭是各种原因引起的肺通气和(或)换气功能严重障碍,以致在静息状态下亦不能维持足够的气体交换,导致缺氧伴(或不伴)二氧化碳潴留,从而引起一系列生理功能和代谢紊乱的临床综合征。

动脉血气分析可作为诊断依据,即在海平面大气压、静息状态、呼吸空气条件下,无心内解剖分流和原发于心排出量降低等情况后,动脉血氧分压低于 8.0 kPa (60 mmHg)和(或)伴有动脉血二氧化碳分压高于 6.7 kPa(50 mmHg),即为呼吸衰竭。

一、病因及发病机制

1. 病因 引起呼吸衰竭的病因较多,但以支气管-肺疾病所引起者多见,如慢性阻塞性肺疾病、重症肺结核、肺间质纤维化、尘肺等。胸廓和神经肌肉病变亦可导致呼吸衰竭,如胸部手术、外伤、胸廓畸形、广泛胸膜增厚、重症肌无力等。

2. 发病机制

(1)缺氧和二氧化碳潴留的发病机制

1)肺泡通气不足 呼吸驱动力减弱、呼吸运动受限制、肺顺应性降低、气道阻力增加均可导致肺泡通气不足,肺泡通气量减少可引起肺泡氧分压下降,二氧化碳分压上升,发生呼吸衰竭。

2)通气/血流比例(V/Q)失调 此为低氧血症最常见的原因。肺泡通气量与其周围毛细血管血流量的比例必须协调(正常通气/血流比例=0.8)才能保证有效气体交换;通气/血流比例<0.8,则表明血流过剩,通气不足,此时肺动脉血未经氧合就进入肺静脉,形成肺动-静脉样分流;通气/血流比例>0.8,则表明通气过剩,血流不足,部分肺泡气未能与血液气体充分进行气体交换,使肺泡无效腔增大,即无效腔效应(死腔样通气)。通气/血流比例失调的后果通常仅导致缺氧,而无二氧化碳潴留。但严重的通气/血流比例失调亦可导致二氧化碳潴留。

3)肺动-静脉样分流 肺泡萎陷不张,肺水肿和肺实变等病变均可引起肺动-静脉样分流,使静脉血没有与肺泡气体进行气体交换的机会,直接流入肺静脉。当分流量达到30%,吸氧并不能明显提高动脉血氧分压。

4)弥散障碍 肺泡内气体交换是通过弥散进行的,气体的弥散受肺泡膜的厚度和通透性、弥散面积、弥散膜两侧的气体分压差及气体的弥散能力、气体和血液接触的时间等因素的影响,当弥散面积较少或弥散膜增厚时可影响氧气和二氧化碳的弥散,引起低氧血症,但难以引起高碳酸血症。因为二氧化碳的弥散率是氧气弥散率20倍,故弥散障碍主要影响氧的交换,所出现的低氧血症可以通过吸氧来纠正。

5)耗氧量增加 氧耗量增加是加重缺氧的原因之一。耗氧量增加,可使肺泡氧分压下降,正常人将借助增加通气量以防止缺氧,如同时伴有通气功能障碍,当氧耗量增加时,会出现严重的低氧血症。

(2)缺氧、二氧化碳潴留对机体的影响

1)对中枢神经的影响 脑组织耗氧量大,占全身耗量的1/5～1/4。中枢皮质神经元对缺氧最为敏感。缺氧可引起脑细胞功能障碍,脑血管通透性增加,脑水肿,最终引起脑死亡。缺氧对中枢神经影响的程度与缺氧的程度和发生的缓急有关。急性缺氧,如突然完全停止供氧,20 s即可出现抽搐、深昏迷,通常在4～5 min内即可出现脑细胞不可逆损伤。慢性缺氧时症状出现较轻微和缓慢。轻度缺氧表现为注意力不集中、智力减退、定向障碍;随缺氧加重,动脉血氧分压<6.7 kPa(50 mmHg)时,可导致患者出现烦躁不安、神志恍惚、谵妄;低于4.0 kPa(30 mmHg)则意识丧失,乃至昏迷;当动脉血氧分压<2.7 kPa(20 mmHg),仅数分钟则会发生不可逆转的脑细胞损伤。

轻度的二氧化碳升高对皮质下层刺激增加,间接引起皮质兴奋,患者往往出现失眠、精神兴奋、烦躁不安等兴奋症状;若动脉血二氧化碳分压继续升高,皮质下层受抑制,使中枢神经处于麻醉状态,称为二氧化碳麻醉。

缺氧和二氧化碳潴留均会使脑血管扩张,脑血流量增加。严重者会发生血管通透性增加,引起脑间质和脑细胞内水肿,导致颅内压增高,患者可因脑疝死亡。

2)对心脏、循环的影响 一定程度的缺氧可刺激心脏,使心率加快和心排出量增加,血压上升。缺氧能引起肺小动脉收缩而增加肺循环阻力,导致肺动脉高压和增加右心负荷,最终导致肺源性心脏病。长期慢性缺氧可导致心肌纤维化、心肌硬化。急性严重缺氧可导致心室颤动或心搏骤停。

二氧化碳潴留可使心率加快,心排出量增加,使脑血管、冠状血管舒张,皮下浅表毛细血管和静脉扩张,表现为四肢红润、温暖、多汗,而肾、脾和肌肉的血管收缩。

3)对呼吸的影响　缺氧主要通过颈动脉窦和主动脉体化学感受器的反射作用刺激通气,反射性引起通气量增加,但若缺氧缓慢加重,这种反射迟钝,只有当动脉血氧分压<8.0 kPa(60 mmHg)时,才出现兴奋呼吸中枢的作用。二氧化碳是强有力的呼吸中枢兴奋剂,动脉血二氧化碳分压浓度增加时,通气量明显增加,动脉血二氧化碳分压每增加0.13 kPa(1 mmHg),通气量增加2 L/min。但动脉血二氧化碳分压过高时,呼吸中枢受抑制,通气量反而下降,这与呼吸中枢反应性迟钝,血pH值因机体代谢而降低不明显,以及气道阻力增加、肺组织严重损伤、胸廓活动受限等综合因素作用有关,此时主要靠缺氧刺激呼吸。

4)对肝、肾和造血系统的影响　缺氧可直接或间接损害肝细胞使丙氨酸氨基转移酶升高,但随着缺氧的纠正,肝功能逐渐恢复正常。肾功能受到的抑制程度与动脉血氧分压降低及动脉血二氧化碳分压升高程度相关。严重缺氧和二氧化碳潴留时[动脉血氧分压<5.3 kPa(40 mmHg),动脉血二氧化碳分压>8.6 kPa(65 mmHg)],可引起肾血管痉挛、肾血流量减少,肾小球滤过率降低,钠再吸收增加,尿量减少。组织氧分压降低可使红细胞生成素增加,促进红细胞增生,有利于增加血液携氧量,但可以增加血液黏稠度,从而加重肺循环和右心负担。

5)对酸碱平衡和电解质的影响　严重缺氧可抑制细胞能量代谢,产生大量乳酸和无机磷,引起代谢性酸中毒。由于能量不足,体内离子转运的钠泵遭损害,使细胞内K^+转移至血液,而Na^+和H^+进入细胞内,造成细胞内酸中毒和高钾血症。急性二氧化碳潴留加重酸中毒,常产生低氯血症。

二、分类

1.按动脉血气分析分类

（1）Ⅰ型呼吸衰竭　即低氧血症性呼吸衰竭,血气分析的特点是仅有动脉血氧分压<8.0 kPa(60 mmHg),无二氧化碳潴留,动脉血二氧化碳分压降低或正常,见于换气功能障碍(通气-血流比例失调、弥散功能损害和肺动静脉分流)疾病,如严重肺部感染性疾病、间质性肺病、急性肺栓塞等。

（2）Ⅱ型呼吸衰竭　即高碳酸血症性呼吸衰竭,血气分析特点是既有缺氧又有二氧化碳潴留,动脉血氧分压<8.0 kPa(60 mmHg),动脉血二氧化碳分压>6.7 kPa(50 mmHg),系肺泡通气不足所致。

2.按发病急缓分类

（1）急性呼吸衰竭　是指肺呼吸功能原来正常,由于多种突发因素的发生或迅速发展,引起通气或换气功能严重损害,如溺水、电击、药物中毒、创伤、药物中毒等均可在短时间内导致呼吸衰竭,如不及时抢救,将危及患者生命。

（2）慢性呼吸衰竭　是指一些慢性疾病,包括呼吸和神经肌肉系统疾病等,导致呼吸功能损害逐渐加重,经过长时间才发展成呼吸衰竭,可分为代偿性慢性呼吸衰竭和失代偿性慢性呼吸衰竭。患者虽有缺氧或伴二氧化碳潴留,但通过机体代偿适应,机体功能障碍和代谢紊乱较轻,如动脉血 pH 值维持在正常范围,仍能从事个人日常生活活动,称为代偿性慢性呼吸衰竭;慢性呼吸衰竭患者可因呼吸系统急性感染或气道痉挛等出现急性加重,在短期内动脉血氧分压明显下降,动脉血二氧化碳分压明显上升,称为慢性呼吸衰竭急性加重;若并发呼吸道感染等原因,进一步加重呼吸功能负担,出现严重缺氧、二氧化碳潴留和酸中毒等临床表现时,称为失代偿性慢性呼吸衰竭。

3.按病理生理分类

(1)泵衰竭 驱动或制约呼吸运动的中枢神经系统、外周神经系统、神经肌肉组织(包括神经肌肉接头和呼吸肌)以及胸廓统称为呼吸泵,这些部位的功能障碍引起的呼吸衰竭为泵衰竭。泵衰竭主要引起通气功能障碍,导致Ⅱ型呼吸衰竭。

(2)肺衰竭 肺组织、气道阻塞和肺血管病变造成的呼吸衰竭为肺衰竭。肺组织和肺血管病变常引起换气功能障碍,表现为Ⅰ型呼吸衰竭。严重的气道阻塞性疾病(如 COPD)影响通气功能造成Ⅱ型呼吸衰竭。

三、临床表现

除引起呼吸衰竭的原发疾病症状、体征外,呼吸衰竭的临床症状和体征以缺氧和二氧化碳潴留所致的呼吸困难和多脏器功能紊乱的表现为主。

1.呼吸困难 是呼吸衰竭的主要症状,常见的有胸闷、呼吸费力、喘鸣,但呼吸困难的严重程度与呼吸衰竭的严重程度不一定成比例,主要表现为呼吸频率、节律和幅度的异常。并发二氧化碳潴留、呼吸性酸中毒或合并呼吸肌疲劳时,可出现浅慢呼吸或潮式呼吸。

2.发绀 是缺氧的典型表现。当动脉血氧饱和度低于85%时可在血流丰富的口唇、指甲等出现发绀。另应注意,因发绀的程度与血中还原血红蛋白含量有关,所以红细胞增多者发绀更明显,贫血者则发绀不明显。

3.精神神经症状 急性缺氧可迅速出现精神错乱、烦躁、昏迷、抽搐等症状;慢性缺氧多表现为智力或定向功能障碍;二氧化碳潴留常表现为先兴奋后抑制的现象,兴奋症状包括头痛、多汗、烦躁不安、睡眠倒错甚至谵妄现象;随着二氧化碳潴留的加重,则导致二氧化碳麻醉发生肺源性脑病,表现为表情淡漠、肌肉震颤、间歇抽搐、嗜睡,甚至昏迷等。严重的二氧化碳潴留可出现腱反射减弱或消失、锥体束征阳性等。

4.血液循环系统表现 早期心率增快、血压升高,因脑血管扩张,产生搏动性头痛,晚期由于严重缺氧、二氧化碳潴留、酸中毒引起循环衰竭、血压下降、心律失常、心搏骤停。二氧化碳潴留使皮肤潮红、湿暖多汗、球结膜充血、水肿、心排出量增多而致脉搏洪大;严重缺氧和二氧化碳潴留引起肺动脉高压,可发生右心衰竭,伴有体循环淤血体征。

5.其他 严重呼吸衰竭对肝、肾功能和消化系统都有影响 部分患者可出现丙氨酸氨基转移酶(ALT)和血尿素氮(BUN)升高,尿中有蛋白、红细胞和管型。常因消化道黏膜充血水肿、糜烂渗血,或应激性溃疡引起上消化道出血。以上异常均可随缺氧和二氧化碳潴留的纠正而消失。

6.并发症 慢性肺源性心脏病、右心衰竭;急性加重时可能合并消化道出血、休克和多器官功能衰竭等并发症。

四、实验室及其他检查

1. 血气分析 动脉血氧分压<8.0 kPa(60 mmHg),伴或不伴动脉血二氧化碳分压>6.7 kPa(50 mmHg)。临床上以伴有动脉血二氧化碳分压>6.7 kPa(50 mmHg)(Ⅱ型呼吸衰竭)为常见。动脉血二氧化碳分压升高,但 pH 值≥7.35,为代偿性呼吸性酸中毒,如 pH 值<7.35 为失代偿性呼吸性酸中毒。

2. 实验室检查 尿中可见红细胞、蛋白和管型,ALT、BUN 升高。亦有低血钾、低血钠、低血氯等。

按血气分析、发绀、意识状态将呼吸衰竭分为轻、中、重 3 度(表 2-6)。

【思一思】

呼吸衰竭患者最有意义的检查是什么?

表 2-6 轻、中、重呼吸衰竭标准

	轻度	中度	重度
动脉血氧分压	>6.7 kPa(50 mmHg)	5.3～6.7 kPa(40～50 mmHg)	<5.3 kPa(40 mmHg)
动脉血二氧化碳分压	>6.7 kPa(50 mmHg)	>9.3 kPa(70 mmHg)	>12.0 kPa(90 mmHg)
动脉血氧饱和度	>85%	75%～85%	<75%
发绀	无	有或明显	严重
神志	清醒	嗜睡、谵妄	昏迷

注:1 kPa=7.5 mmHg

五、诊断要点

(1)有导致呼吸衰竭的病因、基础疾病及诱因,如慢性支气管炎、阻塞性肺气肿、肺心病、支气管哮喘等。

(2)有缺氧或伴有二氧化碳潴留的临床表现。

(3)在海平面大气压、静息状态、呼吸空气时,动脉血氧分压<8.0 kPa(60 mmHg),动脉血二氧化碳分压正常或下降为Ⅰ型呼吸衰竭,动脉血氧分压<8.0 kPa(60 mmHg),动脉血二氧化碳分压>6.7 kPa(50 mmHg)为Ⅱ型呼吸衰竭。

六、治疗要点

呼吸衰竭治疗的基本原则是在保持呼吸道通畅的条件下,迅速纠正严重的缺氧和二氧化碳潴留,纠正酸碱失衡和代谢紊乱,防治心、脑、肾多器官功能受损,积极治疗原发病,消除诱因,预防和治疗并发症。

1. 保持呼吸道通畅 是纠正缺氧和二氧化碳潴留的先决条件。①清除呼吸道分泌物及异物。②缓解支气管痉挛:用支气管扩张剂,必要时给予糖皮质激素以缓解支气管痉挛。③祛痰剂应用:呼吸道分泌物过多或不易排出时,口服或雾化吸入祛痰剂以稀释痰液。④建立人工气道,对于病情危重者,可采用经皮或经口气管插管,或气管切开,建立人工气道,以方便吸痰和做机械通气治疗。

2. 氧气疗法　缺氧和二氧化碳潴留是引起呼吸衰竭的直接原因,积极合理氧疗是纠正缺氧的重要环节。

(1)氧疗指征　慢性呼吸衰竭患者动脉血氧分压<8.0 kPa(60 mmHg)是氧疗的指征,动脉血氧分压<7.3 kPa(55 mmHg)为必须氧疗的指征。

(2)给氧途径　可采用鼻塞法、鼻导管法、面罩法、气管插管或气管切开行机械通气。吸入氧分数(FiO_2)与吸入氧流量大致呈以下关系:$FiO_2 = 21 + 4 ×$ 吸入氧流量(L/min)。

(3)氧疗方法　Ⅰ型呼吸衰竭多为急性呼吸衰竭,缺氧不伴有二氧化碳潴留应给予较高浓度(35%<氧浓度<50%)或高浓度(>50%)氧气吸入。注意吸氧浓度和持续时间,以避免长时期高浓度给氧引起氧中毒导致急性肺损伤和急性呼吸窘迫综合征。如果能控制吸入纯氧<5 h、80%的氧≤24 h或需长期使用时控制吸入氧浓度<50%,一般不易造成氧中毒,通常急性呼吸衰竭氧疗应使动脉血氧分压维持在接近正常范围;Ⅱ型呼吸衰竭为缺氧伴有明显的二氧化碳潴留,氧疗原则应持续低流量(1～2 L/min)、低浓度(<35%)给氧,以防止缺氧纠正过快、削弱缺氧对呼吸中枢的兴奋作用,加重二氧化碳潴留。通常慢性呼吸衰竭维持动脉血氧分压8.0 kPa(60 mmHg)或动脉血氧饱和度在90%以上。

3. 增加通气量、减少二氧化碳潴留

(1)呼吸兴奋剂　呼吸兴奋剂通过刺激呼吸中枢或周围化学感受器增加呼吸频率和潮气量来改善通气。常用的药物有尼可刹米、洛贝林、多沙普仑、阿米三嗪等。尼可刹米是最常用的呼吸中枢兴奋剂,常规用量为0.375～0.75 g缓慢静脉注射,然后以1.875～3.75 g加入500 mL液体中,按25～30滴/min静脉滴注。应用呼吸兴奋剂时应注意观察,剂量较大可引起患者烦躁不安、颜面潮红,甚至抽搐,同时应定时进行动脉血气分析,观察治疗效果。

(2)机械通气　对于严重的呼吸衰竭患者,经常规治疗无效,应及时采用机械通气。

4. 纠正酸碱平衡失调和电解质紊乱　急性呼吸衰竭患者用以合并代谢性酸中毒,应及时加以纠正。慢性呼吸衰竭患者容易合并呼吸性酸中毒,应通过改善通气减少二氧化碳潴留。呼吸性酸中毒主要治疗措施是改善肺泡通气量,一般不宜补碱;代谢性酸中毒多为低氧血症所致乳酸增多,血容量不足,周围循环衰竭,肾功能障碍影响酸性代谢产物的排除而引起酸中毒,其治疗是通过改善缺氧,以及去除代谢性酸中毒的病因来纠正,如pH值<7.20,可适量给予碱性药物;呼吸性酸中毒合并代谢性碱中毒注意使用机械通气时避免二氧化碳排出太快,治疗过程中合理补碱,适量补氯和补钾,以纠正碱中毒。电解质紊乱以低钾、低氯、低钠为常见,应及时纠正。

5. 控制感染　支气管和肺部感染是引起呼吸衰竭的主要原因,也是呼吸衰竭加重的重要因素,应根据痰培养及药敏试验选择合适的抗生素。

6. 并发症的防治　积极防治休克、上消化道出血、多器官功能衰竭等并发症。

7. 营养支持　呼吸衰竭患者营养状态呈负氮平衡,营养不良会降低机体的免疫功能,故抢救时应常规鼻饲高蛋白、高脂肪、低糖类以及适量多种维生素和微量元素的流质饮食,必要时给予静脉高营养治疗。

七、护理

(一)护理评估

1.病史　了解患者有无基础疾病,此次发病的原因、诱因及发病情况。

2.身体评估　评估患者呼吸的频率、节律、深度的改变,有无明显的发绀及呼吸困难的程度,有无精神、神经症状;肺部检查有无原发病体征,有无心率增快、心律失常。

3.实验室及其他检查　血气分析是否有异常改变,有无酸碱失衡及电解质紊乱,痰培养结果及肺功能情况。

4.心理–社会资料　患者由于呼吸困难,用力呼吸不能满足机体需要时,表现出极度的恐惧和烦躁不安,会产生濒死感;随着呼吸困难的加重,采用人工气道或机械通气时,因情感交流而受到影响,所表达的愿望不能被理解和满足时,患者会产生情绪低落,甚至拒绝配合治疗及护理;部分患者过于依赖呼吸机,一旦脱机,情绪紧张,对自主呼吸缺乏信心。

(二)常见护理问题

1.低效性呼吸型态　与肺的顺应性降低、呼吸肌疲劳、气道阻力增加、不能维持自主呼吸、呼吸道分泌物过多有关。

2.清理呼吸道无效　与呼吸道感染,分泌物过多或黏稠,无效或无力咳嗽有关。

3.语言沟通障碍　与气管插管、气管切开、脑组织缺氧和二氧化碳潴留所致语言表达障碍、意识障碍有关。

4.营养失调:低于机体需要量　与摄入量减少、机体消耗量增加有关。

5.潜在并发症:肺性脑病、消化道出血、休克等。

6.自理能力缺陷　与长期患病、反复急性发作致身体衰弱有关。

7.焦虑　与病情危重、死亡威胁、需要未被满足有关。

(三)护理措施

1.病情观察　①观察患者的呼吸频率、节律、深度和呼吸困难的程度;观察缺氧及二氧化碳潴留的症状,如有无发绀、呼吸改变、球结膜充血水肿、皮肤温暖多汗、血压升高等。注意观察痰的色、质、量、味及痰液的实验室检查结果,并及时做好记录。②监测生命体征和意识状况:意识和神经、精神症状,有无肺性脑病的表现。③监测动脉血气分析值,及时了解尿常规、血电解质检查结果。④及时发现并处理并发症:如消化道出血、右心功能不全、肺源性心脏病、休克等表现。

2.生活护理　室内空气清新、温暖,定时消毒,防止交叉感染。为降低氧耗量,患者需卧床休息,尽量减少活动和不必要的操作。协助患者取舒适体位或半卧位,减少耗氧量。指导患者进行缩唇呼吸等呼吸功能锻炼,以增加有效通气量。指导患者进行有效的咳嗽、咳痰,并给予拍背,促使痰液排出。病情严重,意识不清的患者可给予机械吸引,以清除呼吸道分泌物。吸痰时注意无菌操作。给予高蛋白、高热量、富含维生素、易消化、无刺激的流质或半流质饮食,少食多餐,以维持机体能量。对昏迷或吞咽障碍的患者可给予鼻饲或胃肠外营养。

3.用药护理　①应用呼吸兴奋剂时要保持呼吸道通畅,静脉滴注时速度不宜过快,注意观察神志、呼吸频率、节律改变及动脉血气分析,如出现恶心、呕吐、烦躁、心悸、血压升高、颜面潮红、皮肤瘙痒、震颤、肌肉强直等现象,需减慢滴速或停药,并及时通知医生。②茶碱类、β_2 受体兴奋剂等药物能松弛支气管平滑肌,减少气道阻力,改善气道功能,缓解呼吸困难。指导患者正确使用支气管解痉气雾剂,减少支气管痉挛。③碱性药物注意滴速不宜过快,防止药液外渗,警惕低血压、低血糖、呼吸抑制的不良反应。④Ⅱ型呼吸衰竭患者常因呼吸困难、痰多黏稠或缺氧、二氧化碳潴留引起烦躁不安、夜间失眠,护士在执行医嘱时应结合临床表现认真判别,禁用对呼吸有抑制的药物,如吗啡等;慎用其他镇静剂,如地西泮,以防止发生呼吸抑制。

4.对症护理

(1)氧疗的护理　Ⅰ型呼吸衰竭可给予较高浓度(>35%)吸氧,Ⅱ型呼吸衰竭应给予低浓度(<35%)持续吸氧。常用的给氧方法为鼻导管、鼻塞和面罩吸氧。氧疗过程中要密切注意观察氧疗效果,根据动脉血气结果及时调整吸氧流量或浓度,以防止发生氧中毒和二氧化碳麻醉;注意保持吸入氧气的湿化,以免干燥的氧气对呼吸道刺激及气道黏液栓的形成,输送氧气的面罩、导管、气管导管等应定时更换消毒,防止交叉感染。向患者家属说明氧疗的重要性,嘱其不要擅自停止吸氧或变动氧流量。如面罩吸氧进行高分数氧疗后不能改善低氧血症,应配合医生准备气管插管和机械通气。

(2)保持呼吸道通畅　清除呼吸分泌物,指导患者有效咳嗽、咳痰,通过多饮水、静脉输液、雾化吸入,气管内滴入生理盐水以达到湿化气道、稀释痰液的目的。痰液黏稠难以咳出时,给予翻身、拍背、体位引流和吸引等,促进排痰。

5.心理护理　呼吸衰竭患者常对病情和预后有顾虑,心情忧郁、对治疗丧失信心,应多了解和关心患者的心理状况,特别是对建立人工气道和使用机械通气的患者,应常巡视,教会患者自我放松等各种缓解焦虑的办法。在采用各项医疗护理措施前,应向患者作简要的说明,以同情、关切的态度和有条不紊的工作给患者以安全感,取得患者的信任和合作。

八、健康指导

1.向患者及家属讲解疾病的发病机制、发展和转归。语言应通俗易懂,使患者掌握相关知识,积极配合治疗。理解康复保健的意义与目的。

2.教会患者学会缩唇呼吸、腹式呼吸、体位引流、有效咳嗽和咳痰等技术,提高患者自我护理能力。

3.让患者明确遵医嘱正确用药的重要性,熟悉药物的用法、剂量和注意事项等。指导并教会低氧血症的患者及家属学会合理的家庭氧疗方法及注意事项。

4.增强体质,避免各种引起呼吸衰竭的诱因。预防上呼吸道感染,如冷水洗脸等耐寒锻炼;指导患者加强营养,合理膳食,增强体质。

5.定期随访、复查。若有咳嗽加剧、痰液增多和变黄、气急加重等变化,应及早就医。

九、预后

预后取决于严重程度,是否发生并发症和抢救是否及时及原发病或病因是否去除。急性呼吸衰竭如处理及时、恰当,病人可完全康复;慢性呼吸衰竭患者渡过危险期

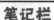

后,预防和及时控制呼吸道感染等诱因,可减少急性发作,延缓肺功能恶化,提高患者生存质量。

第十四节　急性呼吸窘迫综合征

急性呼吸窘迫综合征(acute respiratory distress syndrome, ARDS),是急性肺损伤的严重阶段,多发生在原心肺功能正常的患者,由于各种内、外致病因素导致的急性、进行性呼吸困难。临床上以呼吸急促、呼吸窘迫、顽固性低氧血症为特征。

急性呼吸窘迫综合征起病急骤,发展迅速。尽管现在复苏技术和危重疾病早期抢救水平提高,并在急性呼吸窘迫综合征的发病机制、病理生理和呼吸支持等方面亦有显著进展,但如不早诊治,死亡率高达70%。

一、病因和发病机制

急性呼吸窘迫综合征不是一个独立的疾病,它可由多种原发病引起,如休克(尤其是感染中毒性休克)、严重烧伤创伤、补液过量、氧中毒等。其发病机制复杂,已知多种效应细胞和炎症介质均参与肺损伤,如中性粒细胞在多种介质和细胞因子的作用下,产生"瀑布效应",释放多种造成肺损伤的物质,如蛋白酶、超氧化物和细胞因子等。另外,肺泡上皮细胞、肺毛细血管内皮细胞、单核吞噬细胞系统、血小板等,也参与肺损伤和通透性肺水肿的发生。许多介质和细胞因子也参与了急性呼吸窘迫综合征的发展过程,包括肿瘤坏死因子、白细胞介素-1(IL-1)、白细胞介素-8(IL-8)、血小板活化因子(PAF)、超氧化物、补体系统、蛋白溶解酶等。此外,肺泡表面活性物质的减少或消失,也与急性呼吸窘迫综合征的发病密切相关。上述病因通过多种因素,最终引起肺毛细血管内皮细胞损伤,使微血栓形成,血管通透性增加,水、电解质运输障碍,液体渗透到肺间质和肺泡腔,造成间质水肿、肺泡水肿和透明膜形成。因而急性呼吸窘迫综合征的发病过程不能用一种介质效应给予全部解释,而是当原发病在一定损伤的情况下,有更多的发病因素同时参与,由于肺泡毛细血管的损伤,通透性增加,发生肺间质水肿,肺泡水肿、萎缩,肺局灶性出血,肺组织结构损坏,最终导致肺纤维化。

急性呼吸窘迫综合征的主要病理改变是肺广泛充血、水肿和肺泡内透明膜形成。主要有三个病理阶段:渗出期、增生期和纤维化期,常重叠存在。急性呼吸窘迫综合征肺大体标本呈暗红或暗紫红的肝样变,可见充血、水肿、出血、微血栓,肺间质和肺泡内有蛋白质水肿液及炎症细胞浸润;经72 h后有透明膜形成,伴灶性或大片肺泡萎陷;1~3周后,肺泡上皮、成纤维细胞和胶原沉积,透明膜吸收,出现肺泡修复,亦可由部分形成纤维化。

二、临床表现

1. 症状

(1)潜伏期　大多数患者于原发病后2~3 d内发生急性肺损伤或急性呼吸窘迫综合征,易误以为原发病病情加剧而失去早期诊断的时机。

（2）突发性进行性呼吸增快和窘迫　呼吸窘迫的特点是呼吸深快、用力、呼吸频率超过 28 次/min，伴明显发绀，且常用的吸氧方法不能改善。

（3）咳嗽和咳痰　早期咳嗽不明显，可出现不同程度的咳嗽；亦可咯少量血，咳出血水样痰是急性呼吸窘迫综合征的典型症状之一。

（4）烦躁、神志恍惚或淡漠、出汗。

2. 体征　早期两肺无阳性体征或仅闻及少量细湿啰音；后期可闻及水泡音和管状呼吸音。

三、实验室及其他检查

1. X 射线胸片　早期可无异常，或呈轻度间质改变，边缘模糊的肺纹理增多，继之出现斑片状、逐渐融合成大片状浸润阴影，大片阴影中可见支气管充气征，后期可出现肺间质纤维化改变。其演变过程快速多变。

2. 动脉血气分析 [（ABG）呼吸空气条件下（FiO_2 0.21）]

（1）动脉血氧分压≤8.0 kPa（60 mmHg），动脉血二氧化碳分压<4.7 kPa（35 mmHg）。

（2）氧合指数为最常用的指标，是诊断急性肺损伤或急性呼吸窘迫综合征的必要条件，正常值为 53.2 ~ 66.5 kPa（400 ~ 500 mmHg），急性肺损伤时＜39.9 kPa（300 mmHg），急性呼吸窘迫综合征时<26.6 kPa（200 mmHg）。

（3）肺泡气与动脉血氧分压差>13.3 kPa（100 mmHg）[正常值为 1.3 ~ 2.6 kPa（10 ~ 20 mmHg）]肺内分流增大，当吸入纯氧时，肺泡气与动脉血氧分压差>26.6 kPa（200 mmHg）[正常值<6.7 kPa（50 mmHg）]。

3. 床旁肺功能检测　动态测定肺容量、肺活量，随病情加均减少，肺顺应性降低，无效腔通气量比例（VD/VT）增加。

4. 血流动力学监测　通常用于与左心衰竭鉴别有困难时，一般急性呼吸窘迫综合征时肺毛细血管楔压（PCWP）<12 cmH_2O，若>16 cmH_2O 则支持左心衰竭的诊断。

四、诊断要点

1999 年中华医学会呼吸病分会制定的诊断标准，符合下述 5 个条件者可诊断为急性肺损伤或急性呼吸窘迫综合征。

（1）有急性肺损伤或急性呼吸窘迫综合征的高危因素。

（2）急性起病，呼吸频率增快，呼吸窘迫。

（3）低氧血症，氧合指数≤39.9 kPa（300 mmHg）时为急性肺损伤，≤26.6 kPa（200 mmHg）时为急性呼吸窘迫综合征。

（4）X 射线胸片示双肺间质和（或）肺泡水肿、浸润影。

（5）肺毛细血管楔压≤2.4 kPa（18 mmHg）或临床上能排除心源性肺水肿。

五、治疗要点

急性呼吸窘迫综合征的治疗原则是纠正缺氧、克服肺泡萎陷、改善肺微循环、消除肺水肿和控制原发病。

1. 积极治疗原发病　尽早去除或妥善处理导致急性呼吸窘迫综合征的原发病或

诱因是预防和治疗急性肺损伤/急性呼吸窘迫综合征的首要原则。

2.氧疗 纠正低氧血症是抢救急性呼吸窘迫综合征的重要环节。一般应用高浓度(>50%)给氧,才能使动脉血氧分压>60 mmHg或动脉血氧饱和度>90%。应用鼻导管或面罩给氧很难达到效果,须及早应用机械通气来纠正缺氧。

3.机械通气指征 ①FiO_2>50%时,动脉血氧分压<8.0 kPa(60 mmHg),动脉血氧饱和度<90%。②动脉血氧分压>8.0 kPa(60 mmHg),动脉血二氧化碳分压>6.0 kPa(45 mmHg)或pH值<7.30。③动脉血氧分压>8.0 kPa(60 mmHg),但在氧疗中动脉血氧分压进行性下降。传统的机械通气会造成肺损伤,需采用肺保护性通气。目前多主张应用呼气末正压(PEEP),PEEP对肺泡有撑托作用,可防止肺泡萎陷,纠正通气/血流比例失调,改善氧合功能和肺顺应性。通气量不宜过大,防止肺泡过度充气。通气量为6~8 mL/kg,可允许一定程度的二氧化碳潴留和呼吸性酸中毒,酸中毒严重时需适当补碱。

4.维持适当的液体平衡 在保证血容量、血压稳定的前提下,要严格控制液体输入量,每天输液量一般控制在1 500~2 000 mL,原则上量出为入,保持500 mL液体负平衡(-500 mL)。为促进水肿消退,可使用利尿剂如呋塞米,每日40~60 mg;创伤出血多者最好输入新鲜血。急性呼吸窘迫综合征早期毛细血管通透性增加,胶体可渗入肺间质,加重肺水肿,除非患者有低蛋白血症,一般不宜输入胶体液。

5.加强营养支持 急性呼吸窘迫综合征时机体处于高代谢状态,能量消耗增加,因此,必须尽早给予强有力的支持,可鼻饲或全胃肠外营养予以补给,保持总热量成人为83.7~167 kJ/kg(20~40 kcal/kg)。

6.其他治疗 目前认为对吸入刺激性气体、外伤骨折等非感染性因素引起的急性呼吸窘迫综合征,主张早期应用肾上腺糖皮质激素,地塞米松每日40~60 mg,或甲基泼尼松龙每日80 mg静脉给药,疗程3 d左右。

7.预防和控制并发症 感染为急性呼吸窘迫综合征患者致死原因之一,应注意加强气道分泌物引流,注意环境清洁与消毒,同时根据药敏试验选择适当抗生素控制感染;长期使用呼吸机的患者应注意观察有无气压伤,以便及时发现和处理;避免长期高浓度氧气吸入,以防氧中毒及注意防治急性肾功能衰竭、胃肠出血、DIC、心律失常、电解质紊乱、酸碱失衡以及多脏器功能衰竭等并发症。

六、护理

护理程序详见本章第十二节"呼吸衰竭患者的护理"部分及第十五节"机械通气"部分。

七、预后

预后差,病死率高达70%,常死于原发病、多器官功能衰竭和顽固性低氧血症。存活者大多在1年内肺功能恢复到接近正常,部分患者可遗留肺纤维化,但不影响生活质量。

第十五节　呼吸系统疾病常用诊疗技术及护理

一、采集动脉血与血气分析

动脉血气分析能客观反映呼吸衰竭的性质和程度,是判断患者有否缺氧和二氧化碳潴留的可靠指标;对指导氧疗、机械通气各种参数的调节、纠正酸碱及电解质失衡有重要作用。

(一)适应证

各种疾病、创伤或外伤手术发生呼吸衰竭者;心肺复苏患者;急、慢性呼吸衰竭及进行机械通气的患者。

(二)护理

1. 护理评估

(1)患者的病情及一般状态。

(2)局部动脉搏动情况。

(3)患者对检查的了解和配合程度。

2. 护理计划　向患者说明穿刺目的、过程、术中注意事项。

(1)用物准备　治疗盘(用2 mL一次性无菌注射器,抽吸肝素溶液0.5 mL,湿润注射器内壁后排出针筒内的空气和余液,套上针头帽备用;纱布)、标本容器、软木塞、胶布或敷贴、消毒用物1套。

(2)环境准备　病室清洁,温度适宜,屏风遮挡。

3. 护理措施

(1)动脉采血的操作步骤和要点　①穿刺前准备:用肝素液湿润注射器内壁,来回推动针芯,使肝素溶液涂布于注射器内壁,排弃注射器内多余的肝素溶液和空气。②选择血管:一般选取股动脉、肱动脉或桡动脉为穿刺点进针,先用手指摸清动脉的搏动、走向、深度。③动脉穿刺:常规消毒后用左手的食指和中指固定动脉,右手持注射器刺入动脉,血液借助动脉压推动针芯上移,采取血液1 mL。④穿刺后处理:拔针后用消毒干棉签按压穿刺点2~5 min,同时立即将针头刺入软木塞使血液与空气隔绝,用手旋转注射器使血液与肝素充分混匀,以防凝血。⑤详细填写化验单,注明采血时间、吸氧方法和浓度、呼吸机的参数等。⑥采血后应立即送验,以免影响测定结果。

(2)注意事项　①穿刺后卧床休息30 min,使穿刺部位保持水平位。②保持局部敷料清洁、干燥,防止感染。

二、胸膜腔穿刺术

胸膜腔穿刺术是通过穿刺抽取胸膜腔积液、积气,排除胸膜腔内积液、积气和胸膜腔内给药的一项诊疗技术。胸膜腔穿刺的目的是抽取胸膜腔积液送检,以明确胸水性质,用于诊断;排除胸膜腔积液和积气,以缓解压迫症状,避免胸膜粘连增厚;胸膜腔内注射药物,辅助治疗。

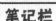

笔记栏

（一）适应证

1. 凡有胸膜腔积液或气胸者，需抽取积液或气体，以改善压迫症状者。

2. 凡胸膜腔积液性质不明者，需抽取积液行化验检查，以明确诊断者。

3. 脓胸或恶性胸膜腔积液，需胸膜腔内注入药物者。

护士应做好充分的术前准备，协助患者反坐于靠背椅上，危重患者取半坐卧位；术中密切观察患者情况，若出现"胸膜反应"征应停止抽液，立即平卧，防止休克。术后协助患者平卧或半坐卧位休息，避免剧烈咳嗽，观察呼吸、脉搏的变化及穿刺点有无渗血，发现异常及时处理。

（二）护理

1. 护理评估

（1）患者的病情及一般状态。

（2）患者对胸膜腔穿刺术的了解和配合程度。

2. 术前护理准备

（1）向患者说明穿刺目的、过程和术中注意事项，如嘱患者术中不能移动位置，勿深呼吸和咳嗽，避免刺破肺组织。室内清洁，湿度适宜，屏风遮挡。

（2）穿刺部位可经直接叩诊，必要时经超声波或 X 射线检查确定。一般胸膜腔积液的穿刺点在肩胛骨下角第 7～9 肋间隙或腋中线第 6～7 肋间隙。气胸者取锁骨中线第 2～3 肋间隙进针。

（3）准备好用物和药物及常规消毒治疗盘 1 套，无菌胸膜腔穿刺包（针栓接有胶管的胸膜腔穿刺针、5 mL 和 50 mL 注射器、7 号针头、血管钳、洞巾、纱布），2% 利多卡因针剂，1∶1 000 肾上腺素，无菌手套，无菌试管，量杯等。

（4）治疗气胸者，需准备人工气胸抽气箱。

（5）协助患者反坐于靠背椅上，双臂平放于椅背上缘。危重者可取半卧位，患者上臂支撑头颈部，使肋间隙增宽。

3. 操作过程

（1）常规消毒后，术者戴手套、铺洞巾，以利多卡因逐层浸润麻醉直达胸膜。

（2）左手示指、中指固定穿刺处皮肤，右手持穿刺针（针栓胶管用血管钳夹紧），沿下位肋骨上缘缓慢刺入胸壁直到胸膜腔，将注射器接上针栓胶管，然后在护士的协助下，抽取胸水或气体。

（3）每次抽液、抽气时，不宜过快、过多，以防纵隔移位发生意外。一次抽液量不宜超过 1 000 mL，以防纵隔复位太快，引起循环障碍。

（4）根据需要留取胸水标本，如治疗需要，可注射药物。术毕拔出穿刺针覆盖无菌纱布，并用胶布固定。

（5）术中密切观察患者有无头晕、面色苍白、出冷汗、心悸、胸部剧痛、刺激性咳嗽等情况，一旦发生立即停止抽液，并行相应处理，如协助患者平卧，输氧，必要时按医嘱皮下注射 1∶1 000 肾上腺素。

4. 术后护理

（1）嘱患者平卧位或半卧位休息，观察患者呼吸、脉搏等情况。

（2）注意穿刺点有无渗血或液体漏出。

（3）注入药物者嘱患者稍活动，以便药物在胸膜腔内混匀，并观察注入药物的反应，如发热、胸痛等。

（4）记录抽出液的量、颜色，标本及时送检。

5. 注意事项

（1）协助抽液抽气时，应先用止血钳夹紧胶管，再取下注射器排液，防止空气进入胸膜腔。

（2）每次抽液或抽气时，不宜过快、过多，防止抽吸过多过快使胸腔内压骤然下降，发生复张后肺水肿或循环障碍、纵隔移位等意外。诊断性抽液 50～100 mL;减压抽液时，首次不超过 600 mL，以后每次抽液量不超过 1 000 mL。如胸腔穿刺是为了明确诊断，抽液 50～100 mL 即可，置入无菌试管送验。如治疗需要，抽液、抽气后可注射药物。术后协助患者取平卧或半卧位休息，注意观察患者呼吸、脉搏等的变化，出现异常及时通知医生。

（3）保持局部敷料清洁、干燥，防止感染。

（4）指导患者安静休息，避免剧烈咳嗽。

6. 操作后护理

（1）术后健侧卧位 1 h，以利于穿刺部位愈合。

（2）术后观察患者的脉搏和呼吸状况，注意气胸、血胸、肺水肿等并发症的发生。观察穿刺部位，如出现红、肿、热、痛，体温升高或渗血、渗液等及时通知医生。

（3）嘱患者静卧 24 h 后方可洗澡，以免穿刺部位感染。鼓励患者深呼吸，促进肺膨胀。

（4）注入药物者，应嘱患者转动体位，以便药液在胸腔内混匀，并观察患者对注入药物的反应。

（5）书写护理记录，记录操作中患者的耐受情况，穿刺液的性质和量，穿刺过程和穿刺后患者的呼吸情况。

三、纤维支气管镜检查术

纤维支气管镜检查术是利用纤维支气管镜插入支气管，对支气管、肺部病变进行诊断和治疗的一项技术。主要用于对肺癌、咯血、胸腔疾病等行病因诊断。引流呼吸道分泌物、行支气管肺泡灌洗、去除异物、摘除息肉、局部止血及用药、扩张狭窄支气管及激光治疗，也可作为气管插管的引导，用于急诊抢救。

（一）适应证

1. 原因不明的咯血、需明确病因及出血部位，或需局部止血治疗者。

2. 胸部 X 射线检查占位病变或阴影而致肺不张、阻塞性肺炎、支气管狭窄或阻塞、胸腔积液等，疑为异物或肿瘤的患者。

3. 刺激性咳嗽，经 3 周抗生素治疗后症状不缓解，疑为异物或肿瘤的患者。

4. 用于清除黏稠的分泌物、黏液栓或异物。

5. 原因不明的喉返神经麻痹、膈神经麻痹或上腔静脉阻塞。

6. 行支气管肺泡灌洗及用药等治疗。

(二)禁忌证

1.心功能不全,严重高血压或心律失常者,肺功能严重损害,不能耐受手术者。

2.全身状态或其他器官极度衰竭者。

3.主动脉瘤。

4.出凝血机制严重障碍者。

5.哮喘发作者。

(三)护理

1.术前护理准备

(1)向患者说明检查的目的、操作过程及有关配合事项,以消除紧张情绪取得合作。环境需清洁、安静,关闭门窗,屏风遮挡。

(2)检测血小板和出凝血时间,摄 X 射线胸片,对心、肺功能不全者做心电图和血气分析。

(3)禁食 4 h,术前半小时按医嘱肌内注射阿托品 0.5 mg,口服地西泮 5～10 mg,静脉注射 50% 葡萄糖注射液 40 mL(糖尿病患者除外)。

(4)用物准备:纤维支气管镜、吸引器、活检钳、细胞刷、冷光源、注射器;2% 利多卡因、阿托品、肾上腺素、50% 葡萄糖注射液、生理盐水;必要时准备氧气和心电监护仪等。

2.术中配合

(1)用 2% 利多卡因行咽喉喷雾麻醉。

(2)取仰卧位,根据病情选择经口或鼻插管,并经纤维支气管镜滴入麻醉剂行黏膜表面麻醉。

(3)按需配合医生做好吸引、活检、治疗等措施。

3.术后护理

(1)避免误吸　禁食 2 h 以防胃内容物误吸入气管。2～3 h 后,以进温凉流质或半流质饮食为宜。

(2)病情观察　密切观察患者是否有发热、声嘶或咽喉疼痛、胸痛。观察分泌物的颜色和特征。呼吸道出血为痰中带血丝或咳血痰等。出血量多应及时通知医生,发生大咯血时及时抢救。

(3)预防感染　必要时按医嘱常规应用抗生素,预防呼吸道感染。

(4)减少咽喉部刺激　鼓励患者轻轻咳出痰液和血液,如有声嘶或咽喉疼痛,可雾化吸入。

(5)正确留取痰标本　为提高痰液检查的阳性率,应尽可能留取血痰部分送检。

4.注意事项

(1)术前禁食 4 h,以防误吸。遵医嘱术前 0.5 h 给予阿托品 1 mg 或地西泮 10 mg 肌内注射,以减少呼吸道分泌和镇静。术后禁食 2 h。进食前嘱患者先喝水,无呛咳表示麻醉作用消失,可进温凉饮食或半流质饮食。

(2)鼓励患者轻轻咳出痰液和血液,术后 0.5 h 内减少说话。如有声音嘶哑或咽喉部疼痛,可给予雾化吸入。

(3)密切观察呼吸道出血情况,当出血较多时,应通知医生,大量咯血者,应迅速

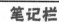

查明原因,及时对症处理,立即备好各种止血药物、吸引器、氧气,并备血。

(4)注意观察患者呼吸变化,如发现呼吸困难应立即通知医生,并协助患者取半卧位,给予氧气吸入,配合医生抢救。

四、机械通气

机械通气是借助呼吸机建立气道口与肺泡间的压力差,给予呼吸功能不全的患者以呼吸支持,即利用机械装置来代替、控制或改变自主呼吸运动的一种通气方式。机械通气的加压方式分为呼吸道直接加压和胸腔加压,吸气冲动可来自患者,也可完全由呼吸机发出。

(一)呼吸机的类型

1.正压呼吸机　在吸气时增加气道口的压力,使其超过肺内压,将气体压入肺泡内,引起吸气;停止送气后移去外加的压力,气道口恢复大气压。目前临床上广泛使用此类呼吸机。

2.负压呼吸机　其工作原理是利用机械装置产生负压,引起胸腔扩大,胸腔内负压增加,外界空气顺压力差进入肺内,产生吸气;当装置压力由负变为正时,胸廓受压,胸廓和肺回缩,肺泡气排出体外产生呼气。临床已少用。

3.高频呼吸机(HFV)　指呼吸频率远高于正常的呼吸频率(600~3 000 次/min),而潮气量接近或低于生理无效腔气量的一种机械通气技术。HFV 的特点是在非密闭气道条件下,低潮气量、低气道压力,减少肺损伤;低胸腔内压,对循环系统影响小,反射性抑制自主呼吸。HFV 适用于心功能差、低血压、休克、支气管胸膜瘘难以用正压呼吸机进行通气的患者。HFV 主要用于改善缺氧。

(二)适应证

1.治疗呼吸衰竭和呼吸暂停

(1)严重的急、慢性呼吸衰竭,如 COPD、重症哮喘、中枢神经系统或呼吸肌疾病所致的严重通气不足;严重肺部感染,急性呼吸窘迫综合征所致的严重换气功能障碍等。

(2)心肺复苏。

2.预防呼吸衰竭的发生或加重　如心、胸外科手术后,使用呼吸机帮助减轻因手术创伤而加重的呼吸负担,以减轻心肺功能和体力上的负担,缓解呼吸困难症状。

(三)使用呼吸机的指征

1.临床指征　极度呼吸困难,浅、慢、不规则呼吸伴意识障碍或呼吸频率 35 次/min 以上。

2.血气分析结果

(1)动脉血二氧化碳分压　一般急性呼吸衰竭时,动脉血二氧化碳分压<7.3 kPa (55 mmHg);慢性呼吸衰竭动脉血二氧化碳分压>10.6 kPa(80 mmHg),pH 值<7.20。

(2)动脉血氧分压　在 FiO_2 >50%,30 min 后动脉血氧分压仍<6.7 kPa (50 mmHg)时,也是使用呼吸机的指征。

(四)使用呼吸机的禁忌证

一旦患者出现呼吸衰竭,均应行机械通气,严格地说,机械通气治疗无绝对的禁忌证。正压通气的相对禁忌证为:未经引流的张力性气胸或纵隔气肿、大咯血、急性心肌梗死、低血容量性休克未补足血容量前、重症肺大疱等。

（五）呼吸机连接

1. 口　神志清合作,短期使用,接口器处配合鼻夹防止漏气。

2. 面罩　神志清合作,间歇使用,口鼻同时使用 Venture 面罩。

3. 插管　神志不清,昏迷,紧急抢救,经口,经鼻,戴气囊导管72 h。

4. 切开插管　较长时间应用呼吸机,安全可靠,有损伤,易感染。

5. 喉罩　神志清合作,短期使用,避免胃肠胀气,不利于吸痰。

（六）操作程序

1. 确定通气模式。

2. 确定分钟通气量(MV)。

3. 机械通气 MV = 患者所需 MV − 实际自主 MV。

4. 机械通气 MV 的调节(f,TV 和 IT)。

5. 确定 FiO_2 (动脉血氧分压,从0.3开始到0.5)。

6. 确定 PEEP[FiO_2 >0.6,动脉血氧分压<8.0 kPa(60 mmHg),4~15 cmH_2O]。

7. 确定报警限度和气道压安全阀(5~10 cmH_2O)。

8. 调节同步触发灵敏度(−2~−4 cmH_2O)。

（七）护理

1. 机械通气治疗前的准备　向患者进行必要的解释,使者了解呼吸机治疗的目的;准备好清洁、功能完好的呼吸机及供氧设备。

2. 使用期间护理

(1)密切监测病情变化监测目的是为了了解机械通气的效果,预防并及时发现、处理可能的并发症。监护的内容如下。

1)呼吸　有无自主呼吸,与呼吸机是否同步,呼吸的频率、节律、深度、类型及两侧呼吸运动的对称性,两侧呼吸音性质,有无啰音。

2)心率、血压　若出现血压明显或持续下降伴心率增快,提示有通气不足或通气过度,应及时报告。

3)意识状态　行呼吸机治疗后患者意识障碍程度减轻,表明通气状况改善,若有烦躁不安,自主呼吸与呼吸机不同步,多为通气不足。如患者病情一度好转,胸廓起伏良好,突然出现兴奋、多话,甚至抽搐,应警惕通气过度引起的碱中毒。

4)体温　发热常提示感染。而体温升高会使氧耗量和二氧化碳产生增加,故应酌情调节通气参数;高热时还应适当降低湿化器的温度,以改善呼吸道的散热作用。

5)皮肤、黏膜及周围循环状况　皮肤潮红、多汗和浅表静脉充盈,提示二氧化碳潴留尚未改善。若缺氧改善,发绀减轻。颈静脉充盈、怒张,常与气胸、气管切开有关。了解皮肤、黏膜的完整性可及时发现并处理褥疮、口腔溃疡及继发性真菌感染等情况。

6)出入量　准确记录出入量,尤其是尿量的变化,能反映体液平衡及心肾功能的重要指标。

7)痰液　观察痰液的色、量,为肺部感染的治疗提供重要依据。

8)检查腹部胀气及肠鸣音情况　如面罩机械通气者,人机配合欠佳,患者吞入过多的气体,气管插管或气管切开导管气囊漏气,均可引起腹胀;肠鸣音减弱,应警惕低钾血症。

(2)气道的护理

1)加强呼吸道的湿化 一般使吸入气(气道口气体)的温度维持在35~37 ℃,不宜超过40 ℃。湿化器的水温常常保持在50 ℃左右。湿化器内只能加无菌蒸馏水,禁用生理盐水或加入药物。要注意防止水蒸干。在病情允许的情况下,应注意补充水分,每日保证入水量在1 500 mL以上。保持环境的整洁、舒适,并维持适宜的室温(18~20 ℃)与湿度(50%~60%),以充分发挥呼吸道的自然防御功能。

2)人工气道患者痰液的吸引 人工气道正压通气患者不能进行有效咳嗽,必须借助机械吸引来排除呼吸道内分泌物,保持呼吸道通畅,改善气体交换,同时留取痰标本进行检查。

(3)预防感染与防止意外 机械通气的患者要注意以下几点:①妥善固定面罩,防止面罩与连接管道的滑脱,防止人工气道的移位、脱开和阻塞。②面罩机械通气者,防止头面部皮肤的压迫与受损。③保持面部清洁,面罩每周定期消毒3次。保持气管切开伤口的干燥清洁。④定期翻身和进行胸部叩击是防止褥疮、促进痰液引流、保持呼吸道通畅、预防肺部并发症的重要措施。⑤做好口腔护理和导管的护理,及时发现、处理真菌等感染。

(4)其他护理 维持水、电解质平衡,改善营养状态,准确记录出入量,按时完成补液计划,注意尿比重和电解质的变化。

(5)心理-社会支持 对所有机械通气的患者,无论其意识清醒与否,均应受到尊重。向患者做好细致的解释,进行鼓励和精神安慰,可起到增强患者的自信心和通气效果的作用。

3.停机前后的护理 此阶段从准备停机开始,一直到完全停机,拔除气管插管后的一段时间。做好本阶段的护理可帮助患者安全、顺利脱离呼吸机。

(1)帮助患者树立信心 长期接受呼吸机治疗的患者,由于治疗前病情重,经治疗后病情缓解,患者由此对呼吸机产生依赖,恐惧停用呼吸机后病情会引起反复,故反对撤机的患者常见。为此,撤机前要向患者(必要时包括家人)解释撤机的重要性和必要性。

(2)按步骤有序撤机 当人工气道患者具备完全脱离呼吸机的能力后,需按以下4个步骤进行,即撤离呼吸机→气囊放气→拔管→拔管后继续吸氧。

(3)呼吸机的终末消毒与保养 患者停用呼吸机后按呼吸机说明书要求,拆卸管道(包括主机内部的管道系统及传感器),进行彻底的清洁和消毒,然后再按原结构重新安装、调试、备用。

本章小结

呼吸系统常见症状:咳嗽、咳痰、肺源性呼吸困难、咯血、胸痛。呼吸系统症状的主要护理措施:促进排痰护理、保持呼吸道通畅;窒息抢救护理;正确实施氧疗等。

急性上呼吸道感染主要是咽喉部痒痛症状。急性气管-支气管炎主要是咳嗽、咳痰;血常规检查:由病毒引起时,白细胞不高;由细菌引起时,白细胞升高;治疗、护理主要是针对病因和对症处理。

肺炎主要有肺炎球菌性肺炎、革兰阴性杆菌肺炎、真菌性肺炎。肺炎球菌性肺炎是由肺炎球菌所引起的肺实质的炎症,常见于院外感染,常表现为大叶性肺炎,以突然起病,寒颤、高热(达39~40℃),稽留热,咳铁锈色痰、胸痛为典型特征。病程中期可有肺实变的体征,首选青霉素G治疗,护理主要是高热时护理;革兰阴性杆菌肺炎主要是革兰阴性杆菌感染所致,常在医院内感染,与患者抵抗力低下有关,临床症状不典型,易并发休克、多发性肺脓肿,护理重点是休克性肺炎护理和预防院内感染;当机体免疫力降低,长期、大量使用广谱抗生素时才会发生真菌性肺炎;痰常为白色拉丝黏痰,不易吐出,常用氟康唑治疗,护理主要是观察、用5%碳酸氢钠溶液漱口。

肺脓肿是由多种病原菌引起肺实质坏死的肺部化脓性感染。临床上以畏寒、高热、咳嗽、咳大量脓臭痰为主要特征。部分病灶X射线可见液平面。治疗护理重点是抗感染,加强痰液引流。

支气管扩张症是由于支气管及其周围组织的感染和阻塞,反复发生支气管炎症,导致中等大小支气管管腔不可逆性扩张和变形的慢性化脓性疾病。典型表现为慢性咳嗽伴大量脓痰、反复咯血、反复肺部感染、慢性感染中毒症状。可闻及固定而局限的湿啰音。影像学提示有蜂窝状透亮阴影。治疗、护理主要是控制感染、体位引流、窒息抢救。

肺结核是由结核分枝杆菌引起的肺部慢性传染性疾病。痰中排菌患者是肺结核病重要的传染源。全身表现为午后低热、盗汗、消瘦等;局部表现为咳嗽、咳痰、咯血等。化疗对结核病的控制起决定作用,化疗原则为早期、规律、全程、适量、联合用药治疗。护理特色为全程督导短程化疗。

慢性阻塞性肺疾病(COPD)是一种以气流受限为特征的疾病,这种气流受限不完全可逆,呈进行性发展,与肺部对有害气体或有害颗粒的异常炎症反应有关。主要症状为咳嗽、咳痰及活动时气促,并常发生急性加重。慢性阻塞性肺疾病与慢性支气管炎和阻塞性肺气肿密切相关。吸烟、寒冷、呼吸道感染是最重要的病因。咳、痰、喘每年持续3个月,连续两年或以上,排除其他疾患,即可诊断为慢性支气管炎;在慢性支气管炎基础上,出现了进行性加重的呼吸困难可诊断为阻塞性肺气肿。治疗护理重点是保持呼吸道通畅,急性发作期抗感染,缓解期增强机体免疫力、呼吸功能锻炼。

支气管哮喘以气道变应性炎症和气道高反应为特征。典型表现是反复发作的呼气性呼吸困难、气喘、哮鸣音、奇脉,可自行或经治疗后缓解。病情最严重的是重症哮喘。常用平喘药物有β_2受体激动剂、茶碱类药物、激素类药物。护理重点是指导患者避免接触变应原,自我监测。

慢性肺源性心脏病主要病因是慢性阻塞性肺疾病。临床表现:失代偿期表现为呼吸衰竭、右心衰竭。治疗原则是治肺为本,治心为辅。积极控制感染、改善呼吸功能、保持呼吸道通畅、纠正心力衰竭、纠正缺氧和二氧化碳潴留、防治并发症。护理重点:控制感染、改善通气、合理氧疗。

自发性气胸指肺组织自发破裂,空气进入胸膜腔。典型表现为患侧突发胸痛、干咳、呼吸困难,患侧叩诊鼓音、呼吸音减低、气管向健侧移位。最主要的治疗是排气减压治疗。护理重点是病情观察、对症护理、排气疗法的护理。最容易忽视的护理是指导患者避免诱因。

呼吸衰竭是由于肺通气和(或)换气功能严重障碍,导致机体缺氧伴(或不伴)二氧化碳潴留而产生的一系列病理生理改变和相应临床表现的综合征,呼吸困难为最早、最突出的症状,血气分析是诊断呼吸衰竭以及对呼吸衰竭进行分型最有意义的指标,治疗时应根据呼吸衰竭类型调节氧流量及氧浓度。

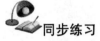

病案讨论

病例摘要一 男性,68岁,有吸烟史30余年,出现慢性咳嗽、咯痰已20多年,近5年来明显加剧。常年不断咳嗽伴喘息和呼吸困难,且以冬春季更甚。3 d前因受凉感冒而致发热、剧咳、咯大量黄脓痰、气急、发绀,今晨起又出现意识模糊,躁动不安,送医院急诊并急测血气结果为:动脉血氧分压52 mmHg,二氧化碳分压60 mmHg。

讨论:

1.患者发生了什么?有何依据?

2.该患者目前存在的主要护理问题有哪些?为缓解症状应采取哪些主要的护理措施?

3.该患者正确的吸氧方式是什么?为什么?

病例摘要二 某男性患者,2 d前突然寒战、发热,咳嗽,咯痰呈铁锈色。右侧胸痛,深呼吸可使胸痛加重,因此发病以来右侧卧位。查体:嗜睡,T 41 ℃,P 110 次/min,R 40 次/min,BP 60/40 mmHg。右肺呼吸音降低,有支气管呼吸音。心率快,心音有力。血常规:白细胞25×10⁹/L。X射线胸片示右下肺大片致密阴影,呈均匀性大叶分布。

讨论:

1.患者发生了什么情况?该患者首要的护理问题是什么?

2.应如何配合医生进行抢救?

同步练习

一、选择题

1.呼吸系统疾病最常见的原因是( )

　A.感染 　　　　　　　　　　B.变态反应

　C.粉尘和有害气体吸入 　　　D.肿瘤

　E.其他全身疾病

2.支气管哮喘的典型临床表现是( )

　A.呼气性呼吸困难 　　　　　B.吸气性呼吸困难

　C.混合性呼吸困难 　　　　　D.劳力性呼吸困难

　E.夜间阵发性呼吸困难

3.肺源性心脏病的首要死亡原因是( )

　A.休克 　　　　　　　　　　B.肺性脑病

　C.上消化道出血 　　　　　　D.水、电解质平衡失调

　E.心律失常

4.指导肺气肿患者做腹式呼吸锻炼时,下列哪项不正确( )

　A.取立位,吸气时尽力挺腹,胸部不动 　B.呼气时腹部内陷,尽量将气呼出

　C.吸与呼时间之比为2∶1或3∶1 　　　D.用鼻吸气,用口呼气,要求深吸缓呼,不可用力

　E.每日锻炼2次,每次10~20 min,每分钟呼吸保持在7~8次

5.支气管哮喘诊断的主要依据是( )

A. PaO_2 和 SaO_2 降低,$PaCO_2$ 升高　　　B. 血液中嗜酸性粒细胞增多

C. 胸透有横隔下降和透亮度增加　　　D. 肺功能检测有阻塞性通气障碍

E. 有反复发作史,呼气性呼吸困难和两肺广泛哮鸣音

6. 支气管扩张发生大咯血首要的护理措施是(　　)

A. 止血药的应用　　　　　　　　　　B. 静脉输液

C. 保持呼吸道通畅　　　　　　　　　D. 抗休克治疗

E. 持续吸氧

7. 慢性阻塞性肺疾病合并心力衰竭时,在用利尿剂治疗过程中易发生哪种电解质紊乱(　　)

A. 低钠血症　　　　　　　　　　　　B. 高钾低氯血症

C. 低钙血症　　　　　　　　　　　　D. 低钾低氯血症

E. 高钙血症

8. 青年女性患者,患支气管扩张多年,常反复咯血。就诊时又因剧咳而致大咯血,在观察中突然发现咯血终止,患者表情恐怖,张口瞪目,两手乱抓,应考虑发生下列哪种紧急状况而需立即抢救(　　)

A. 肺梗死　　　　　　　　　　　　　B. 窒息

C. 休克　　　　　　　　　　　　　　D. 呼吸衰竭

E. 心力衰竭

9. 某患者,30 岁,患浸润型肺结核 2 年,给链霉素 0.5 g 肌内注射,2 次/d,口服异烟肼、利福平治疗半年,近来自诉耳鸣,听力下降,可能是(　　)

A. 肺结核临床症状　　　　　　　　　B. 链霉素对听神经损害

C. 异烟肼对听神经损害　　　　　　　D. 利福平对听神经损害

E. 异烟肼对周围神经损害

10. 青年女性患者于受凉淋雨后突发寒战、高热、胸痛、咳嗽、气急、咯铁锈色痰,体检左下肺有实变体征及湿啰音,治疗用药应首选(　　)

A. 安乃近　　　　　　　　　　　　　B. 地塞米松

C. 青霉素　　　　　　　　　　　　　D. 棕色合剂

E. 氨茶碱

11. 某人患支气管扩张已 40 年,每天咳痰约 500 mL,近日痰中带血,为预防咯血窒息给予护理措施,下列何项不妥(　　)

A. 不宜屏气　　　　　　　　　　　　B. 注意观察有无窒息先兆

C. 出现窒息立即清理咽喉积血　　　　D. 可用强镇咳剂

E. 严重者气管切开

12. 某支气管哮喘患者发生哮喘时查血可发现(　　)

A. 血小板增多　　　　　　　　　　　B. 单核细胞增多

C. 嗜碱性粒细胞增多　　　　　　　　D. 中性粒细胞增多

E. 嗜酸性粒细胞增多

13. 肺炎球菌性肺炎时产生的铁锈色痰最主要的原因是(　　)

A. 痰内有大量红细胞　　　　　　　　B. 痰内含大量脓细胞

C. 白细胞破坏时所产生的溶蛋白酶　　　D. 红细胞破坏释放出含铁血黄素

E. 红细胞碎屑被巨噬细胞吞噬

14. 肺源性心脏病呼吸衰竭时应给予(　　)

A. 高流量持续吸氧　　　　　　　　　B. 高流量间歇吸氧

C. 低流量间歇吸氧　　　　　　　　　D. 低流量持续吸氧

E. 低流量混有二氧化碳的氧吸入

15. 肺炎球菌性肺炎的首选治疗是( )
    A. 青霉素 G   B. 罗红霉素
    C. 氯霉素   D. 头孢匹胺
    E. 四环素

16. 急性上呼吸道感染最常见的病原体是( )
    A. 细菌   B. 病毒
    C. 肺炎支原体   D. 衣原体
    E. 军团杆菌

17. 自发性气胸的最常见原因为( )
    A. 外伤   B. 肺癌
    C. 航空潜水作业   D. COPD 和肺结核
    E. 尘肺

18. 哮喘持续状态,痰黏稠难以咳出,最有效的祛痰治疗是( )
    A. 给予必嗽平口服   B. 给予氯化铵口服
    C. 给予碘化钾口服   D. 静脉补充等渗液体
    E. 给予鲜竹沥口服

19. 急性肺脓肿最主要的临床表现是( )
    A. 咳嗽、咯血   B. 畏寒、发热
    C. 咳大量脓臭痰   D. 胸痛
    E. 局部湿啰音

20. 慢性肺心病患者,近 5 d 来病情加重,痰黏稠不易咳出,嗜睡,神志恍惚,唇发绀,双肺可闻及水泡音。血常规:白细胞 $15.6×10^9$/L,中性粒细胞 0.86,尿蛋白(++),大便隐血试验(±)。该患者目前出现下列哪种并发症( )
    A. 心力衰竭   B. 呼吸衰竭
    C. 肾功能衰竭   D. DIC
    E. 消化道出血

21. Ⅱ型呼吸衰竭的吸氧浓度为( )
    A. 25%~29%   B. 35%~40%
    C. 41%~45%   D. 46%~50%
    E. 40%~50%

22. 肺性脑病不宜吸高浓度氧的主要原因是( )
    A. 可引起氧中毒   B. 缺氧不是主要原因
    C. 解除颈动脉窦化学感受器的兴奋性   D. 促使二氧化碳排出过快
    E. 可引起二氧化碳中毒

23. ARDS 患者的给氧方式是( )
    A. 间歇给氧   B. 高浓度给氧
    C. 持续低流量给氧   D. 呼气末正压给氧
    E. 不需给氧

24. Ⅱ型呼吸衰竭应给予( )
    A. 不需给氧   B. 高浓度给氧
    C. 持续低流量给氧   D. 呼气末正压给氧
    E. 间歇给氧

25. 患者为慢性呼吸衰竭,近日因咳嗽、咳痰、气促明显,又出现神志不清、发绀、多汗,做血气分析 PaO_2 50 mmHg,$PaCO_2$ 62 mmHg,应给予患者( )

A. 高浓度、高流量持续吸氧　　　　B. 高浓度、高流量间歇吸氧

C. 低浓度、低流量持续吸氧　　　　D. 低浓度、低流量间歇吸氧

E. 酒精湿化吸氧

二、填空题

1. 肺结核患者化疗必须遵循的五大原则为早期、_____ 、_____、_____、____。

2. 咳血量_____mL/d 为小量咳血，_____ mL/d 为中等量咳血，_____ mL/d 或一次____
__ mL 为大量咳血。

3. 痰液颜色改变常有重要意义。铁锈色痰可见于_____；粉红色泡沫痰提示_____，痰有恶臭
味是_____感染的特征。

4. 呼吸衰竭按血气分析。可分为：① _____型呼衰，$PaCO_2$_____，PaO_2_____，
② _____型呼衰，$PaCO_2$_____，PaO_2_____。

5. 慢型呼衰的氧疗适应证为_____。考虑终止氧疗的指标为_____、_____。

6. 呼衰最早、最突出的症状为_____。

三、名词解释

1. 肺源性呼吸困难　　2. 慢性肺源性心脏病　　3. 霍纳综合征(Horner 综合征)

4. 慢性阻塞性肺疾病(COPD)　5. 科赫(Koch)现象　6. 呼吸衰竭

7. 肺性脑病　　8. 呼吸窘迫综合征

四、问答题

1. 体位引流的护理措施有哪些？

2. 简述氧疗的方法和原则。

3. 促进有效排痰的方法有哪些？

4. 如何判断PPD试验结果？PPD试验的临床意义有哪些？

5. 简述慢性阻塞性肺疾病患者家庭氧疗的作用及其注意事项。

6. 如何对咯血患者进行抢救？

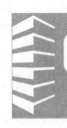

第三章
循环系统疾病患者的护理

学习目标

◆ 阐述心力衰竭、心律失常、原发性高血压、冠状动脉粥样硬化性心脏病、心脏瓣膜病、感染性心内膜炎、病毒性心肌炎、心肌病、心包疾病患者的病因及临床表现。

◆ 了解心力衰竭、原发性高血压、冠状动脉粥样硬化性心脏病、心脏瓣膜病、感染性心内膜炎的发病机制。

◆ 说出循环系统疾病的诊疗要点及检查方法。

◆ 掌握循环系统常见症状：心源性呼吸困难、心源性水肿、心源性晕厥的护理措施。

◆ 掌握心力衰竭、心律失常、原发性高血压、冠状动脉粥样硬化性心脏病及感染性心内膜炎的概念及主要护理措施。

第一节 概 述

心

　　循环系统由心脏、血管和调节血液循环的神经体液装置组成。其功能为运输血液，并通过血液将氧、营养物质和激素等供给组织，将代谢废物运走，以保证人体正常新陈代谢的进行。近年来发现心肌细胞和血管内皮细胞能分泌心房肽、内皮素、内皮舒张因子等活性物质。循环系统疾病包括心脏和血管疾病，简称心血管疾病。据世界卫生组织报告，心脑血管疾病的死亡率最高，全球每年因心血管病死亡约 1 700 万人，是当今世界对人类造成健康威胁的重大疾病。随着我国经济的发展，生活水平的提高，生活方式的改变及人口迅速老龄化，心血管疾病的发病率和死亡率呈上升趋势，病死率在城市和农村均居首位。目前我国每年约有 300 万死于心血管疾病，给人民健康带来了巨大威胁，积极开展心血管疾病的防治及对危险因素的干预，具有十分重要的意义。

一、循环系统的结构、功能及与疾病的关系

(一)心脏

心脏为中空肌性器官,位于胸腔中纵隔内,2/3 位于左侧,1/3 位于右侧心尖部,位于左前下方,由左心室构成;心底部位于右后上方,由大动脉大静脉组成。

1. 心脏的组织结构　心脏有四个腔:左心房、右心房、左心室和右心室,同侧房室之间有房室口相通,房室口处附有瓣膜,左心房室之间为二尖瓣,右心房室之间为三尖瓣;左右心室与大血管之间也有瓣膜相隔,位于左心室与主动脉之间的瓣膜为主动脉瓣,位于右心室与肺动脉之间的瓣膜为肺动脉瓣。心脏的壁分 3 层:内层为心内膜,有内皮细胞和薄结缔组织;中层为肌层,心室肌远较心房肌为厚,以左心室最厚;外层为心外膜,即心包的脏层,紧贴心脏的表面,与心脏壁层之间形成一个间隙成为心包腔,腔内含有少量的浆液,在心脏收缩与舒张时起润滑作用。临床上,当炎症、退行性改变等原因可引起心脏瓣膜粘连、僵硬、缩短导致瓣膜口狭窄和关闭不全。当感染累及心脏可致心内膜炎、心肌炎、心包炎。

2. 心脏传导系统　心脏的传导系统由负责正常冲动形成与传导的特殊心肌细胞所组成,包括窦房结、结间束、房室结、希氏束、左右束之及其分支和浦肯野纤维。心脏传导系统的细胞均有自律性,但以窦房结自律性最高,为正常人的心脏起搏点。冲动在窦房结形成后,通过房室结、房室束、左右束支及浦肯野纤维网引起心房心室的激动收缩。当心脏传导系统的自律性和传导性发生异常,或存在异常传导阻滞时,可发生心律失常。

3. 心脏的血液供应　营养心脏的血管称冠状动脉,共有左右两支,分别起源于主动脉根部的左右主动脉窦。左冠状动脉包括:①前降支,营养心脏前壁、左室前侧壁、室间隔前 2/3 部位心肌;②回旋支,营养左室侧壁、后侧壁、高侧壁部位心肌;③右冠状动脉,营养右心室、左室下壁、后壁、室间隔后 1/3 心肌及窦房结和房室交界区。

(二)血管的分类与功能

1. 动脉　输送血液到组织器官,管壁有肌纤维和弹力纤维,能在血管活性物质作用下收缩和舒张,改变外周血管阻力,又称为"阻力血管"。

2. 毛细血管　是血液与组织液交换营养物和代谢产物的场所,又称为"功能血管"。

3. 静脉　是汇集从毛细血管来的血液,并将血液送回心脏,又称为"容量血管"(前负荷)。"阻力血管"(后负荷)与容量血管(前负荷)对维持与调节心功能有重要作用。

(三)调节血液循环的神经体液

【思考】
　　调节血液循环的神经体液有哪些?

神经因素主要包括交感神经和副交感神经。交感神经兴奋时,通过肾上腺素能 α 和 β 受体,使心率增快,心肌收缩力增强,外周血管收缩,血管阻力增加,血压升高。当副交感神经兴奋时,通过乙酰胆碱能受体,使心率减慢,心肌收缩力减弱,周围血管扩张,血管阻力减小,血压下降。

体液因素:如肾素-血管紧张素-醛固酮系统(RAAS)、血管内皮因子、电解质、某些激素和代谢产物。肾素-血管紧张素-醛固酮系统调解钠钾平衡、血容量及血压。

血管内皮细胞具有生成收缩物质及舒张物质,这两类物质的平衡有利于血管的收缩和舒张。

二、循环系统疾病的诊断

1. 病因诊断 指出致病因素或所引起的疾病,说出疾病的本质(基本性质)预示疾病的发展与转归,对疾病的预防和治疗有指导意义。分为先天性和后天性两大类。

2. 病理解剖诊断 指出病变的部位、范围、性质及结构改变。

3. 病理生理诊断 指出疾病引起的病理生理变化(功能改变),反映循环系统疾病对整个机体或某一器官的影响,对判断预后和患者活动耐力也是重要依据。

三、护理评估

(一)病史

1. 患病及治疗经过 患病的起始时间、诱因,主要症状及特点,有无伴随症状及并发症,病情是否呈进行性发展。

2. 既往检查、治疗经过及效果 用药情况,是否遵从医嘱治疗。

3. 目前状况 患者目前的主要不适及病情变化,对日常生活有无影响。有无与循环系统疾病相关的疾病,如风湿热、糖尿病等。

4. 生活史及家族史 评估患者的居住地、生活环境,饮食习惯,有无不良生活方式,如烟酒嗜好等。直系亲属中有无与心血管疾病相关的疾病。如原发性高血压,冠心病、肥厚型心肌病等。

(二)身体评估

1. 一般状态 生命体征,如脉率、脉律,有无奇脉;血压情况;面容与表情,二尖瓣狭窄的患者呈二尖瓣面容,急性心肌梗死及高血压急症患者表情痛苦;体位,是平卧位、高枕卧位,还是端坐位。

2. 皮肤黏膜 观察皮肤黏膜的颜色、温湿度,有无发绀,下垂部位有无水肿。

3. 肺部 有无干、湿啰音,与体位改变的关系,有无胸水征,左心衰竭肺淤血的患者肺底常有湿啰音。

4. 心脏检查 有无心前区隆起,心尖搏动的位置及范围,有无心包摩擦感,心音、心律、心率有无异常,有无脉搏短绌,有无病理性杂音,有无颈静脉充盈和怒张等。有无周围血管征阳性。

(三)实验室及其他检查

1. 血液检查 血常规、心肌坏死标记物、血糖血脂、肝肾功能及血培养等,以了解疾病危险因素,进行病因诊断,指导治疗等。

2. 心电图及动态心电图 了解有无心律失常及心电图的动态特征性改变。

3. 心电图运动试验 常采用活动平板及踏车运动,用于早期冠心病诊断及心功能评价。

4. 动态血压监测 了解 24 h 动态血压情况,也可用于评价降压效果,指导治疗。

5. 影像学检查 X 射线检查,了解心脏的外形与大小;超声心动图,了解心脏的内

笔记栏

部结构,心脏各腔室的大小,瓣膜情况;放射性核素检查,评价心肌缺血的范围和严重程度等心导管术和选择性心血管造影(详见本章第十二节)。

(四)心理-社会资料

有无焦虑恐惧心理,家庭经济状况,社区医疗保健情况及社会支持程度等。是否容易激动、精神紧张。研究证实,A型性格是冠心病、高血压的危险因素之一。

第二节 循环系统疾病常见症状与体征的护理

一、心源性呼吸困难

心源性呼吸困难又称气促或气急,是患者在休息或较轻的体力活动中自我感觉到的呼吸异常。循环系统疾病引起呼吸困难最常见的病因是左心功能不全,也可见于右心功能不全、心包炎、心脏压塞等。心源性呼吸困难常表现为如下特征。①劳力性呼吸困难:劳力性呼吸困难是最早出现也是病情最轻的一种。其特点是在体力活动时发生或加重,休息后缓解或消失。引起呼吸困难的体力活动如快步行走、上楼一般速度步行、穿衣、洗漱等。②夜间阵发性呼吸困难:夜间阵发性呼吸困难是心源性呼吸困难的特征之一。常发生在夜间睡眠后 1~2 h,于睡眠中突然憋醒,并被迫坐起或下床、呼吸深快。轻者数十分钟后缓解,重者可伴有咳嗽、咯白色泡沫痰、气喘、发绀、肺部哮鸣音,称之为"心源性哮喘"。③端坐呼吸:端坐呼吸常为严重心功能不全的表现之一。即平卧位时呼吸困难加重,半卧位或坐位时减轻。

【思一思】
　　心源性哮喘有何特点?

(一)护理评估

1.病史　评估呼吸困难发生的急缓、时间、特点、严重程度,何种方法可使呼吸困难减轻,是否有咳嗽、咳痰、乏力等伴随症状,痰液的性质和量。是否影响睡眠,对日常生活和活动耐力的影响。

2.身体评估　包括呼吸频率、节律、深度、脉搏、血压、意识状况、面容与表情、体位、皮肤黏膜有无发绀。两侧肺部是否可闻及湿啰音或哮鸣音。啰音的分布是否可随体位而改变。心脏有无扩大,心率、心律、心音的改变,有无奔马律。

3.实验室及其他检查　评估血氧饱和度、血气分析,患者缺氧程度及酸碱平衡状况。胸部 X 射线检查有助于判断肺淤血、肺水肿或肺部感染的严重程度,有无胸腔积液或心包积液。

4.心理-社会资料　患者因心功能不全,呼吸困难逐渐加重,影响其活动能力,常有精神紧张、焦虑不安甚至悲观绝望等不良心理反应。

(二)常见护理问题

1.气体交换受损　与肺淤血、肺水肿或伴肺部感染有关。

2.活动无耐力　与氧的供需失衡有关。

3.焦虑　与呼吸困难影响患者的日常生活、睡眠,心悸导致患者紧张不安有关。

(三)护理措施

1.活动与休息　嘱患者卧床休息,根据病情采取舒适的卧位。卧床患者应鼓励其在床上做主动或被动的肢体活动,保持肌张力和关节的活动范围,监测患者活动过程中的反应。

2. 提供安静、舒适的环境 保持室内空气流通,温、湿度合适,衣被宽松、轻软,以减轻憋闷感。

3. 氧疗 对于低氧血症者给予氧疗,纠正缺氧引起的呼吸困难,保护心功能。并根据病情需要调整时间、浓度、流量、湿化液等。

4. 根据医嘱用药 严格控制输液量和速度,24 h≤1 500 mL,20~30 滴/min。

5. 保持呼吸道通畅 给予氧气吸入。病情允许时,鼓励患者多翻身、变更体位、咳嗽,以利痰液排出。

6. 密切观察病情变化 如呼吸频率、节律、深浅度,缺氧发绀改善情况,血气分析结果等。

二、心源性水肿

心源性水肿最常见的病因为右心衰竭或全心衰竭,也可见于心包炎或缩窄性心包炎。系因钠水潴留和静脉淤血而毛细血管压升高所致。早期出现在身体下垂部位,如卧床患者的腰骶部或非卧床患者的足踝部,用手指按压水肿部位,局部可出现凹陷,称为凹陷性水肿,重者可延及全身,出现胸、腹腔积液。

【讨论】
心源性水肿最常见的病因是什么?有何特点?

(一)护理评估

1. 病史 了解水肿出现的时间、部位、程度、性质、发展速度及体位与饮食、缓解与加重的因素。评估水肿的原因,饮水、摄盐量等。患者是否因水肿引起形象改变和躯体不适而心情抑郁、烦躁等。

2. 身体评估 检查水肿部位、程度、性质、是否为凹陷性水肿,观测生命体征、体重、静脉充盈程度,有无胸水、腹水征。

3. 实验室及其他检查 注意有无低蛋白血症及电解质紊乱。

(二)常见护理问题

1. 体液过多 与钠、水潴留及低蛋白血症有关。

2. 有皮肤完整性受损的危险 与水肿部位循环障碍、强迫体位或躯体活动受限有关。

(三)护理措施

1. 患者应多卧床休息,伴胸水、腹水患者应取半卧位,限制钠盐摄入,并说明其重要性,给予优质蛋白质、易消化饮食,加强营养,必要时可补充白蛋白。

2. 环境温度、湿度适中,在使用热水袋时注意避免烫伤。

3. 保持皮肤清洁、干燥,衣被宽松、柔软,勤观察水肿部位及受压部位皮肤,如有发红、糜烂现象应积极行相应处理。应定时翻身,更换体位,局部按摩,以促进血液循环。使用便盆时,应注意动作轻巧,勿强行推、拉,以免擦伤皮肤。增加皮肤营养,保持完整性。

4. 定期测体重,记录 24 h 出入水量 ,必要时应限制水的摄入。

5. 遵医嘱使用利尿剂,观察用药后尿量、体重情况及水肿消长情况,并注意有无电解质紊乱。

笔记栏

三、心悸

心悸是指患者自觉心跳或心慌伴心前区不适。最常见的病因为心律失常,如心动过速、心动过缓、期前收缩等;也可因心脏搏动增强,如各种器质性疾病心功能代偿期及全身性疾病如甲状腺功能亢进、贫血、发热、低血糖反应等;以及神经官能症所致。此外,生理性因素如健康人剧烈运动、精神紧张或情绪激动、大量吸烟、饮酒,饮浓茶或咖啡,应用某些药物如肾上腺素类、阿托品、氨茶碱可引起心率加快、心肌收缩力增强而致心悸。心悸严重程度并不一定与病情成正比。初发、敏感性较强者、夜深人静或注意力集中时心悸明显,持续较久者病情轻。心悸一般无危险性,但少数患者由严重心律失常可发生猝死。此时血压多降低、大汗、神志改变或意识障碍;脉搏快速或微弱不能触及。

1.护理评估　询问患者既往有无心脏病史,心悸发生时有无诱因,与活动和休息的关系,发生急缓、持续时间、程度,有无心跳停顿感,是否因心悸而感到不安或恐惧,心悸是否伴头晕、摔倒、呼吸困难、发绀等。体检时应注意观察患者的脉率、节律、心音有无改变,必要时描记心电图,以明确有无心律失常及类型。

2.常见护理问题:活动无耐力　与心律失常导致氧的供需失衡有关。

3.护理措施

(1)密切观察病情　严密观察病情变化,观察面部表现,定时测量体温、脉搏、呼吸、血压。对心律失常者应同时测脉率与心率,时间 1～2 min,必要时进行心电、血压监护,发现严重心律失常时,应及时报告医生。

(2)休息　注意休息,减少活动,戒烟限酒,不饮浓茶、咖啡等刺激性饮料。

(3)讲解知识　给患者讲解有关心悸的知识,说明一般心悸并不影响心功能,给患者以安慰,指导患者自我调节情绪,通过看书、散步或喜欢的活动,分散注意力,使患者放松,消除紧张、恐惧心理。

(4)药物　遵医嘱给予患者药物治疗。

四、心源性晕厥

由于心排血量突然骤减,中断或严重低血压而引起一时性脑缺血缺氧,表现为突发的、短暂可逆性意识丧失。也称阿-斯综合征。常见病因有心律失常、心脏瓣膜病、急性心肌梗死、心肌疾病、心脏压塞、左房黏液瘤、二尖瓣脱垂等。其中以严重心律失常造成长时间心脏缺血、缺氧,无有效的心排出量最为常见。其他原因有急性心脏射血受阻,心肺功能不全。心脏停搏 5～10 s 即可产生晕厥,是病情严重而危险的征兆。

1.护理评估　询问患者有无心血管疾病;晕厥发生前有无心悸、突然改变体位、剧烈疼痛、饥饿等,既往有无类似发作;有无先兆,如头晕、目眩、乏力、恶心、呕吐等;发作持续时间长短,有无抽搐、大小便失禁、跌伤,苏醒后有何感受等;检查时应注意患者的心率、心律、心音、血压有无改变;有无心脏病体征;心电图检查有助于明确心律失常的类型及有无心肌梗死等。

2.常见护理问题

(1)心排出量减少　与严重心律失常、心肌收缩力减弱有关。

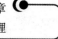

（2）恐惧　与担心再次发作及预后有关。

3.护理措施　发作时立即平卧于空气流通处，将头放低，同时松解衣领、裤带，尽可能改善脑缺血、缺氧，促使患者尽快苏醒。病情稳定后要耐心向患者解释病情，让患者从"晕倒"所致的高度紧张中松弛下来。向患者讲明诱因，避免过度紧张、恐惧、创伤、剧痛，避免闷热、通气不良的环境，以防晕厥再次发生。

第三节　心力衰竭

心力衰竭是由于心脏器质性或功能性疾病损害和射血能力方面引起的临床综合征，绝大多数情况下是指心肌收缩力下降使心排出量不能满足机体代谢的需要，器官组织血液灌注不足，同时出现肺循环和（或）体循环淤血的表现。心力衰竭按照发生部位可分为左心衰竭和右心衰竭，按照起病急缓可分为急性心力衰竭和慢性心力衰竭，按照左室射血分数是否正常分为射血分数正常性心力衰竭和射血分数降低性心力衰竭。

心功能不全在理论上是一个更广泛的概念，心力衰竭是指伴有临床症状的心功能不全，但有心功能不全不一定全有心力衰竭。

关于心力衰竭发病率和死亡率国内尚无统计，美国已成为主要和不断增长的公共卫生问题，据2005美国心脏病学会 统计报道，美国大约有500万心力衰竭患者，心力衰竭的年增长数为55万。65岁以上人群中，心力衰竭发病率接近10‰。

一、慢性心力衰竭

（一）病因及发病机制

1.基本病因

（1）原发性心肌损害　以急性心肌梗死、心肌炎、心肌病所致的心肌损害较为常见；也可见于心肌代谢障碍性疾病，如糖尿病性心肌病、维生素 B_1 缺乏、心肌淀粉样变性等。

（2）心室负荷过重　包括前负荷（容量负荷）和后负荷（压力负荷）过重。

1）前负荷过重　是指心室舒张期所承受的容量负荷增加。多见于瓣膜反流性疾病，如二尖瓣关闭不全、主动脉瓣关闭不全；心内外分流性疾病，如房间隔缺损、室间隔缺损、动脉导管未闭；全身性血容量增加，如甲状腺功能亢进、慢性贫血、动静脉瘘等。

2）后负荷过重　是指心肌开始收缩时心室所承受的射血阻力增加。多见于高血压病、主动脉瓣狭窄、肺动脉瓣狭窄、肺动脉高压等。

2.诱因　心力衰竭症状往往由一些增加心脏负荷的因素所诱发。常见的诱因如下。

（1）感染　呼吸道感染最常见，其次为心内膜感染、全身感染等。由于感染增加了心脏负荷，妨碍了心肌的舒缩功能。

（2）心律失常　特别是快速型心律失常，如心房颤动，可通过心率加快，增加心肌氧耗量，同时又使心肌供氧量不足而诱发心力衰竭。

笔记栏

(3)生理或心理压力过大 如过度疲劳、情绪激动、精神过度紧张等。

(4)循环负荷过重 如甲状腺功能亢进、中重度贫血、肺栓塞,输血、输液过多、过快,钠盐摄入过多等。

(5)其他 如妊娠、分娩;水、电解质代谢紊乱;治疗不当、环境与气候突变等。

3.发病机制

(1)代偿机制 当心肌收缩力下降时,为了保证正常的心排血量,机体发生的代偿机制主要有:

1)Frank-Starling机制 即增加心脏的前负荷,使回心血量增多,心室舒张末期容积增大,从而增加心排血量及提高心脏做功量。心力衰竭时,当左心室舒张末压>2.4 kPa(18 mmHg)时,出现肺淤血的症状和体征;若心脏指数<2.2 L/(min·m^2),出现低心排血量的症状和体征。

2)心肌肥厚 当心脏后负荷增高时以心肌肥厚为主要代偿机制,此时心肌细胞数并不增多,以心肌细胞增大为主,心肌能源相对不足继续发展终致心肌细胞坏死。

3)神经体液的代偿机制 ①交感神经兴奋性增强:心力衰竭时血中去甲肾上腺素分泌增多,一方面作用于心肌上的β$_1$受体使心肌收缩力增强、心率增快,提高心排血量。另一方面,外周血管收缩加重心脏后负荷,使心率增快,增加心肌耗氧量。同时,去甲肾上腺素对心肌有直接毒性作用,使心肌细胞凋亡,参与细胞重塑过程。②肾素-血管紧张素系统(RAS)激活:当心排血量减少时→RAS系统被激活可使心肌收缩增强,周围血管收缩维持血压,保证心、脑等重要脏器的血液供应;促进醛固酮分泌,导致水、钠潴留,总体液量增多,加重心脏前负荷,对心力衰竭起到代偿作用。

(2)心力衰竭时各种体液因子的改变

1)心钠肽(ANP)和脑钠肽(BNP) 主要由心房合成和分泌,生理作用有强的利尿排钠、扩管作用。心力衰竭时,两者降解很快,生理效应明显减弱,是评定心衰的进程和判断预后的指标。

2)精氨酸加压素 由垂体分泌。心力衰竭时,心房牵张受体敏感性下降,精氨酸加压素分泌增多,发挥缩血管、抗利尿、增加血容量作用,加重水潴留。

3)内皮素 是由血管内皮释放的肽类物质,具有很强的收缩血管作用。还可导致细胞肥大增生。

(3)心肌损害和心室重构 原发性心肌损害和心脏负荷过重使心脏功能受损,导致上述的心室扩大或心室肥厚等各种代偿性变化。

总之,心功能从代偿到失代偿除了因为代偿能力有一定的限度,各种代偿机制的负面影响,在心力衰竭的发展过程中互相关联,互为因果,形成恶性循环。

(二)临床表现

1.左心衰竭 左心衰竭以肺循环淤血和心排出量下降表现为主。

(1)症状

1)程度不同的呼吸困难 随着病情的发展,程度逐渐加重。①劳力性呼吸困难:左心衰竭时最早出现的症状,系因运动时回心血量增加,左心房压力升高,加重肺淤血,表现为活动时出现或加重,休息时减轻或缓解。②端坐呼吸:肺淤血达到一定程度时,患者不能平卧,被迫采取高枕卧位,半卧位甚至坐位以减轻症状。③夜间阵发性呼吸困难:患者已入睡后突然因憋气而惊醒,被迫采取坐位,呼吸深快,重者可有哮鸣音,

【议一议】
　　左心衰竭引起的呼吸困难有哪些形式?

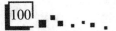

称之为"心源性哮喘"。大多数端坐休息后可自行缓解。④急性肺水肿:是心源性哮喘的进一步发展,是左心衰竭呼吸困难最严重的形式

2)咳嗽、咳痰、咯血 肺泡和支气管黏膜淤血所致。①咳嗽:开始常于夜间咳嗽发生,坐位或立位时可减轻。②咳痰:常为白色泡沫状痰,急性肺水肿时咳粉红色泡沫状痰。③咯血:有时痰中带血丝,偶尔有大咯血。

3)低心排出量症候 可出现疲倦乏力、头晕、心悸、嗜睡或失眠、尿量减少等。

(2)体征

1)肺部湿啰音 由于肺毛细血管压升高,液体渗出到肺泡所致,随病情的由轻到重,肺湿啰音从局限于肺底直至全肺(下垂性湿啰音)。

2)心脏体征 除基础心脏病的体征外,慢性左心衰竭的患者一般均有心脏扩大(单纯舒张性心力衰竭除外)、P_2亢进、心率快、舒张期奔马律。

2.右心衰竭 右心衰竭的病理生理基础为体循环静脉淤血。

(1)症状

1)消化道症状 由于胃肠道及肝淤血所致。可有腹胀,食欲不振、恶心、呕吐等。

2)劳力性呼吸困难 继发于左心衰竭的右心衰竭已有呼吸困难存在,单纯性右心衰竭为分流性先心病或肺部疾病所致呼吸困难。

(2)体征

1)水肿 以首先在身体低垂部位出现的凹陷性水肿为特征,常为对称性。先出现在足背、踝关节附近,早晨减轻或消失,下午重。长期卧床者以腰骶部较为明显。随病情加重水肿蔓延至全身,甚至出现胸水、腹水。胸水以双侧多见,如为单侧则以右侧多见,腹水常发生在晚期,与心源性肝硬化有关。

2)颈静脉充盈或怒张 当患者取半卧位或坐位时可见颈静脉充盈或怒张;若压迫腹部或肿大的肝脏,使静脉充盈或怒张更明显,称之为肝-颈回流征阳性,是右心衰竭的重要体征之一。

3)肝大 常发生在皮下水肿之前,可有压痛,还可出现轻度黄疸和血清转氨酶的升高。如淤血性肝大长期持续存在可致心源性肝硬化。

4)心脏体征 基础心脏病的原有体征,右心衰竭时因右心室扩大而出现三尖瓣关闭不全的反流性杂音。

3.全心衰竭 同时具有左、右心衰竭的表现,或以某一侧心力衰竭表现为主。当左心衰竭继发右心衰竭时,由于右心排出量减少,可使左心衰竭的肺淤血减轻,症状改善。扩张型心肌病患者全心衰竭时,肺淤血常不明显,这时左心衰竭的主要表现为心排出量减少的症状和体征。

4.心功能分级 按患者心功能状况分级,可大体反映病情严重程度,对治疗措施的选择、劳动能力的评定,预防的判断等有实用价值。

目前通用的美国纽约心脏病协会(NYHA)1928年提出的分级方案,是根据患者的自觉活动能力来分级,分别分为Ⅰ级、Ⅱ级、Ⅲ级和Ⅳ级。

Ⅰ级:患者患有心脏病,但平时一般活动不引起乏力、心悸、呼吸困难、心绞痛等症状。

Ⅱ级:体力活动轻度受限。休息时无症状,日常活动即可引起上述症状,休息后缓解。

Ⅲ级:体力活动明显受限。休息时无症状,轻度日常活动即可引起上述症状,休息较长时间方可缓解。

Ⅳ级:不能从事任何活动。休息时也有症状,活动时加重。

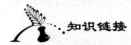知识链接

美国心脏病学会及美国心脏学会(ACC/AHA)2010 年版《心力衰竭的评估及处理指南》将心力衰竭分为 A、B、C、D 4 期。

A 期:有发生心力衰竭的高危险因素但无心脏结构异常或心力衰竭表现。

B 期:有心肌重塑或心脏结构异常,但无心力衰竭表现。

C 期:目前或既往有心力衰竭表现,包括射血分数降低或射血分数正常两类。

D 期:即难治性终末期心力衰竭。尽管采用了优化的药物治疗,患者症状仍未得到改善或迅速复发,典型表现为休息或轻微活动即有症状(包括明显的疲劳感),不能完成日常活动,常有心性恶病质表现,并且需要再次和(或)延长住院接受强化治疗。

【知识点】
超声心动图是一种简单、安全的无创检查手段,是评价心脏功能最常用的检查方法。

(三)实验室及其他检查

1. X 射线检查

(1)心影大小及外形 为心脏病的病因诊断提供依据。心胸比值(CTR)观察心脏大小的指标。

(2)肺淤血 肺淤血的有无及其程度,直接反映心功能状态。Kerley B 线(肺野外侧可见的水平线状影)。是慢性肺淤血特征性表现。

2. 超声心动图 能较准确提供各心室腔大小变化及心瓣膜结构功能情况;以通过测定左心室射血分数(EF)、快速充盈期和心房收缩期二尖瓣血流速度比值(E/A)等,能较好地反映左心室的收缩和舒张功能。

3. 放射性核素扫描 有助于判断心室腔大小。以收缩末期和舒张末期的心室影像差别计算 EF 值。通过记录放射活性—时间曲线计算左室最大充盈速度—反映心脏舒张功能。

4. 有创性血液动力学检查 将漂浮导管经皮静脉穿刺送到右心房、右心室、肺动脉,测定肺毛细血管楔压(PCWP)、心排出量(CO)、心脏指数(CI)、中心静脉压(CVP)。其中 PCWP 的高低与肺淤血呈正相关,可用来反映左心功能情况,右心衰竭时,CVP 可明显增高。

(四)诊断要点

1. 慢性心力衰竭的诊断 综合病因、病史、症状、体征及客观检查而做出的。首先应明确基础心脏病的病因,病理解剖。

2. 评价心功能 ①根据症状;②客观指标。

（五）治疗要点

慢性心力衰竭的治疗目的：提高运动耐量，改善生活质量；阻止或延缓心室重塑，防止心肌损害加重；降低死亡率。

1. 病因治疗

（1）基本病因治疗　如高血压患者应控制血压；冠心病患者用药物或介入治疗改善冠状动脉血供；心脏瓣膜病患者行介入或手术改善血流动力学异常。

（2）消除诱因　控制感染等各种心力衰竭的诱发因素。甲状腺功能亢进患者控制甲状腺功能；严重贫血患者纠正贫血等。

2. 左心室射血分数降低患者的治疗

（1）药物治疗　绝大多数心衰患者应常规合用 3 种药物治疗：利尿剂、血管紧张素转化酶抑制剂或血管紧张素受体拮抗剂、β 受体阻滞剂。

1）利尿剂　利尿剂可排除体内过多的液体，减少循环血容量，减轻心脏前负荷而改善心功能，常用利尿剂的作用和剂量见表3-1。

表 3-1　常用利尿剂的作用和剂量

类别	品名	作用部位	每天剂量（mg）	给药途径
排钾类	氢氯噻嗪	远曲小管近端	25 ~ 100	口服
	呋塞米	Henle 襻升支	20 ~ 100	口服/静脉注射
保钾类	螺内酯	远曲小管远端	20 ~ 100	口服
	氨苯蝶啶	远曲小管远端	100 ~ 300	口服
	阿米洛利	远曲小管远端	5 ~ 10	口服

2）血管紧张素转化酶抑制剂（ACEI）　血管紧张素转换酶抑制剂除了发挥扩血管作用改善心力衰竭时的血流动力学异常外，更主要的是降低心力衰竭患者代偿性神经体液变化的不利影响，限制心肌小血管重塑，以达到维护心肌功能，减缓心衰进展，降低远期死亡率。常用药物卡托普利、依那普利、培哚普利等。

3）血管紧张素受体拮抗剂（ARB）　对不能耐受 ACEI 的患者，可改用 ARB 替代。常用药物如氯沙坦、缬沙坦等。

4）醛固酮受体拮抗剂　醛固酮受体拮抗应用最广泛的是螺内酯，具有阻断醛固酮效应，抑制心血管重构，改善慢性心力衰竭患者的远期预后。

5）β 受体阻滞剂　现代观点认为 β 受体阻滞剂可对抗心力衰竭患者交感神经兴奋性的增强，防止长期发展过程中对心肌产生毒性作用，还可明显提高运动耐量，降低死亡率。可用药物如美托洛尔 12.5 mg/d，比索洛尔 1.25 mg/d，卡维地洛 3.125 mg/d。

6）肼屈嗪和硝酸异山梨酯　对应用洋地黄、利尿剂和 β 受体阻滞剂者，由于低血压或肾功能不全不能耐受 ACEI 和 ARB 治疗时，可联合应用。

7）洋地黄类药物　洋地黄类药物具有增强心肌收缩力（正性肌力作用）和减慢心率（负性频率作用），可增加心排心量而不增加心肌氧耗量，成为最常用的强心药物。

常用洋地黄制剂的作用及剂量见表3-2。

表3-2 常用洋地黄制剂的作用及剂量

| 品名 | 给药途径 | 药物作用 | | | 半衰期（d） | 洋地黄化量（mg） | 维持量（mg） |
		开始时间（min）	高峰时间（h）	维持时间（d）			
毒毛花苷K	静脉	5~10	0.5~2	1~2	11	0.25~	-
毒毛花苷丙	静脉	10~30	1~2	1~2	1.5	1.0~1.2	-
地高辛	口服	60~120	3~6	4~7	1.5	1.2~1.5	0.2~0.5
洋地黄毒苷	口服	12~240	8~12	4~7	4~6	0.7~1.2	0.1

适应证：中、重度收缩性心力衰竭的患者，对伴有心房颤动而心室率快的患者尤为有效。

禁忌证：预激综合征伴心房颤动；二度或高度房室传导阻滞；病态窦房结综合征；单纯性重度二尖瓣狭窄伴窦性心律而无右心衰竭者；肥厚梗阻型心肌病；急性心肌梗死心力衰竭者最初24 h内一般不主张用洋地黄制剂；而洋地黄中毒者属于绝对禁忌证。

洋地黄制中毒反应：洋地黄类药物治疗量与中毒量接近，容易发生中毒现象。此外，急性心肌梗死、急性心肌炎、低血钾、严重缺氧、肾功能衰竭等因素可增加洋地黄制剂中毒的危险。洋地黄制剂中毒常见表现有3个方面：胃肠道表现，如食欲下降、恶心、呕吐、腹胀等；心脏反应，也是最严重的表现，可出现各种心律失常，其中以室性期前收缩最为常见，多形成二联律，其他如室上性心动过速伴房室传导阻滞、窦性心动过缓、房室传导阻滞等；神经系统反应，表现头痛、头晕、视力模糊，黄、绿视现象等。

洋地黄制剂中毒的处理：立即停用洋地黄制剂；停用排钾利尿剂；补充钾盐，可采用口服或静脉补充；纠正心律失常，对室性心律失常者可给予利多卡因或苯妥英治疗；缓慢性心律失常者，可用阿托品皮下或静脉注射。

（2）运动锻炼 近年来有关研究表明，运动锻炼可以减少神经激素系统的激活和减慢心室重塑的进程，对减缓心力衰竭患者自然病程有利。是一种辅助治疗手段，应与药物相结合。

（3）心脏同步化治疗 对于慢性心力衰竭和心脏失同步化患者，用植入双心腔起搏装置，通过同步化方式刺激右室和左室，起到治疗心脏的非同步收缩，缓解症状，提高生活质量，甚至显著减少患者所有原因的死亡率和因心力衰竭的再入院率。

（4）室性心律失常与猝死的预防 左心室扩大和左心室射血分数降低的患者常伴有室性心动过速，而所有类型快速性心律失常患者的猝死率很高，采用减缓疾病进展的有效治疗、β受体阻滞剂、醛固酮拮抗剂、胺碘酮可降低猝死和总死亡率，在致命型快速心律失常患者应用植入式心脏复律除颤器，可进一步降低猝死。

（5）其他 重组人脑利钠肽、植入血流动力学检测装置和体内心脏支持装置、体外反搏、心肌生长因子、干细胞移植等。

3.左室射血分数正常患者的治疗 舒张性心力衰竭是由于心室舒张不良致使左

室舒张末压升高,出现肺淤血(高血压、冠心病)。常用药物:①β受体阻滞剂,改善心肌顺应性,使心室的容量—压力曲线下移。②钙通道阻滞剂,降低心肌细胞内 Ca^{2+} 改善心肌主动舒张功能,主要用于肥厚型心肌病。③血管紧张素转化酶抑制剂,有效控制血压,改善心肌、小血管重构,有利舒张功能改善,最适用于高血压心脏病及冠心病。④尽量维持窦性心律,保证心室舒张期的容量。⑤肺淤血较重者,可适量应用静脉扩张剂(硝酸盐类)或利尿剂降低前负荷,但不宜过度,如过度前负荷下降,可使心排血量减少。⑥在无收缩功能障碍情况下,禁用正性肌力药物。

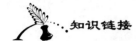 知识链接

心力衰竭经适当病因治疗和常规抗心衰处理(休息、限盐、利尿药、洋地黄、ACEI 等)常能迅速改善症状,若心衰症状和体征在常规心衰治疗下仍长期持续无变化或呈进行性加重时,称为难治性心衰。难治性心衰的治疗必须基于对心衰难治原因的充分认识,对可纠正的心衰病因和诱因进行积极处理,如争取合理的冠状动脉重建、室壁瘤切除、心瓣膜成形或置换等根本纠因性治疗。应预防感染、贫血、风湿活动及栓塞等,如已经发生者应进行彻底治疗或纠正。确属终末期心衰则应力图通过调整抗心衰用药、多管齐下,延长患者寿命以待心脏移植。

(六) 护理

1. 护理评估

(1) 病史

1) 心力衰竭的病因与诱因　患者有无器质性心脏病,如风湿性心脏瓣膜病、冠心病、高血压等,有无呼吸道感染、心律失常、过度劳累及妊娠和分娩。

2) 患病经过　有无劳力性呼吸困难,有无夜间阵发性呼吸困难,有无咳嗽、咳痰和咯血,有无疲乏、头晕、尿少等低心排血量的表现等左心衰竭的症状和体征;有无恶心、呕吐、食欲不振等胃肠道淤血表现;有无下垂部位水肿等右心衰竭的症状和体征。

3) 既往病史及相关检查和目前的用药情况　做过哪些检查,用过药物的名称、剂量及效果,有无不良反应,病情有无逐渐加重的趋势。

4) 心理状况及社会支持程度　心力衰竭是心血管疾病的最终归宿,长期疾病的折磨,严重影响患者生活质量,使患者陷入焦虑、恐惧、绝望状态,而家人往往长期照顾患者而感到身心疲惫,甚至忽视患者的感受。

(2) 身体评估

1) 一般状态　①生命体征的评估:如呼吸的频率、节律、深浅度;脉搏快慢,有无交替脉,血压有无下降;②意识与精神状态;③体位,是否采取高枕卧位、半卧位或端坐位。

2) 心肺情况　心脏是否增大,心尖搏动的位置和范围,心率是否增快,心尖部是否有舒张期奔马律,有无病理性杂音等,两侧肺底有无湿啰音或哮鸣音。

3) 其他检查　皮肤黏膜有无发绀,有无水肿,水肿的部位、程度,有无胸腹水;有

无颈静脉怒张、肝-颈静脉回流征阳性;肝脏有无肿大。

（3）实验室及其他检查　重点了解胸部 X 射线、超声心动图等,以判断有无心力衰竭及程度,同时还要了解电解质、血气分析等,以了解有无电解质紊乱及酸碱平衡失调。

2. 常见护理问题

（1）气体交换受损　与左心衰竭致肺循环淤血有关。

（2）活动无耐力　与心排出量下降有关。

（3）体液过多　与右心衰竭致体循环淤血及钠、水潴留有关。

（4）睡眠型态紊乱　与心力衰竭致呼吸困难有关。

（5）焦虑　与病程漫长、病情反复及担心预后有关。

（6）潜在并发症:洋地黄中毒。

3. 护理措施

（1）病情观察　病情观察注意观察患者心力衰竭的症状、体征的变化,包括生命体征是否正常,有无发绀和颈静脉充盈、怒张等,以及心脏体征、肝脏大小、肺部啰音及水肿的部位、性质、范围、程度等。另外还要了解患者及家属对疾病的认识及态度变化情况。控制输液量和输液速度,滴速以 15～30 滴/min 为宜,防止输液速度过快。

（2）生活护理

1）休息　休息是减轻心脏负荷的重要方法,休息的方式与时间根据心功能的情况而定。Ⅱ级心功能者,适当限制体力活动,增加午休时间,保证充分休息,可不影响轻的工作和日常家务劳动;Ⅲ级心功能者,应严格限制体力劳动及活动,每天有充分的时间卧床休息,生活方面,自己或在他人协助下自理;Ⅳ级心功能者,绝对卧床休息,生活由他人照顾,待病情缓解后应尽早做肢体被动或主动运动。鼓励患者早下床活动,因长期卧床易导致褥疮、肺部感染、肌肉萎缩、静脉血栓形成、便秘、体位性低血压等。

2）饮食　患者应少食多餐,不宜过饱。进食清淡易消化食物,避免产气食物及浓茶、咖啡或辛辣等刺激食物,以免加重消化道负担。限制钠盐摄入,每日量应低于 5 g。除钠盐外,其他含钠多的食品,如发酵面食、腌腊制品、海产品、罐头、味精、酱油、啤酒、碳酸饮料等也应限制。

3）吸氧　遵医嘱给予低流量、低浓度吸氧,保持鼻导管通畅,防止脱落,并观察呼吸困难的改善情况。

4）排便护理　指导患者养成按时排便的习惯,预防便秘,排便时避免过度用力,以免加重心脏负荷,必要时给适量缓泻剂。

（3）用药护理

1）利尿剂　应注意记录出入量,定期测量体重,监测电解质变化情况,如低钾、低钠等;并注意不良反应的观察和预防。噻嗪类利尿剂主要不良反应为电解质紊乱(低钾、低氯)、高尿酸血症及高血糖;袢利尿剂主要不良反应为低血钾,大量强效利尿剂还可致血容量不足;潴钾利尿剂主要不良反应是高血钾。除非紧急情况,利尿剂不应在夜间使用,以免影响休息。

2）洋地黄制剂　应嘱患者按时、按量服用,如偶尔一次漏服,不应补服,以免导致中毒。应注意:心室率<60 次/min 时不能给药;不宜与普罗帕酮、维拉帕米等合用,以免增加毒性;严密观察用药反应;注意询问患者有无洋地黄制剂中毒的表现,注意监测

【讨论】
　　如何根据心衰患者的心功能安排休息与活动?

【想一想】
　　心衰患者为何要避免用力排便?

患者服药期间的心电图变化,一经发现中毒表现,应立即停药并通知医生。

3)血管扩张剂　应同时注意观察心率、血压,并注意掌握药物浓度及速度。

4)输液速度与量　输液过多、过快是诱发和加重心力衰竭的因素之一,应控制输液速度和输液量。

(4)心理护理　烦躁、焦虑可使心脏的负荷增大,心肌氧耗量增加,因而减轻患者精神负担与限制体力活动同等重要。

(七)健康指导

1.指导患者积极治疗原发病,注意避免心力衰竭的诱发因素。

2.饮食宜清淡、易消化、富营养,每餐不宜过饱,多食蔬菜、水果,防止便秘。戒烟酒。

3.合理安排活动与休息,根据心功能状态进行体力活动。

4.强调严格遵医嘱服药,教会患者在服地高辛前测脉搏,若低于60次/min,暂停服药,若漏服药物禁止补服,以免引起洋地黄中毒。

5.教育家属给予患者积极的支持,帮助患者树立战胜疾病的信心。

6.嘱患者定期门诊随访,防止病情发展。

(八)预后

慢性心力衰竭是许多心血管病发展到一定阶段的共同表现,经适当治疗常能迅速改善症状,部分难治性心力衰竭常存在使心衰恶化的潜在原因,去除或改变这些因素如风湿、甲状腺功能亢进等,心力衰竭治疗尚能收到良好效果。不可逆心力衰竭患者病因大多无法纠正,心脏移植是其唯一的措施,但目前尚无法普遍开展。

二、急性心力衰竭

急性心力衰竭是指由于急性心脏病变引起心排血量显著、急骤降低导致组织器官灌注不足和急性淤血综合征。

急性右心衰竭,即急性肺心病,较少见,主要为大块肺梗死。急性左心衰竭临床上较常见。

(一)病因与发病机制

1.病因　①与冠心病有关的:急性广泛前壁心梗、乳头肌梗死断裂、室间隔破裂穿孔。②感染性心内膜引起的瓣膜穿孔,腱索断裂所致的瓣膜性急性反流。③其他:高血压性心脏病血压急剧升高;原有心脏病基础上的快速心律失常(心率>180次/min)或严重缓慢性心律失常(心率<35次/min);输液过多过快。

2.发病机制　由于急性发病,心脏收缩力突然严重减弱,心排血量急剧减少或左室瓣膜性急性反流,左室舒张末压迅速升高,肺静脉回流不畅。由于肺静脉压增高,肺毛细血管压随之升高使血管内液体渗入到肺间质和肺泡内形成急性肺水肿。

(二)临床表现

急性左心衰竭的病理生理基础为急性肺水肿,发展极为迅速,且十分危险。主要表现为突发严重的呼吸困难伴有窒息感,呼吸频率可达30~40次/min,并出现三凹征;患者常取端坐位,频繁咳嗽,咳大量粉红色泡沫痰;患者极度烦躁不安、面色苍白、大汗淋漓、皮肤湿冷;心率增快>100 次/min,心尖区可闻及舒张期奔马律,双肺满布湿啰音及哮鸣音;严重者出现心源性休克,甚至死亡。

(三)诊断要点

诊断根据患者典型的症状、体征,如突发极度呼吸困难、烦躁、咳粉红色泡沫痰、两肺满布湿啰音等,诊断并不难。

(四)治疗要点

治疗急性左心衰竭属急重危症,需积极而迅速抢救。其原则为:减轻心脏负担,增强心肌收缩力;保持呼吸道通畅;去除病因,消除诱因。抢救措施如下。

1.体位 患者取坐位,双腿下垂以减少静脉回流。

2.给氧 立即鼻导管高流量(6~8 L/min)吸氧,病情严重者面罩呼吸机加压给氧。吸氧同时使用抗泡沫剂,如20%~30%酒精放入氧气的滤瓶内湿化氧气。

3.建立静脉通路 遵医嘱准确及时用药。

(1)镇静 吗啡、哌替啶作用:镇静,也具有小血管舒张的功能减轻心脏负荷。使用时密切观察疗效,注意不良反应,呼吸抑制。

(2)快速利尿 呋塞米:20~40 mg 加20% 葡萄糖注射液 20 mL 快速静脉注射(2 min 内推完),10 min 内起效,可持续 3~4 h,4 h 后可重复一次。作用:利尿还有扩张静脉作用,有利于肺水肿缓解。

(3)血管扩张剂

1)硝普钠 可同时扩张小动脉和小静脉降低心脏前后负荷。用法:静脉滴注,一般剂量为 12.5~25 μg/min 滴入,2~5 min 起效,逐渐加量,根据血压调整用量,维持收缩压100 mmHg左右;对有高血压者血压下降幅度以不超过 80 mmHg 为度;维持量 50~100 μg/min。注意:硝普钠含氰化物,用药时间不宜连续超过 24 h。

2)硝酸甘油 扩张小静脉,减少回心血量,降低左心室舒张末压及肺血管压。用法:先以 10 μg/min 开始,然后 10 min 调整一次,每次增加 5~10 μg 以血压达到上述水平为度。

3)甲磺酸酚妥拉明(利其丁) α 受体阻断剂,扩张小动脉为主。用法:以 0.1 mg/min开始,每 5~10 min 调整一次,最大可增至 1.5~2.0 mg/min。监测血压同前,如血压下降,合用多巴酚丁胺。

(4)洋地黄类药物(快速制剂) 毛花苷丙静脉注射:首剂 0.4~0.8 mg+10% 葡萄糖注射液 20 mL 缓慢静脉注射(15 min 内),2 h 后可酌情再给 0.2~0.4 mg。最适用于合并快速房颤并已有心室扩大伴左心室收缩功能不全者。对于急性心肌梗死患者 24 h 内不宜用洋地黄类。二尖瓣狭窄所致肺水肿洋地黄类也无效。如伴有快速房颤则可应用洋地黄减慢心室率,缓解肺水肿。禁用于重度二尖瓣狭窄伴窦性心律者。

(5)氨茶碱 该药具有解除支气管痉挛,并有一定的正性肌力及扩血管、利尿作用。

4.其他 应用四肢轮流三肢结扎法减少静脉回心血量。

(五)护理

1.常见护理问题

(1)气体交换受损 与急性肺水肿有关。

【思考】
急性左心衰吸氧时为何要酒精湿化?

（2）恐惧　与突然病情加重、产生窒息感和担心预后有关。

（3）清理呼吸道无效　与呼吸道出现大量泡沫痰有关。

（4）潜在并发症：心源性休克、猝死。

2.护理措施　应尽可能立即同时进行或完成。

（1）体位　立即协助患者取端坐位（双下肢下垂、双手置于床边缘、上身前倾、低头耸肩）以减少回心血量，减轻肺水肿，增加通气量，改善通气功能。

（2）氧气吸入　给予高流量氧气吸入（6～8 L/min）并用20%～30%的乙醇湿化去泡，使肺泡内泡沫的表面张力降低而破裂，改善肺泡通气。吸氧时间不宜过长，间歇应用。如 $PaO_2 \leq 8$ kPa（60 mmHg）时应予机械通气辅助呼吸，采用呼气末正压通气（PEEP）。

（3）镇静、止痛　吗啡能镇静止痛，降低心脏前负荷，应按医嘱尽早给予吗啡，减轻患者的痛苦和恐惧心理。

（4）严密观察病情　注意患者的生命体征，意识，咳嗽、咳痰的多少，咯血的性质、程度，情绪的变化。

（5）遵医嘱正确使用药物　迅速建立静脉通道，遵医嘱正确使用药物，观察药物的浓度、滴速，并严密注意药物的不良反应。如应用吗啡时有无呼吸抑制、心动过缓；硝普钠要现用现配，避光静脉滴注，防止低血压；洋地黄制剂静脉使用时要注意稀释，静脉注射速度缓慢、均匀，并注意心率变化。

（6）心理护理　医护人员必须沉着冷静，操作熟练，忙而不乱，使患者产生信任和安全感，缓解紧张情绪，并避免在患者面前讨论、争论病情，以免引起患者紧张或误会。

（六）健康指导

1.向病人及家属介绍急性心力衰竭的病因及诱因，积极治疗原发病。

2.告知有心脏病史的患者及老年病人在静脉输液前主动向医务人员说明病情，以控制输液量及速度。

3.保持情绪稳定。

4.按医嘱服药，勿漏服或停服，不适随诊。

5.定期复查。

第四节　心律失常

心律失常是指心脏冲动的频率、节律、起源部位、传导速度与激动顺序的异常。

一、心律失常的分类

心律失常按其发作时心率的快慢分为快速性（心动过速、心房或心室扑动和颤动）和缓慢性（窦性缓慢型心律失常、房室传导阻滞）心律失常两大类；按其发生原理又可分为冲动形成异常和冲动传导异常两大类。

1. 冲动形成异常

（1）窦性心律失常　①窦性心动过速；②窦性心动过缓；③窦性心律不齐；④窦性停搏。

（2）异位心律

1）被动性异位心律　①逸搏（房性、交界性、室性）；②逸搏心律（房性、交界性、室性）。

2）主动性异位心律　①过早搏动（房性、交界性、室性）；②阵发性心动过速（房性、交界性、室性）；③心房扑动、心房颤动；④心室扑动、心室颤动。

2. 冲动传导异常

（1）生理性　如干扰及房室分离。

（2）病理性　①窦房传导阻滞；②房内传导阻滞；③房室传导阻滞；④室内传导阻滞（左、右束支及左束支分支传导阻滞）。

（3）房室间传导途径异常　如预激综合征。

二、心律失常的诊断

1. 病史　心律失常的存在及其类型；诱因：烟、酒、咖啡、运动及精神刺激等；心律失常发作的频率与起止方式；心律失常对患者造成的影响；心律失常对药物和非药物方法如体位、呼吸、活动等的反应。

2. 体格检查　详细了解患者的基础心血管疾病对心律失常的诊断无疑有很大的帮助，特别对病因诊断意义更大。要了解心律失常发生的原因、持续时间、缓解因素、自觉症状的严重程度。仔细的体格检查，甚至可确诊部分心律失常，如心房颤动等。

3. 特殊检查　心电图（ECG）是诊断心律失常最重要的一项无创性检查技术，几乎所有的临床心律失常都能通过 ECG 检查得到正确的诊断。其他检查：动态心电图，运动试验等。心电图运动试验，食管内心电图等。临床心电生理检查，如食管调搏检查、心腔内心电生理检查等对明确心律失常的发病机制、治疗预后均有很大作用。但均不做常规使用。

三、常见心律失常

（一）窦性心律失常

正常心脏的起搏点位于窦房结，由窦房结冲动引起的心律，称为窦性心律，其正常心率为 60～100 次/min。心电图显示窦性心律 PaVR 倒置；P_I、P_{II}、P_{aVF} 直立；P-R 间期 0.12～0.20 s，见图 3-1。

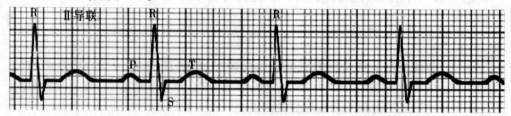

图 3-1　正常窦性心律

1.窦性心动过速 当窦性心率>100 次/min 时,称为窦性心动过速。常见病因有:健康人吸烟、饮酒、喝浓茶、剧烈运动、情绪激动;心血管系统器质性疾病,如心力衰竭、心肌炎;某些心血管系统外的病理状态,如发热、甲状腺功能亢进、严重贫血、休克及组织缺血、缺氧;某些药物,如阿托品、肾上腺素等应用后。主要表现为不适、心悸等。心电图特点为:①窦性心律;②P 波频率>100 次/min,见图 3-2。

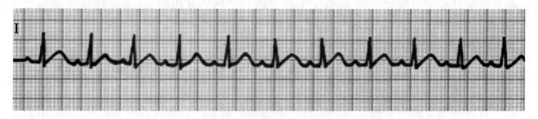

图 3-2　窦性心动过速

窦性心动过速一般无须特殊治疗,症状明显者可给予普萘洛尔 10 mg 口服。

2.窦性心动过缓 当窦性心率<60 次/min 时,称为窦性心动过缓。常见原因为:健康的青年人、运动员、睡眠状态;颅内高压、甲状腺功能低下、阻塞性黄疸;器质性心脏病,如冠心病、心肌炎、心肌病;某些药物用后,如 β 受体阻滞剂、胺碘酮、钙通道阻滞剂等。患者可无症状或有胸闷,甚至晕厥等。心电图特点:①窦性心律;②P 波频率<60 次/min。一般无须治疗。若心率过慢,有明显症状者可使用阿托品、异丙肾上腺素等药物治疗,不能缓解者考虑用心脏起搏治疗,见图 3-3。

心与心电图

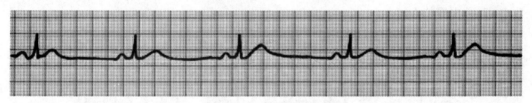

图 3-3　窦性心动过缓

3.窦性停搏 窦性停搏或称为窦性静止,是指窦房结不能产生电冲动,心脏的电活动和机械活动由低位起搏点发放的冲动来控制,一般属病理性。常见原因:器质性心脏病,如急性心肌梗死、窦房结变性与纤维化;某些药物,如洋地黄制剂、奎尼丁中毒,钾盐输入过多、β 受体阻滞剂过量等。患者常表现头晕、晕厥,甚至抽搐,乃至死亡。心电图特点:①心电图上较长时间内无 P 波发生;②之后常可见异位节律点产生的逸搏,见图 3-4。处理可参照窦性心动过缓。

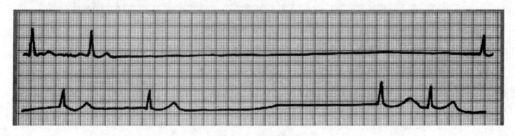

图 3-4　窦性停搏

4.病态窦房结综合征　简称病窦综合征,是指窦房结或其周围组织器质性病变导致窦房结起搏和传导功能障碍,产生多种心律失常的综合表现。病窦综合征的常见病因为:心脏器质性损害,如冠心病、心肌病、心肌炎、风湿性心瓣膜病;其他如感染(伤寒)、甲状腺功能低下等。常见症状为:发作性眩晕、视蒙、头痛、乏力、心悸、心绞痛等心脑供血障碍的表现。严重者出现阿-斯综合征,甚至猝死。心电图特点:①持续而显著的窦性心动过缓<50 次/min;②窦性停搏与窦房传导阻滞;③窦房传导阻滞与房室传导阻滞并存;④心动过缓-心动过速综合征或称慢-快综合征。后者通常指心房扑动、心房颤动或房性心动过速等。

治疗:无症状者应密切观察,有症状应选择永久人工心脏起搏器治疗。

(二)期前收缩

期前收缩又称过早搏动,简称早搏,是由于心脏异位起搏点提早发出的冲动,引起心脏激动,是临床上最常见的心律失常。按异位节律点的部位不同,可分为房性、交界性、室性三类,其中尤以室性者最多见。

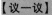
1.病因　可见于健康人精神或体力过分疲劳、情绪紧张、吸烟、饮酒、喝茶、不适的环境;各种心脏病,如冠心病、风湿性心瓣膜病、心肌病。此外,药物、电解质紊乱亦可导致早搏。

2.临床表现　偶发的期前收缩一般不引起症状,患者产生漏跳感。当频发期前收缩时患者出现心悸、乏力、胸闷、憋气、心绞痛,甚至晕厥。听诊时呈,第一心音增强,第二心音相对减弱或消失,心律不齐,若每隔一个窦性心搏后出现一个早搏称为二联律,若每隔2个窦性心搏后出现一个早搏称为三联律。

3.心电图特点

(1)房性期前收缩　①提前出现的P′波,形态与窦性P波略有不同,P′-R 间期≥0.12 s;②P′波后继以形态正常的 QRS 波群;③代偿间歇不完全,见图3-5。

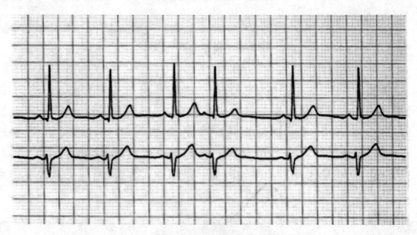

图3-5　房性期前收缩

(2)交界性期前收缩　①提前出现的 QRS-T 波群,形态与窦性者基本相同;②出现逆行 P 波,它可位于 QRS 波群前或 QRS 波群或者与 QRS 波群重叠;③代偿间歇多完全。

（3）室性期前收缩 ①提前出现的 QRS-T 波,其前无 P 波;②QRS 波形态宽大畸形,时限通常在 0.12 s 或以上;③T 波与 QRS 波群主波方向相反;④代偿间歇多完全,见图 3-6。

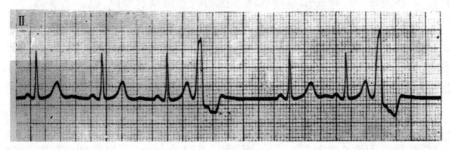

图 3-6 室性期前收缩

4.治疗要点

（1）积极治疗原发病,解除诱因改善心肌缺血,控制心肌炎症,纠正电解质紊乱,防止身心过度疲劳。

（2）无明显症状不须用抗心律失常药,如有明显症状,不同类型的期前收缩可选用不同药物。

1）房性和交界性期前收缩 在于矫正引起期前收缩的异常情况,解除疑虑、治疗精神紧张,停用可能引起期前收缩的药物。如经以上处理期前收缩继续存在且患者有症状时,期前收缩才需要治疗。选用镇静剂、维拉帕米、β 受体阻滞剂等,也可选用异搏定、乙胺、碘呋酮、地高辛、双异丙吡胺、钾盐等。

2）治疗的主要目的 是预防室性心动过速,心室颤动和猝死。可选用钾盐、美西律及利多卡因,每次 50～100 mg,静脉注射,必要时可重复,然后以 1～4 mg/min 的速度静脉滴注维持疗效。

恶性心律失常可能导致室速和室颤,有下列类型:①频发性室早;②多源性室早;③成对的或连续的室早;④R-on-T 等,可选用苯妥英钠,也可选用乙胺碘呋酮、双异丙吡胺、心律平。由心力衰竭引起者,若未用过洋地黄者,给予洋地黄常有效。

（三）阵发性心动过速

阵发性心动过速是一种阵发性快速而规律的异位心律,由 3 个或 3 个以上连续的早搏形成。由于异位起搏点的部位不同,将其分为房性、房室交界性和室性阵发性心动过速。房性与交界区性心动过速有时难以区别,把房性、交界性阵发性心动过速统称为室上性阵发性心动过速,简称室上速。室性心动过速,简称室速。

1.病因

（1）阵发性室上性心动过速 常见于无器质性心脏病的年轻人,亦可见于各种器质性心脏病,甲亢和洋地黄中毒。

（2）阵发性室性心动过速 多见于器质性心脏病患者,最常见的病因是冠心病,其他病因有高血压心脏病、风湿性心脏病、心肌炎、心肌病等,此外,洋地黄、奎尼丁或锑剂中毒;血钾过低和过高;心导管检查及心脏手术过程中亦可出现。

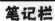

2. 临床表现

(1)阵发性室上性心动过速,突然发作,突然终止,可能持续数秒,数小时或数日,心率突然增快至每分钟 150～250 次。心悸可能是唯一的症状,如有心脏病基础,可能表现无力、头晕、心绞痛、呼吸困难或昏厥。体检时心律绝对规则,第一心音强度一致,颈静脉搏动强度也一致。

(2)阵发性室性心动过速,可因发作时心室率、持续时间、原有心脏病不同而异。非持续性室速(发作时间<30 s)常无症状,而持续性室速(发作时间>30 s)常伴有明显的血液动力学改变,使心、脑、肾血流量骤然下降而出现心绞痛、气促、低血压、少尿、意识障碍甚至猝死。心脏听诊心室率为 100～250 次/min,第一心音强度可不一致。

3. 心电图特点

(1)阵发性室上性心动过速　①心率 150～250 次/min,节律规则;②QRS 波形态及时限正常;③P 波不易分辨(因 P 波小,P 波与 T 波重叠,P 波埋藏于 QRS 波中);④起止突然,常由一个期前收缩触发,见图 3-7。

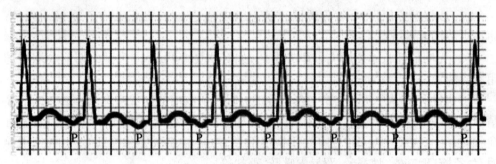

图 3-7　阵发性室上性心动过速

(2)阵发性室性心动过速　①3 个或 3 个以上连续出现的室性期前收缩;②QRS 波群形态异常,时限>0.12 s,继发 ST-T 改变,T 波方向与 QRS 主波方向相反;③心室率在 100～250 次/min,心律可不规则;④如能发现 P 波,P 波与 QRS 波群无关,呈房室分离现象;⑤常可见心室夺获与室性融合波。房室分离、心室夺获与室性融合波是确诊室速的重要依据,见图 3-8。

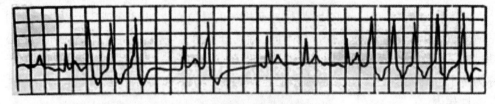

图 3-8　阵发性室性心动过速

4. 治疗要点

(1)阵发性室上性心动过速　刺激迷走神经:①刺激咽部诱使恶心、呕吐;②深吸气后屏气,再用力做呼气动作(Valsalva 动作);③颈动脉窦按摩;④将面部浸于冰水内。

药物应用:①首选维拉帕米 5 ~ 10 mg 稀释后静脉注射。②普罗帕酮、胺碘酮、ATP 等药物亦可选用。③洋地黄制剂:如毛花苷丙 0.2 ~ 0.4 mg 稀释后静脉注射,除伴心力衰竭者可做首选外,一般已较少使用。

其他对于长期频繁发作,且症状较重、用药效果不佳者,行导管射频消融术以求根治。

(2)阵发性室性心动过速　首选利多卡因 50 ~ 100 mg 静脉注射,有效后 1 ~ 4 mg/min 维持静脉滴注,并开始口服美西律维持。如无效可改用胺碘酮、心律平静脉注射,也可用普鲁卡因酰胺 200 mg 稀释后静脉注射,或苯妥英钠 250 mg 稀释后缓慢静脉注射。无效可用同步直流电复律。

预防复发:发作中止后,可选用能够控制发作的药物口服,防止复发。必要时行射频消融术或安装抗心动过速起搏器。

(四)扑动与颤动

当自发性异位搏动的频率超过阵发性心动过速的范围时,即形成扑动或颤动。根据异位搏动起源的部位不同,可分为心房扑动与颤动、心室扑动与颤动。心房颤动是仅次于期前收缩的常见心律失常,远较心房扑动多见,而心室扑动和颤动是极严重的心律失常。

1. 心房颤动与扑动　心房颤动是由于心房内多处异位起搏点发出极快而不规则的冲动,心房内各部分肌纤维极不协调地乱颤,心房丧失了有效的机械性收缩。心房颤动是仅次于期前收缩的常见的心律失常,可分为阵发性、持续性和永久性 3 种,阵发性可自行终止,持续性通过治疗可终止,永久性通过治疗不能终止。

(1)病因　心房扑动与心房颤动的病因大致相同,绝大部分发生于有器质性心脏病患者。最常见者为风湿性心脏瓣膜病特别是二尖瓣狭窄,其次为冠心病、高血压性心脏病、甲状腺功能亢进、缩窄性心包炎、心肌病、肺心病、洋地黄中毒等。少数可发生于无器质性病变而病因不明者称特发性心房纤颤。

(2)临床表现　心房颤动与扑动临床症状取决于心室率的快慢。有严重心脏病心室率极快者,可致晕厥,急性肺水肿,心绞痛或心源性休克。轻者发作时可仅有心悸、气促、心前区不适。听诊时心律绝对不规则,心音强弱不一致,脉搏短绌。持久房颤,左心房内易有附壁血栓形成,若脱落可引起体循环动脉栓塞。

(3)心电图特点

1)心房扑动　①P 波消失,代之以 250 ~ 350 次/min、振幅、形状、间隔匀齐的心房扑动波(F 波);②QRS 波与 F 波呈某种固定比例,最常见者为 2∶1 或 4∶1;③QRS 波形态一般正常,见图 3-9。

2)心房颤动　①P 波消失,代之以 350 ~ 600 次/min、振幅不等、形状不同、间隔不均的心房颤动波(f 波);②QRS 波间隔绝对不齐,心室率一般在 100 ~ 160 次/min;③QRS波群形态基本正常,见图 3-10。

(4)治疗要点

1)心房扑动　针对原发病治疗,同步直流电复律为最有效的方法。药物治疗时对单纯控制心房扑动的心室率首选洋地黄制剂外,其他如普罗帕酮、维拉帕米、胺碘酮、钙通道阻滞剂也有疗效。

2)心房颤动　除积极治疗原发病外,对自觉症状不明显者可不做特殊治疗;对发

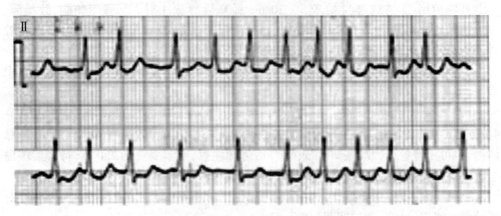

图 3-9　心房扑动

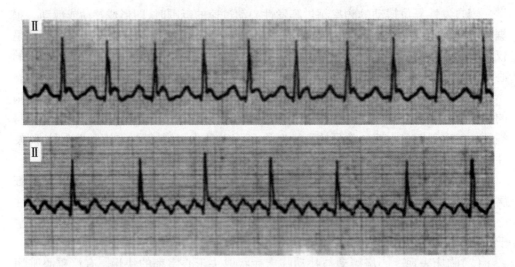

图 3-10　心房颤动

作时间长、频繁发作、症状明显者可给予洋地黄制剂、维拉帕米、胺碘酮、普罗帕酮等药物控制过快的心室率;如药物无效可用导管消融术,如失败可植入起搏器;如有复律指征可采用奎尼丁或胺碘酮行药物复律;但最有效的复律手段仍为同步直流电复律术。慢性心房颤动患者有较高的栓塞发生率,如无禁忌证应实施抗凝治疗。

2. 心室扑动与颤动　室颤是最严重的心律失常,是由于心室内各部分肌纤维发生快速不协调的乱颤,对血流动力学的影响等于心室停搏,使心室丧失排血功能。室颤常为心脏病及其他疾病患者临终前的心律,也是猝死常见的表现之一。后者经抢救可能挽回病人的生命,也称为原发性心室颤动。

(1)病因　为急性心肌梗死,严重的低钾血症,药物如洋地黄、奎尼丁等的毒性作用,心脏手术、低温麻醉、触电等。

(2)临床表现　一旦持续发生,患者迅速出现意识丧失、抽搐、呼吸停止、脉搏消失、心音消失、血压无法测到。心室扑动与颤动常为临终表现。

（3）心电图特点

1）心室扑动　无正常 QRS-T 波群,代之以匀齐、连续大振幅的正弦波形,其频率为150~300 次/min,见图 3-11。

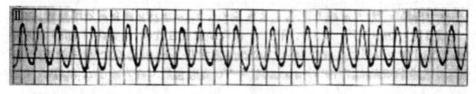

图 3-11　心室扑动

2）心室颤动　QRS-T 波群完全消失,出现频率、振幅、形态完全不规则的波形,图3-12。

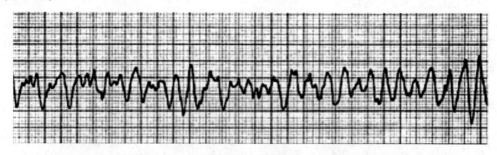

图 3-12　心室颤动

（4）治疗要点　应争分夺秒抢救,包括胸外心脏按压、人工呼吸及利多卡因 50~100 mg 静脉注射或阿托品、肾上腺素等使心脏尽快恢复收缩,并尽快使用非同步直流电复律。

（五）房室传导阻滞

房室传导阻滞是指冲动从心房传入心室过程中受到不同程度的阻滞,阻滞部位可以发生在心房、房室结、房室束、双侧束支等。根据房室传导阻滞的程度可分为 3 度。第一度、第二度称为不完全性房室传导阻滞,第三度则称为完全性房室传导阻滞。

1. 病因　多见于器质性心脏病,如冠心病、心肌炎、心肌病、心内膜炎、先天性心脏病、高血压病等。因洋地黄制剂中毒、电解质紊乱、心脏手术、甲状腺功能低下等临床上亦较常见。此外,迷走神经张力增高的正常人亦可发生不完全性的房室传导阻滞。

2. 临床表现　临床表现的轻重取决于房室传导阻滞的程度和时间。第一度房室传导阻滞常无明显症状。第二度房室传导阻滞又分为Ⅰ型（文氏型）、Ⅱ型（莫氏型）。Ⅰ型表现常较轻,患者可有心悸与心搏脱漏感。Ⅱ型相对较重,可出现心悸、胸闷、头晕、全身乏力等表现,易发展为第三度房室传导阻滞。第三度房室传导阻滞的临床表现取决于心室率的快慢,若心室率过慢<20 次/min,出现意识丧失、抽搐,称之为阿-斯综合征。

3. 心电图特点

1）第一度房室传导阻滞　①P-R 间期>0.20 s;②无 QRS 波群脱漏,见图 3-13。

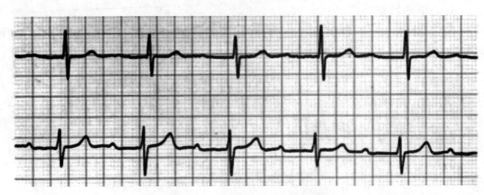

图 3-13　第一度房室传导阻滞

2）第二度房室传导阻滞

Ⅰ型：①P-R 间期逐渐延长直至一个 P 波不能下传心室致 QRS 波群脱落，脱落后 R-R 间期进行性缩短；②包含受阻 P 波的 R-R 间期小于正常 P-P 间期的 2 倍；③最常见的房室传导比例为 3∶2 或 5∶4，见图 3-14。

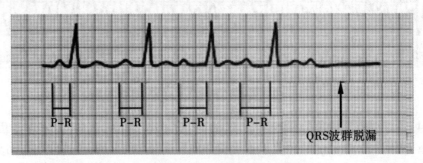

图 3-14　第二度Ⅰ型房室传导阻滞

Ⅱ型：①P-R 间期固定、正常或延长；②间歇性 QRS 波群脱漏，常见 2∶1 或 3∶1 传导，见图 3-15。

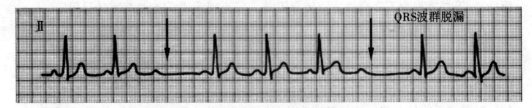

图 3-15　第二度Ⅱ型房室传导阻滞

3）第三度房室传导阻滞　指心房冲动不能传导至心室：①P-P 间期、R-R 间期相等，P 波与 QRS 波群无固定关系；②P 波频率大于 QRS 波群频率；③QRS 波群形态可正常或增宽。

4.治疗要点　应根据阻滞程度及病因进行处理。第一度和第二度Ⅰ型房室传导阻滞如心室率不过慢，无临床表现者，无须特别治疗。

第二度Ⅱ型或第三度房室传导阻滞,心室率缓慢,并伴有血流动力学改变及明显的临床症状,应及时提高心室率以改善组织、器官缺血情况,以防发生阿-斯综合征。常用药物有:阿托品 $0.5 \sim 2.0$ mg 静脉注射,适用于阻滞位于房室结的患者;异丙肾上腺素 $1 \sim 4$ μg/min,静脉滴注,除不宜用于急性心肌梗死患者外,适用于任何部位的传导阻滞。

对心室率低于 40 次/min,症状严重者,永久性人工心脏起搏器是治疗高度传导阻滞的最理想选择。

(六)预激综合征

预激综合征是指心房冲动提前激动心室的一部分或全部,或心室冲动提前激动心房的一部分或全部。临床上常有心动过速的发作。它的解剖学基础是异常传导组织形成旁路通道,其中以连接心房与心室的 Kent 束导致的预激综合征最常见,其他还有房室束(James 束)、结室纤维素(Mahaim 束)等。

1. 病因　常见于无器质性心脏疾病者,发生率平均为 0.15%,以男性居多。其他如二尖瓣脱垂、心肌病等亦可发生。

2. 临床表现　预激本身不引起症状。具有预激心电图表现者,心动过速的发生率约1.8%,其中80% 心动过速为房室折返性心动过速,15% ~ 30% 为心房颤动,5% 为心房扑动。当发生快速性心律失常者可出现心悸、胸闷、心绞痛等,严重者可恶化为心室颤动,导致休克甚至死亡。

3. 心电图特点　典型者为:①P-R 间期<0.12 s;②QRS 波群增宽>0.12 s;③QRS 波群起始部粗钝,称之为预激波或 δ 波;④ST-T 段继发性改变,与 QRS 波主波方向相反。

4. 治疗要点　预激综合征不伴快速型心律失常者常或偶有轻微发作者,可不必治疗;如伴发快速型心律失常者,可先行药物治疗,一般选用普罗帕酮或胺碘酮,禁用洋地黄制剂和维拉帕米,特别是洋地黄制剂,因它可诱发心室颤动;如药物无效采用导管消融术可获根治。

四、常用抗心律失常药物

(一)分类与作用

抗心律失常药物主要通过改变以肌细胞的某些电生理特性而发挥作用,根据药物的电生理效应可将抗心律失常药物分为以下四大类。

Ⅰ类:膜稳定剂,主要作用于心肌细胞膜,抑制心肌兴奋性,延长有效不应期,减慢传导速度。包括奎尼丁、普鲁卡因胺、美西律、苯妥英、利多卡因、普罗帕酮等。

Ⅱ类:β受体阻滞剂,可降低心肌自律性,延长有效不应期,减慢传导。常用药物有普萘洛尔、美托洛尔等。

Ⅲ类:延长动作电位时间,抑制房室传导,减慢窦房结自律性,包括胺碘酮、索他洛尔、溴苄铵等药物。

Ⅳ类:钙通道阻滞剂,可降低心脏自律性,减慢房室交界区的传导速度,常用药物有维拉帕米、地尔硫草等。

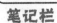

(二)常用药物的选择与使用方法

1.期前收缩

(1)房性期前收缩首选维拉帕米、普萘洛尔,其次选用普罗帕酮、胺碘酮等药物。

(2)室性期前收缩首选利多卡因(尤其对急性心肌梗死患者出现的室性期前收缩)、美西律,其次选用普罗帕酮、普萘洛尔、胺碘酮等。

2.阵发性心动过速(终止发作)

(1)室上性心动过速 首选维拉帕米、洋地黄制剂,其次选用普萘洛尔、普罗帕酮、胺碘酮、普鲁卡因胺等,药物均以静脉注射为宜。

(2)室性心动过速 首选利多卡因、普鲁卡因胺,其次选用普罗帕酮、胺碘酮、普萘洛尔、苯妥英钠等,药物均以静脉注射为宜。

3.心房颤动 控制心室率首选洋地黄类药物,其次可用维拉帕米、普萘洛尔等。转复心律时首选奎尼丁,其次选用胺碘酮。转复心律后的维持治疗首选奎尼丁。

4.心室颤动 首选非同步直流电除颤,同时可使用利多卡因等药物。

5.房室传导阻滞

(1)二度Ⅰ型房室传导阻滞首选阿托品。

(2)二度Ⅱ型及三度房室传导阻滞首选阿托品、异丙肾上腺素,并及早给予起搏治疗。

五、护理

(一)常见护理问题

1.活动无耐力 与严重心律失常导致心排出量减少有关。

2.恐惧 与心律失常引起的心悸、心跳停顿感有关。

3.有受伤的危险 与心律失常引起的头晕或晕厥有关。

4.潜在并发症:心绞痛、阿-斯综合征、心搏骤停。

(二)护理措施

1.病情观察 心律失常多发生突然,变化迅速、多样,严重者可诱发休克、心绞痛、心肌梗死,甚至导致患者猝死。故应密切观察病情变化,定期监测生命体征,尤其是仔细检查心率和节律,对于心房颤动患者,应同时测量心率和脉搏,掌握心电图机的使用方法,及时描记心电图并标明日期和时间。熟悉监护仪的性能,对严重心律失常患者进行心电监护。

(1)心律 当患者出现频发、多源性室性期前收缩、R-on-T现象、阵发性室性心动过速、二度Ⅱ型及三度房室传导阻滞、心室颤动等严重心律失常时,应及时报告医生处理。

(2)心率 当听心率、测脉搏1 min以上发现心音、脉搏消失,心率低于每分钟40次或心率大于每分钟160次的情况时应及时报告医生并做出及时处理。

(3)血压 严重心律失常可致心源性休克,如患者收缩压低于80 mmHg,脉压小于20 mmHg,面色苍白,脉搏细速,神志不清,四肢厥冷,尿量减少,应立即进行抗休克处理。

(4)心搏骤停 一旦发现突然意识丧失、抽搐或昏迷,大动脉搏动消失,心音消失,血压测不到,呼吸停止或发绀,瞳孔放大,应立即进行抢救,如心脏按压、人工呼吸、施行非同步直流电复律等。

抗心律失常药物可使一些患者用药前的心律失常加重或导致新的心律失常,即抗心律失常药物的致心律失常作用。因此,使用抗心律失常药物应严格掌握其适应证,并密切观察心律变化、监测血电解质。如在用药后无其他原因出现了新的心律失常或原有心律失常加重,一般认为系抗心律失常药物的致心律失常作用所致。

2.生活护理

(1)休息 对于偶发、无器质性心脏病的,不需卧床休息,注意劳逸结合。对有血流动力学改变的轻度患者应避免劳累,保持环境安静,限制探视,减少不良刺激,保证患者充足的休息时间和睡眠,严重心律失常患者应绝对卧床休息。

(2)饮食 给予高维生素、高蛋白、低脂、低钠饮食,但不宜过饱,应戒绝烟酒。不饮浓茶、咖啡等兴奋性饮料,保持大小便通畅。

3.用药护理 遵医嘱使用抗心律失常药物。口服药物要定时定量,静脉给药要注意浓度及速度。密切观察用药后患者的心率和节律、脉搏、血压及药物不良反应。

常用抗心律失常药物的不良反应如下。

(1)奎尼丁 奎尼丁最常见的不良反应为胃肠道反应及中枢神经系统反应。前者包括恶心、呕吐、腹泻、腹痛、食欲减退等,后者包括耳鸣、失听等。也可有药热、皮疹等过敏反应。此外,奎尼丁有严重的心脏毒性反应,主要表现为 Q-T 间期延长,因此每次用药前后均应测血压,听心率和节律。如有血压下降、心率变慢或心律不规则时,应暂停给药。如 QRS 波群增宽50%,Q-T 间期延长或室性心动过速,甚至心室颤动而发生奎尼丁晕厥,应做紧急处理。

(2)普鲁卡因胺 不良反应与奎尼丁相似,但较轻,长期应用可有红斑狼疮样改变。

(3)利多卡因 为较安全有效的药物,其不良反应与血浆浓度过高有关,常见的有中枢神经系统不良反应和心血管系统不良反应,前者如眩晕、意识模糊、抽搐惊厥和呼吸抑制,后者如窦性心动过缓、房室传导阻滞、低血压等。

(4)苯妥英 可致白细胞减少,用药期间应注意白细胞变化,此外苯妥英针剂具有强碱性,宜用注射用水或生理盐水稀释,静脉注射时勿将药物注射到皮下,以免发生组织坏死。

(5)美西律 副作用有恶心、呕吐、头晕、手颤、视力模糊等。

(6)胺碘酮 对窦房结及房室结均有抑制作用,可致心动过缓,大剂量可致房室传导阻滞。其他副作用还有恶心、呕吐等。因其含碘,长期应用者应观察甲状腺功能。

(7)维拉帕米 可致血压下降、心动过缓、恶心、呕吐、皮疹等。

(8)普萘洛尔 可引起心动过缓、低血压,不宜与维拉帕米、胺碘酮合用,并可诱发支气管哮喘。

4.对症护理 如患者有头晕、乏力、心悸、气短,除让患者注意休息外,同时应对患者的生活提供必要的帮助和照顾。患者外出或上厕所时应有人陪伴扶持,严重者应限制活动,在床上大小便,以防止患者摔倒受伤,对晕厥患者,应立即扶患者平卧,头部放低,松解衣领、裤带,保持呼吸通畅,同时防止受凉,注意空气流通、新鲜。此可改善脑供血,促进患者苏醒。对严重心律失常患者,应卧床休息,减少心肌耗氧量和交感神经兴奋性;吸氧,以改善心排出量减少造成的机体缺氧尤其是保护大脑功能;立即建立静脉通道,为用药、抢救做好准备;准备好抗心律失常药物、其他抢救药品及除颤器、临时起搏器等。对发生心室颤动者,即使当时无医生在场,护士也应立即使用除颤器为患者施行非同步直流电除颤或胸外心脏按压。

5.心理护理 鼓励患者说出自己的心理感受。给予耐心的解释安慰,说明心律失常是可以治愈的,消除患者的焦虑与恐惧心理,加强床边巡视,以增加患者安全感,使其乐于接受和配合治疗。

六、健康指导

1.向患者及家属讲解心律失常的基本知识,重点是病因、诱因、预防知识。

2.注意生活规律、情绪稳定、劳逸结合,戒烟、酒、咖啡、浓茶。

3.饮食应高蛋白、高维生素,多食蔬菜、水果,低脂、低盐饮食。保持大便通畅,避免排便用力而加重心律失常。

4.向患者及家属说明所用药物的名称、剂量、用法、作用及不良反应,嘱患者坚持服药,不得随意增减药物的剂量或种类。

5.教会患者自测脉搏的方法,心律失常发作时的应对措施及心肺复苏术,以便于自我监测病情和自救。对安置心脏起搏器患者,讲解自我监测与家庭护理方法。

6.有晕厥史的患者应避免从事高危险性工作。

7.定期复查心电图和随访,发现异常及时就诊。

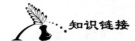
知识链接

预防心律失常,要做到以下几点:①心胸开阔。不要因为患了心律失常而忧心忡忡。只要早发现、早治疗,心律失常并非不能控制。②合理安排休息与活动。心律失常患者应减少劳累,保证睡眠充足,并适当地进行锻炼;只有严重心律失常、心功能极差的患者,才应长期卧床休息。③保持情绪稳定。情绪急剧激动或情绪过度忧虑,都可引起心律失常。④随季节、气候变化调节生活起居,采取措施预防感冒,以免加重病情。⑤注意合理安排饮食。宜清淡,少辛辣;不宜暴饮暴食;少饮浓茶、咖啡、冷饮等;戒烟、戒酒是预防心律失常的重要一环。

七、预后

本病的预后取决于心律失常的类型及其并发器质性心脏病的严重程度,人工心脏起搏治疗和射频消融术可使部分心律失常获得根治,极大提高生活质量,延长寿命。部分严重心律失常如室性心动过速可演变为室颤而致猝死。

第五节　原发性高血压

原发性高血压是指原因不明以体循环动脉压增高为主要表现的临床综合征,又称高血压病。约占高血压病人的95%。在某些肾脏病、内分泌疾病及其他疾病中,亦可出现高血压,此类高血压称为继发性高血压或症状性高血压,约占高血压病人的5%。

目前,我国采用国际上统一的血压分类和标准(表3-3),高血压的诊断标准为:在未服抗高血压药物的情况下,收缩压≥140 mmHg 和(或)舒张压≥90 mmHg。根据血压增高的水平,可进一步分为 1 级高血压、2 级高血压和 3 级高血压。

表 3-3　血压水平的定义和分类

类别	收缩压(mmHg)		舒张压(mmHg)
正常血压	<120	和	<80
正常高值	120～139	和(或)	80～89
高血压	≥140	和(或)	≥90
1 级高血压(轻度)	140～159	和(或)	90～99
2 级高血压(中度)	160～179	和(或)	100～109
3 级高血压(重度)	≥180	和(或)	≥110
单纯收缩期高血压	≥140	和	<90

【想一想】
　哪些人群易患高血压?

不同国家地区、种族及年龄高血压发病率不同。我国 18 岁以上成人高血压患病率目前已达到 18.80%。城市高于农村,北方多于南方,青春期男性略高于女性。中年后女性稍高于男性。

一、病因及发病机制

(一)病因

病因尚未阐明,目前认为是在有一定遗传因素的前提下由多种后天环境因素相互作用的结果。可能与下列因素有关。

1.遗传因素　约占40%,有明显的家族聚集性,约60%高血压病人有家族史。

2.环境因素　约占60%。

(1)饮食　高钠盐摄入导致高血压常有遗传因素,即高钠盐摄入仅对那些体内有遗传性钠转运缺陷的患者才可致高血压。也有人认为,低钙、低钾、高蛋白及饮食中饱和脂肪酸和饱和脂肪酸与不饱和脂肪酸的比值较高也是血压升高的因素,饮酒量与血压水平呈线性相关。

(2)精神刺激　人长期在精神紧张、压力、焦虑或长期在嘈杂环境中工作、强烈的

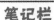

笔记栏

视觉刺激下也可引起高血压。因此,脑力劳动者高于体力劳动者,从事精神紧张度高的职业和长期噪声环境工作的群体高血压发病率高。

(3)其他因素 腹性肥胖者易发生高血压,服用避孕药、吸烟、阻塞性睡眠呼吸暂停综合征等也与高血压的发生密切相关。

(二)发病机制

原发性高血压的发病机制不清,认为是在一定的遗传背景下由多种后天环境因素作用使血压正常调节机制失调所致。

1.神经机制 长期精神紧张导致大脑皮质功能失调,皮质下血管运动中枢失去平衡,交感神经活动增强,释放儿茶酚胺增多而致小动脉收缩,并可引起血管平滑肌增殖肥大,致使外周血管阻力增加,血压升高。交感神经活动增强,肾素分泌增多也可引发高血压。

2.肾素-血管紧张素系统(RAAS)激活 肾小球入球小动脉的球旁细胞分泌的肾素,可作用于肝脏合成的血管紧张素原生成血管紧张素Ⅰ,经血管紧张素转化酶的作用转变为血管紧张素Ⅱ,可使小动脉平滑肌收缩,外周血管阻力增加,并可刺激肾上腺皮质球状带分泌醛固酮,使钠水潴留,循环血量增加,血压升高。同时,血管紧张素Ⅱ还可刺激交感神经末梢突触前膜的正反馈使去甲肾上腺素分泌增多,血压升高。

3.其他 肾性水钠潴留,细胞膜离子转运异常,血管内皮功能异常,胰岛素抵抗所致的高胰岛素血症等也参与高血压的发病。

二、临床表现

(一)症状

大多数病人起病隐匿,进展缓慢。有的病人早期可无任何症状,偶于体格检查时发现血压增高,有些可在精神紧张、情绪波动后出现血压暂时性升高,去除诱因后常恢复正常,少数患者甚至在突发脑出血时才发现患高血压病。高血压病的常见症状有头痛、头晕、眼花、耳鸣、乏力、心悸等非特异性症状。症状轻重与血压增高程度不成正比。高血压病后期的临床表现常与靶器官损害及程度有关。

(二)体征

初期血压波动较大,在劳累、精神紧张、失眠时可升高,休息后可恢复正常,如不治疗则以后血压升高趋于明显而持久。在并发主动脉粥样硬化时,收缩压增高常较显著。体检时可有主动脉瓣区第二心音亢进,收缩期杂音或收缩早期喀喇音。长期持续血压升高可见左心室肥厚。

(三)恶性或急进性高血压

发病急骤,血压显著升高,舒张压持续>130 mmHg,患者表现为头痛、视力模糊,眼底出血、渗出和视盘水肿。肾功能损害突出,血尿、蛋白尿与管型尿,进展迅速,可发展为肾功能衰竭、脑卒中、心力衰竭而死亡。

(四)并发症

1.高血压危象 患者表现为头痛、烦躁、眩晕、恶心、呕吐、心悸、气急及视力模糊、累及靶器官缺血症状。多与紧张、疲劳、寒冷、嗜铬细胞瘤、阵发性高血压发作、突然停服降压药引起小动脉发生痉挛使血压急剧上升。

2. 心 左室肥厚、扩大,引起充血性心力衰竭、冠心病致心绞痛、心肌梗死、猝死等。

3. 脑 脑血管病(缺血性脑血管病、脑出血等)。血压极度升高时可表现为头痛、恶心、呕吐及不同程度意识障碍、昏迷或晕厥等高血压脑病的表现。

4. 肾 进行性肾小动脉硬化致蛋白尿,肾功能衰竭。

5. 高血压性视网膜病变 致眼底视网膜小动脉痉挛、硬化、渗出、出血等。

6. 其他 主动脉夹层动脉瘤。

三、实验室及其他检查

1. 常规实验室检查 尿常规,肾功能,血尿酸、脂质、血糖等。

2. 心电图 可显示左心室肥厚、劳损,提示左心室肥大。

3. 胸部 X 射线检查 可见主动脉迂曲、延伸,左心室增大。

4. 超声心动图 了解左心室和室间隔厚度,左心房和左心室腔的大小,心脏收缩和舒张功能。

5. 24 h 动态血压监测 有助于判断高血压的严重程度,了解血压的变异性和血压昼夜节律,指导降压治疗。

6. 眼底检查 有助于了解高血压的严重程度。

四、诊断要点

1. 诊断标准 休息时非药物状态下非同日测量 3 次血压值收缩压均 ≥140 mmHg 和(或)舒张压 ≥90 mmHg 可诊断为高血压。在做出诊断的同时,必须排除其他疾病导致的继发性高血压,也要对靶器官受损程度做出判断。

2. 原发性高血压危险度的分层 按血压水平结合是否并存心血管疾病的危险因素、靶器官损害及其他心血管临床情况将高血压患者发生心血管事件的危险量化为低危、中危、高危、极高危组 4 档(表 3-4)。这对患者的预后及指导临床治疗有重要意义。

表 3-4 高血压病人心血管危险分层

其他危险因素和病史	高血压 1 级	高血压 2 级	高血压 3 级
无危险因素	低危	中危	高危
1~2 个危险因素	中危	中危	极高危
≥3 个以上危险因素 或靶器官损害	高危	高危	极高危
临床并发症或合并糖尿病	极高危	极高危	极高危

(1)用于分层的心血管疾病危险因素 ①高血压水平:按 1、2、3 级;②吸烟;③高血脂;④糖尿病;⑤年龄:男性 > 55 岁,女性 > 65 岁;⑥男性或绝经后女性;⑦早发心血

笔记栏

【说一说】
　　高血压的靶器官损害有哪些?哪项是致死的主要原因?

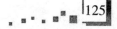

管疾病的家族史,发病年龄女性<65 岁,男性<55 岁。

（2）靶器官损害 ①左心室肥厚（心电图或超声心动图）；②蛋白尿和血肌酐升高；③超声或 X 射线检查：有动脉粥样斑块；④视网膜动脉局灶或广泛狭窄。

（3）合并的临床情况 ①心脏疾病：左心室大、心绞痛、心肌梗死、心力衰竭、冠状动脉血运重建术后。②脑血管疾病：脑卒中或短暂性脑缺血发作。③肾脏疾病：糖尿病肾病、蛋白尿、血肌酐升高。④血管疾病：主动脉夹层；周围动脉疾病。⑤重度高血压性视网膜病变：出血或渗出；视盘水肿。

五、治疗要点

治疗目标：降低血压,使血压降至正常范围；收缩压<140 mmHg（糖尿病患者：<130 mmHg），舒张压<90 mmHg（糖尿病患者：<80 mmHg）；防止或减少心脑血管及肾脏并发症；降低病死率和病残率。一般需长期甚至终身治疗。

（一）非药物治疗

非药物治疗主要为改善生活行为,包括限制钠盐摄入,每天少于 6 g,限制脂肪摄入,戒烟限酒。适当进行有氧运动,减轻体重,减少精神压力。

（二）药物治疗

1. 利尿剂 减少血容量,降低心排血量而降压。常用药物有噻嗪类（氢氯噻嗪）、襻利尿剂（呋塞米）、氯噻酮、保钾利尿剂（螺内酯、氨苯蝶啶）、吲达帕胺（寿安泰）等。利尿剂可致水、电解质紊乱。

2. β 受体阻滞剂 减慢心率、降低心排血量,抑制肾素释放,降低外周阻力而达降压目的。常用药物有普萘洛尔、美托洛尔、阿替洛尔等。β 受体阻滞剂可致心动过缓,心肌收缩力减弱,诱发支气管哮喘；氢氯噻嗪 25～50 mg,每日 1～3 次；呋塞米 20 mg,每日 1～2 次；保钾利尿剂,如氨苯蝶啶 50 mg,每日 1～3 次。

3. 钙通道阻滞剂 阻止钙离子进入心肌细胞,从而降低心肌收缩力,扩张外周血管而降压。常用药物有硝苯地平、硝苯地平控释剂、尼卡地平、尼群地平等。钙拮抗剂可引起面红、头痛、头晕、皮肤瘙痒。目前多用长效或缓释型钙拮抗剂,如非洛地平、缓释硝苯地平等。

4. 血管紧张素转化酶抑制剂（ACE-I） 抑制血管紧张素Ⅱ的生成,降低血压。常用药物有卡托普利（巯甲丙脯酸）、依那普利等。如卡托普利 12.5 mg,每日 2～3 次；其他,如依那普利（悦宁定）、苯那普利（洛丁新）等。

5. 血管紧张素Ⅱ受体阻滞剂 如氯沙坦、缬沙坦、顾沙坦等。

（三）降压药物的适应症

1. 高血压 2 级或以上患者（≥160/100 mmHg）。

2. 高血压合并糖尿病,或者已经有心、脑、肾靶器官损害和并发症的患者。

3. 凡血压持续升高,改善生活行为后血压仍未获得有效控制的患者。

4. 从心血管危险分层的角度,高危和极高危患者必须使用降压药物强化治疗。

（四）降压药物应用基本原则

应遵循以下 4 项原则,即小剂量开始,优先选择长效制剂,联合应用及个体化。

【思考】
常用降压药物有哪几大类？其作用与不良反应有哪些？高血压急症首选哪种降压药？用该药的注意事项有哪些？

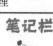

笔记栏

1. 小剂量　初始治疗时通常应采用较小的有效治疗剂量,并根据需要,逐步增加剂量。

2. 优先选择长效制剂　尽可能使用一天一次给药而且有持续 24 h 降压作用的长效药物,以有效控制夜间血压与晨峰血压,更有效预防心脑血管并发症的发生。如使用中、短效制剂,则需每天 2～3 次用药,以达到平稳控制血压。

3. 联合用药　在低剂量单药治疗疗效不满意时,可以采用两种或多种降压药物联合治疗,以增加降压效果又不增加不良反应。

4. 个体化　根据患者具体情况和耐受性及个人意愿或长期承受能力,选择适合患者的降压药物。

(五)高血压急症的治疗

1. 及时降低血压　治疗目的是尽快使血压降压至能够阻止脑、肾、心等靶器官的进行性损害,但又不导致重要器官灌注不足的水平。采取逐步控制性降压方式,数分钟至 1 h 内以静脉给药最为适宜。常用降压药物:①硝普钠,首选药,能直接扩张动脉和静脉,降低心脏前后负荷。硝普钠需现配现用,避光滴注,用药过程中经常监测血压,降压不宜过低,以防器官供血不足。开始 10 μg/min 静脉滴注,然后根据血压增加剂量。密切观察血压,每隔 5～10 min 可增加 5 μg/min,最大剂量为 200 μg/min。硝普钠降压作用迅速,停止静脉滴注后作用在 3～5 min 内即消失。②硝酸甘油:扩张静脉,选择性扩张冠状动脉和大动脉。静脉滴注,开始 5～10 μg/min,然后每 5～10 min 增加 5～10 μg/min。③尼卡地平:开始 0.5 μg/(kg·min)然后根据血压增加剂量,可至 6 μg/(kg·min)。④硝苯地平:10～20 mg 舌下含服。

2. 有高血压脑病时　给予脱水剂如甘露醇、速尿。

3. 伴烦躁、抽搐者　应用地西泮、巴比妥类药物或水合氯醛灌肠。

六、护理

(一)护理评估

1. 病史　评估与高血压有关的病因和诱因,何时确诊为高血压。有无胸痛、一过性失语、肢体麻木瘫痪、晕厥、视物模糊,血压控制水平,用药情况,如用过何种药,药物名称、剂量、效果及有无不良反应。了解生活方式及习惯生活方式,如饮食起居情况、生活习惯,有无烟、酒嗜好等;了解患者家庭与工作环境、家族中有无原发性高血压患者等。

2. 身体评估　评估患者血压情况。评估重点是测量血压,测量血压前不吸烟、不饮刺激性饮料,病人在安静状态下休息 5 min 再测血压,应连续测 2 次血压取平均值。应注意排除影响测量结果的因素。评估靶器官受损情况,了解有无心、脑、肾损害时产生的体征,如心尖搏动有无移位,心浊音界有无扩大,心率、心律有无改变,眼底有无改变等。

3. 实验室检查　了解尿常规、血尿素氮、血脂、血糖及心电图检查的结果。了解胸部 X 射线检查是否有异常改变。有助于判断靶器官受损程度及找到引起血压增高的因素。

4. 心理-社会资料　评估患者个性特征、职业、人际关系、生活方式。有无激动、

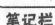

焦虑、恐惧等情绪。了解患者的性格特征、职业及人际关系中是否存在可引起血压波动的因素,患者的心理状态,对本病的认识程度。评估患者家属对疾病的了解和对患者是否给予理解与支持。

(二)常见护理问题

1. 疼痛:头痛　与血压升高有关。

2. 有受伤的危险　与血压增高引起头晕、视力模糊以及降压药致低血压有关。

3. 活动无耐力　与长期血压高致心功能减退有关。

4. 知识缺乏　缺乏高血压的危害和自我保健知识。

5. 潜在的并发症:急性脑血管病、高血压急症、冠心病、肾功能衰竭等。

(三)护理措施

1. 病情观察　严密观察病情变化尤其监测血压的动态变化,定时测血压并做好记录,有条件者可测24 h动态血压,以观察血压水平及昼夜变化规律。了解患者的头痛、头晕、心悸、失眠等症状有无减轻,密切观察、及早发现高血压急症和心、脑、肾等靶器官受累的征象。对并发症观察,注意观察生命体征,平常应注意头痛的性质、精神状态及语言能力,以便及早发现有无脑血管病变的并发症。注意观察有无心力衰竭、冠心病及肾功能衰竭的临床表现,以便早期发现、早期治疗。嘱患者家属给予患者理解和支持。每日测血压1~2次,做到定时间、定体位、定部位、定血压计,进行上、下肢测量,用药前、后比较,并严密观察有无高血压脑病、高血压危象等并发症的发生,及时预防抢救。

2. 生活护理　病室环境应安静,限制探视,护士的操作应集中进行以免过多打扰患者。协助患者采取合适的体位。指导患者低盐、低脂饮食,肥胖者应减少热量摄入,控制体重。多食新鲜蔬菜、水果,保持大便通畅。戒绝烟酒,保持良好的生活习惯。患者若血压较高、症状较明显时应卧床休息,保证充分的睡眠时间。

3. 用药护理　遵医嘱给予降压药物,注意观察药物疗效和不良反应,如利尿剂可致水、电解质紊乱;钙拮抗剂可引起面红、头痛、头晕、皮肤瘙痒;β受体阻滞剂可致心动过缓,心肌收缩力减弱,诱发支气管哮喘;血管紧张素转化酶抑制剂可引起干咳、皮疹、白细胞减少等。如使用硝普钠,需现配现用,避光静脉滴注,用药过程中经常监测血压,降压不宜过低,以防器官供血不足。某些药物有直立性低血压反应,应指导患者在改变体位时动作宜慢。

4. 对症护理

(1)高血压急症的护理　立即卧床休息,抬高床头,吸氧4~6 L/min,迅速建立静脉输液通路,遵医嘱给予降压药。保持病室安静,减少声光刺激,尽量减少探视;密切观察生命体征、意识、瞳孔、尿量。静脉滴注降压药过程中每5~10 min测血压1次,如发现异常及时与医生联系。患者意识不清时应加床护栏,防止坠床;当发生抽搐时用牙垫置于上下磨牙间,防止唇舌咬伤。

(2)头痛、头晕的护理　及时进行病情解释,指导患者使用放松技术,如缓慢呼吸、听音乐等;卧床休息,抬高床头,保持舒适的体位,改变体位时动作要慢;遵医嘱给予适量降压药、止吐药,必要时给予脱水剂;保证患者安全,必要时病床要加床护栏;症状严重时,应在床上大小便,护士给予充分的帮助,但若患者坚持如厕排便,应有人陪

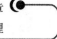

伴、保护。

（3）体位性低血压的护理 许多治疗高血压的药物有体位性低血压的不良反应，其症状包括眩晕、头昏眼花、恶心，甚至晕倒等。护理措施：避免洗热水澡、大量饮酒等，以免引起血管扩张、血压下降；改变体位时动作宜缓慢，特别是夜间起床时更应注意；避免长时间站着不动，尤其是服药后的前几个小时；一旦发生体位性低血压，应平卧，取头低足高位，以促进下肢血液回流。

5.心理护理 医护人员应富有同情心，尽量守护在患者床旁，体贴安慰患者，使其产生信任和安全感。通过暗示、诱导方法分散患者的注意力，使患者身心放松，情绪稳定，有利于症状缓解。患者在症状明显时，常出现烦躁、易怒、焦虑等心理反应，应向患者讲明有关道理，劝慰患者保持良好心态，积极配合治疗。培养积极开朗的性格，解除思想顾虑，做好长期治疗的思想准备，并宣传有关高血压病可治、可防的知识，正确树立疾病治疗的信心，避免精神压力。了解心理因素与高血压的关系。

七、健康指导

1.生物、心理和社会因素 解释生物、心理、社会因素和高血压对健康的影响。

2.用药指导 向患者说明坚持长期治疗的必要性，合理用药，不能随意停药；服药的剂量应遵医嘱，不可随意增加，定时在医生指导下调整药物，服药时间以早晨、下午为宜，不宜睡前服药，以防因血压降得过低而致重要脏器供血不足。

3.生活方式指导 坚持低盐、低脂饮食，控制体重，戒烟酒。保持大便通畅。少食多餐，忌饱餐，宜进食青菜、水果、蛋白类及低脂食物，不宜进食蛋黄、动物油、过量植物油、动物内脏等高脂食物，提倡低盐（每日≤6 g）、低热量饮食，防止寒冷及噪声等环境因素刺激。

4.合理运动 适当参加运动、注意劳逸结合。应保持情绪轻松、稳定，避免诱发血压突然增高的情况出现，如情绪激动、精神紧张、严寒刺激等。在血压稳定、无严重器官功能损害时应适当进行散步、打太极拳及听音乐等活动，保证足够睡眠，如血压升高或出现严重并发症应绝对卧床休息，减少搬动。根据病情选择骑自行车、健身操、快步行走等有氧运动，避免参加举重、俯卧撑等力量型活动以及比赛、竞争性质的活动，运动锻炼应做到持之以恒。

5.监测血压 教会患者或家属测量血压，定期测量血压，病情变化时立即就医。

6.随访 门诊随访检查患者靶器官受损情况。

八、预后

本病为慢性病，进展缓慢，如得到合理正确的治疗，一般预后良好，否则会出现靶器官损害，但如发生高血压脑病、恶性高血压，则预后差，多死于脑血管疾病，其次为心力衰竭和肾功能衰竭。

（杨金峰）

笔记栏

第六节　冠状动脉粥样硬化性心脏病

冠状动脉粥样硬化性心脏病,是指冠状动脉粥样硬化使血管腔狭窄或阻塞,或(和)因冠状动脉功能性改变(痉挛),导致心肌缺血缺氧或坏死而引起的心脏病,统称冠状动脉性心脏病。简称冠心病,亦称缺血性心脏病。冠状动脉粥样硬化性心脏病是动脉粥样硬化导致器官病变的最常见类型,也是严重危害人类健康的常见病。本病脑力劳动者居多,在我国发病率呈上升趋势。

冠心病的病因复杂,目前尚未完全明确,认为是多种因素作用于不同环节所致,这种因素称为危险因素或易患因素。其中主要的危险因素有如下几种。①血脂异常:脂质代谢异常是动脉粥样硬化最重要的危险因素。总胆固醇、三酰甘油、低密度脂蛋白或极低密度脂蛋白升高;高密度脂蛋白降低,新近认为脂蛋白升高是独立的危险因素。②年龄、性别:多见于 40 岁以上的中老年人群,女性发病率低于男性,但在更年期后发病率增加。③高血压:血压增高与本病密切相关,高血压患者患本病较高血压正常者高 3～4 倍,而 60%～70% 的冠状动脉粥样硬化患者有高血压,收缩压与舒张压升高均与本病有密切关系。④糖尿病和糖耐量异常:糖尿病患者较非糖尿病患病率高 2～5 倍。糖耐量降低也常见于本病患者。⑤吸烟:目前认为,吸烟可致动脉壁血氧含量下降,促进动脉粥样硬化的形成。吸烟者比不吸烟者发病率和死亡率均增高 2～6 倍,且与吸烟的数量成正比。被动吸烟也是冠心病的危险因素。

次要危险因素:肥胖;缺少体力活动;进食过多动物脂肪、胆固醇、糖和钠盐;遗传因素;A 型性格。

近年来发现的危险因素:血中同型半胱氨酸增高;胰岛素抵抗增强;血中纤维蛋白及某些凝血因子增高;病毒及衣原体感染等。

由于病理解剖和病理生理变化的不同,本病有不同的临床表现。1979 年世界卫生组织将冠心病分为以下 5 种类型。①隐匿型或无症状型冠心病:患者无自觉症状,但在静息、动态及运动负荷心电图有心肌缺血性改变。②心绞痛:有发作性心绞痛,为一过性心肌供血不足引起。③心肌梗死:症状严重,由于冠状动脉闭塞致心肌急性缺血缺氧坏死所致。④缺血性心肌病:为长期心肌缺血使心肌纤维化所致,表现为心脏扩大、各种心律失常、心力衰竭等,临床表现与扩张型心肌病类似。⑤猝死:多为缺血心肌局部发生电生理紊乱,引起严重心律失常所致。因原发性心搏骤停而死亡。

近年来临床医学专家趋于将本病分为急性冠脉综合征(ACS)和慢性冠脉病两大类,前者包括不稳定型心绞痛、非 ST 段抬高心肌梗死和 ST 段抬高心肌梗死,也有将冠心病猝死包括在内;后者包括稳定型心绞痛、缺血性心肌病和隐匿型冠心病。

本节仅介绍心绞痛和心肌梗死两种类型。

一、心绞痛

(一)稳定型心绞痛

稳定型心绞痛是指在冠状动脉固定性狭窄的基础上,由于心肌负荷的增加导致心

【想一想】
冠心病的易患因素有哪些?

肌急剧的、暂时的缺血与缺氧的临床综合征。其典型的临床表现为阵发性的前胸压榨样疼痛或憋闷感觉,主要位于胸骨后,可放射至心前区、左上肢尺侧。多发生于劳力负荷增加时,持续数分钟,休息或含化硝酸甘油能缓解。劳累、情绪激动、饱餐、寒冷刺激、急性循环衰竭为常见诱因。

1. 临床表现

(1)症状 以发作性胸痛为主要特征,其疼痛特点如下。

1)部位 主要在胸骨体上段或中段之后,有患者手掌大小范围,可波及心前区,甚至横贯前胸,界限不很清楚,可放射到左肩、左臂内侧,达无名指和小指,甚至颈部、咽部和下颌部。

2)性质 胸痛常为压迫感、发闷、紧缩性,也可有烧灼感、窒息感,偶伴濒死的恐惧感。

3)诱发因素 常由体力劳动、情绪激动、饱餐、寒冷、吸烟、心动过速、休克而诱发;疼痛多发生在劳动或激动的当时,典型的心绞痛常在相似的条件下重复发生,但有时同样的劳动只在早晨而不在下午引起心绞痛,提示与晨间交感神经兴奋性增高等昼夜节律变化有关。

4)持续时间 疼痛出现后常逐步加重,持续 3 ~ 5 min,很少超过 15 min。可数天或数周发作一次,亦可一日内多次发作。

5)缓解方式 停止原来诱发症状的活动或舌下含服硝酸甘油可缓解。

(2)体征 平时无异常体征。发作时可见表情痛苦、面色苍白、出冷汗、心率增快、血压升高、心尖部出现第四心音、第三心音奔马律或一过性心尖部收缩期杂音等。

2. 实验室及其他检查

(1)心电图检查

1)静息时心电图 约半数患者为正常,也可有陈旧性心肌梗死或非特异性 ST-T 改变。

2)心绞痛发作时心电图 绝大多数患者出现暂时性心肌缺血性引起的 ST 段移位(ST 段压低≥0.1 mV)T 波低平或倒置,如与平时比较有显著差别,也有助于诊断。变异型心绞痛发作时可出现 ST 段抬高。

3)心电图负荷试验 常用运动负荷试验,通过运动增加心脏负荷诱发心肌缺血以协助对可疑心绞痛患者的诊断。运动中出现 ST 段水平或下斜型压低≥0.1 mV,持续 2 min 为运动试验阳性。

4)心电图连续监测 通过连续记录≥24 h 的心电图可提高缺血性心电图的检出率。

(2)冠状动脉造影 冠状动脉造影目前是诊断冠心病的金标准,还可以用来估计病变之处血管内腔狭窄的程度,并对治疗、预后判断极为重要。一般认为,管腔直径狭窄达 50%~70%者有一定意义,狭窄达 70%~75%以上会严重影响血供。

(3)放射性核素检查 利用放射性铊或锝显像所示灌注缺损提示心肌供血不足或消失区域,对心肌缺血的诊断很有价值。

(4)二维超声心动图 可探测到缺血区心室壁运动异常,心肌超声造影可了解心肌血流灌注。电子束或多层螺旋 X 射线计算机断层显像,冠状动脉造影二维或三维重建,磁共振显像冠状动脉造影,已用于冠状动脉显像等。

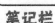

3. 诊断要点

(1)根据典型心绞痛的发作特点和体征,含服硝酸甘油后缓解,结合年龄和存在冠心病的危险因素,排除其他原因所致的心绞痛一般可确立诊断。发作时心电图检查可见以 R 波为主的导联中 ST 段压低,T 波平坦或倒置,发作后数分钟内逐渐恢复正常。心电图无异常的患者可做心电图负荷试验。发作不典型者要依据观察硝酸甘油的疗效和发作时心电图改变,或作 24 h 动态心电图连续监测。诊断有困难者可行放射性核素心肌显像等,必要时行冠状动脉造影。

(2)心绞痛严重程度的分级:根据加拿大心血管病学会分级可分为 4 级。

Ⅰ级:一般体力活动(如步行和登楼)不受限,仅在强、快或持续用力时发生心绞痛。

Ⅱ级:一般体力活动轻度受限。快步、饭后、寒冷或刮风中、精神刺激或醒后数小时内发作心绞痛。一般情况下平地步行 200 m 以上或登楼一层以上受限。

Ⅲ级:一般体力活动明显受限,一般情况下平地步行 200 m,或登楼一层引起心绞痛。

Ⅳ级:轻微活动或休息时即可发生心绞痛。

4. 治疗要点

(1)发作时的治疗 ①休息:发作时应立即休息,一般患者在停止活动后症状即可缓解。②药物治疗:选用作用迅速、疗效高的硝酸酯制剂。除扩张冠状动脉增加冠状动脉血流量外,还扩张外周血管,减轻心脏负荷缓解心绞痛。常用硝酸甘油 0.3 ~ 0.6 mg 舌下含化,1 ~ 2 min 开始起效,约半小时后作用消失。因该药有头晕、头胀痛、头部跳动感、面红、心悸等,偶尔有血压下降,应在第一次用药时平卧片刻。也可用硝酸异山梨酯 5 ~ 10 mg,舌下含化,2 ~ 5 min 见效,作用维持 2 ~ 3 h。还可用喷雾剂,每次 0.4 mg,15 min 内不超过 1.2 mg。在用上药的同时,可给予镇静剂。

(2)缓解期的治疗 积极避免各种诱发因素,改变生活方式,饮食不宜过饱,戒烟酒,合理工作与休息,减轻精神负担。主要是药物治疗、介入治疗和外科手术治疗。

1)药物治疗

β受体阻滞剂:降低心率及心肌收缩力,降低心肌耗氧量。减少心绞痛的发作和增加运动耐量。目前常选用对心脏有选择性的制剂:美托洛尔、阿替洛尔、比索洛尔等。使用中应注意:该药因可使血压下降,宜从小剂量开始,以免引起直立性低血压等不良反应;停用药物应逐步减量,如突然停药有诱发心肌梗死的可能;低血压、支气管哮喘及心动过缓、二度或以上房室传导阻滞不宜使用。

硝酸酯制剂:缓解期临床常用的硝酸酯制剂有:硝酸异山梨醇酯(消心痛)、5-单硝酸异山梨酯,长效硝酸甘油片剂,硝酸甘油持续而缓慢释放,口服半小时起作用,持续可达 12 h,也可用 2% 硝酸甘油油膏或橡皮膏贴片(含 5 ~ 10 mg)涂或贴在上臂或胸前皮肤缓慢吸收,适用于预防夜间心绞痛发作。

钙通道阻滞剂:主要作用为抑制钙离子进入细胞内,抑制心肌细胞兴奋-收缩耦联中钙离子的利用,而抑制心肌收缩,减少心肌氧耗。扩张冠状动脉,解除冠状动脉痉挛,改善心内膜下心肌血供;周围血管扩张,降低动脉压,降低心脏后负荷;降低血黏度,抗血小板聚集,改善心肌微循环。对变异型心绞痛效果好。常用药物有:维拉帕米、地尔硫䓬(合心爽)。不良反应有头痛、头晕、失眠等。硝苯地平缓释制剂 20 ~

40 mg，2 次/d，不良反应有头晕、头痛、乏力、血压下降、心率增快、水肿等。

曲美他嗪：通过抑制脂肪酸氧化和增加葡萄糖代谢，改善心肌氧的供需平衡而治疗心肌缺血，饭后服。

预防心肌梗死，改善预后的药物：阿司匹林、氯吡格雷、他汀类药物、ACEI 或 ARB 等。

2）外科手术治疗　主要在体外循环下施行主动脉-冠状动脉旁路移植术，取患者自身的大隐静脉作为旁路移植材料，一端吻合在主动脉，另一端吻合在有病变的冠状动脉段的远端；或游离胸廓内动脉与病变冠状动脉远端吻合，引主动脉的血流以改善病变冠状动脉所供血心肌的血流供应。

3）介入治疗　经皮冠状动脉介入治疗（PCI）。

（二）不稳定型心绞痛

冠心病中除上述典型的稳定型劳力型心绞痛之外，已趋向于将其他类型的心绞痛如恶化型心绞痛、卧位型心绞痛、静息心绞痛、梗死后心绞痛、混合性心绞痛统称之为不稳定型心绞痛。这不仅是基于对不稳定的粥样斑块的深入认识，也表明了这类心绞痛患者临床上的不稳定性，有进展至心肌梗死的危险性，必须予以足够重视。

1.临床表现　不稳定型心绞痛胸痛的部位、性质与稳定型心绞痛相似，但具有以下特点之一：①原为稳定型心绞痛在 1 个月内疼痛发作的频率增加、程度加重、时限延长、诱发因素变化，硝酸酯类药物作用减弱；②1 个月之内新发生的心绞痛，并因较轻的负荷所诱发；③休息状态下发作心绞痛或轻微活动即可诱发，发作时表现有 ST 段抬高的变异型心绞痛也属此列。

临床上根据不稳定型心绞痛严重程度的不同，而且其处理和预后也有很大差别，将不稳定型心绞痛分为低危组、中危组和高危组。

低危组指新发的或原有劳力性心绞痛恶化加重，疼痛程度达 III 级或 IV 级，发作时 ST 段下移≤1 mm，持续时间<20 min，胸痛间期心电图正常或无变化；中危组就诊前 1 个月内（但 48 h 内未发）发作 1 次或数次，静息心绞痛或梗死后心绞痛，持续时间<20 min，心电图可见 T 波倒置>0.2 mV，或有病理性 Q 波；高危组就诊前 48 h 内反复发作，静息心绞痛伴一过性 ST 段改变（>0.05 mV），新出现束支传导阻滞或持续性室速，持续时间>20 min。

2.治疗要点　不稳定型心绞痛常常难以预料其病情发展，应将患者处于医护的监护之下，一旦出现疼痛频繁发作或者持续不缓解及高危组的患者应立即住院治疗。

（1）一般处理　立即卧床休息，持续 24 h 床边心电监测。有呼吸困难及发绀者应给予氧气吸入，将血氧饱和度维持在 90% 以上；必要时，要重复多次检测心肌坏死标记物。如患者未使用他汀类药物，无论血脂是否增高均应尽早使用。

（2）缓解疼痛　本型心绞痛往往单次含化或喷雾硝酸酯类药物不能缓解症状，一般建议每隔 5 min 1 次，共用 3 次，之后给予硝酸甘油或硝酸异山梨酯持续静脉滴注或微量泵输注，以 10 μg/min 开始，每 5～10 min 增加 10 μg/min，直至症状缓解或出现血压下降。如硝酸酯类制剂疗效差，患者无血压下降等禁忌证应尽早使用 β 受体阻滞剂，口服剂量要个体化。也可用二氢吡啶类钙离子拮抗剂，如硫氮䓬酮 1～5 μg/（kg·min）持续静脉滴注，常可控制发作。对于变异型心绞痛钙离子拮抗剂疗效最好，此类药物也可与硝酸酯类制剂同服，停用时要逐渐减量再停药，避免诱发冠状动脉痉挛。

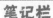

剧烈疼痛、烦躁不安者可给予吗啡 5～10 mg 皮下注射或哌替啶 50～100 mg 肌内注射。

(3)抗凝治疗　阿司匹林、氯吡格雷和肝素(包括低分子肝素)是不稳定型心绞痛重要的治疗措施,其目的是防止血栓形成,阻止病情向心肌梗死方向发展。

(4)其他治疗　对于病情严重,保守治疗效果差,心绞痛发作时 ST 段压低＞1 mm,持续时间＞20 min,或血肌钙蛋白升高者,可行急诊冠状动脉造影,考虑介入治疗。当病情稳定后,继续给予抗凝和调脂治疗,尤其是使用他汀类药物促使斑块稳定。在缓解期进一步检查,长期治疗方案和稳定型心绞痛相同。

(三)护理

1.护理评估

(1)病史

1)危险因素　主要危险因素如年龄与性别(如 40 岁以上男性、女性更年期以后较多)、血脂异常、高血压、吸烟、糖尿病等;次要危险因素如肥胖、缺少活动、进食过多脂肪、胆固醇,遗传因素及 A 型性格等。

2)评估　有无诱发因素如情绪激动、过度疲劳、饱食、受寒、用力排便等。评估胸痛的部位、性质、持续时间、诱发因素及缓解方式,还要进一步评估疼痛的严重程度、进展情况及伴随症状等。

(2)身体评估　心绞痛发作时,患者有无面色苍白、出冷汗、心率增快、血压升高;皮肤湿冷;应注意测量患者的心率、心律、心音、血压,心尖部第四心音及奔马律等。

(3)实验室及其他检查　评估血脂、血糖、心电图、冠状动脉造影及放射性核素检查等结果。

(4)心理-社会资料　心绞痛患者多具 A 型性格,常有情绪急躁、竞争意识过强,尤其是发作频繁、疼痛剧烈及发作时有濒死感的患者,易产生焦虑或恐惧心理,评估时应加以注意。

2.常见护理问题

(1)疼痛:胸痛　与心肌缺血、缺氧有关。

(2)活动无耐力　与氧的供需失调有关。

(3)焦虑　与突发剧烈胸痛及对预后的忧虑有关。

(4)知识缺乏　缺乏控制诱发因素及预防性药物的应用知识。

(5)潜在并发症:急性心肌梗死。

3.护理措施

(1)一般护理

1)合理休息与活动　心绞痛发作时,立即让患者停止活动就地休息,胸痛缓解后合理安排患者的活动与休息,活动量以不引起心绞痛为度。应避免竞技性运动、屏气用力,并防止精神过度紧张及长时间工作。根据病人的活动耐力制订活动计划,对于有规律的劳力性心绞痛,可进行预防性用药,并观察活动中有无胸痛、呼吸困难、脉搏增快等。

2)吸氧　吸氧 2～4 L/min。

3)饮食护理　饮食原则以低热量、低脂、低盐、高纤维素饮食为主。教会患者建立良好的生活方式、生活习惯,控制总热量的摄入,少食多餐,避免过饱;适当增加不饱和脂肪酸的摄入量,多食鱼类及植物油;增加植物蛋白质的摄入量,如大豆及其制品;保持足够的膳食纤维摄入,如芹菜、韭菜、燕麦、玉米等,以降低胆固醇和预防高血压;多食蔬菜、水果,供给足够的维生素 C 和维生素 E,以达到抗氧化作用。

(2)病情观察　严密监测心率、心律、血压,疼痛部位、性质、持续时间及疗效等,疼痛性质发生变化,或心绞痛发作频繁、时间延长、加剧,应警惕心肌梗死的发生,要及时通知医生。

(3)药物护理　遵医嘱给予硝酸甘油或硝酸异山梨酯舌下含服,注意药物疗效和不良反应,使用硝酸甘油时应注意:①严格按照医嘱定时、定量服药,不能擅自加量、减量、停药或换药。②随身携带和家中常备硝酸甘油,及时补充,并防受潮、变质失效。③对于发作有规律的心绞痛,在用餐、运动及排便前含服硝酸甘油,避免诱发。④心绞痛发作时,及时含化硝酸甘油,若疼痛在服药后 3~5 min 不缓解或持续时间在 15~30 min 以上,应警惕急性心肌梗死的发生。⑤静脉滴注硝酸甘油时应注意用药浓度及滴速,并监测血压,防止低血压的发生。⑥部分患者用药后出现面红、头晕、头胀痛等,告知患者此是由于头面部血管扩张所致,以解除其顾虑。⑦青光眼、低血压时禁止使用。

(4)减少和避免诱因　疼痛发作后,和患者共同寻找诱因,如过劳、情绪激动、冷空气刺激等,禁烟酒,保持大便通畅,切忌用力排便,避免诱发心绞痛。

(5)心理护理　心绞痛患者常有焦虑不安,使交感神经兴奋性增强,心肌耗氧量增加。在发作时,更会感到无助与惶恐。对易焦虑、紧张的患者,给予或协助其获得心理支持,必要时可给予镇静剂。

(四)健康指导

1.改变生活方式　加强生活指导,合理安排膳食,给予低热量、低脂肪、低胆固醇、低盐、富含维生素、适量纤维素食物,少食多餐,戒烟限酒,保持大便通畅;合理安排活动与休息,保证患者有足够的休息与睡眠时间,避免重体力活动及竞技运动,控制体重。

2.防治高危因素　控制冠心病进展的重要方面是防治冠心病高危因素,积极治疗高血压病、高脂血症、糖尿病,并定期进行心电图、血糖、血压、血脂监测。

3.避免诱发因素　告知患者及家属过劳、情绪激动、饱餐、寒冷刺激等诱因,指导患者如何避免,并熟知发作时自我救治的基本知识。

4.病情监测指导　警惕心肌梗死发生,当患者疼痛时间延长,程度、性质加重,硝酸甘油不能缓解或全身症状明显时应警惕心肌梗死发生,必须及时送医院处理。

(五)预后

大多数患者发病之后仍能从事一般体力活动,且能存活多年,部分患者可发生心肌梗死或猝死,特别是不稳定型心绞痛。

二、心肌梗死

心肌梗死是心肌缺血性坏死。指在冠状动脉病变的基础上,发生冠状动脉供血急剧减少或中断,使相应的心肌因严重而持久地缺血导致坏死。临床表现为持久的胸骨后剧烈疼痛、发热、白细胞计数和血清心肌坏死标记物升高及心电图进行性改变,可发

【比较】
　心绞痛与心肌梗死的异同点。

生心律失常、心源性休克和心力衰竭等。属急性冠脉综合征的严重类型。

1.病因与发病机制　基本病因是冠状动脉粥样硬化（偶尔为冠状动脉栓塞、炎症、先天性畸形、痉挛及冠状动脉口阻塞）。造成冠状动脉一支或多支血管狭窄及心肌供血不足，侧支循环又未充分建立。在此基础上，一旦心肌血液供应急剧减少或中断，使心肌严重而持久地急性缺血达 30 min 以上，即可发生急性心肌梗死。大量研究证明，绝大多数急性心肌梗死是由于不稳定的粥样斑块破溃，继而出血和管腔内血栓形成，而使管腔闭塞，少数是由于粥样斑块内或其下发生出血或血管持续痉挛使冠状动脉完全闭塞。

临床上促使冠状动脉破裂出血及血栓形成的常见诱因如下：①晨起 6 时至 12 时交感神经活性增加，增强了机体应激反应性，使心肌收缩力增强，心率增快，血压升高，冠状动脉张力增高。②情绪激动、重体力劳动、血压急剧升高、排便用力等加重左心室负荷。③饱餐尤其是进食过多脂肪后，血脂增高，血黏度增加。④出血、脱水、休克或严重心律失常使心排出量锐减，冠状动脉血流量骤降。

急性心肌梗死既可发生于频发心绞痛患者，也可发生于原来从无症状的患者。急性心肌梗死后所发生的严重心律失常、心源性休克或心力衰竭，均可导致冠状动脉灌流量进一步降低，心肌坏死范围进一步扩大。

2.临床表现　临床表现与梗死面积的大小、部位、侧支循环建立情况关系密切。

（1）先兆症状　有 50%~81% 的患者在发病前数日至数周有乏力、胸部不适、心悸、气促等前驱症状，其中以初发型或恶化型心绞痛最突出，心绞痛发作更频繁，程度严重，时间更长，硝酸甘油疗效差，诱因不明显等，此时心电图呈明显缺血性改变。如发现先兆及时处理，可使部分患者避免发生心肌梗死。

（2）症状

1）疼痛　是最先出现也是最突出的症状。其性质、部位、放射部位大多与心绞痛相似，但多数诱因不明显，常发生于清晨，程度较重，时间长达数小时或数天，服用硝酸甘油及休息疼痛不能缓解。患者常伴随恐惧、烦躁不安、大汗淋漓，有压榨、窒息、濒死感。少数患者疼痛可向上腹部、下颌、颈部、背部放射而易误诊。部分患者可无疼痛，开始即表现为心功能衰竭或休克。

2）全身症状　表现为发热、心动过速、白细胞增高和红细胞沉降率增快。主要是由于坏死物质被吸收所引起，多在疼痛发生后 24~48 h 出现，疼痛与梗死范围呈正相关。体温一般在 38℃ 左右，很少超过 39℃，持续约 1 周。

3）胃肠道症状　疼痛剧烈时常伴恶心、呕吐和上腹部胀痛，肠胀气亦常见。与迷走神经受坏死心肌刺激和心排血量降低组织灌注不足有关，重症者可出现呃逆。

4）心律失常　多发生在起病 1~2 d，尤以 24 h 内最多见，见于 75%~95% 的患者。可伴有乏力、头昏、晕厥等症状。心律失常类型以室性心律失常多见，尤其是期前收缩，成对的、频发的、多源的或呈 R-on-T（R 在 T 波上）现象的室早及短暂的、阵发性室速，多为心室颤动的先兆，下壁心肌梗死易发生房室传导阻滞。

5）低血压和休克　疼痛期间血压下降常见，但未必是休克。若疼痛缓解后收缩压仍 < 80 mmHg，且伴有面色苍白、血压下降、脉搏细速、大汗淋漓、尿量减少（<20 mL/h）、烦躁不安、皮肤湿冷、末梢青紫，甚至晕厥者则为休克表现。休克多发生在病后数小时至数日内，见于 20% 的患者。主要为心源性休克，因心肌广泛（>40%）

性坏死,心肌收缩无力,心排出量急剧下降所致。其次为神经反射引起的周围血管扩张,有些患者与血容量不足有关。

6)心力衰竭 主要表现为急性左心衰竭,常发生在病初几天或在疼痛、休克好转阶段出现,主要是由于梗死后舒缩能力减弱或不协调所致。发生率为32%～48%。患者表现为呼吸困难、咳嗽、咳痰(白色或粉红色)、发绀、烦躁,严重者出现急性肺水肿。随后还可能出现右心衰竭的表现,如颈静脉怒张、水肿、肝大。右室梗死者一开始即表现为右心衰竭伴血压下降。

(3)体征

1)心脏体征 心浊音界可正常或增大,心率增快或减慢,心律不齐,第一心音减弱,可闻及第四心音或第三心音奔马律,部分患者在心前区可闻及收缩期杂音或喀喇音,为二尖瓣乳头肌功能失调或断裂所致。10%～20%患者可在第2～3天出现心包摩擦音。

2)血压 心肌梗死极早期血压可升高,其他几乎所有患者血压都有不同程度的降低。起病前有高血压者,血压可降至正常,且不可能恢复到发病前的水平。

3)其他 可出现心律失常、休克、心功能不全的相应体征。

(4)并发症

1)乳头肌功能失调或断裂 总发生率可高达50%。二尖瓣乳头肌因本身缺血、坏死,使收缩功能障碍,造成二尖瓣脱垂或关闭不全。轻者可恢复,重者出现心力衰竭、肺水肿,可数日内而死亡。

2)心脏破裂 少见,常在1周内出现,多为心室游离壁或室间隔破裂造成心包积血引起急性心脏压塞而死亡。偶尔为心室间隔破裂造成穿孔,引起心力衰竭和休克,在数周内死亡。

3)栓塞 发生率1%～6%,见于起病后1～2周,主要为左心室附壁血栓脱落所致,可引起脑、脾、肾或四肢等动脉栓塞。也可因下肢动脉血栓形成或部分脱落所致,则产生肺动脉栓塞。

4)心室壁瘤 或称室壁瘤。心室壁瘤发生率5%～20%,主要见于左心室。较大的室壁瘤可使心脏扩大,超声心动图提示局部反常运动。是心肌梗死愈合过程中,心肌由纤维组织代替而丧失收缩功能,局部膨胀而形成,可导致心功能不全、心律失常及栓塞等。

5)心肌梗死后综合征 病后数周至数月出现,可反复发生,表现为心包炎、胸膜炎或肺炎等,可能为机体对坏死物质的过敏反应。

3.实验室及其他检查

(1)心电图

1)特征性改变 S-T抬高者,表现为在面向坏死区周围损伤区的导联上出现S-T段弓背向上抬高,在面向透壁性心肌坏死区的导联上出现宽而深的Q波;在面向损伤区周围心肌缺血区的导联上出现T波倒置。

2)动态性改变 ①起病数小时内,尚可无异常或出现异常高大、两支不对称的T波为超急性期改变;②数小时后,ST段明显抬高,弓背向上,与直立的T波连接形成单相曲线,数小时至2 d内出现病理性Q波,同时R波降低,此为急性期改变;③早期如不进行治疗干预,ST段抬高持续数日至2周左右,然后逐渐回到基线水平,T波则变为平坦或倒置,此为亚急性期改变;数周至数月后,T 波呈"V"形倒置,两支对称,波谷尖锐,此为慢性期改变。

(2)血液检查　血常规发作后 24~48 h 内白细胞增加至(10~20)×10⁹/L,中性粒细胞增多,嗜酸性粒细胞减少或消失;红细胞沉降率(ESR)增快,C 反应蛋白增高均可持续 1~3 周。

(3)血心肌坏死标记物　①肌红蛋白:起病后 2 h 内升高,12 h 内达高峰,24~48 h 内恢复正常。②肌钙蛋白 I(cTnI)或 T(cTnT):起病 3~4 h 后升高,cTnI 于 11~24 h 达高峰,7~10 d 降至正常;cTnT 于 24~48 h 达高峰,10~14 d 降至正常。③肌酸激酶同工酶(CK-MB):起病后 4 h 内升高,16~24 h 达高峰,3~4 d 恢复正常。其中,肌红蛋白和肌钙蛋白的增高是诊断心肌梗死的敏感指标,肌酸激酶同工酶增高的程度能较准确地反映梗死的范围。

以往沿用多年的血清心肌酶的测定 AST;乳酸脱氢酶(LDH),其特异性及敏感性远不如上述心肌坏死标记物,已不再用于诊断急性心肌梗死。

(4)超声心动图检查　可了解心室壁的运动情况和左心室功能,诊断乳头肌功能不全和室壁瘤,为临床提供重要依据。

4.诊断要点　根据典型的临床表现,特征性心电图改变及实验室检查发现即可诊断。对于老年患者,突然发生严重心律失常、休克、心力衰竭而原因未明,或突然出现较重而持久的胸闷或心绞痛,都应考虑本病的可能。宜先按急性心肌梗死处理,并立即进行心电图、血清心肌坏死标记物的测定等动态观察以确定诊断。对于非 ST 段抬高性心肌梗死,血清肌钙蛋白测定诊断价值大。

5.治疗要点　对于 ST 段抬高的急性心肌梗死,要加强住院前的就地处理,尤其强调早发现,早住院。其治疗原则是尽快恢复心肌的血液灌注(到达医院后 30 min 内开始溶栓或 90 min 内开始介入治疗),以挽救濒死的心肌、防止梗死面积扩大及缩小心肌缺血范围,保护和维持心脏功能,及时处理严重的心律失常、泵衰竭及各种并发症,防止猝死。这样既能使患者渡过急性期,还能在恢复后保持尽可能多的有功能的心肌。

(1)监护和一般治疗

1)休息　急性期 12 h 卧床休息,患者饮食、排便、洗漱、翻身等由护士协助完成;若无并发症,24 小时内鼓励患者在床上行肢体活动;若无低血压,第 3 天就可在病房内走动;梗死后第 4~5 天,逐步增加活动直至每天 3 次步行 100~150 m。活动时以不感到疲劳为宜,如患者在活动中出现乏力、头晕、呼吸困难、心前区疼痛时,应立即停止活动,卧床休息。保持环境安静。减少探视,防止不良刺激,解除恐惧、焦虑。

2)监测　让患者住冠心病监护病房,进行心电图、血压及呼吸的监测,将除颤仪置于备用状态。对于严重泵衰竭者还要监测肺毛细血管压和静脉压。严密观察心律、心率、血压及心功能变化,为进一步采取治疗措施,避免发生猝死提供客观依据。

3)吸氧　间断或持续吸氧 2~3 d,鼻导管 2~4 L/min,以增加心肌氧的供应,减轻疼痛。

4)建立静脉通路　保持给药途径通畅。

5)阿司匹林　无禁忌证者立即服水溶性阿司匹林 150~300 mg,之后每日 1 次,3 d 后改为 75~150 mg 每日 1 次长期服用。

（2）解除疼痛 急性心肌梗死病人应尽快解除疼痛,常用药物有:①哌替啶(杜冷丁)50～100 mg 肌内注射或吗啡 5～10 mg 皮下注射,必要时可重复使用,注意防止呼吸功能抑制;②硝酸甘油 0.5 mg 或硝酸异山梨醇酯 5～10 mg 含化或静脉滴注。

（3）再灌注心肌 起病 3～6 h 最多 12 h 内使闭塞的冠状动脉再通,心肌得到再灌注,使濒临坏死的心肌得以存活,缩小心肌缺血范围及梗死面积,减轻梗死后心肌重塑,改善预后。

1）介入治疗 主要是经皮腔内冠状动脉成形术及冠脉内支架植入术(见本章第十一节)。

2）溶栓疗法 无条件施行介入治疗者,立即(接诊后 30 min 内)行溶栓治疗,溶栓越早,治疗效果越好,一般在 6 h 内进行。目前常用的药物有尿激酶、链激酶、重组组织型纤维蛋白溶酶原激活剂(rtPA)等,可静脉或冠状动脉内给药。

（4）消除心律失常 一旦发生室颤立即非同步直流电复律;室性期前收缩或室性心动过速立即给予利多卡因静脉注射,必要时重复;缓慢性心律失常选用阿托品肌内注射或静脉注射;严重的房室传导阻滞尽早安装临时心脏起搏器;室上性快速心律失常选用维拉帕米、地尔硫䓬、美托洛尔、洋地黄制剂或胺碘酮等,药物治疗不能控制时可考虑同步直流电复律治疗。

（5）控制休克 急性心肌梗死的休克为心源性休克,也可伴外周血管舒缩障碍或血容量不足。其治疗采取以下治疗措施:

1）补充血容量 针对低血容量或中心静脉压和肺动脉楔压低者,给予右旋糖酐或 5%～10% 葡萄糖注射液静脉滴注,当中心静脉压>18 cmH$_2$O,肺动脉楔压>15～18 mmHg,应停止使用,避免发生急性肺水肿,右心室梗死时,中心静脉压升高不一定是补充血容量的禁忌证。

2）应用升压药 血容量补足后血压仍不升,而肺小动脉楔压和心排血量正常时,是周围血管张力不足的标志,可给予多巴胺、去甲肾上腺素,也可给予多巴酚丁胺静脉滴注。

3）血管扩张剂应用 经上述处理血压仍不升,而肺动脉楔压增高,心排血量减少或外周血管收缩,致使四肢厥冷并有发绀时,可给予血管扩张剂,如硝普钠、硝酸甘油等,直至左室充盈压下降。

4）其他措施 包括纠正酸中毒、避免脑缺血、保护肾功能等,必要时,应及时行急诊经皮冠状动脉腔内血管成形术(PCI)或支架植入,使冠状动脉及时再通。亦可行急诊冠状动脉旁路移植术(CABG)。

（6）治疗心力衰竭 主要是治疗急性左心衰竭,以应用吗啡和利尿剂为主,也可选用血管扩张剂减轻左心室的负荷,如多巴酚丁胺 10 μg/(kg·min)静脉滴注,或用短效 ACEI 从小剂量开始应用等治疗。由于洋地黄易引起室性心律失常,且最早出现的心力衰竭是由于坏死心肌间质充血、水肿致使顺应性下降,而左心室舒张末期容量不增大,所以梗死发生后应避免使用洋地黄,有右室梗死的患者慎用利尿剂。

（7）其他治疗

1）β 受体阻滞剂 在疾病早期如无禁忌证可尽早使用,尤其是前壁心肌梗死伴有交感神经亢进者,有助于防止梗死面积扩大,改善急慢性期预后。常用药物有美托洛尔、阿替洛尔或卡维地洛等,但应注意其对心脏功能的抑制。

2)血管紧张素转化酶抑制剂和血管紧张素受体阻滞剂 在疾病早期从小剂量开始使用,有助于改善恢复期心肌的重塑,降低心力衰竭的发生率,降低致死率。常用药物有:卡托普利、依那普利、雷米普利、福辛普利等,如患者不能耐受血管紧张素转化酶抑制剂,可使用血管紧张素Ⅱ受体阻滞剂,如氯沙坦或缬沙坦等。

3)极化液疗法 促进心肌摄取和代谢葡萄糖,促进钾离子进入细胞内对恢复心肌细胞膜极化状态,改善心肌收缩力,减少心律失常,并促使抬高的 ST 段恢复正常,对伴有重度房室传导阻滞者禁用。

4)抗凝疗法 常先用肝素、低分子肝素维持凝血时间在正常的 2 倍左右,继而口服氯吡格雷或阿司匹林。

6.护理

(1)护理评估

1)病史 重点评估本次发病的特点与病情,有无明显诱因,疼痛特点,起病时间,疼痛剧烈程度,是否呈进行性加重;有无恶心呕吐、乏力、头晕、呼吸困难等,有无心律失常、心力衰竭及心源性休克的表现;评估有无冠心病的危险因素,如肥胖、糖尿病、高脂血症、高血压、吸烟等。

2)身体评估 评估患者的意识状态,有无面色苍白、表情痛苦、大汗,有无意识模糊、反应迟钝及晕厥等;评估生命体征如体温、脉搏、呼吸、血压有无异常及其程度;评估心率、心律、心音变化,有无奔马律和心脏杂音及肺部啰音等。

3)实验室及其他检查 重点评估心电图的动态变化,及时监测心肌坏死标志物,以了解心肌坏死程度和病情进展;了解有无白细胞计数增加,有无电解质、血糖、血脂异常等。

4)心理-社会资料 患者由于难以忍受的疼痛及窒息、濒死感等,可产生烦躁及恐惧心理。入院后,患者到一个陌生的环境,和亲人无接触,常感到孤独无助。同时,医护人员为实施一系列检查、监护和治疗措施,都会进一步增加患者的焦虑或恐惧,迫切希望获得良好的医疗、护理,使之转危为安。

(2)护理诊断

1)疼痛:胸痛 与心肌缺血有关。

2)活动无耐力 与氧的供需失调有关。

3)恐惧 与剧烈疼痛产生的濒死感,处于监护病房的陌生环境有关。

4)有便秘的危险 与进食少、活动少、不习惯床上排便有关。

5)潜在并发症:心律失常,心力衰竭,休克、猝死。

(3)护理措施

1)疼痛护理 ①发病 12 h 内应绝对卧床休息,保持环境安静,以降低心肌耗氧量和交感神经兴奋,以利于缓解疼痛。②给氧:吸氧可改变心肌缺氧状态,缓解胸痛,可采用鼻导管或面罩给氧,若无并发症可吸 3～5 d,氧流量 2～4 L/min,要注意保持吸氧鼻导管通畅。③心理护理:患者胸痛剧烈时,与患者保持良好的沟通,了解患者的思想,允许患者表达对死亡的恐惧、对帮助的渴望。各项抢救工作有条不紊,娴熟的护理操作,和蔼的态度,亲切的语言,以及抚摸、握手等动作,都能增加患者的安全感和自信心,对消除恐惧心理、焦虑、紧张情绪,都有十分重要的意义。④止痛:遵医嘱给予哌替啶或吗啡治疗,注意有无呼吸抑制等不良反应。也可给予硝酸酯类药物,静脉滴注硝酸甘油时,应注意监测血压、心率,并注意有无头痛、面红、心慌等不良反应。但要将血压维持在 100 mmHg 以上。

2)溶栓治疗的护理 迅速建立静脉通道,保持输液通畅。遵医嘱使用溶栓药物,并注意观察疗效及不良反应。应及时监测凝血酶原时间,同时观察有无过敏反应,如寒战、发热、皮疹等;有无出血,皮肤、黏膜出血、血尿、便血、咯血、颅内出血;有无低血压等。如出血倾向明显应立即用抗凝药物。观察溶栓疗效,若胸痛 2 h 基本消失,心电图 ST 段于 2 h 回降>50%,2 h 内出现再灌注性心律失常,血清肌酸磷酸同工酶峰值提前出现(14 h 内)。冠状动脉造影可直接判断冠脉再通。应注意患者是否有活动性出血、消化性溃疡等禁忌证。

3)病情观察 ①重视梗死前先兆,早期发现急性心肌梗死。②入院后立即描记心电图,随即用心电监护仪连续监护 72 h,必要时记录。24 h 内每小时监测心率、心律、呼吸、血压 1 次,3 d 后酌情而定,注意观察周围循环情况及尿量、意识状态、体温变化等。发现异常,立即报告医生。③加强心电监测,若出现以下情况是病情危重的标志:频发多源性室性期前收缩、R-on-T 现象、二度二型或三度房室传导阻滞、心率低于 40 次/min 均为严重的心律失常;患者血压正常或下降、脉压小、脉搏细速、皮肤湿冷、烦躁则是心源性休克的表现;突然出现极度呼吸困难、咳嗽、咳粉红色泡沫痰、心率增快、可闻及舒张期奔马律、两肺湿啰音,是急性左心衰竭的表现。应备好抢救物品与器械,如除颤器、起搏器、按压板等。一旦出现上述征象,应及时通知医生并配合处理。

4)生活护理 ①环境安静、清洁、舒适。限制亲友探视,防止情绪激动。②合理休息与活动,心肌梗死发病 48 h 病情易变,死亡率高,发病后 12 h 内应绝对卧床休息,进食、排便、个人卫生都要予以协助。避免不必要翻动,必须翻动时动作要轻柔,减少探视,保证病人足够的休息与睡眠。若无并发症,24 h 内可在床上被动或主动活动肢体,防止下肢静脉血栓形成,以后可逐步离床,活动范围由室内延伸到室外,活动量逐渐增加,适度活动可增加机体对氧摄入及氧利用能力,有利于患者活动耐力的恢复。有并发症者,应适当延长卧床时间。③改变生活方式,预防心肌梗死复发。摄取低脂肪、低热量、高纤维食物;维持理想体重;戒烟;清淡易消化饮食,少食多餐,进食不宜过快、过饱。一般发病 4~12 h 为流质饮食,逐步过渡至半流质,软食。有心力衰竭者还应限制钠盐,急性期后可恢复冠心病饮食。④防止便秘,保持大便通畅,饮食中应及时添加纤维素食物。不能用力排便以免加重病情。可采用按摩腹部,刺激肠蠕动。允许活动时,及早适量活动。向患者解释床上排便的重要性,必要时给予缓泻剂,促进排便通畅。⑤被动或主动活动下肢,必要时用温水浸泡,促进循环,防止静脉血栓形成,注意观察有无栓塞表现。

7. 健康指导

(1)合理休息合理安排作息,保证足够的有效睡眠,适量增加体力活动。应循序渐进,各种活动应严格限制程度。根据心功能情况适当锻炼。

(2)改变不良生活方式,劝告患者和家属,配合并协助患者改变以往的生活方式,戒烟限酒。给予低脂肪、低胆固醇、少盐、适量蛋白质食物,少食多餐,避免饱餐,不饮浓茶、咖啡,戒烟酒,避免刺激性食物,保持大便通畅,避免用力。肥胖者应注意饮食控制体重。

(3)避免诱发因素,保持良好心态,遇事乐观不急躁,避免各种诱发因素,如过劳、情绪激动、饱餐、寒冷、吸烟等。积极治疗高血压病、高脂血症、糖尿病等。

(4)用药指导,指导患者遵医嘱服用各种药物,并介绍其主要不良反应和特别注意的事项。定期复查。

(5)康复指导,适当运动可提高患者的心理健康水平,促进侧支循环的形成,增加活动耐力,延长生存时间,提高生活质量。应综合考虑病人的年龄、心肌梗死前的活动水平及体力状态,运动方式包括步行、慢跑、太极拳、骑自行车、游泳等,每周3～4 d,开始每次15～20 min,延长到30 min。避免剧烈运动、竞技性活动、活动时间过长。

8.预后　预后与梗死范围的大小、侧支循环的建立情况及治疗是否及时有关。随着诊疗技术的进展,急性期死亡率已大大降低,死亡多发生在第1周内,尤其是数小时内发生心律失常、心力衰竭及心源性休克,病死率尤高。

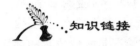

知识链接

冠心病的三级预防

冠心病的预防可以分为三级预防。一级预防是针对健康人群的基础预防。重点是干预血糖、干预血脂、干预血压。最基本的措施是改变不健康的生活方式,提倡健康饮食与戒烟。鼓励公众参加体育活动,提倡有氧代谢运动,保持乐观情绪,消除紧张感。二级预防是指对患有冠心病者采取药物或非药物措施以预防病情复发或加重。冠心病的具体治疗原则:改善冠状动脉的供血和减轻心肌耗氧,同时治疗动脉粥样硬化。三级预防是针对冠心病患者的预防措施,主要目的为延缓冠心病慢性合并症的发生和患者的死亡。其目的主要是针对不同人群采取不同的措施进行预防,早期发现、早治疗,防止病情恶化等。

(杨金峰)

第七节　心脏瓣膜病

心脏瓣膜病是由于炎症、黏液样变性、退行性改变、先天性畸形、缺血性坏死、创伤等原因引起的单个或多个瓣膜结构和(或)功能异常,导致瓣口狭窄和(或)关闭不全。最常累及二尖瓣,其次是主动脉瓣,单纯三尖瓣及肺动脉瓣病变很少。

风湿性心脏病简称风心病,是风湿性炎症过程所致瓣膜损害,主要累及40岁以下人群。我国风心病的人群患病率在20世纪70年代成人为0.19%～0.29%,儿童为0.40%～0.27%,80年代分别为0.20%和0.02%,已有所下降。但风心病仍是我国常见的心脏瓣膜病。瓣膜黏液样变性和老年人的瓣膜钙化在我国日渐增多。

笔记栏

（一）二尖瓣狭窄

1. 病因与病理

（1）病因　二尖瓣狭窄最常见的病因是风湿热。2/3 的患者是女性,约半数患者无急性风湿热史。但多有反复链球菌感染扁桃体炎或咽峡炎史。风湿热引起瓣膜炎症导致二尖瓣狭窄约需 2 年时间,多次反复发作的急性风湿热较一次发作出现狭窄早。单纯二尖瓣狭窄占风心病的 25%,二尖瓣狭窄伴二尖瓣关闭不全占 40%。主动脉瓣常同时受累。

（2）病理解剖　二尖瓣狭窄病理解剖改变包括瓣叶增厚、僵硬、钙化;瓣叶交界处相互融合、粘连;腱索、乳头肌融合缩短等。上述改变出现瓣膜活动受限、瓣口面积缩小。轻者瓣膜尚保留一定弹性,能自由活动,重者瓣膜极度增厚,腱索乳头肌粘连缩短,使瓣膜活动明显受限,甚至整个瓣膜似一强直漏斗状,此时,大多伴有明显的关闭不全。

（3）病理生理　正常成人二尖瓣口面积为 $4 \sim 6 \ cm^2$。当二尖瓣口面积 $1.5 \ cm^2$ 以上时为轻度狭窄,$1 \sim 1.5 \ cm^2$ 为中度狭窄,小于 $1 \ cm^2$ 为重度狭窄。由二尖瓣狭窄引起的病理生理改变可分为 3 个阶段,即左心房代偿期、左心房失代偿期和右心室受累期。

2. 临床表现

（1）症状　常在二尖瓣重度狭窄(瓣口面积<$1.5 \ cm^2$)时才会有明显症状。

1)呼吸困难　为最常见的早期症状。患者初次出现呼吸困难发作常以运动、精神紧张、感染、妊娠及心房颤动等为诱因。初期常在劳累后出现呼吸困难,随着狭窄加重,休息时亦可出现,可出现夜间阵发性呼吸困难甚至端坐呼吸,严重狭窄的病人可以反复发生急性肺水肿。

2)咯血　二尖瓣狭窄患者咯血有几种情况:①突然大量咯血,通常见于严重二尖瓣狭窄,可为首发症状,系因支气管静脉同时回流入体循环静脉和肺静脉,当肺静脉压突然升高时黏膜下淤血扩张而壁薄的支气管静脉破裂引起大咯血,其特点是咯血后肺静脉压降低,咯血可自止;②夜间阵发性呼吸困难或咳嗽时的血性痰或带血丝痰;③急性肺水肿时咳大量粉红色泡沫痰;④肺梗死伴咯血,为本症晚期并发慢性心力衰竭时少见的情况。

3)咳嗽　常见,尤其在冬季明显,患者常平卧时干咳明显,可能与支气管黏膜淤血水肿易患支气管炎或增大的左心房压迫左主支气管所致。

4)声嘶　较少见。由于扩大的左心房和肺动脉压迫喉返神经所致。

（2）体征

1)重度者出现"二尖瓣面容"(双颧绀红)。

2)心脏体征:心尖部可触及舒张期细震颤,听诊可闻及舒张期隆隆样杂音,第一心音增强和开瓣音(说明二尖瓣弹性尚好,是行二尖瓣分离术的指征)。

3)肺动脉高压和右心室扩大的体征:右心室扩大时可见心前区心尖搏动弥散。肺动脉瓣区第二音亢进伴分裂。肺动脉扩张引起相对性肺动脉瓣关闭不全时,可在胸骨左缘第二肋间闻及舒张早期吹风样杂音,右心室扩大伴相对性三尖瓣关闭不全时,在三尖瓣区闻及全收缩期吹风样杂音,吸气时增强。

（3）并发症

1)心房颤动　为相对早期的常见并发症,可为患者就诊的首发病症,最常见,也

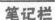

笔记栏

可为患者首次发作呼吸困难的诱因及患者体力活动受限的开始。心房颤动时,舒张晚期心房收缩功能丧失,左心室充盈减少,可致心排血量减少 20%。早期可为阵发性,后为持续性,常诱发心力衰竭发生。

2)急性肺水肿 为重度二尖瓣狭窄的严重并发症。患者突然出现极度的呼吸困难和发绀,不能平卧,咳粉红色泡沫样痰,双肺布满湿啰音,如不及时抢救,可能致死。

3)血栓栓塞 20% 可发生体循环栓塞,偶尔为首发症状,2/3 为脑动脉栓塞,其次为外周动脉和内脏(脾、肾、肠系膜)动脉栓塞。有心房颤动和右心衰竭时,可在右心房形成附壁血栓而致肺栓塞。

4)右心衰竭 为晚期常见并发症,并发三尖瓣关闭不全时,可有难治性腹水,右心衰竭时,右心排血量减少,肺循环血量减少,左心房压力相对下降,加之肺泡和肺毛细血管壁增厚,呼吸困难可有所减轻。常为二尖瓣狭窄病人的主要死亡原因。

5)感染性心内膜炎 较少见。

6)肺部感染 多见,并常诱发心力心衰竭。

3. 实验室检查

(1)X 射线检查 轻度狭窄者心影可正常。中、重度二尖瓣狭窄患者心腰饱满心影呈梨形,可见左心房增大、肺动脉段突出、肺淤血现象,晚期右心室和右心房扩大,与扩大的左心房形成双心房影和心室双重影。可见食管后移,有左心房压迹。

(2)心电图 重度二尖瓣狭窄可有"二尖瓣型 P 波"。P 波>0.12 s 伴有切迹,肺动脉高压时心电图可见右心室肥厚,晚期可出现各种心律失常,尤其是心房颤动。

(3)超声心电图检查 是明确和量化二尖瓣狭窄的可靠方法。M 型超声波显示二尖瓣前叶活动曲线在舒张期双峰消失,呈"城墙样"改变,由于瓣膜粘连,二尖瓣后叶在舒张期向前运动,与前叶同向运动。二维超声心动图可显示狭窄瓣膜的形态、活动度、瓣口面积,还可直接观察左心房内有无血栓存在。

(4)心导管检查 在考虑介入或手术治疗时,应经心导管检查同步测定肺毛细血管压和左心室压以确定跨瓣压差和计算瓣口面积,正确判断狭窄程度。

4. 诊断要点 心尖区出现舒张期隆隆样杂音伴 X 射线或心电图示左心房扩大,一般可诊断二尖瓣狭窄,超声心动图检查可确诊。

5. 治疗要点

(1)积极预防和控制风湿热和感染性心内膜炎 有风湿活动的患者长期使用苄星青霉素,每月肌内注射 1 支,120 万 U。感染性心内膜炎见本章第八节。

(2)治疗并发症 积极处理急性肺水肿,但避免使用扩张小动脉为主的药物,应以扩张静脉、减轻心脏前负荷的药物,如硝酸酯类。二尖瓣狭窄所致的肺水肿应用正性肌力药无益,仅在合并快速心房颤动时静脉注射毛花苷以减慢心室率。慢性心房颤动患者,如无禁忌证可长期口服华法林。合并右心衰竭的患者应限制钠盐的摄入,应用利尿剂和地高辛。

(3)介入和外科治疗 包括经皮球囊二尖瓣成形术、二尖瓣分离术、人工瓣膜置换术等。

(二)二尖瓣关闭不全

1. 病因与病理

(1)病因 二尖瓣关闭不全可单独存在,但常与二尖瓣狭窄同时存在。可分为急性二尖瓣关闭不全和慢性二尖瓣关闭不全。临床上慢性二尖瓣关闭不全较多见,其病因以风湿性心脏病最常见,其次为二尖瓣脱垂,也可见于冠心病乳头肌功能异常、感染性心内膜炎、二尖瓣环钙化、先天性心脏病等。急性二尖瓣关闭不全可见于炎症、创伤、急性心肌梗死等。

(2)病理解剖 风湿性心脏瓣膜病可使二尖瓣肿胀、变性,瓣叶增厚、纤维化、挛缩、僵硬,使左心室收缩时两瓣不能正常完全关闭、阻止血液反流。腱索和乳头肌纤维化融合、缩短,使二尖瓣关闭不全更加严重。

(3)病理生理 慢性二尖瓣关闭不全后,单向活瓣作用消失,当左心室收缩时,部分血液反流入左心房,使其容量负荷增加,左心房扩大。当左心室舒张时,左心房将过多的血液注入左心室,使左心室也因容量负荷增加而扩大、肥厚,扩大的左心房、左心室在较长时间内适应容量负荷增加,左心房压和左心室舒张末压不致明显升高,因而肺淤血现象不明显,但长期持续存在的严重负荷过重,将会引起左心衰竭,使左心室舒张末压和左心房压力明显升高而导致肺淤血出现,最终导致肺动脉高压及右心衰竭。故单纯二尖瓣关闭不全者,心力衰竭发生较晚,一旦出现,病情进展迅速。急性二尖瓣关闭不全者左心室来不及代偿,其急性扩张能力有限,左心室舒张末压急剧上升,易出现急性肺水肿或心源性休克。

2.临床表现

(1)症状 急性者,轻度二尖瓣反流仅有轻微劳力性呼吸困难,严重反流者(如乳头肌断裂)很快发生急性左心衰竭。甚至发生急性肺水肿心源性休克。慢性轻度二尖瓣关闭不全可终身无症状,严重反流者心排出量减少,首先出现的突出症状是疲乏无力,肺淤血的症状如呼吸困难出现晚。

(2)体征 心尖搏动向左下移位,心界向左下扩大,第一心音减弱,心尖区可闻及高音调粗糙的全收缩期吹风样杂音,并向左腋下、左肩胛下传导。

(3)并发症 心房颤动可见于3/4的慢性重度二尖瓣关闭不全的患者;但感染性心内膜炎发生率较二尖瓣狭窄多见,而体循环栓塞较二尖瓣狭窄少见。心力衰竭在急性者早期出现,慢性者晚期发生。

3.辅助检查

(1)X射线检查 急性者心影正常或左心房轻度增大伴明显肺淤血,甚至肺水肿征象。慢性重度反流常见左心房左心室增大,左心室衰竭时可见肺淤血和间质性肺水肿征。

(2)心电图 急性者常见窦性心动过速,慢性重度二尖瓣关闭不全主要表现为左心房增大。部分患者可出现左心室肥厚和继发性ST-T改变,心房颤动较常见。

(3)超声心动图 左心房、左心室扩大,脉冲多普勒超声波和彩色多普勒血流显像可在左心房内探及明显收缩期高速射流,对二尖瓣关闭不全的诊断敏感性几乎达100%。并可对二尖瓣返流进行半定量及定量诊断。

4.诊断要点 急性者突然发生呼吸困难,心尖区出现收缩期杂音,X射线心影不大而肺淤血明显并有病因可寻者,即可诊断;慢性者心尖区典型收缩期杂音伴左心室增大,超声心动图可确诊。

5.治疗要点 内科治疗主要是预防风湿活动和感染性心内膜炎,治疗并发症。但根本措施是外科治疗,主要为瓣膜修补术和人工瓣膜置换术。

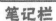

（三）主动脉瓣狭窄

1. 病因与病理　主动脉瓣狭窄的原因主要有风湿性、先天性畸形及退行性老年钙化性主动脉瓣狭窄等因素。风湿性动脉瓣狭窄很少单独发生，通常与其他瓣膜损害并存。退行性老年性主动脉瓣钙化是 65 岁以上老年人单纯性主动脉瓣狭窄的常见原因。

（1）病理解剖　风湿性炎症导致瓣膜交界处粘连、融合，瓣叶纤维化、僵硬、钙化和挛缩畸形而致瓣口狭窄。多数合并主动脉瓣关闭不全或二尖瓣损害。

（2）病理生理　正常成人主动脉瓣口面积>3.0 cm²，当瓣口面积减少一半时，通过代偿，收缩期无明显跨瓣压差，当瓣口面积≤1.0 cm²时，左心室收缩压明显增高，跨瓣压差显著，而出现临床症状。瓣膜口狭窄使左心室流出道受阻，左心室射血阻力增加，左心室呈进行性肥厚，最终导致左心室衰竭。严重左心射血受阻，左心排出量减少，可导致冠状动脉及脑动脉血流量减少，出现心绞痛及大脑缺血的相应表现。

2. 临床表现

（1）症状　出现较晚，早期无症状。呼吸困难、晕厥、心绞痛等是主动脉瓣狭窄常见的"三联征"。

1）呼吸困难　劳力性呼吸困难为常见的首发症状，主要为晚期肺淤血引起，见于90%有症状的患者。随着病情进展可出现夜间阵发性呼吸困难、端坐呼吸乃至急性肺水肿。

2）心绞痛　见于60%有症状的患者，常与运动有关，休息后缓解。主要由于心肌缺血所致，少数由于冠状动脉栓塞所致，部分患者同时患有冠心病。

3）晕厥　见于15%～30%有症状的患者，多发生于直立、运动中或运动后即刻，少数在休息时发生，是脑缺血所致。

（2）体征　心尖抬举样搏动，主动脉瓣第一听诊区可闻及粗糙而响亮的收缩期吹风样杂音，常向颈部传导常伴震颤。主动脉瓣区第二心音减弱、血压偏低、脉压减小、脉搏细弱。

（3）并发症　10%的患者可发生心房颤动，也可发生传导阻滞、室性心律失常而导致晕厥甚至猝死，猝死一般发生于先前有症状者。

3. 实验室及其他检查

（1）X 射线检查　可见主动脉根部狭窄后扩张，心影可正常或增大。

（2）心电图　左心室肥厚及继发 ST-T 改变，可有房室传导阻滞、心房颤动等心律失常。

（3）超声心动图　是确诊和判断狭窄程度的重要方法。左心室壁增厚，主动脉开放幅度减低。多普勒超声可测出主动脉瓣口面积及跨瓣压差。

4. 诊断要点　根据主动脉瓣听诊区典型的收缩期杂音伴震颤，临床可以基本确诊。超声心动图更有确诊价值。

5. 治疗要点

（1）内科治疗　积极预防感染性心内膜炎和风湿热复发。控制心律失常，心绞痛者可试用硝酸酯类药物，心力衰竭者限制钠盐的摄入，小剂量使用洋地黄和利尿剂；不可使用小动脉扩张剂。

（2）介入和外科治疗　如经皮球囊主动脉瓣成形术（临床应用范围局限），治疗的主要方法为人工瓣膜置换术。

(四)主动脉瓣关闭不全

1. 病因与病理

(1)病因　约2/3主动脉关闭不全是由于风心病所致。

(2)病理解剖　由于风湿性病变使瓣叶纤维化、增厚、缩短、变形,影响舒张期瓣叶边缘对合而造成关闭不全。①急性者见于急性感染性心内膜炎致主动脉瓣膜穿孔或瓣周脓肿、创伤、主动脉夹层和人工瓣膜撕裂等。②慢性者约2/3为风心病所致。风湿性炎症侵犯主动脉瓣后,瓣膜增厚、缩短、硬化、变形,致主动脉瓣关闭不全。也可见于感染性心内膜炎、先天性主动脉瓣畸形、主动脉瓣黏液样变性、梅毒等均可引起主动脉瓣关闭不全。

(3)病理生理

1)急性　由于主动脉瓣关闭不全,舒张期血流从主动脉反流入左心室,左心室同时接纳左心房充盈血流和主动脉反流血液,使左心室容量负荷急剧增加,导致左心房压增高和肺淤血,甚至肺水肿。

2)慢性　主动脉瓣关闭不全后,单向活瓣作用消失,舒张期主动脉血液反流入左心室,左心室同时接纳左心房的充盈和主动脉反流血液,左心室容量负荷增加,左心室代偿性扩大、肥厚,使左心室能较长期维持正常心排出量,肺静脉压无明显升高。久而久之,左心室失代偿导致左心室收缩功能下降,最终发生左心衰竭。此外,由于舒张期血液反流回左心室,主动脉舒张压过低将会导致心脏、大脑等器官灌注量不足并出现相应的临床表现。

2. 临床表现

(1)症状

1)急性　轻者可无症状,重者出现急性左心衰竭,更为严重者出现烦躁不安、神志模糊甚或昏迷。

2)慢性　可多年无症状,甚至可以耐受运动。最先的主诉为与心搏量增多有关的心悸、头部动脉搏动感、头晕,严重者出现劳累后呼吸困难、心绞痛以及左心衰竭的表现。

(2)体征　心尖搏动向左下移位,呈抬举性,心浊音界呈靴形,胸骨左缘第3~4肋间可闻及舒张早期高调叹气样杂音,向心尖部传导,坐位前倾和深呼吸时易听到。严重者可在心尖区闻及舒张期隆隆样杂音称为奥-弗(Austin-Flint)杂音,不伴第一心音亢进。严重主动脉瓣关闭不全时,收缩压升高,舒张压降低,脉压增大,可见颈动脉搏动增强的点头征、毛细血管搏动征、水冲脉、枪击音等周围血管征。

(3)并发症　常见感染性心内膜炎、室性心律失常等。心脏性猝死较少见。

3. 实验室及其他检查

(1)X射线检查　可见左心室增大,呈靴型,升主动脉扩张明显。

(2)心电图检查　左心室肥厚、劳损及继发性ST-T改变。

(3)超声心动图检查　左心室内径、左心室流出道增宽,主动脉根部内径扩大。脉冲多普勒超声检查和彩色多普勒血流显影可探及全舒张期高速射流,为最敏感的确诊方法。

(4)主动脉造影　当无创技术不能确定反流程度,并考虑外科治疗时,可选择性主动脉造影,半定量反流程度。

(5)放射性核素心室造影 可测定左心室收缩、舒张末容量和静息、运动时射血分数,判断左心功能。

4.诊断要点 依据胸骨左缘第3~4肋间典型舒张期杂音、周围血管征可基本确立临床诊断。超声心动图可助确诊。

5.治疗要点 内科治疗参照主动脉瓣狭窄,人工瓣膜置换术为严重主动脉瓣关闭不全的主要治疗方法。

(五)心脏瓣膜病患者的护理

1.护理评估

(1)病史 询问病人居住环境是否潮湿,既往有无发热、咽痛、关节肿痛等风湿热病史。询问患者有无呼吸困难以及呼吸困难的程度,有无夜间阵发性呼吸困难,有无咳嗽、咳痰、痰中带血,以了解其心功能,有无心悸、乏力、头晕、晕厥、心前区疼痛等供血不足的表现。

(2)身体评估 观察病人有无发热(风湿活动、并发感染性心内膜炎或呼吸道感染可有发热)、脉搏频率、强弱,有无心律失常及呼吸频率有无改变,血压高低,有无发绀等。评估患者心脏有无增大,心尖搏动强弱,有无心脏杂音及杂音特点,心音有无改变,肺部有无湿啰音,有无肝大、水肿、周围血管征。

(3)实验室检查 X射线、心电图、超声波检查了解有无心脏增大及风心病类型。了解有无风湿活动及并发感染性心内膜炎。

(4)心理-社会资料 风湿性心瓣膜病是一种慢性病,特别是晚期易并发心力衰竭,限制了患者的活动,病程中反复发生风湿活动引起发热、关节肿痛等,易使患者产生悲观、失望及焦虑情绪。评估时应注意询问患者及家属对本病的认识程度,并了解社会支持程度。

2.护理问题

(1)体温过高 与风湿活动或并发感染有关。

(2)焦虑 与担心疾病预后、工作、生活及前途有关。

(3)知识缺乏 与缺乏指导有关。

(4)潜在并发症:心力衰竭、栓塞、心律失常感染性心内膜炎。

3.护理措施

(1)活动与休息 根据心功能情况合理安排活动与休息,心功能代偿期,一般活动不受限制,但要多休息,以减轻心脏负担。心功能失代偿期,卧床休息,适当限制活动量,病情好转后逐渐增加活动量。如左心房内有巨大血栓应绝对卧床休息,以免血栓脱落造成其他部位栓塞。避免屏气用力以免加重心脏负担。病情允许时应协助患者翻身、活动下肢、按摩、温水泡脚,要防止下肢深部血栓形成。

(2)饮食护理 给予高热量、高蛋白、高维生素、适量纤维素易消化饮食,以增加机体抵抗力,使体力得到恢复。应适当限制钠盐,少食多餐,保持大便通畅。

(3)病情观察 应定期检测生命体征,每4h1次,注意热型,以助诊断。注意心率、心律、血压、脉搏、呼吸频率、节律及意识变化,观察有无风湿活动表现,如关节肿痛、皮下结节、皮肤环形红斑等,观察患者心功能状态,有无心力衰竭及栓塞征象。

(4)药物护理 遵医嘱使用抗生素及抗风湿药物,如用苄星青霉素时易堵塞,应

【思考】
风湿性心瓣膜病最易累及哪个瓣膜?最常见的联合瓣膜病是哪种?心瓣膜病的并发症有哪些?

选用9号针头,8～10 mL生理盐水充分稀释后,快速肌内注射。观察药物疗效及不良反应,如阿司匹林可致消化道出血、齿龈出血等。抗生素按时按量使用,现用现配。

（5）并发症护理

1）心力衰竭 积极预防和控制各种诱发因素,尤其是呼吸道感染、风湿活动、心律失常,避免剧烈活动和情绪激动,预防心力衰竭发生,使心功能长期处于良好的代偿状态。监测生命体征,注意观察有无呼吸困难、乏力、食欲减退、上腹胀痛等症状,有无肺部湿啰音、肝大、下肢水肿等心力衰竭的表现,一旦出现,积极给予处理。

2）栓塞 定期进行超声心动图检查,了解心腔内有无附壁血栓;遵医嘱使用抗血小板凝集药物,预防血栓形成;如发现左心房内有较大附壁血栓时,应及时控制心律失常,严格卧床休息,防止血栓脱落造成栓塞。脑栓塞可引起偏瘫、失语,应让患者安静卧床,加床护栏保护,防止碰伤或坠床,定时翻身、按摩,防止褥疮。肢体栓塞可引起肢体剧痛,局部皮肤发凉、苍白或发绀,动脉搏动消失,应协助患者活动肢体,局部热敷或温水浸泡,以促进血液循环。肾栓塞可有肾区剧痛、血尿、蛋白尿。脾栓塞时突然左上腹剧痛伴脾大。肺栓塞可引起突然剧烈胸痛、呼吸困难、咯血等,应协助医生做紧急处理。

3）感染性心内膜炎 各种治疗操作要严格消毒,防止细菌进入血液,预防感染性心内膜炎的发生。注意观察患者有无发热、皮肤瘀点、甲床下条纹出血等感染性心内膜炎的表现。一旦发生,应让患者卧床休息,给予物理降温,做好皮肤护理,给予营养丰富易消化的饮食。采血做细菌培养时,尽可能在发热时采血,于24～48 h内采血3～5次,每次至少取10 mL,以提高培养的阳性率。

（6）心理护理 告知患者本病目前虽无有效方法治疗,但只要注意防止风湿活动及并发症发生,使心功能处于代偿期,患者仍可参加一定的工作和活动,生活质量仍很高,以此安慰、鼓励患者,使患者消除焦虑、悲观等不良情绪。

（六）健康指导

1.疾病知识指导 告知患者及家属本病的病因、进程特点,让患者了解治疗的长期性、艰巨性,鼓励其做好长期与疾病斗争以控制病情进展的思想准备,树立战胜疾病的信心。有手术指征者应动员患者尽早手术,以求根治。

2.积极预防感染 注意保持室内空气新鲜、清洁、干燥,改善居住环境的阴暗潮湿现象,保证阳光充足,以防风湿活动。一旦发生感染,及时给予处理。在拔牙、手术、分娩、人流术及创伤性检查治疗时向医生告知病史,便于采取相应措施（如预防性使用抗生素）。育龄期妇女要根据心功能状况并在医生指导下,把握妊娠及分娩时机。

3.避免诱因 避免体力活动、剧烈运动,或情绪激动。育龄期妇女要根据心功能情况在医师指导下选择妊娠与分娩。

4.坚持服药,积极预防并发症 告诉患者按医嘱用药的重要性,详细介绍所用药物的作用、方法及不良反应。嘱患者定期复查,以防病情进展。

（七）预后

风湿性心瓣膜病病程长短不一,部分患者病情进展迅速,数年时间可导致明显心力衰竭,甚至死亡,其中以心力衰竭为最常见的死亡原因。如有适应证,手术治疗可显著提高患者生活质量及生存率。

第八节　感染性心内膜炎

感染性心内膜炎为心脏内膜表面的微生物感染,伴赘生物形成。赘生物为大小不等,形状不一的血小板和纤维素团块,内含大量的微生物和少量炎症细胞,瓣膜为最常受累部位,但感染也可发生在间隔缺损部位或腱索与心壁内膜。根据病程分为急性和亚急性,急性感染性心内膜炎的特征为:①中毒症状明显;②病情进展迅速,数天至数周引起瓣膜破坏;③感染迁移多见;④病原菌主要为金黄色葡萄球菌。亚急性感染性心内膜炎的特征:①中毒症状轻;②病程数周至数月;③感染迁移少见;④病原体以草绿色链球菌多见,其次为肠球菌。感染性心内膜炎又可分为自体瓣膜、人工瓣膜和静脉药瘾者的心内膜炎。

一、自体瓣膜性心内膜炎

1.病因与发病机制

(1)病因　链球菌65%和葡萄球菌25%;真菌、立克次体、衣原体少见。急性主要由金黄色葡萄球菌引起,少数由肺炎球菌、淋球菌、A族链球菌和流感杆菌引起等;亚急性草绿色链球菌最常见,D族链球菌(牛链球菌和肠球菌),表皮葡萄球菌和其他细菌少见。

(2)临床表现

1)发热　发热是感染性心内膜炎最常见的症状,体温一般<39 ℃,呈弛张热,午后和夜晚较高。亚急性者起病隐匿,可有贫血、乏力、食欲不振、体重减轻、头痛、背痛、肌肉关节痛;急性者呈暴发性败血过程,高热寒战,突发心力衰竭者较常见。

2)心脏杂音　80%~85%的患者可闻及心脏杂音,可由基础心脏病和(或)心内膜炎导致瓣膜损害所致,急性者比亚急性者更易出现杂音性质和程度的变化,或出现新的杂音。

3)周围体征　多为非特异性,近年已不多见。包括:①瘀点,可发生于任何部位,多见于睑结膜、口腔黏膜、锁骨以上皮肤及下肢的皮肤,可反复出现。②指(趾)甲下线状出血,呈条纹状,较少见。③Roth 斑,为视网膜的卵圆形出血斑,中心呈白色,多见于急性感染。④Osler 结节为指或趾垫出现的豌豆大的红或紫色痛性结节,较常见于亚急性者。⑤Janeway损害,位于手掌和足底处,直径为 1～4 mm 的无压痛出血红斑,主要见于急性患者。引起这些周围体征的原因可能是微血管炎或微血栓。

4)动脉栓塞　可发生于机体的任何部位,常见于脑、心、脾、肾、肠系膜和四肢等。

5)感染的非特异性症状　如贫血、脾大等,部分患者可见杵状指。

6)并发症　①心脏:心力衰竭、心肌脓肿、急性心肌梗死、化脓性心包炎、心肌炎。②动脉栓塞。③细菌性动脉瘤:亚急性多见。④转移性脓肿:急性,转移到肝、脾、骨髓。⑤神经系统:如脑梗死、脑出血、脑细菌性动脉瘤、中毒性脑病、脑脓肿、化脓性脑膜炎。⑥肾脏:如肾动脉栓塞和肾梗死、继发性肾小球肾炎、肾脓肿。

(3)实验室及其他检查

1)血培养　是诊断感染性心内膜炎和菌血症最重要的方法。近期未使用过抗生素治疗的患者血培养阳性率可高达95%以上。2周内用过抗生素或采血、培养技术不当,可降低血培养阳性率。

2)血常规检查　红细胞沉降率几乎均升高。大多数患者呈进行性贫血。白细胞计数正常或轻度增高,分类计数有轻度核左移。

3)尿常规检查　镜下血尿和微量蛋白尿的感染性心内膜炎患者约占50%。偶尔可见红细胞管型和严重蛋白尿提示弥漫性肾小球肾炎。肉眼血尿提示肾梗死。

4)超声心动图检查　经胸部超声心动图检出赘生物的敏感性可达50%~75%,经食管超声心动图可检测出<5 mm的赘生物,敏感性高达95%。同时,可发现原发心脏病变及赘生物导致的瓣膜和心脏功能的损害。赘生物≥10 mm易发生动脉栓塞。

(4)诊断要点　血培养阳性对明确诊断有重要价值。凡有提示细菌性心内膜炎的临床表现,如发热并伴有心脏杂音,尤其是主动脉瓣关闭不全杂音,贫血、脾大、周围体征、血尿和(或)伴栓塞时,血培养阳性,可诊断本病。亚急性感染性心内膜炎发生在原有心瓣膜病或其他心脏病的基础上,如这些患者发现有周围体征[瘀点、指(趾)甲下线状出血、Roth斑、Osler结节、Janeway损害],提示本病存在,超声心动图检出赘生物对明确诊断有重要价值。

(5)治疗要点

1)抗微生物药物　抗生素治疗是最重要的治疗措施。①早期应用,在连续3~5次血培养后即可开始治疗。②充分用药,选用杀菌性抗微生物药物,大剂量和长疗程,旨在完全消灭藏于赘生物内的致病菌。③以静脉给药为主,保持高而稳定的血药浓度。④病原微生物不明时,急性者选用针对金黄色葡萄球菌、链球菌和革兰阴性杆菌有效的广谱抗生素,亚急性者选用针对大多数链球菌的抗生素。⑤已知致病微生物时,根据药物敏感试验结果选择药物。

2)经验治疗　在病原微生物尚未培养出时,急性者给予抗金黄色葡萄球菌、链球菌、革兰阴性菌广谱抗生素,如新青霉素Ⅲ,加用氨苄西林静脉应用;亚急性者给予抗链球菌药物,如青霉素加庆大霉素等。

3)已知致病微生物时的治疗　对青霉素敏感的首选青霉素,对青霉素过敏的可选头孢曲松,对青霉素敏感不确定的或对青霉素耐药的,可用青霉素加庆大霉素,或用万古霉素等。

4)金葡球菌和表皮葡萄球菌　可给予萘夫西林或苯唑西林等。

5)其他细菌感染　用青霉素、头孢菌素或万古霉素等。

6)真菌感染　用两性霉素B。

2.外科治疗　对抗生素无效,严重心内并发症者应考虑手术治疗。

二、人工瓣膜心内膜炎和静脉药瘾者心内膜炎

人工瓣膜心内膜炎有早期和晚期之分。早期人工瓣膜心内膜炎发生于人工瓣膜置换术后60 d以内;晚期人工瓣膜心内膜炎发生于人工瓣膜置换术60 d以后。除赘生物外,常致人工瓣膜部分破裂、瓣周漏、瓣环周围组织和心肌脓肿。最常累及主动脉瓣,术后发热、出现新杂音、脾大或周围栓塞征,血培养同一种细菌阳性结果至少两次,可诊断为本病,预后不良。

本病难以治愈。应在自体瓣膜心内膜炎的基础上,将疗程延长6~8周。任何一

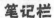

种用药方案均应加庆大霉素,有瓣膜置换适应证者,应早期手术。

静脉药瘾者心内膜炎好发于年轻男性,致病菌最常来源于皮肤。主要为金黄色葡萄球菌,其次为链球菌、革兰阴性杆菌和真菌。大多累及正常心瓣膜,急性发病者常有迁移性感染灶。

三、感染性心内膜炎病人的护理

(一)护理评估

1. 病史　询问发病前有无心脏病病史,有无静脉给药成瘾的病史,有无人工瓣膜置换术的病史,有无皮肤等部位的化脓性病灶,有无败血症的表现等。

2. 身体评估　主要观察患者的生命体征,有无全身感染的表现,心脏有无受累的表现及周围体征与广泛栓塞征象等。

3. 实验室及其他检查　评估血培养和超声心动图等检查结果。

4. 心理-社会资料　评估患者有无烦躁、焦虑、恐惧或绝望等情绪反应,评估患者家庭和社会经济的支持情况,患者的心理承受力和支持系统。

(二)常见护理问题

1. 体温过高　与感染有关。

2. 活动无耐力　与感染消耗体能、合并贫血、食欲下降等有关。

3. 组织完整性受损　与感染性心内膜炎致皮肤微血管病变有关。

4. 营养失调:低于机体需要量　与食欲下降、长期发热导致机体消耗过多有关。

5. 焦虑　与担心疾病的发展及治疗效果、经济负担重等有关。

6. 潜在并发症:心力衰竭、动脉血栓等。

(三)护理措施

1. 一般护理　保持室内环境清洁、整齐,定时开窗通风,保持空气新鲜。注意防寒保暖,根据病情做好基础护理和专科护理,如口腔护理、皮肤护理、各种管道的护理等。

2. 发热护理　高热患者应卧床休息,减少体力消耗。定时测量体温,发热时给予物理降温,如温水擦浴、冰袋等。及时更换被汗浸湿的床单、被套,为避免患者因大汗频繁更换衣服而受凉,可在患者出汗多的时候,在衣服与皮肤之间衬以柔软的毛巾,便于及时更换,增加舒适感。发生寒战时应注意保暖,因发热而出汗较多时应注意做好皮肤护理,并补充水分和盐。

3. 饮食护理　给予高热量、高蛋白、高维生素、易消化的食物,注意补充蔬菜、水果,变换膳食花样和口味,促进食欲。

4. 病情观察　严密观察体温、心率、血压等生命体征的变化;观察心脏杂音的部位、强度、性质有无变化,如有新杂音出现或杂音性质的改变往往与赘生物导致瓣叶破损、穿孔或腱索断裂有关;注意观察脏器动脉栓塞有关症状,如患者肢体活动情况、协调动作如何、神志意识变化等,当患者发生可疑征象,尽早报告医生及时处理;观察患者皮肤情况,检查有无指(趾)甲下线状出血、手掌和足底无痛性出血红斑、Osler 结节等周围体征;如突然出现脉压增宽提示发生急性主动脉瓣关闭不全,可考虑早期手术治疗。

5. 用药护理　遵医嘱给予抗生素治疗,观察用药效果及不良反应。告诉患者病原菌隐藏在赘生物内和内皮下,需要坚持大剂量全疗程长时间的抗生素治疗才能保证治疗效果。严格按时间用药,以确保维持有效的血药浓度。在用药过程中要注意观察用药效果和可能出现的不良反应,如有异常及时报告医生,调整抗生素应用方案。如用庆大霉素者应定期监测血清药物浓度并警惕前庭神经与听力受损。如患者正进行抗凝治疗,应观察有无脑出血等继发性出血的表现。抗生素治疗1周后应重复进行取血培养。

6.对症护理

(1)出现心力衰竭和栓塞等并发症时,做好相应护理。

(2)正确留取血培养标本。为了提供培养的阳性率,需注意以下几点:①告诉患者暂时停用抗生素和反复多次采血培养的必要性,以取得患者的理解与配合。②在抗生素应用前,采血时间选在寒战或体温正在升高之时,第一天每隔1 h采血一次,共3次。如次日未见细菌生长,重复采血3次后,开始抗生素治疗。已用抗生素者则在停药2~7 d后采血。③每次抽血量10~20 mL,同时做需氧及厌氧培养。④培养时间要长,不少于3周。⑤培养结果阳性,应做药敏试验。⑥急性感染性心内膜炎患者应在入院后3 h内,每隔1 h采血1次,共取3个血标本后开始治疗。

【想一想】
　　对感染性心内膜炎病人如何正确留取血培养标本?

7.心理护理　烦躁、焦虑等情绪可使心率加快,加重心脏负荷。医护人员应处处为患者着想,态度亲切和蔼,经常给患者以安慰,增强患者的信任感和安全感。鼓励患者配合治疗,树立战胜疾病的信心。教育家属在生活上、精神上、经济上尽最大努力给予患者支持。

(四)健康指导

1.教育患者家属要在长时间疾病诊治过程中,注意给患者生活照顾,心理支持,鼓励并协助患者积极治疗。

2.提高患者依从性,帮助患者了解本病的病因、发病机制,使用抗生素治疗的重要性。

3.教会患者自我监测体温变化,如有不适及时就诊。

4.告知患者预防措施,积极预防各种心脏病。平时注意防寒保暖,预防上呼吸道感染,保持口腔和皮肤清洁,不要挤压痤疮、疖、痈等感染病灶,减少病原体入侵的机会。告诉患者就医时应说明自己有心内膜炎病史,在施行口腔内手术,如拔牙、扁桃体摘除术或侵入性检查及其他外科手术治疗前,应预防性使用抗生素。

(五)预后

未治疗的急性患者几乎均在4周内死亡。亚急性者自然史一般大于等于6个月。死亡原因为心力衰竭、肾功能衰竭、栓塞、细菌性动脉瘤破裂或严重感染等。大多数患者可治,但病死率仍较高。

(杨金峰)

第九节　病毒性心肌炎

心肌炎是指心肌本身的炎性病变。病毒性心肌炎是指嗜心肌病毒引起的,以心肌非特异性间质性炎症为主要病变的心肌炎,包括局灶性炎症和心肌弥漫性炎症。

一、病因及发病机制

1.病因　主要是病毒感染如柯萨奇 B 组病毒,孤儿病毒(ECHO),脊髓灰质炎病毒,流感等病毒。

2.发病机制　病毒直接侵犯心肌和心肌内小血管,免疫性心肌损伤。

3.组织学特征　心肌细胞融解,间质水肿,炎症细胞浸润。

二、临床表现

1.病毒感染的症状　约半数以上心肌炎发病前 1~3 周常有发热、乏力、上呼吸道感染、腹泻等病史。

2.心脏症状　轻者可无症状,常见心悸、气急、心前区疼痛、乏力。严重者可出现阿-斯综合征、心力衰竭、心源性休克 ,甚至猝死。

3.体征　少数心脏扩大,心率加快(与体温不符)或异常缓慢,心尖部第一心音减弱、舒张期奔马律、收缩期吹风样杂音,各种心律失常,或出现肺部啰音、颈静脉怒张、肝大、下肢水肿等左心衰竭或右心衰竭体征。

病毒性心肌炎病程各阶段的时间划分比较困难,急性病毒性心肌炎由病毒感染所致者病程在 3 个月以内。病毒感染 3 周内出现心脏损害表现。3 个月至 1 年为恢复期,1 年以上为慢性期。

三、实验室及其他检查

1.实验室检查　红细胞沉降率加快,C 反应蛋白增高,急性期或心肌炎活动期肌酸磷酸激酶、肌酸磷酸激酶同工酶、血清肌钙蛋白(T 或 I)增高。

2.病原学检查　血清柯萨奇病毒 IgM 抗体滴度明显增高、心内膜心肌活检有助于诊断。

3.心电图　ST-T 改变、各种心律失常,特别是室性心律失和房室传导阻滞等,严重心肌损害可出现病理性 Q 波。

4.胸部 X 射线检查　心脏扩大或正常,肺淤血。

四、诊断要点

(1)病史与体征。

(2)感染后 3 周内新出现心电图改变。①窦性心动过速、房室传导阻滞、窦房阻滞或束支阻滞。②多源成对室性期前收缩。③ST 段呈水平型或下斜型下移≥0.01 mV。

(3)心肌损伤的参考标准　血清肌钙蛋白(T 或 I)、心肌酶 CK-MB 增高。

(4)病原学依据　在急性期从心内膜、心肌、心包或心包穿刺液中检测出病毒,病毒基因片段或病毒蛋白抗原为直接诊断依据;血清抗体滴度显著升高有助于诊断。

五、治疗要点

1. 一般治疗　急性期卧床休息，注意营养,给予高蛋白、高维生素饮食等。

2. 对症治疗　心力衰竭给予利尿剂和血管紧张素转化酶抑制剂等,频繁室性期前收缩或快速性心律失常给予抗心律失常药物;完全性房室传导阻滞可安装临时起搏器。不主张早期使用糖皮质激素,但有房室传导阻滞、难治性心力衰竭、重症患者或考虑有自身免疫时慎用。

3. 抗病毒　干扰素、黄芪、辅酶 Q_{10} 等药物治疗,具有抗病毒调节免疫的作用。

4. 抗菌治疗　如合并细菌感染可用青霉素或红霉素等。

5. 营养心肌　极化液、维生素 C、辅酶 A、三磷酸腺苷、1,6-二磷酸果糖等具有营养心肌促进心肌代谢的作用。

六、常见护理问题及措施

(一)常见护理问题

1. 活动无耐力　与心肌受损、心律失常或心力衰竭有关。

2. 潜在并发症:心律失常、心力衰竭。

(二)护理措施

1. 休息与活动　向患者解释急性期卧床休息,以减轻心脏负荷,减少心肌耗氧量,以利于心功能恢复,防止病情加重或转成慢性病程。无并发症急性期卧床休息 1 个月,重症心肌炎患者卧床休息 3 个月以上,直至患者症状消失,血液学指标恢复正常才可逐渐进行活动。卧床期间加强生活护理,满足患者基本生理需求。

2. 活动的监测　活动过程中严密监测心律、心率、血压变化,若活动过程中或活动后出现心悸、胸闷、呼吸困难或心律失常应立即停止活动,并以此作为最大活动量的指标。

3. 密切监测病情　对重症心肌炎患者进行心电监护直至病情稳定。严密监测心律、心率、血压、尿量变化,注意意识状态、皮肤黏膜颜色,注意有无呼吸困难、咳嗽、颈静脉怒张、水肿、奔马律、肺部湿啰音等表现,备好抢救药品和器械。一旦出现心律失常和心力衰竭,立即配合抢救。

4. 心理护理　病毒性心肌炎多发生于青壮年,往往由于疾病影响患者的学习、工作和生活,从而产生焦虑等负性情绪,影响患者解释本病的相关知识,嘱其安心休养,配合治疗,切勿急于求成,以达到彻底治愈的目的。

七、健康指导

1. 饮食　进食高蛋白、高维生素营养丰富易消化食物,多食蔬菜水果补充维生素C,以促进心肌代谢,促进心肌修复。

2. 活动　急性病毒性心肌炎患者出院后继续休息 3~6 个月,无并发症者可考虑学习和进行较轻体力活动,6 个月至 1 年内避免剧烈活动或重体力活动及妊娠。

3. 加强自我保健和检测　适当锻炼身体,增强机体抗病能力,防寒保暖,避免受凉

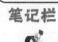

感冒,教会患者及家属测脉率、脉律,发现异常或出现心悸胸闷及时看医生。

八、预后

大多数治疗后可痊愈,部分病情反复后演变为心肌炎后遗症(心脏扩大、心功能减退、心电图未能恢复正常致使心肌瘢痕形成)或慢性心肌炎,极少数患者在急性期因严重心律失常、急性心功能不全、心源性休克而死亡。

第十节 心 肌 病

心肌病是指伴有心肌功能障碍的心肌疾病。1995 年世界卫生组织和国际心脏病学会工作组根据病理生理学将心肌病分为 4 型,即扩张型心肌病、肥厚型心肌病、限制型心肌病及致心律失常型右室心肌病,但不定型的心肌病仍然保留。据统计,在心血管病住院患者中心肌病可占 0.6%~4.3% 。近年来,心肌病发病率有明显增加趋势。

一、扩张型心肌病

【想一想】
心肌病可分为几种类型?

扩张型心肌病是心肌病中最常见的类型,是一类以左心室或双心室扩大伴收缩功能障碍为特征的心肌病临床表现为心脏扩大、心力衰竭、心律失常、血栓栓塞及猝死。

1. 病因及发病机制　病因不明。除特发性、家族遗传性外,近年认为持续病毒感染是其主要原因,持续病毒感染对心肌组织的损伤、自身免疫包括细胞、自身抗体或细胞因子介导的心肌损伤可导致或诱发扩张型心肌病。此外,尚有围生期、乙醇中毒、遗传、抗癌药物、代谢异常、心肌能量等因素有关。

2. 临床表现

(1)症状　起病缓慢,患者早期可有心脏明显扩大而无明显症状,当患者出现气急、端坐呼吸、肝大、水肿等心力衰竭的症状和体征时被诊断。患者常出现各种心律失常,部分患者可出现栓塞和猝死。

(2)体征　心浊音界向两侧扩大,可闻及第三或第四心音,心率快时呈奔马律。

3. 实验室及其他检查

(1)X 射线检查　心影明显增大,心胸比>50% ,呈肺淤血征。

(2)心电图　可有各种心律失常,如室性心律失常、心房颤动,不同程度的房室传导阻滞。其他尚有 ST-T 改变, 低电压,左心室肥厚,左心房肥大,少数患者可见病理性 Q 波。

(3)超声心动图　对临床诊治手段具有重要意义。心脏四腔均增大,以左侧增大为主,左心室流出道增宽,室间隔及左心室后壁搏动幅度减弱,彩色多普勒显示二尖瓣、三尖瓣反流。

(4)心内膜心肌活检　扩张型心肌病临床表现及辅助检查,均缺乏特异性,近年来国内外开展了心内膜心肌活检,诊断本病敏感性较高,但特异性较低。

(5)放射性核素检查　放射性核素心肌灌注显影,主要表现有心腔扩大,尤其两侧心室扩大,心室壁搏动幅度减弱,射血分数降低,放射性核素心肌灌注显影不但可用于诊断,也可用于同缺血性心肌病相鉴别。

(6)其他　根据情况也可以行心导管检查、心血管造影等检查。

4.诊断要点　目前缺乏特异性诊断指标,可结合病史、症状、体征、实验室检查综合考虑。临床上表现出心脏增大、心力衰竭、心律失常和栓塞,除外其他类型心脏病后,结合 X 射线、超声心动图、心肌活检等可协助诊断。

5.治疗要点　对无症状的病例,选用血管扩张剂有可能延缓心脏扩大及心力衰竭的发生。对症状明显的病例,针对患者易出现的充血性心力衰竭和心律失常给予相应治疗措施,但是本病较易发生洋地黄中毒,故应慎用洋地黄。由于扩张型心肌病病因未明,对长期严重心力衰竭、内科治疗无效的病例,可考虑心脏移植。

二、肥厚型心肌病

肥厚型心肌病是以心肌非对称性肥厚,左心室血液充盈受阻,舒张期顺应性下降为特征。根据左心室流出道有无梗阻又可分为梗阻性肥厚型和非梗阻性肥厚型心肌病。本病常为青年人运动猝死的原因。

1.病因　本病常有明显的家族史(约占 1/3),目前认为是常染色体显性遗传疾病,肌节收缩蛋白基因突变是主要的致病因素。还有人认为心肌细胞内钙代谢紊乱、儿茶酚胺代谢异常、肥厚心肌中冠状动脉微循环障碍、高强度运动、高血压因素,也可能为本病发生、发展的促进因子。

2.临床表现

(1)症状　起病缓慢,部分患者多年可无自觉症状,多在体检中或猝死后发现。常见症状为心悸、胸闷、劳力性呼吸困难、头晕、胸痛,伴有流出道梗阻的患者可在起立或运动时出现眩晕甚至晕厥。

(2)体征　心脏轻度增大,梗阻性肥厚型心肌病患者在胸骨左缘第 3～4 肋间闻及粗糙的喷射性收缩期杂音,且向心尖部传导。剧烈运动或含服硝酸甘油时,此杂音还可增强,而应用 β 受体阻滞剂取蹲位,可使杂音减弱。非梗阻性肥厚型心肌病患者,其临床表现可类似扩张型心肌病。

3.实验室及其他检查

(1)X 射线检查　心影增大多不明显,如有心力衰竭则心影明显增大。

(2)心电图　最常见表现是左心室肥大,ST-T 段改变,常在胸前导联出现巨大倒置 T 波,病理性 Q 波可在 Ⅰ、aVL 或 Ⅱ、Ⅲ、aVF、V_4、V_5 上出现。此外还可出现各种类型心律失常,如室内传导阻滞、期前收缩等。

(3)超声心动图　是本病主要诊断手段,显示室间隔的非对称性肥厚,舒张期室间隔的厚度与后壁之比≥1.3,室间隔活动度低下。

(4)心导管检查和左心室造影　对确诊有重要价值,可发现患者左心室舒张末期压力增高,心室造影显示左心室腔变形、狭窄,心壁增厚。

4.诊断要点　对较年轻、心肌肥厚又不能用其他心脏病解释者应考虑本病可能。结合超声心动图、左心室造影检查可做出诊断。加之心电图出现 ST-T 段改变及病理性 Q 波,有阳性家族史(猝死、心脏增大等)更有助于诊断。

5.治疗要点　本病治疗原则为弛缓肥厚的心肌,防止心动过速及维持正常窦性心律,减轻左心室流出道梗阻和抗室性心律失常。目前主张应用 β 受体阻滞剂及钙通道阻滞剂治疗。对重症梗阻性患者可做介入或手术治疗,植入双腔 DDD 型起搏器、消融或切除肥厚的室间隔心肌。

对肥厚型心肌病患者慎用降低心脏前、后负荷的药物,以免加重左室流出道梗阻。而洋地黄虽可加强心肌收缩力,但同时也加重左心室流出道梗阻,从而进一步降低心排出量,故亦慎用。对合并心绞痛的患者,因硝酸甘油可使左心室流出道梗阻加重,故禁用。β 受体阻滞剂及钙离子拮抗剂可减轻心室内梗阻,缓解症状,常有一定疗效。

三、护理

1. 护理评估

(1)病史　重点评估患者心肌损害的程度和可能加重损害的因素。询问发病前有无病毒性心肌炎病史,有无阳性家族史,有无劳累、感染、高强度运动、高血压等诱因。

(2)身体评估　询问患者有无劳力性呼吸困难、心绞痛、晕厥、疼痛等表现及程度。注意有无心脏扩大、心脏杂音和心力衰竭的体征。

(3)实验室及其他检查　评估 X 射线检查、心电图、超声心动图等检查结果有无异常。

(4)心理-社会资料　由于病程长、反复发病、治疗效果不太明显或病情日益加重,导致患者出现焦虑、抑郁、恐惧、悲观等不良情绪反应。

2. 常见护理问题

(1)心排出量减少　与心肌收缩力减弱、左心室流出道梗阻或发生心力衰竭有关。

(2)活动无耐力　与心肌病变导致心脏收缩力减退、心输出量减少有关。

(3)焦虑　与病程呈慢性过程、病情逐渐加重、生活方式被迫改变有关。

(4)有受伤的危险　与梗阻性肥厚型心肌病所致晕厥有关。

(5)疼痛:胸痛　与肥厚心肌耗氧量增加有关。

(6)潜在并发症:栓塞、猝死、心律失常、心力衰竭。

3. 护理措施

(1)心理护理　心肌病患者多数较年轻,病程长、病情复杂,预后差,常常产生紧张、焦虑和恐惧心理,甚至对治疗悲观失望,导致心肌耗氧量增加,病情加重。所以,护士应对患者多加关心和体贴,给予鼓励和安慰,帮助其消除悲观情绪,增强治疗信心。另外,注意保持休息环境安静、整洁和舒适,避免不良刺激。对失眠者酌情给予镇静药物。也可组织同病患者一起交流,共同探讨战胜疾病的方法,取得战胜疾病信心。

(2)生活护理　有症状者,宜较长期卧床休息。无明显症状的早期患者,可从事轻体力工作,避免紧张、劳累。心力衰竭患者经药物治疗症状缓解后可轻微活动,护士应根据病情协助患者安排有益的活动,但应避免剧烈运动。合并严重心力衰竭、心律失常及阵发性晕厥的患者应绝对卧床休息,以减轻心脏负荷及心肌耗氧量。护士应协助做好生活护理,对长期卧床及水肿患者应注意皮肤清洁干燥,注意翻身和防止褥疮。要保持大小便通畅和充足的睡眠。

(3)饮食护理　高蛋白和高维生素、富含粗纤维的清淡饮食,肥胖者限制热量摄入,心力衰竭时给予低盐饮食,限制含钠量高的食物,避免刺激性食物,戒除烟酒。有充血性心力衰竭者,少量多餐,避免增加心脏负担。告知患者饮食治疗的重要性,以取得患者配合。

(4)密切观察病情

1)危重患者 应监测血压、心率及心律。当出现高度房室传导阻滞时,应立即通知医生,并备好抢救用品、药物和尽快完成心脏起搏治疗前的准备。密切观察生命体征,防止猝死。观察药物的不良反应,如应用异搏定治疗的患者最初几周有的出现恶心和头痛等不良反应,继续使用后症状可逐渐消失,故务必告知患者请勿随便停药。用药宜从小剂量开始,加量不宜过快,护理中注意观察不良反应,如心律失常和体位性低血压等,一旦发现应立即通知医生予以处理。

2)呼吸困难患者 取半卧位,予以持续吸氧,氧流量视病情酌情调节。每 12 ~ 24 h 应更换鼻导管或鼻塞。对心力衰竭者可做血液气体分析,了解治疗效果。

3)呼吸道感染患者 是心肌病患者心力衰竭加重的一重要诱因。故在护理中应特别注意预防呼吸道感染,尤其是季节更换和气温骤变时。对长期卧床者应定时翻身、拍背,嘱其多饮水,促进排痰。此外,在心导管等创伤性检查前后应预防性使用抗生素治疗,预防感染性心内膜炎等。

4)合并水肿患者 应准确记录 24 h 液体摄入量和出量,限制摄入液体,每天测量体重。在利尿治疗期间,应观察患者有无乏力、四肢痉挛及脱水表现,定时复查血电解质浓度,警惕低钾血症,必要时补钾。对大量胸、腹水者,应协助医生穿刺抽液,减轻压迫症状。

5)栓塞患者 尤其是扩张型及限制型心肌病患者,注意观察有无偏瘫、失语、胸痛、血尿等脑、肺和肾等脏器及周围动脉栓塞症状。

6)合并心力衰竭患者 对洋地黄耐受性降低,易出现中毒性反应。因此给药须严格遵照医嘱,准确掌握剂量,并严密观察有无洋地黄中毒反应,如恶心、呕吐及黄、绿视及有无室性期前收缩和房室传导阻滞等心律失常出现。

(5)用药护理 严格按照医嘱给药,密切观察疗效和不良反应。扩张型心肌病对洋地黄耐受性差,使用时应特别警惕发生中毒。肥厚型心肌病出现心绞痛发作时,不宜用硝酸酯类药物,以免加重左心室流出道梗阻。可用 β 受体阻滞剂及钙通道阻滞剂,但应注意有无心动过缓等不良反应。

四、健康指导

1.注意休息 心肌病患者限制体力活动甚为重要,可减轻心脏负担。尚未发生心力衰竭的心肌病患者要合理地安排活动量,避免劳累,避免剧烈活动、持重、屏气动作,以减少猝死的发生。如有头晕、黑矇时要立即下蹲或平卧,防止晕厥。有晕厥病史者避免独自外出活动,以免发作时无人在场而发生意外。一旦发生心力衰竭应注意充分休息。

2.合理饮食 宜低盐、高维生素、富含纤维素的清淡饮食,戒烟、酒,以促进心肌代谢,增强机体抵抗力。

3.坚持服药 向患者说明药物的名称、剂量、用法及作用,教会患者及其家属观察药物疗效及不良反应。

4.避免诱发因素 日常生活中要保持室内空气流通、阳光充足。防寒保暖,预防

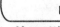

呼吸道感染。女性患者不宜妊娠。

5.定期门诊随访　症状加重时立即就诊,防止病情进展、恶化。

五、预后

扩张型心肌病病程长短不等,心力衰竭出现频度高,预后差。多死于心力衰竭、心律失常。近年来,由于治疗手段的进步,5年生存率已明显提高。

肥厚型心肌病预后因人而异,从无症状到心力衰竭、猝死。成人患者10年存活率为80%,小儿为50%,在有家族史的青少年中猝死尤其多,多死于室性心律失常,特别是室颤。

第十一节　心 包 炎

心包炎(pericarditis)是由多种致病因素引起的心包脏层和壁层的炎症。心脏的外面有脏层和壁层两层心包膜,两者之间的腔隙为心包腔,其内液体不超过50 mL,起润滑作用。当它们发生炎症病变时,心脏会因此而受压导致心室舒张期充盈受限。

临床上以急性心包炎和慢性缩窄性心包炎最为常见。

一、急性心包炎

急性心包炎是指发生在心包脏层和壁层的急性炎症,可由细菌、病毒、肿瘤、自身免疫、物理、化学等因素引起,也可同时合并心肌炎和心内膜炎。

1.病因及发病机制

(1)病因　过去常见病因为风湿热、结核及细菌感染性。近年来,病毒感染、尿毒症、肿瘤及心肌梗死性心包炎发病率明显增多。

1)感染性心包炎　可由病毒、细菌、寄生虫或真菌、立克次体引起。细菌感染以链球菌、葡萄球菌和革兰阴性杆菌为多见。在小儿,流感嗜血杆菌为常见原因。化脓性心包炎现已不多见。常见于感染性心内膜炎、肺炎、败血症以及贯穿性损伤和免疫功能受损的患者等。病毒感染以埃可病毒、流感病毒和柯萨奇B病毒为常见。结核性心包炎也占有一定的比例。在某些地区,艾滋病为心包积液的最常见原因。

2)非感染性心包炎　常见的有自身免疫、肿瘤、代谢疾病(如尿毒症)及物理、化学等因素引起。

(2)发病机制　当心包发生急性炎症反应时,在壁层和脏层出现纤维蛋白、白细胞及少许内皮细胞组成的炎性渗出,此时尚无明显液体积聚,为纤维蛋白性心包炎。随着病程进展,心包腔内渗出液越来越多,则转变为渗出性心包炎。其成分为浆液纤维蛋白性渗出液,液体量由100～3 000 mL不等,可呈血性和或脓性。当患者心包积液急剧增多时,心包腔内压力急骤升高,左、右心室受压,导致心室舒张及充盈受到限制,最终引起心排出量下降以及动脉血压下降,甚至休克等征象,称为心脏压塞。同时,静脉回流受阻,静脉压也升高,导致外周静脉淤血和组织水肿,类似右心衰竭的症状与体征。

2.临床表现

（1）纤维蛋白性心包炎

1）症状　心前区疼痛是纤维蛋白性心包炎的主要症状，常见于急性非特异性心包炎和感染性心包炎，缓慢发展的结核性或肿瘤性心包炎疼痛症状可能不明显。疼痛可位于心前区，性质尖锐，常因深呼吸、咳嗽、吞咽或变换体位而加重；疼痛也可呈压榨样，位于胸骨后，可能与心肌梗死疼痛类似，须注意鉴别。

2）体征　心包摩擦音是纤维蛋白性心包炎的特征性体征，在胸骨左缘第3、4肋间最为清晰，坐位且上身略前倾、深呼吸时较易听到，呈抓刮样粗糙音，在收缩期和舒张期均可听到。心包摩擦音持续时间不等，可持续数小时或数天至数周，当积液增多时两层心包分开，杂音即消失。心前区听到心包摩擦音即可作出心包炎的诊断。

（2）渗出性心包炎

1）症状　呼吸困难是最突出的症状，可能与支气管、肺受压及肺淤血有关。患者可出现端坐呼吸、呼吸浅快、发绀、烦躁不安、上腹胀痛、休克等症状。

2）体征　心尖搏动减弱或消失，叩诊心浊音界向两侧扩大，相对浊音界消失皆为绝对浊音界，心率增快，心音低而遥远。大量心包积液可使收缩压下降，而舒张压变化不大，故脉压变小，心脏压塞的程度不同，脉搏可减弱或出现奇脉。大量心包积液影响静脉回流出现体循环瘀血，导致静脉回流受阻，出现颈静脉怒张、肝大、腹水、下肢水肿等症状。

（3）心脏压塞　急性心脏压塞表现为血压下降、心动过速、颈静脉压明显上升、脉压变小，心排血量明显下降可引起急性循环衰竭、休克。亚急性或慢性心脏压塞表现为颈静脉怒张、体循环静脉淤血、奇脉、静脉压升高等。

3.实验室及其他检查

（1）实验室检查　感染性心包炎患者常有白细胞及中性粒细胞明显增高、红细胞沉降率增快表现。

（2）X射线检查　对渗出性心包炎有一定价值。当心包积液量达250 mL或更多时，可呈现心影普遍性的向两侧扩大，外形呈"三角形"或"烧瓶样"，并有上腔静脉明显扩张及心膈角变钝的表现。心脏搏动减弱或消失。

（3）心电图　急性心包炎时，出现广泛的心肌损伤型心电图改变，典型者早期除aVR导联外，其他各肢导联的ST段弓背向下抬高，但无病理Q波。

（4）超声心动图　是检查心包积液的简单、可靠且无创伤的手段，并可进行定量测量及定位穿刺，M型或二维超声心动图中可见液性暗区。

（5）心包穿刺　主要适用于心脏压塞的急救和诊断未明原因的心包炎。抽出一定量的积液可解除心脏压塞表现，也可对穿刺液行细菌培养查找感染原，查找肿瘤细胞除外肿瘤心包转移。必要时也可经心包穿刺注射药物治疗。

4.诊断要点　一般根据临床表现、X射线检查、心电图、超声心动图检查做出诊断。

5.治疗要点　标本兼治，既治疗原发病，也要改善症状，解除循环障碍。

（1）病因治疗　针对不同的病因，分别给予抗生素、抗结核药、抗病毒药、抗风湿药或行抗肿瘤治疗、血液透析等。

（2）对症治疗　呼吸困难者取半坐卧位，给氧。胸痛时可用镇痛剂。

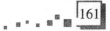

（3）心包穿刺　心脏压塞时可行心包穿刺术，必要时可经穿刺在心包腔内注入药物。

（4）心包切开引流　对于化脓性心包炎患者，除应用有效抗生素外，一般需在治疗过程中反复抽脓，或行心包切开引流，必要时还可向心包腔内注入抗菌药物，达到彻底治疗的目的。

（5）心包切除　顽固性复发性心包炎伴严重胸痛，行心包切除术是彻底治疗的办法。

二、缩窄性心包炎

缩窄性心包炎是指心脏被增厚、致密、钙化、纤维化的心包所包围，导致心脏舒张期充盈受限而产生的一系列循环障碍的一种疾病。

1.病因　缩窄性心包炎继发于急性心包炎，在我国，结核性心包炎仍是缩窄性心包炎的主要原因，其次为非特异性心包炎、化脓性心包炎、尿毒症性心包炎、创伤性心包炎等。也见于心包外伤后或类风湿关节炎的患者。少数与心包肿瘤、急性非特异性心包炎及放射性心包炎等有关。也有许多缩窄性心包炎患者虽经心包病理组织学检查也不能确定其病因。

2.发病机制　急性心包炎的心包渗液多可在数周至数月内被吸收，但也可有心包渗液残留从而引起脏层和壁层大量的纤维组织增生，广泛的粘连、增厚，脏层和壁层融合钙化，在心包上形成坚厚的瘢痕，使心包失去伸缩性，致使心脏舒张期充盈受限，进入心室的血液减少，引起心排出量降低和静脉压增高。低心排出量又可导致心率增快及肾脏对钠和水的潴留，使血容量增加。导致静脉系统淤血，出现静脉怒张、肝大、腹水、胸水、下肢水肿等体征。左心特别是左心房如受到缩窄的影响，可使肺充血，出现呼吸困难的表现。

3.临床表现

（1）症状　起病缓慢，多于急性心包炎后1年内形成，少数可长达数年。常见症状为呼吸困难、乏力及食欲减退、肝区疼痛、上腹胀满等。呼吸困难为劳力性，主要与心排出量不能随活动而相应增加所致。

（2）体征　心尖搏动减弱或消失，心浊音界正常或稍大，心率较快，为窦性，可有期前收缩、心房扑动或心房颤动等，心音低而遥远。有时在胸骨左缘第3、4肋间听到一舒张早期额外音，响度变化大，有时呈拍击性称为心包叩击音。动脉收缩压降低，脉压减小，可触及奇脉。由于心脏舒张期受限还可导致颈静脉怒张，吸气时怒张更为明显，可有肝大、腹水、胸水、下肢水肿等体征，腹水常较下肢水肿出现得早且明显。

4.实验室及其他检查

（1）X射线检查　心影大小可正常，左、右心缘变直呈三角形，心脏搏动减弱，主动脉弓缩小，上腔静脉常扩张，部分患者可有心包蛋壳状钙化影。

（2）心电图　可有QRS低电压、窦性心动过速，少数可有心房颤动，T波低平或倒置。有时P波增宽或增高呈"二尖瓣型P波"或"肺型P波"，左、右心房扩大，也可有右心室肥厚。

5.诊断要点　有急性心包炎病史，典型临床表现，并结合X射线、超声心动图及右心导管检查，诊断常可确立。有时需与限制性心肌病鉴别。

6.治疗要点 一旦确诊,及早实施心包剥离手术,避免病情发展而影响手术效果。手术时机应选在心包感染被控制、结核活动静止后进行,并在术后继续用药1年。单有心包钙化而无静脉压增高者不需特殊治疗,心肌对强心剂反应差或肝肾功能很差者,不宜手术。

三、心包疾病病人的护理

(一)护理评估

1.病史 询问心包炎患者发病前有无结核、病毒及化脓性细菌感染史,有无肿瘤、自身免疫性疾病、尿毒症及急性心肌梗死等病史。缩窄性心包炎患者应询问病前有无急性心包炎病史。询问患者有无呼吸困难、心前区疼痛等症状及程度。

2.身体评估 评估有无心包摩擦音、心包叩击音、心包积液及心脏受压等体征。

3.实验室及其他检查 重点评估超声心动图、X射线及心电图等检查结果。

4.心理-社会资料 患者因病因诊断不明、病情重、疗效不佳等原因,可能会出现烦躁不安、焦虑等不良情绪反应。

(二)常见护理问题

1.活动无耐力 与心排血量减少有关。

2.疼痛:胸痛 与心包炎症有关。

3.体温过高 与细菌、病毒等因素导致炎症反应有关。

4.气体交换受损 与肺淤血、肺或支气管受压等有关。

5.营养失调:低于机体需要量 与结核、肿瘤等病因有关。

6.焦虑 与病因诊断不明、病情重、疗效不佳等有关。

7.潜在并发症:心力衰竭。

(三)护理措施

1.病情观察 监测生命体征,评估患者心前区疼痛的性质、范围、持续时间、放射范围、缓解的方式、变化情况等。评估呼吸困难等病情变化对患者日常生活的影响。是否出现心包压塞的表现。

2.生活护理

(1)休息 半坐卧位或前倾坐位,以减轻呼吸困难症状。出现心脏压塞的患者往往取强迫前倾坐位,可给患者提供床上小桌,必要时吸氧。

(2)饮食 增加营养,进食高蛋白、高维生素饮食,必要时给予静脉高营养。

(3)协助患者日常生活,满足其自理需要 做各种检查时接送患者,以减轻患者体力的消耗。

3.用药护理 遵医嘱用药,观察药物的疗效及不良反应。

4.对症护理

(1)出现心前区疼痛、呼吸困难、心脏压塞等表现时,应做好相应的护理。如保持情绪稳定,嘱患者勿用力咳嗽或突然改变体位,以免疼痛加剧。遵医嘱应用镇痛剂,如阿司匹林、消炎痛,必要时可用哌替啶、吗啡等。给予氧气吸入。控制输液滴速以减轻呼吸困难。

(2)必要时行心包穿刺或切开引流术,以缓解压迫症状或向心包内注射药物达到

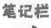

治疗的目的。穿刺前最好先做超声波检查。

5.心理护理 焦虑、烦躁不安等可增加心肌耗氧量,加重心脏负担,护士多与患者沟通,帮助患者认识不良心态对疾病的影响,让患者情绪稳定,达到解除烦躁不安、焦虑等目的。对行心包穿刺的患者,做好解释工作,消除思想顾虑,取得配合。

（四）健康指导

1.疾病知识指导 心包炎患者应注意充分休息,加强营养。进食高蛋白、高热量、高维生素、易消化的食物,少食多餐。注意防寒保暖,防止呼吸道感染。

2.用药与治疗指导

（1）必须坚持足够疗程的药物治疗,不可擅自停药,防止复发。告知患者大部分急性心包炎患者经治疗后均能痊愈,若治疗不彻底可发展为缩窄性心包炎,增强其治疗疾病的信心。注意药物不良反应。定期随访检查肝肾功能。

（2）告知手术治疗的重要性,使患者早日接受手术治疗。告知患者及早施行手术,可使疾病痊愈或改善,若手术不及时则预后较差,病情逐渐恶化。术后仍需坚持休息半年左右,加强营养,以利于心功能的恢复。

四、预后

急性心包炎预后取决于病因、能否早期诊断及正确治疗,除肿瘤性心包炎外大多预后良好。结核性心包炎如不积极治疗可发展为慢性缩窄性心包炎;缩窄性心包炎若诊断明确,及时行心包切除术,大部分患者预后良好,少数患者预后差,病情逐渐恶化,多死于心力衰竭或并发感染。

第十二节　循环系统疾病常用诊疗技术及护理

一、人工心脏起搏

人工心脏起搏是利用人工心脏起搏器发放的脉冲电流经导线及电极的传导刺激心脏,使之激动和收缩,从而代替心脏自身的起搏点,是缓慢性心律失常治疗学的重要进展。起搏器治疗的目的是通过不同的起搏方式纠正心率和心律的异常来提高患者的生存质量和减少病死率。

（一）起搏器的构成及作用原理

人工心脏起搏器主要由脉冲发生器、电极及导线、电源三部分组成。电源供应电能,使脉冲发生器发放电脉冲(起搏脉冲),经导线传到电极,电极与心肌接触而使起搏脉冲刺激心肌,即相当于一个人造的异位兴奋灶,引起心脏兴奋与收缩,即代替了窦房结工作或者直接刺激心室,使其按一定频率收缩,以保证脏器血液供应。脉冲发生器是起搏器系统的主体,属精密的电子仪器。电极有心外膜电极、心内膜电极和胸壁电极 3 种类型,目前应用的主要是心内膜电极。电源用锂电池供电,一般可用 6 ~ 8 年。

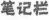

（二）常用人工心脏起搏器的命名

目前多采用 1987 年由北美心脏电生理学会与英国心脏起搏和电生理学组专家委员会制定的 NASPE/BPEG 起搏器代码，即 NBG 代码命名不同类型的起搏产品。自左向右各个代码的意义为：

第 1 位表示起搏的心腔，A 代表心房，V 代表心室，D 代表心房和心室双心腔，O 代表无。

第 2 位表示起搏器感知的心腔，A 代表心房，V 代表心室，D 代表心房和心室都能感知，O 代表没有感知功能。

第 3 位表示起搏器感知心脏自身激动后的反应方式，T 代表触发反应，I 代表抑制反应，D（或 T/I）代表既有触发反应，又有抑制反应，O 代表没有反应。

第 4 位表示程序控制的性能，P 代表有单项程控性能，M 代表有多项程控性能，O 代表无程控和频率自适应性能，R 代表有频率自适应功能。

第 5 位表示抗快速性心律失常的工作方式，B 代表猝发成串脉冲刺激，N 代表正常频率竞争刺激、S 代表频率扫描刺激、E 代表体外控制脉冲发放。

（三）起搏器类型

1.根据起搏器电极导线植入的部位分类　①单腔起搏器：只有一根电极导线置于一个心腔。常见的有 VVI 起搏器（电极导线植入右心室）和 AAI 起搏器（电极导线植入右心房）；②双腔起搏器：心房和心室都放置电极，进行房室顺序起搏；③三腔起搏器：目前主要分为双房＋双室三腔起搏器治疗房室传导阻滞合并阵发性心房颤动和右房＋双室起搏器治疗心力衰竭。

2.根据起搏器应用的方式分类　①临时心脏起搏：采用体外携带式起搏器。②植入式心脏起搏：起搏器一般埋植在患者胸部（偶尔植入其他部位）的皮下组织内。

（四）适应证

1.严重心脏传导阻滞，如完全性房室传导阻滞及二度Ⅱ型房室传导阻滞、双束支或三束支阻滞伴心动过缓的症状，尤其是阿-斯综合征或心力衰竭。

2.病态窦房结综合征，心率缓慢，引起心力衰竭、晕厥、心绞痛等症状或慢-快综合征。

3.反复发作的颈动脉窦性昏厥及心室停搏。

4.预防和中止快速型心律失常。

5.肥厚型或扩张型心肌病及心脏移植后的起搏。

6.心脏病的诊断，协助进行心脏电生理检查。

（五）护理

1.术前护理

（1）心理护理　向患者介绍其病情，安置起搏器的目的、意义，手术的基本过程及术中如何配合等，以消除紧张心理，必要时手术前夜给予辅助睡眠。

（2）用药准备　遵医嘱做抗菌药物皮试，术前 2 h 内应用抗生素。术前停用抗凝剂，必要时手术前晚或术前半小时给苯巴比妥 0.1 g，肌内注射。

（3）皮肤准备　术前行双侧颈胸部或双侧腹股沟区常规备皮。

（4）术前检查　遵医嘱完善血液常规检查、凝血时间、血小板计数等。

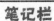

(5)建立静脉通路 保证术中用药,并备齐抢救设备及药品。

(6)排便训练 训练床上排便。

2.术后护理

(1)迎接患者 入住监护病房,向手术医生了解术中情况以及起搏频率,持续心电监护。

(2)体位 取平卧位或略向左侧卧位,告知患者卧床休息的重要性,防止电极脱位,勿用力咳嗽,卧床期间,协助患者生活护理,将常用物品及呼叫器放在健侧伸手可取处。

(3)活动 术后1~3 d术侧肢体不宜活动,避免屈曲、抬高,术后第3天可取半卧位,术侧肢体适当活动,仍不宜抬高,7 d内不宜洗澡。术后6周内避免抬举重量过大的物品,以防电极移位。术后6周可恢复正常活动。

(4)伤口护理 埋藏式起搏器局部伤口用1 kg沙袋压6~8 h,每隔2 h解除压迫5 min,确定无出血后移开。按无菌原则定期更换敷料,一般术后7 d拆线。

(5)预防感染 术后遵医嘱应用抗生素3~5 d。

(6)观察并发症 有无伤口渗血、红肿,有无电极导线移位等并发症。

(六)健康指导

1.定期复查、自查,检查起搏器工作是否正常,如有异常及时通知医生。

2.教会患者自测脉搏,若出现脉搏明显过快、过慢(低于起搏频率5次/min以上)或有头晕、胸闷、乏力等安装前的症状,应立即就诊。

3.避免接触高压电及强磁场。告知患者安装起搏器后不能做磁共振检查;为防止移动电话对起搏器的干扰,在携带和使用时应与起搏器保持在15 cm以上。如患者一旦接触某种环境或电器后出现胸闷、头晕等不适,应立即离开现场或避免使用该种电器。

4.随身携带起搏器卡片,注明起搏器的品牌、类型、有关参数和安装日期等,并记录患者的姓名、年龄、住址,便于出现意外时为及时诊治提供信息以及登机飞行前顺利通过金属检测仪的检查。

5.置入起搏器的部位需接受放射线治疗时,应将起搏器重新安置于其他位置。

6.安装起搏器后避免剧烈运动。避免穿过紧的衣服,以免对伤口及起搏器产生过度压力。

7.定期随访起搏器功能,最初半年每1~3个月随访1次,以后每半年随访1次。

8.患者死亡后,火葬前应取出起搏器,以免发生爆炸。

二、心脏电复律

心脏电复律是在短时间内向心脏施以高压强电流,使心肌纤维在瞬间同时除极,消除异位心律,转复为窦性心律的一种治疗方法。心脏电复律主要包括同步电复律和非同步电复律,近年还发展了植入式心脏电复律除颤器。同步电复律是指电复律器通过同步装置,利用患者心电图的R波触发放电,使电流仅在心动周期的绝对不应期中发放,从而避免心室的易损期放电导致心室颤动,可用于转复心室颤动外的各类快速异位心律失常,如房颤、房扑、室上性或室性心动过速;非同步电复律是电复律器不用同步装置,可在任何时间放电,仅用于转复心室颤动或同步工作方式下无法识别 QRS 波的心律失常。

（一）适应证

1. 心室颤动和扑动是电复律的绝对指征。

2. 心房颤动和扑动伴血流动力学障碍者。

3. 药物及其他方法治疗无效或严重血流动力学障碍的阵发性室上性心动过速、室性心动过速、预激综合征伴快速心律失常者。

（二）禁忌证

1. 伴有病态窦房结综合征的异位性快速心律失常。

2. 病史多年、心脏明显增大,心房内有新鲜血栓形成或近 3 个月内有栓塞史者。

3. 伴有高度和完全性房室传导阻滞的心房颤动或扑动。

4. 洋地黄类药物、低钾血症所致心律失常。

（三）术前准备

1. 物品准备　①检查除颤器、心电监护仪、示波器及连接线路是否完备。②检查除颤器同步性能,并充电备用。③其他抢救物品:抢救车、各种抢救药物（如抗心律失常药物等）、气管插管、呼吸机、吸氧管、临时起搏器等。

2. 患者准备　①做好患者的思想准备,消除畏惧心理,以取得患者的合作。②术前查血、电解质、pH 值,纠正电解质及酸碱平衡紊乱如低血钾和酸中毒。③遵医嘱停用洋地黄 1～3 d,复律前 1～2 d 口服奎尼丁,预防转复后复发。服药前做心电图观察 QRS 时限及 Q-T 间期变化。④清洁电击处皮肤。⑤术前禁食,排出大小便。⑥建立静脉输液通路。

（四）电复律操作

1. 患者仰卧于硬板床上,取出义齿,松解衣扣与裤带,开放静脉通路。

2. 连接心电导联。

3. 清醒患者给予静脉注射地西泮 0.3～0.5 mg/kg,达到患者睫毛反射开始消失的深度,术中严密观察呼吸变化。

4. 两电极板上涂满导电糊,或包以生理盐水浸湿的纱布,两电极板之间至少相距 10 cm,分别置于胸骨右缘第 2、3 肋间和心尖部。电极板应紧贴皮肤,以减小胸壁电阻,同时避免引起电火花灼伤皮肤。

5. 同步电复律的能量选择,一般首次电击时心房扑动用 50～100 J,阵发性室上性心动过速和心房颤动用 100～150 J,室性心动过速用 100～200 J,心室扑动时,充电 200～360 J。首次电击未成功,可再次电击或加大能量电击。

6. 同步电复律时,按下同步按钮放电,心室颤动时按非同步按钮,能量选择 200～360 J。当患者躯干和四肢抽动一下后,立刻移取电极。放电时,操作者及其他人员应与病床保持一定距离,不得接触患者和病床,以免电击过程中被误击。

7. 观察心电示波,如未恢复窦性心律,间隔 3～5 min 后,可重复上述过程,心室颤动的复律可重复多次,但同步电复律时一般连续电击不超过 3 次。

（五）术后护理

1. 绝对卧床休息 24 h。

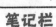

笔记栏

2.复律后立即进行心电监测,每半小时记录心电监测仪上的心率、心律,并测血压。共重复上述过程6次。监护时间至少24 h。

3.遵医嘱给予抗心律失常药物,并观察反应。

4.观察电击局部皮肤有无损伤,并给予相应处理。

5.注意有无动脉栓塞、肺水肿等并发症发生。

6.患者清醒后给予安慰与帮助,清醒2 h内避免进食,以免恶心、呕吐。

7.处理用物,擦净电极板,整理电源线、地线等,并放回原处备用。除颤器保持充电状态备用。

三、心导管检查

心导管检查是在影像设备监视下,以Seldinger技术将心导管自外周血管送入心脏和大血管内,获取心血管血流动力学或病理改变的检查方法,其目的是明确心脏和大血管病变部位与性质,病变是否合并血流动力学改变及其程度,为采用介入性治疗或外科手术提供依据。

(一)适应证

1.需行血流动力学监测者。

2.先天性心脏病,特别是有心内分流的心脏病诊断。

3.心内电生理检查。

4.需了解室壁瘤瘤体大小与位置,以便决定手术指征。

5.静脉及肺动脉造影、溶栓。

6.心脏瓣膜置换手术前。

(二)禁忌证

1.急性感染性疾病,如感染性心内膜炎、败血症、肺部感染等。

2.严重凝血功能异常及肝肾功能严重损害者。

3.严重心力衰竭、严重心律失常。

4.对比剂过敏。

5.急性心肌炎或风湿性心脏病活动期、严重高血压、严重的肺动脉高压和肺心病。

6.洋地黄中毒及未纠正的电解质紊乱。

(三)操作方法

一般采用Seldinger经皮穿刺技术,局部麻醉后自股静脉、贵要静脉或锁骨下静脉(右心导管术)或股动脉、肱动脉(左心导管术)插入导管到达相应部位。整个检查均在X射线透视下进行,并行连续的心电和压力监测。动脉穿刺成功后应注入肝素3 000 U,随后操作每延长1 h加用肝素1 000 U。

(四)术前准备

1.遵医嘱　完善相关检查如出凝血时间、肝肾功能、胸片、超声心动图等。

2.心理准备　向患者和家属告知手术目的、方法、注意事项及可能存在的风险,消除患者的紧张焦虑情绪,必要时术前晚可酌情服用安眠镇静药地西泮5 mg以保证休息。

笔记栏

3. 皮肤准备　穿刺部位常规备皮。

4. 用药准备　遵医嘱进行过敏试验如青霉素和碘过敏试验,建立静脉通路,术前0.5~2 h预防性应用抗生素,准备必要的术中用药,术前半小时肌内注射苯巴比妥0.1 g。

5. 动脉观察　穿刺动脉者应检查两侧足背动脉搏动情况并标记,以便术前、术中、术后对照。

6. 配合训练　患者进行必要的术前配合训练,如吸气和屏气、咳嗽训练和床上排尿训练等。

7. 饮食护理　术前不需禁食水,术前一餐饮食以六成饱为宜,不宜喝牛奶、吃海鲜和油腻的食物,以免术后腹胀或腹泻。

(五)术后护理

1. 观察生命体征　注意患者的体温、血压、脉搏和神志变化,如发现低血压或恶心、呕吐和大汗者,立即通知医生,采取相应的处理措施。

2. 观测穿刺局部　术后平卧,静脉穿刺者,局部以1 kg沙袋压迫4~6 h,卧床12 h。动脉穿刺者压迫止血15~20 min,压迫点在皮肤穿刺点近心侧1~2 cm处,确认无出血后以弹力绷带加压包扎,经股动脉穿刺者用1 kg左右沙袋压迫6 h,肢体制动12 h,卧床24 h。经桡动脉穿刺者压迫2~4 h后可逐渐减轻压迫,10~12 h后可完全解除绷带。注意观察敷料有无渗血。检查足背动脉、桡动脉搏动是否减弱或消失,观察肢体颜色与温度、感觉与运动功能有无变化等。

3. 遵医嘱　给予抗生素预防感染。

4. 生活护理　指导患者多饮水,促进对比剂排泄。排尿困难者可进行诱导或下腹部热敷,无效者可导尿。全麻术后患者6 h内去枕平卧,头偏向一侧,注意观察呼吸,防止分泌物过多阻塞气道,待患者苏醒后,饮水无呛咳后方可进食。

四、冠状动脉介入性诊断及治疗

(一)冠状动脉造影

选择性冠状动脉造影术是诊断冠心病最为可靠的方法,它能提供冠状动脉病变的部位、性质、范围和侧支循环状况等资料,有助于选择最佳治疗方案。对于典型心绞痛、心肌梗死,可了解冠状动脉病变程度及左室功能,决定进一步治疗。对于不典型胸痛、怀疑心肌缺血者可行冠脉造影排除诊断。

1. 适应证　凡疑有冠状动脉病变者都是冠状动脉造影的指征,但临床应用最多的适应证是对已高度怀疑为冠心病的患者做进一步检查,以便进一步确诊和决定下一步治疗措施。包括:①心绞痛,药物治疗效果差,明确冠状动脉病变情况以考虑介入性治疗或旁路移植手术治疗;②胸痛似心绞痛而不能确诊者;③中老年患者,心脏增大、心力衰竭、心律失常,疑有冠心病而无创检查未能确诊者。

2. 禁忌证　同"心导管检查术"。

3. 操作方法　其操作步骤为局部麻醉后应用常规穿刺技术穿刺股动脉或桡动脉,插入带止血瓣的鞘管,经鞘管注入肝素3 000 U,然后沿鞘管送入造影导管至主动脉根部,使导管顶端先后进入左、右冠状动脉开口,加压注入对比剂而使其显影。从而观察冠状动脉病变。常用对比剂为76%泛影葡胺及其他非离子型碘对比剂。

4.护理　除与心导管术基本相同外,术前需完成心电图或运动心电图、超声心动图、胸片检查;训练床上排尿及连续咳嗽动作;术前6 h禁食,但不禁药。术后动脉穿刺处加压包扎,沙袋压迫6~8 h;患者平卧24 h;注意伤口出血、血肿及保持足背动脉或桡动脉搏动良好。

(二)经皮腔内冠状动脉成形术及冠状动脉内支架植入术

经皮腔内冠状动脉成形术是用一定大小的球囊扩张冠状动脉内径,解除其狭窄,使心肌供血增加,改善心肌缺血及心功能,缓解症状的一种非外科手术方法,是冠状动脉介入治疗的最基本手段。冠状动脉内支架植入术是在经皮腔内冠状动脉成形术基础上发展而来的,目的是防止和减少经皮腔内冠状动脉成形术后急性冠状动脉闭塞和后期再狭窄,保持血流畅通。

1.适应证及禁忌证

(1)经皮腔内冠状动脉成形术

1)适应证　①药物治疗效果不佳的慢性稳定型心绞痛或不稳定型心绞痛,有明确的心肌缺血证据,左室的功能良好。②扩展的适应证:慢性稳定型心绞痛或不稳定型心绞痛伴多支血管病变;药物治疗有效的心绞痛,但运动试验阳性者;急性心肌梗死;冠脉搭桥术后心绞痛;高危心绞痛患者;变异型心绞痛但有严重的固定狭窄;经皮腔内冠状动脉成形术术后再狭窄者。

2)禁忌证　①无保护的左主干病变;②左主干等同病变;③冠状动脉病变狭窄程度<50%者;④多支,广泛性弥漫性病变,经皮腔内冠状动脉成形术成功可能性极小者;⑤陈旧的慢性完全闭塞病变。

(2)冠状动脉内支架植入术

1)适应证　① 经皮腔内冠状动脉成形术中发生较大的血管内膜撕裂及急性血管闭塞或冠脉口撕裂并发症;② 预防和降低经皮腔内冠状动脉成形术后再狭窄;③ 外科搭桥手术后;④ 左主干病变。

2)禁忌证　无绝对禁忌证,但有出血倾向者、血管直径≤2.0 mm、主要分支血管的分叉部、血管严重迂曲的病变不宜选用。

2.操作方法　行冠状动脉造影,再以指引导管带球囊导管置入,通过冠状动脉内导引钢丝引至狭窄病灶处,以1∶1稀释的对比剂注入球囊,使之膨胀扩张,待血管已经扩张后减压,回抽对比剂,将球囊抽成负压状态撤出。冠状动脉内支架植入术即在病变血管处植入一金属支架。

3.护理

(1)术前准备　①向患者介绍经皮腔内冠状动脉成形术的目的、方法及注意事项,介绍成功病例,减轻其焦虑和恐惧心理。②术前3 d开始口服抗血小板聚集药。③术前训练床上排便,以免发生术后尿潴留。④穿刺部位备皮。⑤术前遵医嘱做青霉素、碘过敏试验。术前4 h禁食。必要时遵医嘱术前30 min应用镇静剂。⑥拟行桡动脉穿刺者,术前行Allen试验:即同时按压桡、尺动脉,嘱患者连续伸屈5指至掌面苍白时松开尺侧,如10 s内掌面颜色恢复正常,提示尺动脉功能好,可行桡动脉介入治疗。留置静脉套管针,应避免在术侧上肢。

(2)术后护理　①病情监测,持续心电监护24 h,严密观察有无心律失常、心肌缺血或梗死等急性期并发症。②一般护理，经皮腔内冠状动脉成形术术后绝对卧床36 h，支架植入术后卧床48 h。吸氧6～8 h，保持静脉通道通畅，静脉补液500～1 000 mL或多饮水，以促进对比剂排泄。加强生活护理，进食清淡易消化食物。绷带拆除后嘱患者逐渐增加活动量，起床下蹲时动作应缓慢，不要突然用力，术后1周内避免抬重物，防止伤口再度出血。1周后有可能恢复日常生活与轻体力工作。嘱患者避免外伤，不要用硬尖物剔牙、挖鼻孔或耳道。③防止出血：一般术后4 h拔除鞘管，拔出后以手指压迫止血15～20 min，压迫点在皮肤穿刺点上方1～2 cm处，确认无出血后，以弹力绷带加压包扎，用1 kg沙袋压迫6～8 h，右下肢制动24 h，防止出血。一般术后给予肝素抗凝预防因血栓形成和栓塞而致血管闭塞和急性心肌梗死等并发症。为保证剂量准确，需用微量注射泵控制药量，密切注意微量注射泵运转是否正常，及时排除故障。观察有无出血倾向，如伤口渗血、牙龈出血、鼻出血、血尿、血便、呕血等。④预防感染：观察伤口情况，术前2 h及术后24 h内可使用抗生素预防感染。⑤术后反应的观察与护理：对于腰酸、腹胀者，多由术后平卧、术侧下肢伸直的体位所致。应告知患者起床活动后腰酸与腹胀会自然消失，可适当活动另一侧肢体，严重者可热敷、按摩腰背部以减轻症状；穿刺局部损伤者，包括局部出血或血肿。预防和处理方法为：嘱患者术侧下肢保持伸直，须在拔管后24 h方可活动；患者咳嗽及用力小便时压紧穿刺点；术后严密观察伤口情况，如有出血应重新包扎计时；对于局部血肿及淤血者，可用50%硫酸镁湿热敷或理疗；对于栓塞者，术中操作不当致粥样硬化斑块脱落或导管或导丝表面形成血栓均可导致栓塞。因此，术后应注意观察有无腹痛、尿少、血尿、足背动脉搏动消失、皮肤颜色、温度、感觉改变，下床活动后肢体有无疼痛或跛行等，发现异常及时告知医生；对于尿潴留者，多因患者不习惯床上排便而引起。应术前训练床上排便；做好心理疏导，解除床上排便时的紧张心理；诱导排尿，如用温水冲洗会阴部、听流水声、热敷下腹部等，或按摩膀胱并适当加压。必要时可行导尿术；对于低血压多为伤口局部加压后引发血管迷走反射所致，少数为硝酸甘油滴速过快引起。应密切观察血压变化，学会判断迷走反射性低血压，常表现为血压下降伴心率减慢、恶心、呕吐、出冷汗，严重时心跳停止。一旦发生则立即报告医生，并给予阿托品1 mg静脉注射；静脉滴注硝酸甘油时要严格控制滴速，并监测血压。

五、心导管射频消融

心导管射频消融术是通过心导管将射频电能引入心脏以消融特定部位的心肌细胞，消除病灶，治疗心律失常的一种方法。射频电能是一种低电压高频电能(30 kHz～1.5 MHz)，导入心脏组织后，在局部产生阻抗性热效应，导致局部的心肌细胞脱水、变性、坏死(损伤直径7～8 mm，深度3～5 mm)，使其自律性和传导性均发生变化，从而使心律失常得以根治。其创伤范围小，因而并发症少，安全有效。

(一)适应证

1. 预激综合征合并有阵发性心房颤动且心室率过快的。
2. 房室折返性心动过速、房室结折返性心动过速、房速。
3. 发作频繁、心室率不易控制的典型或非典型心房扑动。
4. 发作频繁、症状明显的心房颤动。

5.其他:无器质性心脏病证据的室性心动过速(特发性室速)呈反复发作,或合并心动过速心肌病,或血流动力学不稳定者;发作频繁和(或)药物预防效果差、症状重的心肌梗死后室性心动过速。

(二)禁忌证

同"心导管检查术"。

(三)操作方法

1.行电生理检查以明确诊断和所需消融的病灶靶点。

2.选用消融导管引入射频电流,消融左侧房室旁路时,消融导管经股动脉逆行置入或股静脉经房间隔置入。

3.消融右侧房室旁路或改良房室结时,消融导管经股静脉置入。

4.依消融部位及心律失常类型不同放电消融,射频电流能量 5~30 W,时间持续或间断 10~60 min。

5.检测是否达到成功标准。

(四)护理

术前准备、术后护理同心导管检查术。术后需每日复查心电图(3~5 d 内),遵医嘱口服抗血小板聚集药物,如阿司匹林;观察患者有无心慌、气急、胸痛、恶心等症状,以便早期发现和及时处理房室传导阻滞、心脏压塞等并发症。

六、心包穿刺术

心包穿刺术主要用于明确心包积液的性质,协助病因的诊断,同时可以通过穿刺抽液减轻患者的临床症状。对于某些心包积液,如化脓性心包炎,经过穿刺抽脓、注药和冲洗尚可达到一定的治疗作用。

(一)适应证

心脏压塞和病因不明确的渗出性心包炎。

(二)术前准备

心包穿刺术有一定危险性,应由具一定经验的医生操作或指导;如能在心电监护下进行较为安全;术前需行心脏超声检查,以确定积液量与穿刺部位,具备条件者,可在超声引导下进行穿刺。术前应向患者说明穿刺的意义和必要性,解除思想顾虑,并嘱其在穿刺过程中切勿咳嗽或深呼吸,必要时术前用少量镇静剂;操作中注意保持静脉通路通畅,备好静脉用阿托品,以备术中发生迷走反射时使用。

(三)操作过程

1.穿刺部位 患者取坐位或半卧位,叩出心浊音界,选好穿刺点。通常选用的穿刺点为剑突与左肋弓缘夹角处进针或心尖部穿刺点,采用心尖部进针时,根据横隔位置,一般在左侧第 5 肋间或第 6 肋间心浊音界内 2 cm 左右进针。目前,多在心包穿刺术前采用超声定位,决定穿刺点、进针方向和进针的深度。

2.局部麻醉 常规消毒局部皮肤,术者及助手戴无菌手套,铺洞巾,自皮肤至心包壁层逐层以 2% 的利多卡因做局部麻醉。

3.术中配合 术者持穿刺针穿刺,助手以血管钳夹持与其连接之导液橡皮管。心尖部进针时,使针自下而上,向脊柱方向缓慢刺入;剑突下进针时,应使针体与腹壁呈 $30° \sim 40°$ 角,向上向后并稍向左侧刺入心包腔后下部。针尖抵抗感突然消失时,表明针尖已穿过心包壁层,同时感到心脏搏动,此时需退针少许,以免划伤心脏。助手立即用血管钳夹住针体固定其深度,术者将注射器连接橡皮管,然后放松橡皮管上的止血钳。缓慢抽吸,记录抽吸量,留标本送检。抽液过程中注意夹住胶管,防止空气进入心包腔,第一次抽液量不宜超过 $100 \sim 200$ mL,若抽出鲜血,应立即停止抽吸,密切观察有无心脏压塞症状出现。术前应准备好抢救器材和药品;术中注意观察患者的反应及生命体征,如有异常,应及时通知医生。

(四)术后护理

术后夹闭橡皮管拔出针后,盖消毒纱布、压迫数分钟,用胶布固定。心包引流者需做引流管护理。

七、先天性心脏病介入手术

先天性心脏病的发病率为 $0.7\% \sim 0.8\%$,据此估计我国每年新出生的先天性心脏病患儿为 15 万左右,其中约 10 万人需要治疗,为小儿时期最常见的心脏病。先天性心脏病介入治疗是一种不开刀、创伤小、成功率高、并发症低的治疗方法,是在介入诊断的基础上进行的,通常是在 X 射线电视、超声等引导下,将穿刺针及导管沿血管插入所要到达的心脏部位,进行影像学诊断后,对病变部位进行处理,达到类似外科手术治疗的效果。大致分为二大类:一类为用球囊扩张的方法解除血管及瓣膜的狭窄,如主动脉瓣狭窄、肺动脉瓣狭窄、主动脉缩窄等;另一类为利用各种栓子封堵不应有的缺损,如房间隔缺损、室间隔缺损、动脉导管未闭等。

1. 术前准备　同心导管检查术,全麻患儿按全麻术前护理常规。

2. 术中配合　同心导管检查术,全麻患儿按全麻术中护理常规。

3. 术后护理　同心导管检查术,全麻患儿按全麻术后护理常规。同时还要注意以下几点:①常规检查血、尿常规,了解出凝血时间,观察有无出血倾向。②术后第 2 天,做超声心动图及 X 射线检查,观察封堵器的位置和残余分流情况。③观察术后并发症,如溶血与栓塞、出血、封堵器脱落、房室传导阻滞或束支传导阻滞、感染性心内膜炎等。④抗凝治疗:房间隔封堵术、室间隔封堵术患者术后遵医嘱使用 $3 \sim 6$ 个月的抗凝药物。⑤术后根据医嘱或 $3 \sim 6$ 个月复查。

4. 健康指导

(1)指导患儿及家长近期内避免剧烈活动,防止外伤及出血。

(2)预防感冒及其他感染。

(3)遵医嘱应用抗凝等药物,并于术后 1 个月、3 个月、6 个月、1 年定期来院随访,行心脏超声、心电图、X 射线胸片检查,了解其疗效及有无并发症,观察肺血流改变和封堵器的形态、结构有无变化等。

本章小结

慢性心力衰竭主要是心肌收缩无力,心脏负荷过重所致。左心衰竭表现为肺循环淤血,常见三种呼吸困难、咳嗽、咳痰、咯血、两肺底湿啰音、左心大。右心衰竭表现为体循环淤血,常见消化道症状、水肿、颈静脉怒张、肝大、肝-颈静脉回流征阳性、右心大。左右心衰表现同时存在是全心衰竭。心衰都表现为心率快、尿少。治疗:强心、利尿、ACEI应用。护理时要特别警惕洋地黄中毒。

原发性高血压是在未服抗高血压药物的情况下,收缩压≥140 mmHg和(或)舒张压≥90 mmHg。病因尚未明,认为主要与遗传和环境因素有关。临床主要表现无特异性,后期出现心、脑、肾、视网膜等并发症。目前主要采用非药物治疗和药物治疗。护理重点为生活护理、用药护理、高血压急症护理。

冠状动脉粥样硬化性心脏病简称冠心病,是指冠状动脉粥样硬化使血管管腔阻塞或狭窄,和(或)冠状动脉痉挛导致心肌缺血、缺氧或坏死而引起的心脏病。心绞痛是急剧的、暂时的缺血缺氧所引起的发作性胸痛和胸部不适,一般持续3~5 min,休息或含服硝酸甘油后缓解。心电图检查是常用的检查方法,冠状动脉造影是诊断的金标准,护理重点是发作期护理、饮食护理和用药护理。心肌梗死是心肌严重而持久的缺血引起的心肌坏死,主要表现为持久剧烈的胸痛,并有心律失常、低血压、休克、心力衰竭等。心电图典型表现为:ST段抬高呈弓背向上型、病理性Q波、T波倒置,并随病程出现动态变化。血清肌钙蛋白I或T、肌酸激酶同工酶等检查对诊断均具较高特异性和敏感性。早期溶栓、PCI是抢救成功的关键。护理重点为疼痛护理、病情观察、用药护理及生活护理。

心脏瓣膜病是由于炎症、退行性改变、黏液样变性、缺血坏死、先天性畸形、创伤等原因引起单个或多个瓣膜的功能或结构异常,导致瓣膜口狭窄和(或)关闭不全为主要表现的心脏病。二尖瓣狭窄病变最常见,失代偿期主要表现为呼吸困难,重要体征是心尖区可闻及舒张期隆隆样杂音;二尖瓣关闭不全,重要体征是心尖区可闻及全收缩期粗糙的吹风样杂音;主动脉瓣狭窄典型表现为呼吸困难、心绞痛和晕厥三联征,脉压差增大,重要体征是主动脉瓣区闻及粗糙的、响亮的收缩期杂音;主动脉瓣关闭不全,重要体征是胸骨左缘第3、4肋间闻及舒张早期高调叹气样杂音。诊断心脏瓣膜病最有价值的检查是超声心动图。预防风心病加重的根本措施是防治链球菌感染。治疗心脏瓣膜病的根本方法为介入与外科手术。内科治疗心脏瓣膜病的措施包括控制心力衰竭、防治感染、治疗心律失常。护理重点为病情观察、预防风湿活动,并对心力衰竭、栓塞、感染性心内膜炎等并发症进行护理。

感染性心内膜炎是心内膜感染性疾病,分急性和亚急性。急性多见于原无心脏病的患者,病原菌主要为金黄色葡萄球菌;亚急性常见于有器质性心脏病的患者,病原菌以草绿色链球菌最常见。主要症状为发热、心脏杂音、周围体征、动脉栓塞等,其中发热最常见,心脏杂音性质、强度改变和(或)新杂音出现为重要特征。血培养是最重要的诊断方法。抗感染治疗是最重要的治疗措施。护理重点为血培养标本采集、发热及栓塞的预防与护理、用药护理。

病毒性心肌炎是病毒感染引起的心肌炎症,以柯萨奇病毒B组最常见。轻者无症状,一般表现心悸、气急、心前区疼痛,严重者心律失常、心力衰竭、心源性休克甚至猝死。发热程度与心动过速不平行为其特征。血清肌钙蛋白 I 或 T、肌酸激酶同工酶升高,病毒学检查为确诊依据。目前无特效治疗,主要是卧床休息、营养心肌、抗病毒治疗等。护理重点是休息与活动、用药护理。

心肌病是指伴有心肌功能障碍的心肌疾病。扩张型心肌病最常见,主要表现为心脏扩大、心力衰竭、心律失常及栓塞,甚至猝死,主要针对心力衰竭和各种心律失常进行治疗,护理重点为病情观察、对症护理、用药护理;肥厚型心肌病是常染色体显性遗传疾病,主要表现为头晕、心悸、胸痛、劳力性呼吸困难、心绞痛,甚至晕厥、猝死。扩张型心肌病和肥厚型心肌病治疗均以 β 受体阻滞剂和钙离子通道阻滞剂治疗为主,避免使用增强心肌收缩力的药物如洋地黄类,肥厚型心肌病禁止应用减轻心脏负荷的药物,如硝酸酯类药物。护理重点是休息与活动、病情观察、对症护理、用药护理。

心包炎以急性和慢性缩窄性常见。急性心包炎主要表现为心前区疼痛、呼吸困难、心包摩擦音、心包积液体征、心脏压塞体征,心包积液量大或有心脏压塞症状时行心包穿刺抽液减压。慢性缩窄性心包炎突出表现为呼吸困难,有心脏压塞体征,治疗主要是心包切除术。护理重点为对症护理、心包穿刺术护理。

病案讨论

病例摘要一 患者张女士,35 岁,2 年前因心慌、气短、乏力、双下肢水肿诊断为"风湿性心脏病、二尖瓣狭窄",一直在家用"利尿剂、强心剂"等综合治疗,症状时有反复,但能从事日常家务活动。近半月因家中盖房,过度劳累,致上述症状加重,药物治疗不见好转,不能从事日常家务活动而来院治疗。近半个月来患者饮食、睡眠较差,尿少。

讨论:

1. 该患者医疗诊断是什么?

2. 该患者存在哪些护理问题?

3. 针对这些护理问题应采取哪些护理措施?

病例摘要二 患者,男性,48 岁。于 2 年前快速步行时出现胸骨后疼痛,呈憋闷样疼痛,位于胸骨中段,范围约手掌大小,休息后 3~5 min 左右疼痛逐渐缓解。此后每当快速步行、工作劳累或情绪激动时均出现上述症状,休息后或自服速效救心丸,症状能缓解。1 d 前因工作劳累时再次出现胸骨后憋闷样疼痛伴大汗,疼痛程度较前明显加重,被迫休息约 20 min 后症状缓解。为进一步明确诊断,防止复发来我院住院治疗。既往患高血压病 6 年,血压最高达 150/100 mmHg,曾规律服用硝苯地平 2 片/次,每日 3 次,血压控制在 135/90 mmHg 左右,体格检查:T 36.8 ℃,P 76 次/min,R 18 次/min,BP 130/90 mmHg。口唇无发绀,颈静脉无怒张,两肺呼吸音清,未闻及干、湿啰音,心界无扩大,心率 76 次/min,节律规则,各瓣膜听诊区未闻及杂音。腹软,无压痛,肝、脾肋下未触及,双下肢无水肿。

讨论:

1. 患者应该首先做哪些辅助检查?

2. 根据目前的临床资料做出初步诊断。

3. 造成该病的危险因素有哪些?

4. 该患者目前的最佳治疗措施有哪些?进一步的治疗措施有哪些?

同步练习

一、选择题

1. 长期卧床的心力衰竭患者,其水肿最宜出现的部位是(　　　)
　　A. 踝部　　　　　　　　　　　　　B. 腹部
　　C. 腰骶部　　　　　　　　　　　　D. 眼睑
　　E. 头颈部

2. 左心功能不全患者出现呼吸困难的主要原因是(　　　)
　　A. 痰液堵塞气道　　　　　　　　　B. 支气管痉挛
　　C. 左肺受到扩大的心脏的压迫　　　D. 肺循环淤血
　　E. 体循环淤血

3. 左心衰竭典型的临床表现是(　　　)
　　A. 水肿　　　　　　　　　　　　　B. 呼吸困难
　　C. 发绀　　　　　　　　　　　　　D. 乏力
　　E. 心悸

4. 急性肺水肿患者咳出的痰液特点是(　　　)
　　A. 粉红色泡沫样痰　　　　　　　　B. 黄黏痰
　　C. 铁锈色痰　　　　　　　　　　　D. 痰液有臭味且分层
　　E. 黄桃色痰

5. 风湿性心瓣膜病最常见的死亡原因是(　　　)
　　A. 充血性心力衰竭　　　　　　　　B. 心律失常
　　C. 栓塞　　　　　　　　　　　　　D. 感染性心内膜炎
　　E. 咯血

6. 能够终止心绞痛发作的药物是(　　　)
　　A. 美托洛尔(倍他乐克)　　　　　　B. 硝酸异山梨醇酯(消心痛)
　　C. 硝苯地平(心痛定)　　　　　　　D. 阿司匹林
　　E. 布洛芬

7. 心源性呼吸困难最先出现的是(　　　)
　　A. 端坐呼吸　　　　　　　　　　　B. 阵发性夜间呼吸困难
　　C. 劳力性呼吸困难　　　　　　　　D. 心源性哮喘
　　E. 心悸

8. 心悸患者体检时发现下列哪项,应及时与医师联系(　　　)
　　A. 心率和脉搏加快　　　　　　　　B. 心律规则
　　C. 心律不规则　　　　　　　　　　D. 心率增快且出现呼吸困难
　　E. 呼吸急促

9. 成人正常窦房结冲动频率是(　　　)
　　A. 小于 20 次/min　　　　　　　　B. 小于 60 次/min
　　C. 60～100 次/min　　　　　　　　D. 100～160 次/min
　　E. 80～100 次/min

10. 风湿性心辨膜病最常受累的瓣膜为(　　　)
　　A. 主动脉瓣　　　　　　　　　　　B. 肺动脉瓣
　　C. 二尖瓣　　　　　　　　　　　　D. 主动脉瓣及肺动脉瓣
　　E. 三尖瓣

11. 对高血压病患者的健康教育错误的是(　　　)

A.避免情绪波动　　　　　　　　　B.适量运动

C.血压正常则不再服药　　　　　　D.应低盐低脂饮食

E.戒烟酒

12.导致容量依赖型高血压的主要因素是(　　)

A.肾血流量下降　　　　　　　　　B.水、钠潴留

C.肾素分泌增多　　　　　　　　　D.醛固酮增多

E.血浆白蛋白减少

13.患者女性,69岁。"高血压"19年,近期由于劳累波动较大,为该患者测血压应(　　)

A.定血压计、定部位、定时间、定护士

B.定血压计、定部位、定时间、定听诊器

C.定听诊计、定部位、定时间、定体位

D.定血压计、定部位、定时间、定体位

E.定护士、定部位、定时间、定体位

14.心尖部闻及舒张期隆隆样杂音提示(　　)

A.二尖瓣狭窄　　　　　　　　　　B.二尖瓣关闭不全

C.主动脉瓣狭窄　　　　　　　　　D.主动脉瓣关闭不全

E.肺动脉瓣关闭不全

15.高血压发病机制中占主导地位的是(　　)

A.血容量过多　　　　　　　　　　B.内分泌因素

C.肾功能异常　　　　　　　　　　D.高级神经中枢功能失调

E.血管内皮功能异常

16.原发性高血压最严重的并发症是(　　)

A.脑出血　　　　　　　　　　　　B.充血性心力衰竭

C.肾功能衰竭　　　　　　　　　　D.冠心病

E.糖尿病

17.下列哪项属于高血压Ⅲ级(　　)

A.BP≥130/85 mmHg　　　　　　　B.BP≥140/90 mmHg

C.BP≥180/110 mmHg　　　　　　　D.BP≥160/100 mmHg

E.BP≥170/105 mmHg

18.心绞痛发作时的首选药物是(　　)

A.吗啡　　　　　　　　　　　　　B.消心痛

C.心痛定　　　　　　　　　　　　D.阿司匹林

E.硝酸甘油

19.患者男性,60岁。BP 140/90 mmHg,诊断为Ⅰ级高血压,遵医嘱给予非药物治疗,下列不正确的是(　　)

A.合理膳食　　　　　　　　　　　B.减轻体重

C.保持健康心态　　　　　　　　　D.参加举重活动

E.气功及其他行为疗法

20.患者男性,67岁,突发持续性胸骨后疼痛6 h,含服硝酸甘油无效。心电图示急性前壁心肌梗死,室性期前收缩8次/min,呈二联律。除立即止痛外应迅速给予(　　)

A.利多卡因静脉给药　　　　　　　B.普罗帕酮静脉给药

C.普鲁卡因胺口服　　　　　　　　D.美西律口服

E.维拉帕米口服

21.患者男性,35岁。近半年来血压升高较快,伴心悸、多汗、头痛、烦躁等,上周出现耳鸣、眼

花,查体:BP 190/115 mmHg。该患者的诊断可能是(　　)

A.高血压Ⅰ级　　　　　　　　　B.高血压Ⅱ级

C.高血压Ⅲ级　　　　　　　　　D.高血压危象

E.高血压脑病

22.冠心病最常见的病因是(　　)

A.重度主动脉瓣病变　　　　　　B.冠状动脉栓塞

C.冠状动脉粥样硬化　　　　　　D.肥厚型心肌病

E.冠脉痉挛

23.心肌梗死24 h内最易致死的主要原因是(　　)

A.心衰　　　　　　　　　　　　B.心律失常

C.休克　　　　　　　　　　　　D.心脏破裂

E.感染

24.心绞痛发作时的首选药物是(　　)

A.吗啡　　　　　　　　　　　　B.消心痛

C.心痛定　　　　　　　　　　　D.阿司匹林

E.硝酸甘油

25.心肌梗死患者最早最突出的症状是(　　)

A.发热　　　　　　　　　　　　B.胃肠道症状

C.疼痛　　　　　　　　　　　　D.心律失常

E.呼吸困难

二、填空题

1.房颤发生时,因为其容易引起心房内血栓形成,部分血栓脱落可能引起_____。

2.发生心脏瓣膜病变时,各瓣膜中以_____的病变最为常见。

3.高血压的诊断标准为收缩压≥_____,舒张压≥_____。

4.心源性呼吸困难的表现有_____、_____和_____。

5.心源性水肿首先出现于_____,水肿呈_____、_____。

三、名词解释

1.夜间阵发性呼吸困难　2.心力衰竭　3.心律失常　4.高血压脑病　5.心悸

6.心源性晕厥　7.心绞痛　8.心肌梗死

四、简答题

1.简述洋地黄中毒时的常见毒性反应,中毒后需采取的护理措施包括哪些?

2.简述典型心绞痛的临床表现。

3.护士对高血压病患者进行健康教育的内容有哪些?

4.心源性水肿的特点有哪些? 最常见的病因是什么?

5.简述高血压急症的护理。

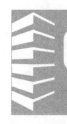

第四章
消化系统疾病患者的护理

◆学习目标

◆阐述胃炎、消化性溃疡、肝硬化、肝性脑病、急性胰腺炎、上消化道出血等常见病病因、护理评估、护理诊断及治疗要点。

◆熟记消化性溃疡、肝硬化、肝性脑病、急性胰腺炎和上消化道出血的概念。

◆比较肠结核、结核性腹膜炎与溃疡性结肠炎的临床分型及体征。

◆说出上消化道出血尚未停止的指征及止血措施。

◆列出胃溃疡与十二指肠溃疡节律性疼痛的特点;溃疡性结肠炎与肠结核疼痛部位、腹泻性质;原发性肝癌首发症状、早期诊断特异性标志物。

◆了解消化性溃疡腹痛的特点、并发症及饮食护理。

◆熟悉胃、十二指肠纤维内镜检查、腹腔穿刺术、双气囊三腔管应用的护理配合。

◆掌握肝硬化、肝性脑病、急性胰腺炎、上消化道出血临床表现与护理措施;掌握各项诊疗技术的适应证、禁忌证及术前、术中、术后护理技术。

第一节　概　述

消化系统疾病十分常见,是指食管、胃、肠、肝、胆和胰腺以及腹膜、肠系膜、网膜等脏器的实质性及功能性疾病,病变可局限于消化系统或累及其他系统,并与其他系统的疾病密切相关。小肠的病变较少见,腹膜、肠系膜及网膜的疾病最少见。

一、消化系统的结构功能与疾病的关系

消化系统的主要生理功能是摄取运送和消化食物、吸收营养和排泄废物。肝脏是体内物质代谢最重要的器官。

1.食管　食管是连接口腔、咽腔和胃的通道,全长 25 cm。其主要功能是把食物和唾液等运送到胃。食管壁由黏膜、黏膜下层和肌层组成,无浆膜层,故部分食管病变

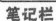

易扩散至纵隔。食管下括约肌能阻止胃内容物反流入食管,其功能失调可引起贲门失弛缓症和反流性食管炎。门静脉高压症时食管下段静脉曲张,破裂时可引起大出血。

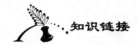 知识链接

食管的三个生理狭窄

食管起始部、与左支气管交叉处和穿膈肌处有三个狭窄,是异物滞留嵌顿和肿瘤好发部位。

2. 胃 胃分为贲门部、胃底、胃体和幽门部 4 个部分,其上端与食管相连接处为贲门,下端与十二指肠相连接处为幽门。胃壁由内向外分为 4 层,即黏膜层、黏膜下层、肌层和浆膜层(为腹膜脏层)。黏膜层含有丰富的腺体,有贲门腺、胃腺、幽门腺 3 种,主要由 3 种细胞组成:

(1)壁细胞 分泌盐酸和内因子。盐酸能激活胃蛋白酶原成为具有活性的胃蛋白酶,提供该酶活动所需的酸性环境,使蛋白质变性而易于水解;盐酸还可杀灭随食物进入胃内的细菌。但盐酸分泌过多对胃十二指肠黏膜有侵袭作用,是消化性溃疡发病的决定因素之一。内因子与食物中的维生素 B_{12} 结合,使其被回肠黏膜吸收。

(2)主细胞 分泌胃蛋白酶原。在盐酸或已活化的胃蛋白酶作用下胃蛋白酶原转变为具有活性的胃蛋白酶,参与蛋白质的消化。

(3)黏液细胞 分泌碱性黏液,中和胃酸和保护胃黏膜,防止胃酸和胃蛋白酶对胃黏膜侵蚀。此外,幽门腺还含有一种分泌细胞称为 G 细胞,可分泌胃泌素,刺激壁细胞和主细胞分泌胃酸和胃蛋白酶原。

胃的主要功能是暂时储存食物,通过胃蠕动将食物与胃液充分混合,形成食糜,同时促使胃内容物排入十二指肠。通过胃蠕动和胃液分泌对食物进行机械性和化学性消化。幽门括约肌的功能是控制胃内容物进入十二指肠的速度,并且能阻止十二指肠内容物反流入胃。胃完全排空混合性食物一般需 4~6 h。

3. 小肠 小肠长约 6 m,包括十二指肠、空肠和回肠。十二指肠分为 4 段,依次为十二指肠球部、降部、水平部、升部。十二指肠始于幽门,下端至十二指肠空肠曲与空肠相连,全长约 25 cm。胆总管与胰管汇合或分别开口于降部内后壁十二指肠乳头,胆汁和胰液由此进入十二指肠。升部与空肠相连,连接处被屈氏韧带固定,此处为上、下消化道的分界处。空回肠之间无明显界限。小肠内有十二指肠腺和肠腺两种腺体,其分泌物组成小肠液,小肠液呈弱碱性,具有消化作用,促进吸收。

小肠主要功能是消化和吸收。小肠内消化是整个消化系统的主要阶段。食物在小肠停留的时间随食物的理化特性不同而有差异,一般混合性食物为 3~8 h。胰液、胆汁和小肠液的化学性消化及小肠运动的机械性消化使食物成分得以消化分解,营养物质在小肠内被吸收入机体。

4. 大肠 大肠全长约 1.5 m,分为盲肠及阑尾、结肠(包括升结肠、横结肠、降结肠和乙状结肠)和直肠 3 个部分。回肠末端与盲肠交界处的环形肌显著增厚,形成回盲

括约肌,其主要功能是使回肠内容物间歇进入结肠,延长其在小肠内停留时间,有利于充分的消化和吸收。大肠腺的分泌液富含呈碱性的碳酸氢盐和黏液,其中的黏液蛋白能保护肠黏膜和润滑粪便。

大肠的主要功能是吸收水分和电解质,并为消化后的食物残渣提供暂时的贮存场所。大肠内有许多细菌,细菌中含有能分解食物残渣和植物纤维的酶。肠内的细菌还能利用肠内的物质合成复合维生素 B 及维生素 K,吸收后对人体有营养作用。食物残渣在大肠内停留时间一般在 10 h 以上,最后食物残渣经过大肠内细菌的酶的发酵和腐败作用形成粪便排出体外。总之,食物在消化道停留的时间,可因人和食物的成分不同而不同。肠内容物停留时间过长、水分吸收过多、胃肠道疾病或肠梗阻等因素会导致便秘;各种原因导致的水分吸收不完全可产生腹泻。

5. 肝脏　　肝脏是人体内最大的消化腺,由门静脉和肝动脉双重供血,血流量占心输出量的 1/4。肝脏的生理功能与它的血液循环特点密切相关。①分泌胆汁:其中胆盐对脂肪的消化和吸收有重要作用,胆汁酸具有促使脂溶性维生素吸收的作用,各种原因引起的胆汁酸合成、分泌、转运、排泄障碍时,可引起淤胆性肝病和脂溶性维生素缺乏。②物质代谢:肝脏几乎参与所有营养物质的代谢活动,血浆中全部白蛋白、凝血酶原和纤维蛋白原、凝血因子、部分球蛋白均在肝脏合成,肝功能减退时可出现低白蛋白血症和凝血酶原时间延长。肝脏能使葡萄糖、氨基酸、脂肪中的甘油等变成糖原储存,在需要时分解为葡萄糖供身体利用。③解毒作用:肝脏是人体内主要的解毒器官。由肠道吸收或体内代谢产生的一些有毒物质,经肝内氧化、还原、水解和结合过程,使有毒物质成为无毒物质或毒性降低,最后随胆汁或尿液排出体外。许多激素如雌激素、醛固酮和抗利尿激素在肝脏灭活。

6. 胆管系统　　胆管系统开始于肝细胞间的毛细胆管,毛细胆管集合成小叶间胆管,并汇合成左右肝管出肝。出肝后的左右肝管汇合成肝总管,并与胆囊管汇合成胆总管,开口于十二指肠大乳头。胆管的作用为运输和排泄胆汁,胆囊的作用为浓缩胆汁和调节胆流。

7. 胰腺　　胰腺为腹膜后器官,胰体狭长,分为头、体、尾 3 部分。胰的输出管为胰管,自胰尾至胰头纵贯胰的全长,穿出胰头后与胆总管合并或分别开口于十二指肠大乳头。胰腺具有外分泌和内分泌两种功能。

胰的外分泌物主要是胰液,其中碳酸氢盐成分的主要作用是中和进入十二指肠的胃酸以保护肠黏膜;消化酶主要是胰淀粉酶、胰脂肪酶、胰蛋白酶和糜蛋白酶,分别为水解淀粉、脂肪和蛋白质这 3 种主要食物成分的消化酶。

胰腺的内分泌方面主要是胰岛。胰岛内有多种细胞,其中较重要的是 A 细胞和 B 细胞,A 细胞分泌胰高血糖素,促进脂肪及蛋白质代谢分解,促进肝糖原分解和糖原异生,使血糖增高。B 细胞分泌胰岛素,胰岛素的作用是促进多种细胞对葡萄糖的摄取、分解和利用,促进葡萄糖氧化和糖原合成,从而使血糖降低。胰岛素还可抑制糖原异生和糖原分解而降低血糖。胰岛素分泌不足时,血糖浓度升高,当超过肾糖阈时大量的糖从尿中排出,发生糖尿病。

二、消化系统疾病的病因及常见病种

(一)病因

感染、外伤、理化因素、代谢紊乱、营养缺乏、吸收障碍、肿瘤、自身免疫、遗传及医源性因素等。由于消化道与外界相通,其黏膜接触毒性物质、病原体及致癌物质的机会较多,容易发生炎症、感染及损伤,消化系统肿瘤发生率较高可能与此有关。

(二)常见疾病

1.食管 食管炎、食管癌、胃食管反流病、贲门失弛缓症、门静脉高压所致的食管静脉曲张等。

2.胃十二指肠 急慢性胃炎、消化性溃疡、胃癌、十二指肠炎、功能性消化不良等。

3.小肠 急性肠炎、肠结核、克罗恩病、吸收不良综合征、急性出血坏死性肠炎等。

4.大肠 结肠炎、阑尾炎、痢疾、肠易激综合征、结肠直肠癌等。

5.肝 脂肪肝、肝脓肿、病毒性肝炎、肝硬化、肝癌等。

6.胆 胆囊炎、胆管炎、胆道息肉、胆道蛔虫症、胆石症、胆道息肉及肿瘤等。

7.胰腺 急慢性胰腺炎、胰腺癌。

8.腹膜、肠系膜 急慢性腹膜炎、肠系膜淋巴结炎和结核、腹膜转移癌等。

三、护理评估

(一)病史

1.患病与治疗经过 询问患者患病的病因及时间,有无诱因。主要症状及特点,如腹痛的患者应询问疼痛的部位、性质、时间及程度,发作时的特点,有无伴随状况等。既往检查、治疗的经过及效果。详细询问患者的用药史,包括药物的种类、剂量、用法。有无特殊饮食医嘱等。

2.生活史 患者的出生地与生活地、职业与工作条件等一般情况。询问患者的生活方式,日常生活是否有规律。患者的饮食方式,日常饮食习惯及食欲、每日进食餐次、时间是否规律。食物品种组成及数量,有无特殊的食物喜好与禁忌,有无食物过敏等。有无烟酒嗜好,吸烟年数及每天支数,饮酒年数及饮酒量。

3.目前病情及一般状况 询问患者目前的主要不适及病情变化。一般情况如营养状况、体重、饮食方式及食欲、睡眠、排便情况有无改变等。

(二)身体评估

1.一般状态 患者的生命体征情况,精神意识状态,营养情况,如患者的体重、皮肤色泽和弹性、毛发光泽度有无异常。

2.皮肤黏膜 有无色素沉着、黄染、出血倾向、蜘蛛痣、肝掌等肝胆疾病表现。

3.腹部检查 观察患者腹部的轮廓,有无膨隆或凹陷,有无胃型、肠型及蠕动波等;有无压痛、反跳痛、肝、脾是否肿大等。叩诊有无移动性浊音。听诊有无肠鸣音、血管杂音等。腹部检查的顺序按视、触、叩、听的顺序。

(三)实验室及其他检查

1.粪便检查 包括粪便的显微镜、细菌学、寄生虫检查和隐血试验等,对肠道感染、寄生虫病、腹泻、便秘和消化道隐性出血有重要诊断价值。

2.胃液分析　胃液增多见于促胃液素瘤、消化性溃疡、十二指肠球部溃疡等。胃液减少见于胃癌、慢性胃炎等。

3.十二指肠引流　对引流液进行显微镜和细菌学检查,用于胆道疾病的诊断。

4.血液、尿液检查　①肝功能检查,如血清胆红素、血清酶学、血清总蛋白等。②病毒性肝炎各型病毒标志物的测定:确定肝炎的类型。③消化系肿瘤的诊断:如甲胎蛋白、癌胚抗原等测定。④急性胰腺炎的诊断:如血清、尿液淀粉酶测定。

5.腹水检查　对于鉴别肝硬化、腹腔细菌性感染、腹膜结核、腹内癌肿等有实用意义。

6.X射线检查　X射线钡餐检查用于疑有食管、胃、小肠疾病或胰腺癌的患者;X射线胆囊及胆道碘剂造影可显示结石及其他胆囊、胆道病变;CT对肝、胆、胰的囊肿、脓肿、肿瘤、结石等占位性病变的诊断有价值。

7.内镜检查　内镜包括胃镜、十二指肠镜、胆道镜、胰管镜、小肠镜、结肠镜和腹腔镜等。应用内镜可以直接观察消化道管腔情况,在直视下采取活组织进行病理检查。

8.活组织检查和脱落细胞检查　用于消化系统肿瘤的诊断。

9.超声显像、放射性核素检查、磁共振显像　这些检查技术对肝、脾、胰、胆囊病变的诊断,特别是占位性病变的诊断很有价值。

(四)心理-社会资料

1.疾病知识　患者对疾病的性质、过程、预后及防治知识的了解程度。

2.心理状况　患者的性格及精神状态,疾病对患者日常生活、工作的影响,有无焦虑、抑郁、悲观、恐惧等负性情绪及程度。

3.社会支持系统　患者的家庭成员组成,家庭经济、文化、教育背景,对患者所患疾病的认识,对患者的关怀和支持程度,医疗费用来源及支付方式等。

【思考】
　　消化系统疾病具有诊断性的检查方法有哪些?

第二节　消化系统疾病常见症状与体征的护理

一、恶心与呕吐

恶心、呕吐是消化系统疾病的常见症状。恶心常为呕吐的前驱症状,但也可单独出现。呕吐是胃内容物或部分肠内容物通过食管逆流出口腔的反射动作,可将有害物由胃排出,从而起到保护作用。引起恶心与呕吐的病因很多,其中消化系统常见的病因有:肝、胆囊、胆管、胰、腹膜的急性炎症;胃炎、消化性溃疡并发幽门梗阻、胃癌;胃肠功能紊乱引起的心理性呕吐。呕吐出现的时间、频度以及呕吐物的量与性状因疾病种类而不同。胃炎、胃癌患者呕吐多发生在食后不久,呕吐量不多;消化性溃疡并发幽门梗阻时呕吐常在餐后发生,可呕出发酵的前一餐或隔日的宿食,呕吐量较多;低位性肠梗阻时呕吐物带有粪臭味;上消化道出血时呕吐物呈咖啡色甚至鲜红色;急性胰腺炎可出现频繁剧烈的呕吐,呕出胃内容物甚至胆汁。持久而剧烈的呕吐可引起失水、电解质紊乱、代谢性碱中毒及营养障碍。昏迷患者呕吐时易发生误吸,引起肺部感染、窒息等。

1. 护理评估

（1）病史 详细询问患者恶心与呕吐发生的时间、频率及诱因，与进食的关系；呕吐的特点及呕吐物的性质、量；呕吐伴随的症状，如是否伴有腹痛、腹泻、发热、头痛、眩晕等症状。

（2）身体评估 评估患者的生命体征、神志、营养状况、皮肤弹性情况，有无缺水表现；有无腹肌紧张、压痛、反跳痛及其部位、程度；肠鸣音是否正常。

（3）实验室及其他检查 呕吐物毒物分析或细菌培养等检查；呕吐量大者注意有无水电解紊乱、酸碱平衡失调；有无贫血、低蛋白症等营养不良的表现。

（4）心理-社会资料 注意患者的精神状态，有无乏力、焦虑、抑郁及其程度，呕吐是否与精神因素有关。

2. 常见护理问题

（1）有体液不足的危险 与大量呕吐导致失水有关。

（2）活动无耐力 与频繁呕吐导致水、电解质丢失有关。

（3）焦虑 与频繁呕吐、不能进食有关。

（4）营养失调：低于机体需要量 与反复呕吐导致的营养摄入减少和吸收障碍有关。

（5）有窒息的危险 与呕吐物排出不畅、吸入气道有关。

3. 护理措施

（1）病情观察

1）监测生命体征 定时监测和记录患者的生命体征。若出现持续性呕吐致大量胃液丢失，发生代谢性碱中毒时，患者呼吸可变浅变慢。若出现心动过速、呼吸急促、血压降低、特别是体位性低血压，说明血容量不足，应严密监测患者的生命体征。动态观察实验室检查结果，例如血清电解质、酸碱平衡状态。

2）观察失水征象 准确测量和记录患者每日的出入水量、尿相对密度、体重。观察患者有无失水征象，依据失水程度不同，患者可出现乏力、口渴、皮肤黏膜干燥、弹性减弱、尿量减少、尿相对密度增高，并可出现烦躁、神志不清及昏迷等表现。

3）观察呕吐情况 观察患者有无继续呕吐及呕吐的特点，记录呕吐的次数以及呕吐物的性质、量、颜色、气味等。

（2）生活护理 协助患者进行日常生活活动，采取舒适体位，告知患者坐起、站立时动作应缓慢，以免突然起身出现头晕、心悸及发生体位性低血压。患者呕吐时应帮其坐起或侧卧，头偏向一侧，以免误吸。呕吐后及时协助患者漱口，清理被污染的床褥、衣被，并及时给予更换，开窗通风去除异味。患者呕吐减轻或停止后，逐步恢复进食，鼓励患者进食易消化的食物，少量多餐，改善患者的营养状况，以保证机体所需热量、水分、电解质的摄入。

（3）用药护理 按医嘱应用止吐药及其他治疗，促使患者逐步恢复正常饮食和体力。积极补充水分和电解质，遵医嘱口服或静脉输液补充水分和电解质。剧烈呕吐不能进食或严重水电解质失衡时，主要通过静脉输液给予纠正，注意输液速度的调节，尤其是老年患者应及时补液并注意输液速度，因老年人易因输液速度过快而引起循环衰竭。口服补液时，应少量多次饮用，以免引起恶心或呕吐。在口服补液未能达到所需补液量时,仍需静脉输液以恢复和保持机体的液体平衡状态。

（4）对症护理　呕吐时应协助患者坐起或侧卧位,使头偏向一侧,以免误吸。对昏迷患者及时清除口腔内呕吐物,避免因不慎将呕吐物吸入气道而出现窒息。使用棉签、纱布清洁口腔时,注意避免刺激舌、咽、上腭等,以免诱发呕吐。疑有肠梗阻时,应禁食水,并进行持续胃肠减压。

（5）心理护理　关心患者,通过观察及与患者家属交谈,了解患者的心理状态。耐心解答患者及家属提出的问题。讲解精神紧张不利于呕吐的缓解,且紧张、焦虑情绪将影响患者食欲及消化能力,而情绪稳定、对治疗充满信心则有利于症状的缓解。鼓励患者进行日常生活自理活动,必要时给予帮助。应用放松技术,常用深呼吸、交谈、听音乐等转移患者注意力,减少呕吐的发生。

二、腹痛

腹痛是多因消化器官扩张、肌肉痉挛、腹膜刺激、血供不足等因素牵拉腹膜或压迫神经所致,表现为不同程度性质的疼痛和腹部不适感。临床上一般将腹痛按起病急缓、病程长短分为急性腹痛与慢性腹痛。急性腹痛常见于腹腔脏器的急性炎症,如急性胃肠炎、急性胆囊炎、急性胰腺炎、急性阑尾炎、胆石症等;空腔脏器扭转或梗阻,如肠粘连、扭转、肿瘤等引起的肠梗阻;脏器破裂、穿孔,如肝脾破裂,胃、十二指肠穿孔等。慢性腹痛多见于消化性溃疡、腹腔脏器的慢性炎症、胃肠神经功能紊乱、肿瘤压迫及浸润等。腹痛可表现为钝痛、胀痛、灼痛、隐痛、钻顶样痛或刀割样痛等,可为持续性或阵发样疼痛,疼痛的部位、性质和程度与疾病有关。

1. 护理评估

（1）病史　应询问患者腹痛发生的原因或诱因,疼痛的部位、性质和程度,疼痛发作及持续的时间;腹痛与进食、活动、体位等因素的关系;腹痛发作时有无恶心、呕吐、腹泻、呕血、便血、发热等伴随症状;有无放射或转移性疼痛;有无诱发因素;有无精神紧张、焦虑恐惧等心理反应。

（2）身体评估　①全身情况:注意观察患者的生命体征、神志、体位、营养状况,以及有关疾病的相应体征。如腹痛伴黄疸者提示与胰腺、胆道疾病有关;腹痛伴休克者可能与腹腔脏器破裂、急性出血坏死性胰腺炎、急性胃穿孔、急性心肌梗死等有关。②腹部检查:应注意腹痛的部位,有无压痛、反跳痛、腹肌紧张,有无肿大的脏器和包块,有无胃型、肠型;叩诊有无移动性浊音;听诊有无肠鸣音的异常。

（3）实验室及其他检查　根据不同病种进行相应的实验室检查,必要时需做血尿淀粉酶测定、腹部 X 射线及消化道内镜检查。

（4）心理-社会资料　腹痛剧烈时患者往往精神紧张甚至感到生命受到威胁而出现恐惧感。长期反复发作的腹痛,疾病的迁延不愈可影响患者的工作和生活,使其产生焦虑、失望等情绪。

2. 常见护理问题

（1）疼痛:腹痛　与消化系统的炎症、溃疡、梗阻、肿瘤或功能性疾病有关。

（2）焦虑　与反复、持续或剧烈腹痛不易缓解有关。

3. 护理措施

（1）病情观察　观察并记录患者腹痛的部位、性质及程度、发作的时间、频率、持

【想一想】
昏迷患者呕吐时应采取什么卧位?为什么?

续时间等,并观察有无伴随症状。若腹痛突然加剧,且经一般对症治疗腹痛不能减轻,应警惕并发症的发生。

(2)生活护理 疼痛发作时应协助患者卧床休息,并保持舒适体位,以减轻疼痛并利于休息。针对引起腹痛的原因,教给患者预防和缓解疼痛的方法,如饮食指导、建立良好的生活方式等。

(3)用药护理 应遵循按需给药的原则,根据病情、疼痛的性质遵医嘱合理应用止痛药物,并观察药物不良反应。但应注意急性腹痛诊断未明确前,不可随意使用作用较强的镇痛药物,以免掩盖症状、体征而延误病情。

(4)对症护理 教会患者缓解疼痛的方法,协助患者采取减轻疼痛的体位,并提供合适的倚靠物。根据具体情况采取理疗,如局部热敷、针灸,必要时禁食等。

(5)心理护理 疼痛对患者的生活、工作、休息、睡眠均能产生不同程度的影响,当患者发生剧烈腹痛时,均可造成患者精神紧张、情绪低落等,因此,护士应对患者和家属进行细致全面的心理评估,并取得家属的配合,有针对性地对患者进行心理疏导,以减轻其紧张恐惧心理,有利于增强患者对疼痛的耐受性。

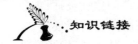

缓解疼痛的方法

①指导式想象,回忆一些有趣的往事可转移对疼痛的注意。②分散注意力,谈话、数数、深呼吸等。③行为治疗,放松技术、冥想、音乐治疗等。④局部热疗法,除急腹症、原因不明的腹痛外,对疼痛局部进行热疗,从而解除肌肉痉挛达到止痛效果。⑤可选择针灸、气功等方法缓解疼痛。

三、腹泻

腹泻是指排便次数多于平日习惯的频率,粪便稀薄。腹泻是由肠分泌增多和(或)吸收障碍、肠蠕动亢进所致,常伴有腹痛、大便紧迫感或肛周不适感。部分慢性腹泻的患者可发生营养不良,多见于肠道疾病,其他原因有全身性疾病、药物、过敏和心理因素等。按发病机制可分为分泌性腹泻、渗透性腹泻、吸收不良性腹泻及肠蠕动增强性腹泻。①分泌性腹泻:由于胃肠黏膜分泌过多引起,见于各种原因引起的慢性肠炎、溃疡等所致的腹泻,腹泻特点是粪便含水量大,并有脓、血或黏液,多伴有腹痛、发热。②渗透性腹泻:是由于肠内容物渗透压增高,阻碍肠内水分与电解质的吸收而引起,如服用甘露醇等。③吸收不良性腹泻:因肠黏膜的吸收面积减少或吸收障碍引起,如小肠大部切除后。④肠蠕动增强性腹泻:是由于肠蠕动亢进致肠内食糜停留时间减少,未被充分吸收引起,如肠炎、甲状腺功能亢进等。

1.护理评估

(1)病史 询问患者腹泻发生的时间、起病原因或诱因、病程长短;粪便的性状、次数、量、气味和颜色;有无腹痛及其部位,有无里急后重、恶心、呕吐、发热、营养不良等伴随症状;有无口渴、疲乏无力等失水表现。

(2)身体评估　急性严重腹泻时,应观察患者的生命体征、神志、尿量、皮肤弹性等。注意监测有无水电解质紊乱、酸碱失衡、血容量减少等。慢性腹泻时应注意患者的营养状况,有无消瘦、贫血的体征。腹部触诊有无包块,有无腹痛,肠鸣音有无异常。评估肛周皮肤有无因排便频繁及粪便刺激,引起肛周皮肤糜烂。

(3)实验室及其他检查　正确采集新鲜粪便标本做显微镜检查,必要时做细菌学检查。急性严重腹泻者注意监测血清电解质、酸碱平衡状况。

(4)心理-社会资料　评估患者有无精神紧张、焦虑不安等心理因素。慢性腹泻的患者治疗效果不明显时,患者常对预后感到担忧,应注意观察患者的精神心理状况。

2. 常见护理问题

(1)腹泻　与肠道疾病或全身性疾病有关。

(2)有体液不足的危险　与大量腹泻引起失水有关。

3. 护理措施

(1)病情观察　严密观察病情变化,观察排便情况包括粪便的性状、次数、量、气味及颜色;有无腹痛、里急后重、发热、恶心、呕吐等伴随症状;全身情况有无脱水的表现,血生化指标有无异常改变。动态观察患者的体液平衡状态,监测生命体征、神志、尿量的变化;有无口渴、口唇干燥、皮肤弹性下降、尿量减少、神志淡漠等脱水表现;有无肌肉无力、腹胀、肠鸣音减弱、心律失常等低钾血症的表现;监测血生化指标的变化。

【思考】
患者腹泻时的饮食护理应注意什么?

(2)生活护理　患者应卧床休息。宜摄取营养丰富、低脂肪、易消化少纤维的食物,适当补充水分和食盐。饮食以少渣、易消化食物为主,避免生冷、多纤维、味道浓烈的刺激性食物。急性腹泻应根据病情和医嘱,给予禁食或流质、半流质或软食。急性起病、全身症状明显的患者应卧床休息注意腹部保暖,可用热敷,以减弱肠道运动,减少排便次数,并有利于腹痛等症状的减轻。慢性轻症者可适当活动。

(3)用药护理　腹泻的治疗以病因治疗为主,观察药物的作用与不良反应。应用止泻药物时,注意观察患者排便情况,腹泻得到控制时应及时停药。应用解痉剂如阿托品时,注意药物不良反应如口干、视力模糊、心动过速、排尿困难等。遵医嘱及时给予液体、电解质、营养物质的补充以满足患者的生理需要量,补充额外丢失量,恢复和维持血容量。一般可经口服补液,但严重腹泻,伴恶心、呕吐、禁食或全身症状显著者宜经静脉补充水分和电解质。注意输液速度的调节,老年患者应及时补液并注意输液速度,因老年人腹泻易发生脱水,也可因输液速度过快而引起循环衰竭。

(4)对症护理　注意肛周皮肤的护理,指导患者做好皮肤护理。排便频繁时,因粪便的刺激,可使肛周皮肤损伤,引起糜烂及感染。排便后应用温水清洗肛周、温水坐浴或肛门热敷,保持清洁干燥。排便次数较多、肛门刺激较明显者,必要时涂无菌凡士林或抗生素软膏以保护肛周皮肤,肛门保持清洁、干燥,促进损伤处愈合。并保持身体、用物、病床的清洁。

(5)心理护理　耐心向患者解释病情,提高患者对配合检查和治疗的认识,稳定患者情绪。腹泻治疗效果不明显时,患者往往对预后感到担忧。某些腹泻如肠易激综合征与精神因素有关,应注意患者的心理状况的评估,通过解释、鼓励来提高患者对配合检查和治疗的认识,树立战胜疾病的信心。

第三节 胃 炎

胃炎指的是任何病因引起的胃黏膜炎症。常伴有上皮损伤和细胞再生,是最常见的消化道疾病之一。按临床发病的缓急和病程的长短,将胃炎分为急性胃炎和慢性胃炎两类,后者又分为慢性浅表性胃炎、慢性萎缩性胃炎和特殊性胃炎。

一、急性胃炎

急性胃炎是由多种病因引起的急性胃黏膜炎症。临床上急性发病,其表现为胃黏膜充血、水肿、出血、糜烂,病变局限于胃窦、胃体或弥漫分布于全胃。病理组织学特征为胃黏膜固有层见到以中性粒细胞为主的炎症细胞浸润。急性胃炎主要包括:①幽门螺杆菌感染引起的急性胃炎,健康志愿者吞服幽门螺杆菌后的临床表现、内镜所见及胃黏膜活检病理组织学均显示急性胃炎的特征。由于一过性的上腹症状多不为患者注意,亦极少需要胃镜检查。感染幽门螺杆菌后,如果不予抗菌治疗,幽门螺杆菌可长期存在并发展为慢性胃炎。②除幽门螺杆菌之外的病原体感染对胃黏膜损害引起的急性胃炎。由于胃酸有很强的抑菌作用,除幽门螺杆菌之外的细菌很难在胃内存活而感染胃黏膜,但当机体抵抗力下降时,可发生各种细菌、病毒、真菌所引起的急性感染性胃炎。③急性糜烂出血性胃炎:是由各种病因引起的、以胃黏膜多发性糜烂为特征的急性胃黏膜病变,常伴有胃黏膜的出血,并可伴有一过性浅溃疡的形成。

【思考】
急性胃炎的病变部位局限于何处?

(一)病因及发病机制

引起急性糜烂出血性胃炎的常见病因有:

1.药物 常见的有非甾体类抗炎药如阿司匹林、吲哚美辛等,作用机制是抑制胃黏膜前列腺素的合成,从而减弱其对胃黏膜的屏障功能。某些抗肿瘤药、口服氯化钾或铁剂等,能刺激胃黏膜引起浅表损伤。

2.应激 各种严重的脏器疾病、多器官功能衰竭、严重创伤、大手术、大面积烧伤、败血症及颅内病变等均可引起胃黏膜的糜烂、出血,严重者发生急性溃疡并大量出血。

3.乙醇 由于乙醇具有亲脂性和溶脂能力,高浓度乙醇可直接破坏胃黏膜屏障,引起黏膜糜烂出血。

(二)临床表现

不同原因所致者引起的临床表现不尽一致,据研究,对服用非甾体抗炎药如阿司匹林、吲哚美辛等药物的患者或进行机械通气的危重患者行胃镜检查,多数可发现急性糜烂出血的表现,但一般多无明显症状,少数有上腹部不适、隐痛、食欲减退等消化不良的表现,临床上急性糜烂出血性胃炎多以突然发生呕血和(或)黑便的上消化道出血症状而就诊。据统计,所有上消化道出血病例中由急性糜烂出血性胃炎引起者占10%~30%,仅次于消化性溃疡。有近期服用非甾体抗炎药史、大量饮酒或严重疾病状态患者,如发生呕血和(或)黑便,应考虑急性糜烂出血性胃炎的可能。大量出血可引起晕厥或休克,常伴不同程度的贫血,体检上腹部有压痛。

(三)实验室及其他检查

1.粪便检查 粪便潜血试验阳性。

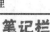

2.胃镜检查　内镜下可见胃黏膜表面糜烂、出血灶和浅表溃疡,不累及深层,多伴有一定程度的出血,一般为黏膜下瘀点。胃镜检查应在大出血后 24~48 h 内进行。

(四)诊断要点

详细询问病史。近期服用非甾体抗炎药等药物,大量饮酒或严重疾病状态患者,如发生呕血和(或)黑便应考虑本病,但确诊则须进一步胃镜检查。

(五)治疗要点

1.治疗原发疾病及病因　对急性糜烂出血性胃炎,治疗原则是主要针对病因和原发疾病采取防治措施。

2.药物　处于急性应激状态患者在积极治疗原发病的同时,应常规给予抑制胃酸分泌的 H_2 受体拮抗剂或质子泵抑制剂及保持胃黏膜药物,以预防急性胃黏膜损害的发生。

3.止血　对已发生上消化道大出血的患者,应按上消化道出血治疗原则采取综合措施进行治疗。

(六)护理

1.护理评估

(1)病史　询问患者有无服药史,有无各种应激状况。患者呕血及黑便的情况如何。

(2)身体评估　评估上腹部疼痛的情况,腹痛的部位、程度、有无反跳痛。

(3)实验室及其他检查　大便潜血是否阳性,纤维胃镜检查结果如何。

(4)心理-社会资料　患者因疼痛、病情突然发作,尤其是应激造成者,易出现焦虑、抑郁等不良的心理反应;评估家属对疾病认识及对患者的态度。

2.常见护理问题

(1)疼痛　与胃黏膜急性炎症有关。

(2)知识缺乏　缺乏有关本病的病因及防治知识。

(3)潜在并发症:上消化道大量出血。

(4)营养失调:低于机体需要量　与消化不良、少量持续出血有关。

(5)焦虑　与疾病反复以及消化道出血有关。

3.护理措施

(1)病情观察　注意观察患者上腹部疼痛的部位、程度,如有呕血、黑便时,要及时去除病因,积极止血,预防或纠正出血性休克,并注意观察患者生命体征变化。

(2)生活护理　嘱患者注意休息,减少活动,对于急性应激造成者应卧床休息。患者出现疼痛时,应给患者提供舒适的体位,并指导其使用放松技术,如缓慢深呼吸、听音乐等以分散注意力。

(3)用药护理　指导患者正确服用制酸剂、胃黏膜保护剂,以预防疾病的发生,用药方法及注意事项见消化性溃疡一节。

(4)对症护理　指导患者合理、规律进食,勿暴饮暴食,避免一切对胃有刺激的食物和药物。一般进少渣、温凉半流质饮食。如有少量出血可给米汤、牛奶等流质以中和胃酸,有利于胃黏膜的修复。急性大出血或呕吐频繁时应禁食。

(5)心理护理　护士应了解患者对疾病病因、治疗及护理的认识,帮助患者寻找并及时去除发病因素,以控制病情的发展。对于急性应激导致出血的患者,易产生紧张、恐惧情绪,护理人员应耐心向患者解释病情,做好心理疏导,解除其紧张恐惧心理,保证身心两方面得以充分的休息。

(七)健康指导

向患者及家属讲解急性胃炎的相关知识,帮助患者了解急性胃炎的病因、预防方法和自我保健。并且根据患者的具体情况进行指导,如避免患者使用对胃黏膜有刺激的药物,若必须使用时应同时服用抑酸剂。饮食要有规律,避免刺激性食物,嗜酒者应戒酒,防止乙醇损伤胃黏膜;注意饮食卫生,生活有规律,保持轻松愉快的心情。

(八)预后

如能去除病因,一般情况下预后良好,但个别由于反复出血或大量出血会危及生命。

二、慢性胃炎

【议一议】
慢性胃炎的主要病因有哪些?

慢性胃炎是由各种病因引起的胃黏膜慢性炎症。慢性胃炎是一种常见病,其发病率在各种胃病中居首位。男性稍多于女性,任何年龄均可发病,但随着年龄增长发病率逐渐增高。慢性胃炎的分类方法很多,结合病因并根据病理组织学改变和病变在胃的分布部位,将慢性胃炎分为非萎缩性(又称浅表性)、萎缩性和特殊类型三大类。慢性非萎缩性胃炎主要是由幽门螺杆菌感染而导致胃黏膜慢性炎症细胞浸润的慢性胃炎,不伴有胃黏膜萎缩性改变。慢性萎缩性胃炎是指胃黏膜已发生了萎缩性改变的慢性胃炎。特殊类型胃炎由不同病因所致,种类很多,临床上较少见。

(一)病因及发病机制

1.幽门螺杆菌感染 目前认为幽门螺杆菌感染是慢性胃炎最主要的病因,绝大多数慢性活动性胃炎患者胃黏膜中可检出幽门螺杆菌,其作用机制是:①幽门螺杆菌具有鞭毛,能在胃内穿过黏液层移向胃黏膜,其黏液酶与胃黏膜上皮细胞紧密接触,从而直接侵袭胃黏膜。②幽门螺杆菌分泌的尿素酶可分解尿素产生成 NH_3,既能保持细菌周围中性环境,又能损伤上皮细胞膜。③幽门螺杆菌分泌的空泡毒素能损伤上皮细胞,造成黏膜损害和炎症。④幽门螺杆菌的菌体胞壁可以作为抗原产生免疫反应。

【讨论】
区别急慢性胃炎的异同点。

2.自身免疫 自身免疫性胃炎以富含壁细胞的胃体黏膜萎缩为主,壁细胞损伤后能作为自身抗原刺激机体的免疫系统产生相应的壁细胞抗体和内因子抗体,使胃酸分泌减少甚至缺失,影响维生素 B_{12} 的吸收从而导致恶性贫血。

3.饮食和环境因素 长期的幽门螺杆菌感染,在部分患者可发展为慢性多灶萎缩性胃炎。但幽门螺杆菌感染者慢性萎缩性胃炎的发生率也存在很大的地区差异。流行病学研究显示,饮食中高盐和缺乏新鲜蔬菜水果与慢性胃炎的发生密切相关。

4.其他因素 如十二指肠液反流、服用非甾体抗炎药、某些刺激性食物、酗酒等均可损伤胃黏膜。

(二)临床表现

慢性胃炎病程迁延,进展缓慢。由幽门螺杆菌感染引起的慢性胃炎多数患者无明显症状,部分患者有上腹部胀痛不适,以餐后明显,食欲不振、嗳气、反酸、恶心、呕吐等消化不良的表现。有糜烂的患者可有少量或大量上消化道出血,表现为黑便、呕血,长期少量出血可引起缺铁性贫血。自身免疫性胃炎患者可伴有贫血,在典型恶性贫血时除贫血外还可伴有维生素 B_{12} 缺乏的其他临床表现。

(三)实验室及其他检查

1.胃镜及活组织检查　是诊断慢性胃炎最可靠的方法。通过胃镜在直视下观察黏膜病变。萎缩性胃炎的黏膜多呈苍白或灰白色,黏膜变薄可透见呈紫蓝色黏膜下血管。病变可弥漫或主要在胃窦部,活组织检查能检测幽门螺杆菌。

2.胃液分析　多灶萎缩性胃炎胃酸分泌正常或偏低,自身免疫性胃炎胃酸缺乏。

3.幽门螺杆菌检测　可通过侵入性如组织学检查、快速尿素酶测定等进行检查,也可以通过非侵入性如 ^{13}C 或 ^{14}C 尿素呼气试验方法检测幽门螺杆菌。

4.血清学检测　慢性萎缩性胃体炎血清胃泌素常中度升高,慢性胃窦胃炎时血清胃泌素下降,自身免疫性胃炎时抗壁细胞抗体和抗内因子抗体可呈阳性,血清促胃泌素水平明显升高。多灶萎缩性胃炎时,血清促胃液素水平正常或偏低。

(四)诊断要点

临床上有反复上腹胀痛及消化不良的表现,确诊必须依靠胃镜检查及胃黏膜活组织病理学检查。幽门螺杆菌检测有助于病因诊断。

(五)治疗要点

1.根除幽门螺杆菌感染　成功根除幽门螺杆菌可使胃黏膜慢性活动性炎症得到明显改善,建议根除幽门螺杆菌治疗适用于下列幽门螺杆菌感染的慢性胃炎的患者:①伴有胃黏膜糜烂、萎缩及肠化生、异型增生者;②消化不良症状经常规治疗效果差者;③有胃癌家族史者。

2.对症处理　根据病因予对症处理,胃酸增高者应给予抑酸或抗酸药;有胃动力学改变可服用多潘立酮、莫沙比利等药物。

3.自身免疫性胃炎的治疗　目前尚无特异治疗,有恶性贫血者,肌内注射维生素 B_{12} 后贫血可获纠正。

4.胃黏膜异型增生的治疗　异型增生是胃癌的癌前病变,应高度重视。对于轻度异型增生者除给予上述积极治疗外,关键在于定期随访。对于已明确的重型异型增生者则宜行预防性手术,目前多采用内镜下胃黏膜切除术。

(六)护理

1.护理评估

(1)病史　询问患者家庭成员有无相同病史。是否长期饮浓茶、咖啡、烈酒,过冷、过热、粗糙的食物;有无长期大量服用非甾体类消炎药;有无不规律的饮食、吸烟等不良习惯,以及有无心力衰竭、肝、胆等疾病。

(2)身体评估　患者常缺乏特异性表现。因此主要评估上腹部有无压痛,有无贫血、舌炎等。

(3)实验室及其他检查　胃酸缺乏或正常,或增高,胃镜及胃黏膜活检结果如何。

(4)心理-社会资料　因本病呈慢性经过,症状交替出现,故患者常会产生焦虑、抑郁的情绪,少数患者因害怕"癌变"而出现恐惧。

2.常见护理问题

(1)疼痛:腹痛　与胃黏膜炎性病变有关。

（2）营养失调:低于机体需要量　与消化吸收不良有关。

（3）焦虑　与病情反复、病程迁延有关。

（4）活动无耐力　与自身免疫性胃炎致恶性贫血有关。

（5）知识缺乏　缺乏对慢性胃炎的病因及防治知识的了解。

3.护理措施

（1）病情观察　观察患者腹痛的部位,与进食的关系;每天进餐的次数、量、品种,以了解其摄入是否满足机体的需要;定期测体重;观察皮肤黏膜是否有贫血的表现。

（2）生活护理　患者生活要有规律,注意劳逸结合,避免过度劳累,保持心情愉快。急性发作或症状明显时应卧床休息。护理人员应为患者创造安静、舒适的休养环境,保证患者充足的睡眠。

（3）用药护理　遵医嘱给予清除幽门螺杆菌感染治疗时,应注意观察药物的疗效及不良反应。服用胶体铋剂可能引起便秘、舌苔及大便呈黑色,可用吸管直接吸入,应向患者说明,且停药后会自行消失。服用阿莫西林前应询问患者有无青霉素过敏史,应用过程中应注意有无过敏反应。服用甲硝唑可引起恶心、呕吐等胃肠道反应,应在饭后半小时服用。

（4）对症护理　患者有上腹疼痛时可给予局部热敷,以解除胃痉挛,减轻腹痛。也可用针灸合谷、足三里等穴位来缓解疼痛。

（5）心理护理　因腹痛等症状加重或反复发作,患者往往表现出紧张、焦虑等心理,有些患者因担心自己所患胃炎会发展为胃癌而恐惧不安。护理人员应根据患者的心理状态,给予关心、安慰,耐心细致地讲授有关慢性胃炎的知识,指导患者规律的生活和正确的饮食,消除患者紧张心理,使患者认真对待疾病,积极配合治疗。

（七）健康指导

向患者及家属讲解有关疾病的病因,指导其如何避免诱因。指导患者规律的生活,消除患者紧张心理,使患者认真对待疾病,积极配合治疗。指导患者注意饮食卫生,养成有规律的良好的饮食习惯。叮嘱家属在饮食方面为患者创造必要条件。嗜酒者应戒酒,防止乙醇损伤胃黏膜。指导患者按时服用抗生素及胃黏膜保护药等,介绍常用药物的名称、作用、服用方法、疗程。避免使用对胃黏膜有刺激的药物,向患者介绍可能出现的不良反应,如有异常及时复诊,定期复查。

（八）预后

多数慢性胃炎患者无症状,少数慢性浅表性胃炎可演变为慢性多灶萎缩性胃炎,极少数慢性多灶萎缩性胃炎经长期演变可发展为胃癌。

第四节　消化性溃疡

消化性溃疡主要指发生在胃和十二指肠的慢性溃疡,即胃溃疡和十二指肠溃疡,其形成与胃酸和胃蛋白酶的消化作用有关。消化性溃疡是全球性常见病。据统计,全世界约10%的人口一生当中患过此病。本病可发生于任何年龄,但中年最常见,十二指肠溃疡多见于青壮年,胃溃疡多见于中老年,胃溃疡发病高峰比十二指肠溃疡晚10

年。男性患病比女性较多。临床十二指肠溃疡∶胃溃疡约为 3∶1。并有地区差异，我国南方较北方多见。秋冬和冬春之交为好发季节。

一、病因及发病机制

胃、十二指肠局部黏膜损害因素（致溃疡因素）和黏膜保护因素（黏膜抵抗因素）之间失去平衡所致。

1. 幽门螺杆菌感染　幽门螺杆菌感染是消化性溃疡的主要病因。其主要证据为：①消化性溃疡中幽门螺杆菌的感染率最高，如能排除检测前患者服用过抗生素、铋剂或非甾体抗炎药等因素，十二指肠溃疡患者的幽门螺杆菌感染率约为 90%，胃溃疡为 70%~80%。②临床上根除幽门螺杆菌可促进溃疡愈合和显著降低溃疡病的复发率是最有力的证据。

幽门螺杆菌感染导致消化性溃疡发病的确切机制尚未阐明，目前比较普遍接受的一种假说将幽门螺杆菌、宿主和环境因素的作用统一起来。假说如下：①十二指肠胃上皮化生学说，据认为，十二指肠球部的胃上皮化生是十二指肠对酸负荷的一种代偿反应，幽门螺杆菌只能在胃上皮组织定植，因此十二指肠胃上皮化生为幽门螺杆菌在十二指肠定植提供了条件，从而导致十二指肠炎症，黏膜屏障破坏，最终发展为十二指肠溃疡。②幽门螺杆菌-促胃液素-胃酸学说：幽门螺杆菌感染通过作用于胃黏膜的 D 细胞、G 细胞以及壁细胞，削弱了胃酸分泌的负反馈调节，从而导致餐后胃酸分泌增加。③十二指肠碳酸氢盐分泌减少：幽门螺杆菌感染可以导致十二指肠黏膜分泌减少，使十二指肠黏膜屏障削弱，导致十二指肠溃疡的发生。④胃黏膜的屏障功能削弱：幽门螺杆菌感染引起的胃黏膜炎症削弱了胃黏膜的屏障功能，胃酸对屏障受损的胃黏膜的侵蚀作用，导致胃溃疡的发生。

2. 非甾体抗炎药　非甾体抗炎药是引起消化性溃疡的另一个常见原因。研究显示，服用非甾体抗炎药的患者发生消化性溃疡及其并发症的危险性显著高于普通人群，长期服用非甾体抗炎药可诱发消化性溃疡、妨碍溃疡愈合、增加溃疡复发率和出血、穿孔等并发症的发生率。原因是除药物的直接作用外，主要通过抑制前列腺素合成，削弱了前列腺素对胃及十二指肠的保护作用而发生消化性溃疡。

3. 胃酸和胃蛋白酶　胃酸和胃蛋白酶是胃液的主要成分，因胃蛋白酶活性是 pH 值依赖的，在 pH 值>4 时便失去活性，胃酸的损害作用一般只有在正常黏膜防御与修复功能遭受破坏时才能发生，消化性溃疡的最终形成是由于胃酸/胃蛋白酶对黏膜自身消化所致。

4. 其他因素　急性应激和心理因素，如长期处于紧张的工作环境中、情绪剧烈波动、遗传、吸烟等因素可诱发溃疡的发生。

十二指肠溃疡多发生于球部，前壁比较常见；胃溃疡多在胃角和胃窦小弯。溃疡大多为单发，也可多发，呈圆形或椭圆形。十二指肠溃疡直径多小于 10 mm，胃溃疡要比十二指肠溃疡稍大。溃疡边缘光整，底部洁净，表面覆有灰白色或灰黄色纤维渗出物。

二、临床表现

上腹痛是消化性溃疡的主要症状，少数患者可无症状或以出血、穿孔等并发症为首发症状。典型的消化性溃疡有慢性过程、周期性发作和节律性上腹痛的特点。

1.症状 上腹部疼痛是本病的主要症状,性质多为灼痛,亦可为胀痛、钝痛、剧痛或呈饥饿样不适感。疼痛部位多位于中上腹,可偏左或偏右。多数患者腹痛有典型的节律,并与进食有关。胃溃疡的疼痛呈节律性:餐后 0.5~1 h 开始出现上腹痛,持续1~2 h 后逐渐缓解,下次进餐后疼痛复发,典型节律是进食—疼痛—缓解。十二指肠溃疡一般餐后 3~4 h 开始出现疼痛,可持续至下次进餐后才缓解,出现在半夜称之为"午夜痛",其典型的疼痛节律是疼痛—进食—缓解。部分患者无上述典型表现的疼痛,而仅表现为无规律的上腹隐痛或不适,可有反酸、嗳气、恶心、呕吐、食欲减退等消化不良症状。

2.体征 溃疡活动期可有上腹部固定而局限的轻压痛,缓解期无明显体征。

3.并发症

(1)出血 溃疡侵蚀周围血管可引起出血。出血是消化性溃疡最常见的并发症,约50%的上消化道大出血是由于消化性溃疡所致,出血量与被侵蚀的血管大小有关,出血引起的临床表现主要取决于出血的量和速度。轻者仅表现为呕血、黑便,重者可出现低血容量性休克,应积极采取抢救措施。

(2)穿孔 溃疡病灶向深部发展穿透浆膜层则并发穿孔。临床上可分为急性、亚急性和慢性 3 种类型。以急性穿孔常见,溃疡常位于胃前壁或十二指肠前壁,穿孔后胃肠内容物漏入腹腔而引起急性腹膜炎。邻近后壁的穿孔或游离穿孔较小,只引起局限性腹膜炎时称亚急性穿孔。溃疡穿透并与邻近的组织或器官粘连,穿孔时胃内容物不流入腹腔称为慢性穿孔。

(3)幽门梗阻 主要由十二指肠球部溃疡或幽门管溃疡引起。溃疡急性发作时可因炎症水肿和幽门部痉挛而引起暂时性梗阻,一旦炎症消退即好转;慢性梗阻主要因瘢痕收缩而呈持久性。幽门梗阻的主要临床表现为胃排空延迟,上腹胀满不适,疼痛于餐后加重,常伴蠕动波,且大量呕吐酸腐味的宿食,严重呕吐可致失水和低钾低氯性碱中毒。若空腹时检查胃内有振水音,需进一步做胃镜或 X 射线钡餐检查确诊。

(4)癌变 少数胃溃疡发生癌变,癌变率在1%左右,癌变发生于溃疡边缘。十二指肠溃疡发生癌变的概率则很小。有长期慢性胃溃疡史,年龄在 45 岁以上,症状顽固,大便隐血试验持续阳性,应怀疑癌变,须进一步检查,在胃镜下取多点活检做病理检查,并在积极治疗后复查胃镜,直到溃疡完全愈合。必要时定期随访复查。

三、实验室及其他检查

1.胃镜检查 是确诊消化性溃疡首选的检查方法。胃镜检查和黏膜活检可直接观察溃疡部位、病变大小、性质,并可取活组织病理学检查及幽门螺杆菌检测。内镜下消化性溃疡多呈圆形、椭圆形或呈线性,边缘光滑,底部覆有灰白色或灰黄色渗出物,周围黏膜可见充血、水肿。胃镜检查对消化性溃疡的诊断及胃良、恶性溃疡鉴别的准确性高于 X 射线钡餐检查。

2.幽门螺杆菌检测 幽门螺杆菌检测已列为消化性溃疡的常规检查项目,因为有无幽门螺杆菌感染决定治疗方案的选择。其方法有侵入性和非侵入性两类。侵入性需做胃镜检查和胃黏膜活检。常用的方法有:快速尿素酶试验、组织学检查及幽门螺杆菌培养。其中快速尿素酶试验是侵入性试验中诊断幽门螺杆菌感染的首选方法,操作简便、费用低。非侵入性试验主要有血清学试验、^{13}C 或 ^{14}C 尿素呼气试验及粪便幽门螺杆菌抗原检测。^{13}C 或 ^{14}C 尿素呼气试验检测幽门螺杆菌敏感性及特异性高而无需胃镜检查,可作为根除治疗后复查的首选方法。

3.X 射线钡餐检查 适用于对胃镜检查有禁忌或不愿接受胃镜检查者。直接征象可见龛影,对溃疡有确诊价值。

4.胃液分析和血清胃泌素测定 胃溃疡患者胃酸分泌正常或稍低于正常,部分十二指肠溃疡患者增多。血清胃泌素测定一般仅在疑有胃泌素瘤时做鉴别诊断之用。

5.大便隐血试验 阳性提示溃疡有活动性,如胃溃疡患者经正规治疗后持续阳性,应怀疑癌变的可能。

【比较】
区别胃溃疡与十二指肠溃疡的异同点? 消化性溃疡的确诊性检查方法是什么?

四、诊断要点

根据本疾病具有慢性病程、周期性发作及节律性上腹部疼痛等特点,可做出初步诊断。但确诊需依据胃镜及 X 射线钡餐检查结果。

五、治疗要点

治疗原则是消除病因,缓解症状,促进溃疡愈合,预防复发和避免并发症。针对病因的治疗如根除幽门螺杆菌,有可能彻底治愈溃疡病。

(一)根除幽门螺杆菌治疗

对幽门螺杆菌感染引起的消化性溃疡,根除幽门螺杆菌不但可以促进溃疡愈合,而且可预防溃疡复发,从而彻底治疗溃疡。目前尚无单一药物可有效根除幽门螺杆菌,因此必须联合用药。研究证明以质子泵抑制剂(PPI)或胶体铋为基础加上两种抗生素的三联治疗方案有较高根除率。如奥美拉唑(40 mg/d)或枸橼酸铋钾(480 mg/d)加克拉霉素(500～1 000 mg/d)和阿莫西林(2 000 mg/d)或甲硝唑(800 mg/d)。

在根除幽门螺杆菌治疗结束后,应继续给予一个常规疗程的抗溃疡治疗。如十二指肠溃疡患者给予 PPI 总疗程为 2～4 周、胶体铋剂 4～6 周;胃溃疡患者给予 PPI 总疗程为 4～6 周、胶体铋剂 6～8 周,治疗结束至少 4 周后复查幽门螺杆菌。

(二)抑制胃酸分泌药物治疗

抑制胃酸分泌治疗常用药物有 H_2 受体拮抗剂和质子泵抑制剂。H_2 受体拮抗剂,如西咪替丁、雷尼替丁、法莫替丁、尼扎替丁,能阻止组胺与 H_2 受体结合,使壁细胞分泌胃酸减少;质子泵抑制剂作用于壁细胞胃酸分泌终末步骤中的关键酶 H^+–K^+–ATP 酶,使其不可逆失活,因此抑酸作用比 H_2 受体拮抗剂更强且作用持久。药物每天常用剂量为西咪替丁800 mg/d,雷尼替丁 300 mg/d,法莫替丁 40 mg/d,三者的一天量可分两次口服。已证明 H_2 受体拮抗剂全日剂量于睡前顿服的疗效与每日 2 次分服相仿。质子泵抑制剂常用药物有奥美拉唑 20 mg/d ,兰索拉唑 30 mg/d,泮托拉唑 40 mg/d。质子泵抑制剂与抗生素的协同作用较 H_2 受体拮抗剂好,因此是根除幽门螺杆菌治疗方案中最常用的基础药物。

(三)保护胃黏膜治疗

常用的胃黏膜保护剂有硫糖铝、枸橼酸铋钾、前列腺素类药物。硫糖铝抗溃疡的机制主要是使黏液形成保护膜覆盖在溃疡面上,阻止胃酸和胃蛋白酶继续侵袭溃疡面,促进内源性前列腺素合成和刺激表皮生长因子。其不良反应是便秘。用法是硫糖铝1.0 g,每天3~4次。枸橼酸铋钾在酸性胃液中,能与溃疡面渗出的蛋白质相结合,形成一层保护膜覆盖溃疡,使黏膜的修复不受胃酸侵袭,还能促进上皮重建。剂量为120 mg,每天4次,但该药不能长期服用,因会过量蓄积而引起神经毒素。前列腺素类药物米索前列醇也具有增加胃黏膜防御能力的作用,主要用于非甾体抗炎药溃疡的预防,腹泻是常见不良反应,因会引起子宫收缩,故孕妇禁忌。

(四)外科手术治疗

由于内科治疗的进展,外科手术主要限于少数有并发症者,如大量出血经内科治疗无效、急性穿孔、瘢痕性幽门梗阻、胃溃疡疑有癌变及严格内科治疗无效的顽固性溃疡。

六、护理

(一)护理评估

1.病史　询问患者发病的病因,有无诱因,如酗酒、饮食不当或情绪波动等;疼痛与进食有无关系及其规律性;以往发病时疼痛的部位及性质,使疼痛缓解或加重的因素;有无恶心、呕吐、嗳气、反酸、呕血和(或)黑便;是否嗜烟酒,有无经常服用阿司匹林类药物史;家族中有无溃疡病患者;曾做过何种检查及治疗,效果如何。

2.身体评估　患者的全身状况,评估患者生命体征,是否消瘦、贫血;上腹部有无固定压痛点、反跳痛,有无胃蠕动波,有无腹膜刺激征,肠鸣音是否减弱或消失等。

3.实验室及其他检查

(1)血常规　检查红细胞、血红蛋白是否减少。

(2)粪便隐血试验　是否为阳性。

(3)胃液分析　胃酸分泌量是否正常、增多或低于正常。

(4)X射线钡餐造影　有无典型的溃疡龛影及部位。

(5)胃镜及黏膜活检　病灶部位、大小及性质如何,幽门螺杆菌检测是否阳性。

4.心理-社会资料　消化性溃疡有慢性过程、周期性发作、节律性上腹部痛的特点,如不预防和正规治疗,病情可反复发作并引起并发症,从而影响患者的生活、学习和工作,产生急躁焦虑情绪。当合并上消化道出血时,患者是否有紧张甚至恐惧的心理反应;应注意评估患者及家属对疾病的认知程度,有无焦虑或恐惧等心理,同时还要了解患者家庭经济状况和社会支持情况如何。

(二)常见护理问题

1.疼痛:上腹部痛　与胃肠黏膜炎症、溃疡或溃疡穿孔有关。

2.营养失调:低于机体需要量　与疼痛致摄入量减少及胃肠道消化吸收障碍有关。

3.焦虑　与溃疡反复发作,病程迁延有关。

4.知识缺乏　缺乏有关消化性溃疡病因及预防知识有关。

5.潜在并发症:上消化道大量出血、穿孔、幽门梗阻、癌变。

（三）护理措施

1. 病情观察　观察腹痛的性质、部位与程度，了解患者疼痛的周期性及节律性；对突发性腹部剧痛，应注意有无穿孔并发症；注意观察大便性状、量及颜色，若大便呈柏油样或呕血说明消化道出血，应及时报告医生，患者取平卧位并建立静脉通道，严密观察血压、脉搏、出血情况。一旦确立患者为溃疡穿孔应立即禁食。出现幽门梗阻，轻者可进食流质饮食，重者应禁食，并放置胃管进行持续胃肠减压。

2. 加强生活护理　鼓励患者充分休息，生活规律，对于疼痛及呕血患者，卧床休息，以缓解症状；在溃疡活动期少量多餐饮食，两餐之间加少许脱脂牛奶，中和胃酸。进食细嚼慢咽，以增加唾液分泌稀释和中和胃酸。症状缓解后及时恢复正常饮食，主食以面食、米粥为主，避免食用机械性和化学性刺激性强的食物。

3. 药物护理　根据医嘱用药，严密观察药物疗效和不良反应。H_2受体拮抗剂空腹吸收快，应在进餐时、进餐后、或睡前服用，勿与抗酸药物同时服用，必须用时需间隔1 h以上，同时要监测肝肾功能；服用奥美拉唑易出现头晕，用药期间避免开车或从事危险工作；硫糖铝嚼碎饭前服；甲硝唑饭后服，以免引起恶心。

4. 疼痛的护理　向患者解释疼痛的原因，指导患者去除加重疼痛的因素，若服用非甾体类药物，应停服，以减少对胃黏膜的损伤，十二指肠溃疡的患者在疼痛前或疼痛时服用碱性食物或抑酸剂，也可采用热敷或针灸止痛。

5. 心理护理　多与患者沟通，向其解释相关知识，增强其治疗疾病的信心。教会患者学会放松，消除焦虑和恐惧心理，保持乐观情绪。

【讨论】
消化性溃疡患者的主要饮食是什么？禁忌食物有哪些？

七、健康指导

1. 疾病知识指导　帮助患者及家属了解消化性溃疡的主要病因，加重和诱发溃疡病的相关因素，以及规律饮食对疾病痊愈的重要作用。指导患者规律生活，合理安排休息时间，保证充足的睡眠，生活要有规律，避免精神过度紧张，劳逸结合，保持乐观情绪。

2. 治疗指导　指导患者按医嘱正确的服药方法，学会观察药效及不良反应，及时复诊，以减少复发。嘱患者慎用或勿用致溃疡药物，如阿司匹林、咖啡因、泼尼松、利血平等；如上腹疼痛节律发生变化并加剧，或者出现呕血、黑便时应立即就医。

八、预后

随着内科治疗的发展，消化性溃疡疾病的治愈率较高，其死亡率显著下降。老年患者主要由于大出血和急性穿孔等并发症而导致死亡。

第五节　肠结核与结核性腹膜炎

肠结核和结核性腹膜炎均由结核分枝杆菌感染引起。肠结核是结核分枝杆菌侵犯肠道引起的慢性特异性感染，结核性腹膜炎则是由结核分枝杆菌引起的慢性、弥漫性腹膜感染。临床上以腹痛、腹泻、腹水、腹壁柔韧感为主要特点。过去在我国肠结核和结核性腹膜炎发病率较高,近年有逐渐下降趋势,但仍不少见。本病一般多见于青壮年,女性略高于男性。男女之比约为 1：2。

一、病因及发病机制

肠结核和结核性腹膜炎均由结核分枝杆菌感染引起,主要是机体抵抗力下降,继发于肺结核或体内其他部位结核病,有共同的感染途径。①经口感染:为结核杆菌侵犯肠道的主要途径。患者多有开放性肺结核或喉结核,因经常吞下含结核杆菌的痰液而致病,或经常与开放性肺结核患者共餐,忽视餐具消毒。②血行播散:肠外结核病灶经血行播散侵犯肠道,多见于粟粒型肺结核。③直接蔓延:由腹腔内结核病灶如女性生殖器结核直接蔓延侵犯肠壁或腹膜引起。肠结核多由人型结核分枝杆菌引起,少数人可因饮用未经消毒的带菌牛奶或乳制品而发生牛型结核杆菌感染。

结核病的发病是人体与结核分枝杆菌相互作用的结果。经上述途径感染结核分枝杆菌仅是致病的条件,只有当侵入的结核分枝杆菌数量较多、毒力较大,并且人体免疫功能下降时才会发病。

肠结核主要位于回盲部,因为含结核菌的肠内容物在回盲部停留较久,增加肠黏膜的感染机会;此外,回盲部有丰富的淋巴组织,而结核菌容易侵犯淋巴组织。其病理变化随人体对结核分枝杆菌的免疫力与过敏反应的程度而定,若人体过敏反应强,病变以渗出性为主;当侵入的结核杆菌数量多、毒力大时可有干酪样坏死,形成溃疡,称为溃疡型肠结核;如果人体免疫状况良好、感染较轻,则表现为肉芽组织增生和纤维化,称为增生型肠结核。兼有两种病变者称为混合型或溃疡增生型肠结核,其病理所见是两型的综合。

结核性腹膜炎的病理特点可分为渗出型、粘连型、干酪型,以粘连型为最多见,兼有两种及以上病变者称混合型。渗出型结核性腹膜炎的主要病理特点为腹膜充血、水肿,表面覆有纤维蛋白渗出物;粘连型结核性腹膜炎主要表现为大量纤维组织增生,腹膜、肠系膜明显增厚。干酪型结核性腹膜炎则以干酪样坏死病变为主,此型是本病的重型,多由渗出型或粘连型演变而来。

二、临床表现

1. 症状

(1)腹痛　肠结核性腹痛多位于右下腹、上腹或脐周疼痛。疼痛性质一般呈隐痛或钝痛,有时在进餐时诱发。增生型肠结核或并发肠梗阻时,有腹部绞痛,常位于右下腹或脐周,可有腹胀、肠鸣音亢进、肠型与蠕动波。结核性腹膜炎以急性腹痛或骤起高热为主要表现,可呈持续性隐痛或钝痛,也可始终无腹痛,多位于脐周、下腹,也可波及全腹。如腹痛呈阵发性加剧应考虑并发不完全性肠梗阻。

(2)腹泻与便秘　溃疡型肠结核的主要表现是腹泻,每天排便 2～4 次不等,粪便呈糊状,不含黏液、脓血,无里急后重感。病变严重而广泛时,腹泻次数增加达每日 10 余次,粪便可含有少量黏液、脓血。而增生型肠结核则以便秘为主要表现。结核性腹膜炎以腹泻常见,一般每天排便不超过 4 次,粪便呈糊状,有时腹泻与便秘交替出现。患者可有不同程度腹胀。

此外,常有结核毒血症的全身症状,如不同热型的发热、盗汗,伴有消瘦、倦怠、贫血、水肿、舌炎等,后期可出现营养不良的表现。肠结核可同时有肠外结核特别是活动性肺结核的表现,如午后潮热、盗汗、乏力、消瘦等。增生型者全身情况一般较好,多不伴有肠外结核表现。

2.体征　患者呈慢性病容,倦怠、消瘦、苍白。查体腹部肿块。增生型肠结核常在右下腹触及肿块,较固定,质地中等,伴有轻、中度压痛。也可见于溃疡型肠结核合并有局限性腹膜炎、局部病变肠管与周围组织粘连或同时有肠系膜淋巴结结核。腹壁柔韧感是结核性腹膜炎的常见体征。脐周可有大小不一肿块,活动度小,边缘不整,表面粗糙。可有轻微腹部压痛,也可有少量至中等量腹水。并发症以肠梗阻多见。

三、实验室及其他检查

1.血液检查　红细胞沉降率多明显加速,可作为评估结核病活动程度的指标之一。部分患者可表现为轻、中度贫血,白细胞总数一般正常。

2.结核菌素试验(OT 或 PPD)　呈强阳性反应有辅助诊断的作用。

3.粪便检查　粪便一般检查可见少量脓细胞和红细胞。粪便浓缩有时可查到结核杆菌,此时对痰菌阴性者有意义。

4.X 射线检查　X 射线胃肠钡餐造影或钡剂灌肠检查对肠结核的诊断具有重要意义。溃疡型肠结核钡剂在病变段排空快、充盈不佳,呈激惹状态,而病变的上、下两端充盈良好,称为 X 射线钡影跳跃征象。增生型肠结核表现为肠管狭窄,收缩畸形,肠管充盈缺损,黏膜皱襞紊乱等 X 射线征象。结核性腹膜炎患者摄腹部 X 射线平片,有时可见钙化影,提示钙化的肠系膜淋巴结结核。胃肠钡餐可发现肠粘连、肠结核、腹水、肠瘘、腹腔外肿物等征象,有辅助诊断价值。对并发肠梗阻者只宜做钡剂灌肠检查。

5.其他　施行纤维结肠镜检查,可观察到全结肠及回肠末端病变情况,并可做肠黏膜组织活检,对本病的诊断有重要价值。溃疡性肠结核的粪便多为糊状,无肉眼黏液和脓血,显微镜下可见少量脓细胞和红细胞。结核性腹膜炎患者的渗出液呈草绿色,腹腔镜检查可窥见腹膜、网膜、内脏表面有散在或集聚的灰白色结节,混浊粗糙。活检有确诊价值。

四、诊断要点

1.中青年患者,有结核病史,伴有其他器官结核病证据。

2.原因不明长期发热、盗汗、消瘦等;右下腹痛、腹胀、腹泻、结核毒血症症状。

3.腹部肿块或腹壁柔韧感,或有不明原因的肠梗阻等临床表现。

4.结核菌素试验强阳性。

5.抗结核治疗有效。

五、治疗要点

治疗原则以早期抗结核化学药物治疗为主,避免复发,预防并发症。

笔记栏

【讨论】

肠结核与结核性腹膜炎腹痛部位、腹泻和便秘受哪些因素影响？有什么不同？结核性腹膜炎与急性弥漫性腹膜炎在体征上有什么区别？

1.治疗药物

（1）化疗原则　早期、联合、适量、规律和全程治疗是抗结核化疗的原则。

（2）化疗方法　常采用"标准"化疗与短程化疗过去常规采用12～18 个月疗法，称"标准"化疗，6～9 个月的短程疗法与标准化疗效果相同，但标准化疗因疗程过长，许多患者不能完成，疗效受到限制。故目前多采用短程疗法。

（3）常用抗结核药物　异烟肼（H）和利福平（R）对细胞内、外的结核菌都有杀灭作用，而且其杀菌作用不受酸碱环境的影响，为完全杀菌剂。链霉素（S）在碱性环境中作用最强，对细胞内结核菌作用较小。吡嗪酰胺（Z）能杀灭吞噬细胞内酸性环境中的结核菌，对细胞外的结核菌效果差，因而为半杀菌剂。对氨基水杨酸钠（P）和乙胺丁醇（E）为抑菌剂。

2.其他治疗

（1）治疗中注意休息和营养，调整全身情况和增强抗病能力是重要的辅助治疗。

（2）在足量抗结核药物应用的基础上应用糖皮质激素，促进腹水的吸收，减轻粘连。

（3）大量腹水者，可适当放腹水，减轻症状。

（4）腹痛时可用阿托品或其他抗胆碱药物，严重腹泻或摄入不足时要注意纠正水、电解质和酸碱平衡紊乱。对不完全性肠梗阻的患者，除上述对症治疗外，需进行胃肠减压，以缓解梗阻近段肠曲的膨胀与潴留。

（5）手术治疗，有严重并发症时可手术，如粘连性肠梗阻、肠穿孔、肠瘘等。

六、护理

（一）护理评估

1.病史　询问患者有无与结核病患者接触史，是否有肠外结核特别是肺结核病史，有无饮用未经消毒的牛奶及个人生活习惯与居住环境。

2.身体评估　病程长者，注意有无发热、消瘦、贫血。评估结核病变的情况，包括受累的肠系膜淋巴结结核、肠结核。患者有腹痛时，注意腹痛的部位、性质、程度，有无包块、压痛。肠鸣音是否异常。有无肠粘连、梗阻、肠瘘、肠穿孔等。

3.实验室及其他检查　结核菌素试验是否强阳性，红细胞沉降率是否增快；是否有贫血，程度如何；粪便检查有无脓细胞及红细胞，粪便结核杆菌检查是否阳性；X 射线检查是否有 X 射线钡影跳跃征象等表现；结肠镜检查是否有肠道病变。

4.心理-社会资料　因本病病程长，治疗时间长，且患者对该病认识不足，易产生紧张、焦虑甚至悲观等心理反应。应注意评估家属对疾病的认识程度和对患者的支持程度。

（二）常见护理问题

1.疼痛:腹痛　与结核杆菌侵犯肠壁，腹膜炎症刺激有关。

2.腹泻　与结核杆菌侵犯肠壁致肠功能紊乱有关。

3.营养失调:低于机体需要量　与结核杆菌毒性作用、消化吸收功能障碍有关。

4.焦虑　与疾病病程长、治疗疗程长等有关。

5.知识缺乏　缺乏结核病的防治知识。

6. 潜在并发症:肠梗阻、肠瘘、肠穿孔等。

(三)护理措施

1. **病情观察** 严密观察患者腹痛特点,病程进展情况。如患者疼痛突然加重,有明显的压痛或出现便血,应及时报告医生,并积极配合采取抢救措施。观察患者排便的情况、伴随症状及全身情况,监测粪便的实验室结果以便及时发现病情变化。每周测量患者的体重,观察有关指标,以评价其营养状况。注意动态监测红细胞沉降率、电解质及血红蛋白的变化。

2. **生活护理** 当病变处于活动期时,除腹痛、腹胀外,常伴有发热、乏力、营养不良等全身症状,应卧床休息,限制活动。给予高热量、高蛋白、高维生素而又易于消化的食物。向患者介绍营养对治疗结核病的重要性,并与患者及家属共同制订饮食计划,以保证身体的营养。肠梗阻的患者应禁食。腹泻明显的患者指导其选择恰当的饮食,营养合理。应少食乳制品及富含脂肪的食物和粗纤维食物,以免加快肠蠕动。严重营养不良者应协助医生进行静脉营养治疗,以满足机体代谢需要。

3. **用药护理** 向患者宣传规则治疗与全程治疗结核病的重要性,嘱患者按时、按量服用药物,切勿自行间断用药和停药。向患者解释药物的作用和可能出现的不良反应,如胃肠道反应,神经系统损害,白细胞减少,肝、肾功能损害等。介绍所用抗结核药的主要不良反应及预防方法。如腹痛应用阿托品可松弛肠道平滑肌缓解腹痛,但同时可抑制唾液腺的分泌,可出现口渴,故应嘱患者多饮水。并观察药物的疗效及耐药菌的产生。

4. **对症护理** 腹痛、腹胀明显时,应采取与患者多交流,分散其注意力以减轻疼痛;或采用热敷、按摩、中医针灸等方法以缓解疼痛;必要时遵医嘱给予药物止痛。鼓励患者下床活动,促进胃肠蠕动。因肠梗阻所致疼痛加重者,应行胃肠减压。严重腹泻或摄入不足者,注意每周测体重,并观察水、电解质的平衡。腹水量大影响呼吸时,可遵医嘱穿刺放腹水以减轻症状。出现便秘,应及时协助患者大便,并消毒处理粪便。

5. **心理护理** 患者因腹痛、腹泻、发热等不适,加之病程长,需长期服药,患者易产生焦虑情绪,对患者应加强心理护理,使其消除顾虑,保持心情舒畅,树立战胜疾病的信心。向患者介绍结核病的有关知识,说明早期、合理、足量应用抗结核药,本病是可治愈的疾病。护士多与患者沟通,态度和蔼可亲,主动协助患者生活,关心、同情、体贴患者。帮助患者认识不良情绪对疾病的影响,激发患者对社会、家庭的责任感,鼓励自强、战胜自我,积极配合医护人员治疗,争取得到彻底治愈。嘱家属亲友给予患者经济支持和精神鼓励。

七、健康指导

肠结核和结核性腹膜炎的重点是预防,特别要强调肺结核的早期诊断和治疗,故对开放性肺结核,应教育患者不要吞咽痰液以防引起肠结核。

1. **指导患者遵医嘱服药** 早期、联合、适量、规律和全程治疗是抗结核化疗的原则,定期复查病情。病情如有变化,应及早就医,以免病情恶化。对肠结核患者的粪便要消毒处理,防止病原体传播。通过早期诊断,规律治疗,一般预后较好。

2. **戒烟、戒酒** 建立良好的个人生活、卫生习惯,牛奶应消毒后饮用,提倡用公筷进餐及分餐制。

3.注意休息　疾病活动期应卧床休息,限制活动。注意保暖,避免腹部着凉。保持室内空气流通,环境整洁清新。

4.避免各种可使病情加重的诱因　如突然停药、过度劳累、精神创伤和继发其他细菌感染等。

5.强调劳逸结合　指导患者进行适当活动,合理营养,增强体质。预防并发症的发生,指出并发症的严重性。

6.坚持抗结核化疗的原则　做到早期、联合、适量、规律和全程治疗,定期复查病情。

八、预后

本病呈慢性过程,如果能早期诊断,并经正规的抗结核治疗,预后一般较好。如出现并发症,则预后较差。

第六节　肝硬化

肝硬化是因一种或多种病因长期或反复作用于肝脏,导致进行性弥漫性肝损害的慢性肝病。其病理特点为广泛的肝细胞变性、坏死和再生结节形成、弥漫性结缔组织增生、肝小叶结构破坏和假小叶形成。临床以肝功能损害和门静脉高压为主要表现,晚期出现消化道出血、肝性脑病、继发感染等严重并发症,是我国常见疾病和主要死亡原因之一。发病年龄高峰在 35 ~ 48 岁,男女比例为(3.6 ~ 8.0)∶1。

一、病因及发病机制

肝硬化的病因很多,我国以病毒性肝炎所致的肝硬化为主。国外以乙醇中毒多见。①病毒性肝炎:主要为乙型、丙型、丁型病毒重叠感染,甲型和戊型一般不发展为肝硬化。②乙醇中毒:长期大量饮酒者,乙醇及其中间代谢产物(乙醛)直接损害肝细胞,引起酒精性肝炎而发展成肝硬化。③胆汁淤积:持续肝外胆管阻塞或肝内胆汁淤积,导致胆汁性肝硬化。④药物或化学毒物:长期服用某些药物,如双醋酚汀、甲基多巴等,或长期反复接触某些化学毒物,如磷、砷、四氯化碳等,可引起中毒性肝炎,导致肝硬化。⑤循环障碍:缩窄性心包炎、慢性充血性心力衰竭、肝静脉或下腔静脉阻塞等使肝脏长期淤血,肝细胞缺氧、坏死和结缔组织增生,演变为心源性肝硬化。⑥其他:反复或长期感染血吸虫,虫卵及其毒性产物在肝脏门管区刺激引起结缔组织增生,导致肝纤维化和门脉高压,称为血吸虫病性肝纤维化。部分病例发病原因不明,称为隐源性肝硬化。

各种病因引起的肝硬化,特征为广泛肝细胞变性、坏死,再生结节,弥漫性结缔组织增生,假小叶形成。上述病理变化造成肝内血管扭曲、闭塞,血管床缩小,血循环紊乱。这些严重的肝内血循环障碍,是形成门静脉高压的病理基础,也使肝细胞营养障碍进一步加重,并促使肝硬化病变更进一步发展。

二、临床表现

肝硬化起病隐匿,病程缓慢,可隐伏 3~5 年或 10 年以上。临床上分为肝功能代偿期和失代偿期,但两期的界限常不清楚。

1. 代偿期　症状轻,以乏力、食欲减退为主要表现,可伴有腹部不适、恶心、厌油腻、腹泻等。以上症状多呈间歇性,劳累时可出现,休息或治疗后则缓解。患者营养状况一般,肝脏轻度肿大,质地结实,可有轻度压痛。脾轻、中度肿大。肝功能正常或轻度异常。

2. 失代偿期　主要为肝功能减退和门静脉高压两大临床表现。

(1)肝功能减退的临床表现

1)全身症状　一般状况与营养状况较差,消瘦、乏力、面色灰暗黝黑(肝病面容)、可有不规则的发热,皮肤干枯粗糙、水肿、舌炎、口角炎、夜盲等。

2)消化道症状　食欲减退、上腹饱胀不适、恶心、呕吐,对脂肪及蛋白质的耐受性差,稍进油腻肉食即引起腹泻。患者因腹水和胃肠胀气而终日腹胀难受。上述症状的产生与肝硬化门静脉高压时胃肠道淤血水肿、消化吸收障碍和肠道菌群失调有关。半数以上患者有轻度黄疸,少数有中、重度黄疸。

3)出血倾向和贫血　常有鼻、牙龈出血,皮肤紫癜和胃肠出血等倾向。与肝合成凝血因子减少、脾功能亢进和毛细血管脆性增加有关。贫血可因缺铁、肠道吸收障碍、脾功能亢进等因素引起。

4)内分泌失调　肝脏对雌激素、醛固酮及抗利尿激素的灭活功能减退,故雌激素增多,通过负反馈抑制腺垂体分泌促性腺激素及促肾上腺糖皮质激素的功能,致雄激素和肾上腺皮质激素减少。男性患者常有性欲减退、睾丸萎缩、毛发脱落及乳房发育;女性患者可有月经失调、闭经、不孕等。部分患者出现蜘蛛痣、肝掌。醛固酮及抗利尿激素增多致钠水潴留促进腹水形成。肾上腺皮质功能减退,表现为面部和其他暴露部位皮肤色素沉着。

(2)门静脉高压的临床表现　门脉高压症的三大临床表现是脾大、侧支循环的建立和开放、腹水。

1)脾大　脾脏因长期淤血而肿大,一般为轻、中度大。脾可因上消化道大量出血而暂时缩小。晚期脾肿大常伴有白细胞、红细胞、血小板减少,称为脾功能亢进。

2)侧支循环的建立和开放　门静脉高压形成后,来自消化器官和脾的回心血液量流经肝脏受阻,导致门静脉系统与腔静脉之间交通支扩张,血流量增加。临床上重要的侧支循环有:①食管下段和胃底静脉曲张,常在呕吐、咳嗽、负重等情况下使腹内压突然升高,或因粗糙食物机械损伤、胃酸反流腐蚀损伤,导致曲张静脉破裂出血,出现呕血、黑便及休克等表现;②腹壁静脉曲张,门静脉高压时脐静脉重新开放,在脐周和腹壁可见曲张的静脉;③痔核形成,为门静脉系的直肠上静脉与下腔静脉的直肠中、下静脉吻合支扩张,破裂时引起便血。

3)腹水　是肝硬化肝功能失代偿期最突出的临床表现。腹水出现前常有腹胀。大量腹水时腹部隆起,腹壁绷紧,可发生脐疝,膈抬高,出现呼吸困难、心悸。部分患者伴有胸水。腹水形成的因素有:①门静脉压力增高,使腹腔内脏器毛细血管床静水压增高,组织液回吸收减少而漏入腹腔;②低白蛋白血症,肝功能减退使白蛋白合成减

【议一议】

肝硬化的早期表现有哪些?门脉高压症的表现有哪些?侧支循环形成的途径有几条?

【回忆】

门静脉与上、下腔静脉之间存在着丰富的吻合支,在生理情况下,吻合支很细小,血流量较少。若门静脉循环阻碍(如肝硬化)侧支循环就开放。

少,蛋白质摄入及吸收障碍,当血浆白蛋白低于 30 g/L 时,血浆胶体渗透压降低,血液成分外渗;③肝淋巴液生成过多,肝静脉回流受阻超过胸导管引流能力,淋巴管内压力增高,使大量淋巴液自肝包膜和肝门淋巴管渗出至腹腔;④抗利尿激素及继发性醛固酮增多,引起水钠重吸收增加;⑤有效循环血容量不足,致交感神经活动增强,前列腺素、心房肽、激肽释放酶-激肽活性降低,从而导致肾血流量减少,肾小球滤过率降低,排钠和排尿量减少。

（3）肝脏　早期肝脏增大,表面稍平滑,质中等硬;晚期肝脏缩小,表面可呈结节状,质地硬,一般无压痛,但在肝细胞进行性坏死或发生炎症时可有压痛。

3. 并发症

（1）上消化道出血　为本病最常见的并发症。多表现为突然大量的呕血和黑便,引起出血性休克或诱发肝性脑病,死亡率高。出血主要原因是食管、胃底静脉曲张破裂出血,部分肝硬化患者消化道出血的原因是并发急性胃黏膜病变或消化性溃疡。

（2）感染　因患者抵抗力低下,常并发细菌感染,如肺炎、胆管感染、大肠杆菌感染、败血症、自发性腹膜炎等。

（3）肝性脑病　是晚期肝硬化的最严重并发症,也是本病最常见的死因(见"肝性脑病"一节)。

（4）原发性肝癌　肝硬化患者短期内出现肝脏迅速增大、持续性肝区疼痛、腹水增多且为血性、不明原因的发热等,虽经积极治疗而病情恶化者,应考虑并发原发性肝癌,需进一步检查。并发原发性肝癌者多在大结节性或大小结节混合性肝硬化基础上发生。

（5）肝肾综合征　其特征是少尿或无尿、氮质血症、稀释性低钠血症和低尿钠,但肾脏无明显器质性损害,原因是由于失代偿期肝硬化出现大量腹水时,有效循环血容量不足及肾内血液重新分布,肾血管收缩导致肾血流量减少,肾小球滤过率下降等因素引起。

（6）电解质和酸碱平衡紊乱　①低钠血症,长期利尿、低钠饮食和大量放腹水等致钠丢失,抗利尿激素增多使水潴留超过钠潴留;②低钾低氯血症与代谢性碱中毒,进食少、呕吐、腹泻、长期应用利尿剂或高渗葡萄糖液、继发性醛固酮增多等引起。

三、实验室及其他检查

1. 血液一般检查　失代偿期常有不同程度的贫血。脾功能亢进时白细胞和血小板计数减少。

2. 尿液一般检查　失代偿期可有蛋白尿、血尿和管型尿。有黄疸时尿胆红素、尿胆原增加。

3. 肝功能试验　代偿期正常或轻度异常,失代偿期多有异常。重症患者血清胆红素增高,胆固醇低于正常。转氨酶轻、中度增高,一般以丙氨酸氨基转移酶(ALT)增高较显著,但肝细胞严重坏死时则天门冬氨酸氨基转移酶(AST)活力常高于 ALT。血清总蛋白正常、降低或增高,但白蛋白降低,球蛋白增高,白蛋白/球蛋白比例降低或倒置。凝血酶原时间有不同程度延长,经注射维生素 K 不能纠正。

4. 免疫功能检查　血清 IgG、IgA 可增高;病毒性肝炎的患者,乙型、丙型、乙型加丁型肝炎病毒标记可呈阳性反应。

5.腹水检查　一般为漏出液。并发自发性腹膜炎、结核性腹膜炎或癌变时腹水性质发生相应变化。

6.影像学检查　超声波可显示肝脏大小和外形改变及脾大。门脉高压症时可见门静脉、脾静脉直径增宽,有腹水时可见液性暗区。食管静脉曲张时行食管吞钡 X 射线检查呈"虫蚀"样或"蚯蚓"样充盈缺损,胃底静脉曲张时钡剂呈"菊花"样充盈缺损。

7.内镜检查　可直视静脉曲张及其分布和程度。

8.腹腔镜检查　可直接观察肝脾情况,在直视下对病变明显处进行肝穿刺做活组织检查。

四、诊断要点

临床上诊断本病的要点如下:①有病毒性肝炎、长期酗酒等病史。②肝功能减退和门静脉高压症的临床表现。③肝脏质硬有结节感。④肝功能试验有阳性发现。⑤活组织检查有假小叶形成。

五、治疗要点

临床上对本病无特效治疗方法,关键在于重视早期诊断,针对病因及加强一般治疗,延长代偿期和保持劳动力。

1.一般治疗　代偿期患者宜适当活动,可参加轻工作;失代偿期患者以应卧床休息为主。饮食以高热量、高蛋白和维生素丰富而易消化的食物为宜。禁酒及避免进食粗糙、坚硬食物,禁用损害肝脏的药物。

2.药物治疗　无特效药。平时可用维生素和消化酶,可用水飞蓟素保护肝脏,秋水仙碱有抗炎症和抗纤维化作用,对肝储备功能尚好的代偿期肝硬化有一定疗效。中医药一般以活血化淤为主,按病情辨证施治。

3.腹水治疗　限制水、钠的摄入腹水患者必须限制水、钠的摄入,每天摄入钠盐量为 $500 \sim 800$ mg(氯化钠 $1.2 \sim 2.0$ g),进水量限制在每天约 1 000 mL。约有 15% 患者通过钠、水摄入的控制,可产生自发性利尿,使腹水减退。腹水减退后,仍需限制钠的摄入,防止腹水再发生。

(1)利尿剂　临床常用有保钾利尿剂,如螺内酯和氨苯蝶啶等。效果不明显时加用呋塞米或氢氯噻嗪等排钾利尿剂。应用排钾利尿剂时需注意补钾。利尿速度不宜过快,以每周体重减轻不超过 2 kg 为宜,故应小剂量、间歇用药。

(2)放腹水　加输注白蛋白单纯放腹水只能临时改善症状,2~3 d 内腹水迅速复原。故放腹水时可加输注白蛋白治疗难治性腹水,每天或每周放腹水,每次 4 000~6 000 mL,同时静脉输注白蛋白40 g,比大剂量用利尿剂效果好,能缩短住院时间。

(3)提高血浆胶体渗透压　定期输注血浆、新鲜血或白蛋白,提高血浆的胶体渗透压,有助于腹水消退,改善肝脏功能以及身体的一般情况。

(4)腹水浓缩回输　主要用于难治性腹水的治疗。将腹水 5 000~10 000 mL 经超滤或透析浓缩成 500 mL 后,再静脉回输。从而减轻水、钠潴留,并提高血浆白蛋白浓度而提高血浆胶体渗透压、增加有效血容量,改善肾血液循环,减轻腹水。不良反应及并发症有发热、电解质紊乱等。

（5）经颈静脉肝内门-体分流术　是一种以介入放射学的方法在肝内的门静脉与肝静脉的主要分支间建立分流通道。此法能有效降低门静脉压力，创伤小，安全性高，适用食管静脉曲张大出血和难治性腹水，但易诱发肝性脑病。

4.手术治疗　通过各种分流、断流术和脾切除术等，可降低门脉系统压力和消除脾功能亢进。

六、护理

（一）护理评估

1.病史　有无肝炎、输血、心力衰竭、胆管疾病史；有无血吸虫病流行区生活史；有无长期使用引起肝损害的药物；是否嗜酒，其用量和持续时间如何；有无慢性肠道感染、消化不良、消瘦及黄疸、出血史；患者的食欲、食量、食物种类、饮食习惯及爱好，长期的营养状况如何。

2.身体评估　患者的定向力即对人物、时间、地点的分析能力，有无性格及行为异常，若出现多为肝性脑病的表现。评估患者皮肤和黏膜有无黄染、出血点、蜘蛛痣及肝掌，腹壁静脉是否曲张。有无腹水腹部膨隆、腹壁紧张度增加及脐疝；肝、脾的大小与质地及表面与边缘情况，有无压痛；是否出现移动性浊音。

3.实验室及其他检查　有无红细胞或全血细胞减少；腹水性质如何；有无电解质和酸碱平衡紊乱；有无氮质血症；肝功能检查有无异常及其程度；血氨是否增高；X射线钡餐检查有无食管下段和胃底静脉曲张的表现，超声波检查有无门脉高压征象。

4.心理-社会资料　肝硬化一般为慢性经过，患者会逐渐丧失工作能力，且因长期治病影响家庭生活，导致经济负担加重，使患者及其照顾者常出现各种心理问题和应对行为不足，甚至无效。因此评估时应注意患者的心理状态，有无焦虑、抑郁、易怒、悲观甚至绝望等不良情绪。尤其应注意鉴别患者出现个性、行为的改变是心理问题还是并发肝性脑病引起的精神障碍。评估患者与家庭成员对疾病的认识程度及其态度、家庭经济情况等。

（二）常见护理问题

1.营养失调：低于机体需要量　与肝功能减退、门静脉高压引起食欲减退、消化和吸收障碍有关。

2.体液过多　与门静脉高压、低蛋白血症有关。

3.活动无耐力　与肝功能减退、大量腹水有关。

4.有皮肤完整性受损的危险　与营养不良、水肿、皮肤干燥、瘙痒、长期卧床有关。

5.潜在并发症：上消化道出血、肝性脑病。

6.焦虑　与担心疾病预后、经济负担沉重等有关。

7.有感染的危险　与机体抵抗力下降有关。

（三）护理措施

1.病情观察　了解患者的饮食和营养状况，包括每天的进食量、体重和实验室检查有关指标的变化；观察腹水和下肢水肿的消长，准确记录出入量，定期测量腹围、体重，并教会患者正确的测量和记录方法，在进食量不足、呕吐、腹泻或应用利尿剂、放腹水后的患者尤应注意观察;定期监测血清电解质和酸碱度的变化,及时发现并纠正水、电解质及酸碱平衡紊乱;同时注意防止肝性脑病、功能性肾功能衰竭的发生。

2.生活护理 根据病情安排适当的休息和制订活动计划。代偿期患者可参加轻工作,但避免过度疲劳。失代偿期患者则以卧床休息为主,同时,过多的躺卧易引起消化不良、情绪不佳,应适当活动,活动量以不感到疲劳、不加重症状为度。腹水时多卧床休息,卧床时尽量取平卧位,以增加肝、肾血流量,改善肝细胞的营养,提高肾小球滤过率。

根据饮食治疗原则,与患者共同制定符合治疗需要而又为患者接受的饮食计划。饮食原则为:高热量、高蛋白、高维生素、易消化饮食,根据病情变化应及时做出调整。①血氨偏高者限制或禁用蛋白质,待病情好转后再逐渐增加蛋白质摄入量,蛋白质是肝细胞修复和维持血浆白蛋白正常水平的重要物质基础,应保证其摄入量。蛋白质来源以豆制品、鸡蛋、牛奶、鱼、鸡肉、瘦猪肉为主。但血氨升高时限制蛋白质的摄入,并选择植物蛋白,例如豆制品含蛋氨酸、芳香氨基酸和产氨氨基酸较少,含支链氨基酸较多。②有腹水者应低盐或无盐饮食,钠限制在每天 500～800 mg(氯化钠 1.2～2.0 g),进水量限制在每天 1 000 mL 左右,限钠饮食常使患者感到食物淡而无味,可适量添加柠檬汁、食醋等,改善食品的调味,以增进食欲。③有食管胃底静脉曲张者应食菜泥、肉末、软食,进餐时应细嚼慢咽,咽下的食团宜小且外表光滑,切勿混入糠皮、鱼刺、甲壳等。④新鲜蔬菜和水果含有丰富的维生素,例如番茄、柑橘等富含维生素C,日常食用可保证维生素的摄取。⑤向患者介绍各种食物的成分,例如:高钠食物有咸肉、酱菜、酱油、罐头食品、含钠味精等,应少食用;含钠较少的食物有粮谷类、瓜茄类、水果等;含钾多的食物有水果、马铃薯、干豆、肉类等。

3.用药护理 药物应磨成粉末,避免损伤曲张的食管胃底静脉导致出血。避免使用对肝脏有害的药物。遵医嘱用药,加用药物需征得医生同意,以免服药不当而加重肝脏负担和肝功能损害。向患者介绍所用药物的名称、剂量、给药时间和方法,教会其观察药物疗效和不良反应。如服用利尿剂时,若出现软弱无力、心悸等症状时,提示低钠、低钾血症,应及时就医。

4.对症护理 大量腹水时,应避免使腹内压突然剧增的因素,例如剧烈咳嗽、打喷嚏、用力排便等。腹水时还可抬高下肢,以减轻水肿。阴囊水肿者可用托带托起阴囊,以利水肿消退。如进行腹腔穿刺放腹水,术前应说明注意事项,测体重、腹围,术中及术后监测生命体征,观察有无不适反应,术后用无菌敷料覆盖穿刺部位,记录抽出腹水的量、性质和颜色,标本及时送检。注意皮肤护理,每天用温水沐浴,避免使用对皮肤有刺激性的皂类或沐浴液,保持皮肤清洁,衣着宜柔软、宽大、床铺应平整、洁净。定时更换体位,以防止局部组织长期受压、皮肤损伤、发生褥疮或感染。皮肤瘙痒者给予止痒处理,嘱患者不用手抓,以免皮肤破损和继发感染。

5.心理护理 肝硬化病程漫长,症状多变,尤其是进入失代偿期时,患者常有消极悲观情绪。应鼓励患者说出其内心的感受,增加与患者沟通的时间,并与患者一起讨论可能面对的问题,给予患者真诚的安慰和支持。引导患者家属从各方面关心患者。对表现出严重忧郁的患者,应加强巡视,以免发生意外。

笔记栏

七、健康指导

1.帮助患者和家属掌握本病的有关知识,学会自我护理方法,消除不利于个人和家庭应对的各种因素,树立治病的信心,保持愉快心情。

2.指导患者从身心两方面的休息,保证足够的休息和睡眠,生活起居有规律。活动量以不加重疲劳感和其他症状为度。尤其应注意情绪的调节和稳定。在安排好治疗、身体调理的同时,勿过多考虑病情。

3.注意保暖和个人卫生,预防感染。

4.切实遵循饮食治疗原则和计划。严格限制饮酒、吸烟,减少进食粗糙的食物,防止便秘,减少内因性有毒物质的产生。

5.家属应理解和关心患者,给予精神支持和生活照顾。细心观察,及早识别病情变化。如当患者出现性格、行为改变等可能为肝性脑病的前驱症状,或出现消化道出血等其他并发症时,应及时就诊。定期门诊随诊。临床上本病被误诊和其他病误诊为本病的机会非常多。

八、预后

本病预后因病因、病理类型、肝功能代偿程度、有无并发症而不同,患者配合治疗和护理亦很重要。

第七节 原发性肝癌

原发性肝癌是指由肝细胞或肝内胆管上皮细胞发生的恶性肿瘤,是我国常见恶性肿瘤之一,其死亡率是消化系统恶性肿瘤中的第 3 位,仅次于胃癌和食管癌。世界各地肝癌的发病率均有上升趋势。我国每年约有 11 万人死于肝癌,其中江苏的启东和广西的扶绥发病率最高。本病可发生于任何年龄,以 40 ~ 49 岁为最多,男女之比为 (2 ~ 5)∶1。

一、病因及发病机制

1.病因 原发性肝癌的病因和发病机制未完全肯定,可能与以下因素有关。

(1)病毒性肝炎 原发性肝癌患者中约 1/3 有慢性肝炎史,流行病学调查显示肝癌高发区人群的 HBs Ag 阳性率高于低发区,肝癌患者血清 HBs Ag 及其他乙型肝炎标志的阳性率可达 90% ,提示乙型肝炎病毒与肝癌高发病有关。近年发现丙型肝炎病毒感染与肝癌的发病亦有关,均为肝癌发生的促癌因素。

(2)肝硬化 原发性肝癌合并肝硬化者占 50% ~ 90% ,病理检查发现肝癌合并肝硬化多为乙型肝炎后的大结节性肝硬化。肝细胞恶变可能是在肝细胞再生过程中发生的。

(3)黄曲霉毒素 黄曲霉菌的代谢产物黄曲霉毒素有强烈的致癌作用。动物实验证明被黄曲霉毒素污染的霉玉米、霉花生能致癌。流行病学调查发现在粮油、食品受黄曲霉毒素污染严重的地区,肝癌发病率也较高,提示黄曲霉毒素可能与肝癌的发生有关。

(4)其他因素　遗传、饮用水污染、有机氯类农药、亚硝胺类、寄生虫等,可能与肝癌有关。

2.病理　肝癌按大体形态分为块状型、结节型、弥漫型、小癌型 4 型;按细胞分型为肝细胞型、胆管细胞型和混合型 3 型。

3.转移途径　原发性肝癌的转移途径有血行转移、淋巴转移、种植转移。其中经肝内血行转移发生最早、最常见,很容易侵犯门静脉分支形成癌栓,脱落后在肝内引起多发转移灶。肝外以肺的转移多见。

二、临床表现

原发性肝癌起病隐匿,早期缺乏典型症状。经甲胎蛋白(AFP)普查出的早期肝癌称为亚临床肝癌。因有症状而就诊的患者多属于中晚期,其主要表现如下。

1.症状　肝区疼痛 半数以上的患者有肝区疼痛,多呈持续性胀痛或钝痛,是因为肿瘤生长迅速致肝包膜被牵拉引起。若病变侵犯横隔,右肩可出现牵涉痛。肿瘤生长缓慢时则无或仅有轻微钝痛。当肝表面的癌结节破裂,坏死的癌组织及血液流入腹腔时,腹痛会突然加剧,产生急腹症的表现。如出血量大,则引起休克。

全身症状进行性消瘦、食欲减退、乏力、发热、营养不良和恶病质等。

2.体征　肝呈进行性肿大,质硬,表面凹凸不平,有大小不等结节或巨块,边缘不规则,可有不同程度的压痛。突出于右肋弓或剑突下的癌肿,上腹可呈现局部隆起或饱满。位于膈面的肿瘤,可使膈抬高而肝下缘不肿大。

(1)肝硬化征象　肝癌伴有肝硬化门静脉高压者可有脾大、腹水、静脉侧支循环形成等表现。腹水一般为漏出液。

(2)黄疸　一般在晚期出现,因肝细胞损害或由于癌肿压迫、侵犯肝门附近的胆管,或癌组织和血块脱落引起胆管梗阻所致。

(3)转移灶症状　转移至肺、骨、胸腔等,可产生相应症状,胸腔转移以右侧多见,可有胸腔积液征等;转移至骨骼或脊柱,可有局部压痛或神经受压症状;转移至颅内可有神经定位体征。

(4)其他　少数患者由于癌肿本身代谢异常,可引起低血糖、红细胞增多症、高血钙、高血脂等伴癌综合征,故对肝大伴有上述表现者,应警惕肝癌的存在。

3.临床分型与分期

(1)分型　①单纯型,临床和化验检查无明显肝硬化表现者;②硬化型,有明显肝硬化的临床和化验表现者;③炎症型,病情发展迅速,并伴有持续性癌性高热或丙氨酸氨基转移酶(ALT)升高 1 倍以上者。

(2)分期　Ⅰ期:无明显肝癌症状与体征者。Ⅱ期:Ⅰ期与Ⅲ期之间者。Ⅲ期:有黄疸、腹水、远处转移或恶病质之一者。

4.并发症

(1)肝性脑病　是肝癌晚期的并发症,约 1/3 的患者因此死亡。

(2)上消化道出血　出血约占肝癌死亡原因的 15%,常因合并肝硬化引起食管、胃底静脉曲张破裂出血,则发生呕血和黑便。晚期可因胃肠道黏膜糜烂合并凝血功能

【思考】
肝癌的主要症状是什么? 转移途径有几条?

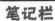

障碍而出现广泛出血。

（3）肝癌结节破裂出血　肿瘤增大、坏死或液化时可自发破裂或因外力牵拉而破裂。当癌结节破裂局限于肝包膜下，可形成压痛性包块，破裂进入腹腔可引起急性腹痛及腹膜刺激征。

（4）继发感染　因长期消耗或放射、化学治疗使白细胞减少，抵抗力下降，加之长期卧床等因素，易并发各种感染，如肺炎、败血症、肠道感染等。

三、实验室及其他检查

1. 肿瘤标志物的检测

（1）甲胎蛋白　测定是肝癌早期诊断的主要指标。现广泛用于肝细胞癌的普查、诊断、判断治疗效果、预测复发。甲胎蛋白浓度通常与肝癌大小呈正相关。在排除妊娠和生殖腺胚胎瘤的基础上，甲胎蛋白检查诊断肝细胞癌的标准为：①甲胎蛋白大于 $500\ \mu g/L$，持续 4 周；②甲胎蛋白由低浓度逐渐升高不降；③甲胎蛋白在 $200\ \mu g/L$ 以上的中等水平持续 8 周。

（2）γ-谷氨酰转移酶同工酶（γ-GT_2）　在原发性和转移性肝癌的阳性率可提高到 90%，特异性达 97.1%，小肝癌中 γ-谷氨酰转移酶同工酶阳性率达 78.6%。

（3）其他如异常凝血酶原（AP）　用放免法测定异常凝血酶原 $\geqslant 250\ \mu g/L$ 为阳性，肝细胞癌患者阳性率为 67%，对亚临床肝癌有早期诊断价值。

2. 超声波显像　可显示直径为 2 cm 以上的肿瘤，对早期定位诊断有较大价值，结合甲胎蛋白有利于早期诊断。最近发展的彩色多普勒血流成像中分析测量进出肿瘤的血液，可根据血供情况，帮助鉴别病变的良恶性质。

3. 电子计算机 X 射线体层摄影　可显示直径 2 cm 以上的肿瘤。结合肝动脉造影，对 1 cm 以下肿瘤的检出率可达 80% 以上，是目前诊断小肝癌和微小肝癌的最佳方法。

4. X 射线　肝血管造影能显示直径在 1 cm 以上的癌结节、阳性率达 87%。结合 AFP 检测的阳性结果，常用于诊断小肝癌。

5. 磁共振显像（MRI）　磁共振显像能清楚地显示肝细胞癌内部结构特征，对显示子瘤和瘤栓有价值。

6. 放射性核素肝显像　用 ^{99m} 锝-植酸钠等制剂进行肝 γ 照相能显示直径在 3 ～ 5 cm 以上的肿瘤，用 ^{99m} 锝-红细胞做肝血池显影，有助于肝癌与肝脓肿、囊肿、血管瘤等良性占位性病变的鉴别。

7. 肝穿刺活检　近年来在超声波或 CT 引导下用细针穿刺癌结节，吸取癌组织检查，阳性者即可确诊。

四、诊断要点

凡有肝病史的中年患者特别是男性患者，如有不明原因的肝区疼痛、消瘦、进行性肝大、HBs Ag 阳性，在排除活动性肝病、妊娠、生殖腺胚胎瘤的情况下，如甲胎蛋白>$500\ \mu g/L$ 持续 1 个月，甲胎蛋白>$200\ \mu g/L$ 持续 8 周，则诊断为原发性肝癌。甲胎蛋白持续低浓度增高但转氨酶正常，往往是亚临床肝癌的主要表现。

五、治疗要点

1. 手术治疗　手术切除是目前根治原发性肝癌的最好方法。手术适应证:诊断明确,估计病变局限于一叶或半肝者;肝功能代偿良好,凝血酶原时间不低于正常的50%,无明显黄疸、腹水或远处转移者;心、肺、肾功能良好,能耐受手术者。

2. 放射治疗　在 CT 或超声波定位后用直线加速器或^{60}Co 做局部外放射,与化疗、免疫治疗等联合治疗效果好。国内外正试用^{131}I 结合抗肝癌单克隆抗体或其他导向物质做导向内放射治疗,疗效将继续提高。

3. 化学抗癌药物治疗　单一药物或多种药物做全身治疗无肯定的疗效。近年来开展的肝动脉栓塞化疗对肝癌疗效较好。可明显提高患者的 3 年生存率,是目前肝癌非手术疗法中的首选方法。

4. 生物和免疫治疗　在以上治疗的基础上,应用生物和免疫治疗可起巩固和增强疗效的作用。如用干扰素、肿瘤坏死因子、白介素进行治疗。

5. 并发症的治疗　上消化道出血、肝性脑病和感染时,治疗参阅有关章节。

【想一想】
肝癌非手术疗法中首选的方法是什么?

六、护理

(一)护理评估

1. 病史　询问患者有无乙型肝炎病毒感染史;是否长期进食受黄曲霉素污染的粮食、有机致癌物污染的饮用水等;是否有酗酒及食用含亚硝胺食品的习惯;与遗传有无关系。

2. 身体评估　评估患者的全身营养状况,是否消瘦,有无黄疸、肝大及其程度、质地、表面情况,有无压痛等,有无肝外转移征象。有无胸水、腹水。

3. 实验室及其他检查　甲胎蛋白、血清转氨酶及 γ-谷氨酰转移酶同工酶是否增高,超声波检查、CT 检查等结果如何。

4. 心理-社会资料　患者一般多经历否认、愤怒、忧伤、接受这几个心理阶段,心态复杂,因此在不同阶段会出现过激或悲伤、绝望的心理反应,应真诚对待患者,进行心理疏导。并注意评估家属对患者的态度,为患者建立起一个强有力的支持系统。

(二)常见护理问题

1. 疼痛:肝区痛　与癌细胞侵犯肝组织、肝包膜被牵拉或肝栓塞术后产生栓塞后综合征有关。

2. 营养失调:低于机体需要量　与疼痛、心理反应、化疗所致胃肠道反应及恶性肿瘤对机体的慢性消耗有关。

3. 有感染的危险　与长期消耗及化疗、放疗致白细胞减少、抵抗力下降有关。

4. 潜在并发症:上消化道出血、肝性脑病、癌结节破裂出血等。

5. 恐惧　与上腹部剧烈疼痛及担心预后有关。

(三)护理措施

1. 病情观察　注意观察疼痛的性质、部位及伴随症状,及时发现和处理异常变化。密切观察患者体温、脉搏、呼吸,询问有无咽痛、咳嗽、尿痛等不适,发现感染迹象应及时报告医生并配合处理。尤其注意有无肝性脑病、食管静脉曲张破裂出血、癌结节破裂引起的急腹症及出血性休克。

2. 生活护理　保持环境安静、舒适,减少对患者的不良刺激和心理压力,尊重患者,有利于缓解疼痛。向患者解释进食的意义,鼓励患者进食,注意口腔护理,促进患者食欲。疼痛剧烈时应暂停进食,有恶心、呕吐时,在服用止吐剂后可进少量食物,增加餐次,提供高蛋白、适当热量、高维生素饮食,促进肝组织修复。避免摄入高脂、高热量和刺激性食物,防止加重肝脏负担。如有肝性脑病倾向,应减少蛋白质摄入,以免诱发肝性脑病。

3. 用药护理　根据医嘱采取镇痛措施。最新镇痛方式为患者自控镇痛,即应用特制泵,连续性输注止痛药。患者可自行控制,采取间歇性投药。给药途径包括静脉、皮下、椎管内。该方式用药灵活,可克服投药的不及时性,降低患者对止痛药的要求、减少患者对止痛药物的总需要量和对专业人员的依赖性,增加患者自我对疼痛控制的能力。根据医嘱患者应用抗肿瘤的化学药物时,要注意药物疗效及不良反应,鼓励坚持完成化疗。

4. 对症护理　对施行肝动脉栓塞化疗的患者,应做好术前及术后护理。术前给患者解释有关治疗的方法、步骤及效果,减轻对手术的疑虑,做好术中的配合。术后由于肝动脉供血量突然减少,可出现腹痛、发热、恶心、呕吐及血清白蛋白降低、肝功能异常等改变的栓塞后综合征。应做好相应护理:①术后禁食2~3 d,逐渐过渡到流质饮食;②术后应观察体温变化,高热者应采取降温措施,避免机体消耗增加;③鼓励患者深呼吸、排痰,预防肺部感染,必要时吸氧,以提高血氧分压,利于肝细胞的代谢;④栓塞术1周后,因肝缺血影响肝糖原储存和蛋白质的合成,应根据医嘱静脉输入白蛋白、适量液体,准确记录出入水量;⑤病室应定期行紫外线消毒,减少探视人员,保持室内空气新鲜。指导或协助患者做好皮肤、口腔护理,注意会阴部及肛门的清洁,减少感染的机会。严格遵循无菌原则进行各项操作,防止交叉感染。

5. 心理护理　关心、支持患者,首先掌握患者的基本情况,如对生活、饮食、治疗、护理的需求,家庭、工作、经济等方面的困难,并尽可能协助解决。做任何检查时应说明其目的、不良反应及注意事项,取得患者的积极配合,避免各种医源性的不良刺激。对其家属应说明病情,取得家属的配合,建立良好的治疗气氛。

七、健康指导

1. 宣传有关肝癌的预防知识,注意饮水卫生及食物卫生。患者应保持乐观情绪,建立积极的生活方式,有条件者可参加社会性抗癌组织活动,以提高机体抗肿瘤功能。

2. 指导患者全面摄取营养素,增强机体抵抗力,戒烟、酒,减轻对肝的损害。注意饮食和饮水卫生。

3. 按医嘱服药,忌服有损于肝脏的药物。

第八节　肝性脑病

肝性脑病是由严重肝病引起的、以代谢紊乱为基础、中枢神经系统功能失调的肝脑综合征。轻者仅有性格、行为、智力方面的细微改变,重者出现明显意识障碍。

一、病因及发病机制

(一)病因与诱发因素

各型肝硬化,尤其肝炎后肝硬化为最常见病因。也可由重症肝炎、暴发性肝功能衰竭、原发性肝癌、严重胆道感染及妊娠期急性脂肪肝等引起。确定病因常不困难,但临床上寻找诱发肝性脑病的因素常是诊断和治疗的关键。常见诱因有上消化道出血、高蛋白饮食、大量排钾利尿和放腹水、催眠镇静药和麻醉药、便秘、感染、尿毒症、低血糖、手术等。

(二)发病机制

发病机制至今未完全明了。一般认为产生肝性脑病的病理生理基础是肝细胞功能衰竭及门腔静脉之间有手术造成的或自然形成的侧支分流,使来自肠道的许多毒性代谢产物,未被肝解毒和清除,便经侧支进入体循环,透过血脑屏障,引起大脑功能紊乱。发病机制的学说主要有:

1. 氨中毒学说　迄今氨中毒学说仍被视为肝性脑病发病的经典学说。其依据是:①肝性脑病患者常有高氨血症;②诱发肝性脑病的一些诱因常引起高氨血症;③诱导高氨血症与肝性脑病的发生有一定相关性;④降低高氨血症的措施,能有效改善或缓解肝性脑病的发作。

(1)氨的形成和代谢　血氨主要来自肠道、肾和骨骼肌生成的氨,其中肠道是氨进入身体的主要门户。肠道氨的来源:①肠上皮谷氨酰胺代谢(谷氨酰胺→NH_3+谷氨酸);②肠道细菌对含氮物质(如胃肠道积血、摄入的蛋白质及氮质血症时的尿素肠肝循环)的分解(尿素→NH_3+CO_2)。机体清除氨的主要途径:①绝大部分来自肠道的氨在肝内通过尿素循环及/或 α-酮戊二酸-谷氨酸-谷氨酰胺途径被清除;②在脑、肝、肾等组织利用及消耗氨合成谷氨酸及谷氨酰胺;③肾脏在排酸的同时也排出大量氨;④血氨过多时,少量可从肺部呼出。

(2)肝性脑病时血氨增高的原因　①来源、生成、吸收增加:上消化道出血、高蛋白饮食及氮质血症时血中大量尿素弥散至肠腔导致氨的来源增加;肝病患者菌群紊乱及繁殖旺盛致结肠及小肠内产氨增加导致氨的生成增加;肠道内 pH 值增高导致氨的吸收增加。因为非离子型氨(NH_3)与离子铵(NH_4^+)受 pH 值变化而相互转化,当结肠 pH<6 时,NH_3 从血液转至肠腔,以铵盐形式(NH_4^+)随粪便排出,严重肝病低钾低氯碱中毒时,肠腔内 pH>6,NH_3 大量弥散入血。②清除减少:肝功能衰竭时,肝脏对氨的代谢能力明显减退;当有门体静脉分流存在时,肠道的氨不经肝脏代谢而直接进入体循环,血氨增高。

(3)氨的毒性作用　NH_4^+不能透过血脑屏障,相对无毒,而 NH_3 为脂溶性,能透过血脑屏障,有毒。氨对脑功能的影响是多方面的:①降低中枢神经系统内 Na^+-K^+-ATP 酶的活力,不仅可引起神经冲动传导障碍,且可引起星形胶质细胞水肿或脑水肿;②干扰中枢神经系统能量代谢;③干扰谷氨酸能神经传递,细胞内谷氨酰胺含量过高时还可引起细胞毒性脑水肿;④干扰神经的动作电位。

2. γ-氨基丁酸/苯二氮䓬(GABA/BZ)复合体学说　大脑神经元表面 GABA 受体

与 BZ 受体及巴比妥受体紧密相连,组成 GABA/BZ 复合体,共同调节氯离子通道。复合体中任何一个受体被激活均可促使氯离子内流而使神经传导被抑制。在氨的作用下,脑星形胶质细胞 BZ 受体表达上调。肝功能衰竭患者对苯二氮䓬类镇静药及巴比妥类安眠药极为敏感,而 BZ 拮抗剂如氟马西尼对部分肝性脑病患者具有苏醒作用,支持这一假说。

3. 假神经递质学说　神经冲动的传导是通过递质完成的,神经递质分兴奋性(多巴胺、去甲肾上腺素、乙酰胆碱、谷氨酸和门冬氨酸等)和抑制性(5-羟色胺、γ-氨基丁酸等),正常时两者保持生理平衡。食物中的芳香族氨基酸,如酪氨酸、苯丙氨酸等,经肠菌脱羧酶的作用分别转变为酪胺和苯乙胺。肝功能衰竭时,此两种胺在肝脏清除发生障碍,进入脑组织,在脑内经 β 羟化酶作用形成 β 羟酪胺和苯乙醇胺,后两者的化学结构与正常神经递质去甲肾上腺素相似,但不能传递神经冲动或作用很弱,故称为假神经递质。当假神经递质被脑细胞摄取并取代了突触中的正常递质时,神经传导发生障碍。

4. 色氨酸　肝病时白蛋白合成减少,加之血浆中其他物质对白蛋白的竞争性结合造成游离的色氨酸增多。游离的色氨酸可通过血脑屏障,在大脑中代谢生成 5-羟色胺(5-HT)及 5-羟吲哚乙酸(5-HITT),二者都是抑制性神经递质,参与肝性脑病的发生,与早期睡眠方式及日夜节律改变有关。

二、临床表现

本病主要表现为高级神经中枢的功能紊乱(如性格及行为改变、智能改变、意识障碍等)以及运动和反射异常(如扑翼样震颤、肌阵挛、反射亢进和病理反射等)。根据意识障碍程度、神经系统体征和脑电图改变,可将肝性脑病的临床过程分为 4 期。

一期(前驱期):轻度性格改变和行为失常,表现为焦虑、欣快激动、淡漠、失眠或昼夜睡眠颠倒、健忘等轻度精神异常,可有扑翼样震颤。脑电图多数正常,此期临床表现不明显,易被忽略。

二期(昏迷前期):主要表现为嗜睡、行为异常(如衣冠不整或随地大小便)、言语不清、书写障碍及定向力障碍。有腱反射亢进、肌张力增高、踝阵挛及 Babinski 征阳性等神经体征,有扑翼样震颤。脑电图有特征性异常。

三期(昏睡期):以昏睡和精神错乱为主,各种神经体征持续或加重,有扑翼样震颤,肌张力高,腱反射亢进,锥体束征常阳性。脑电图有异常波形。

四期(昏迷期):昏迷,不能唤醒。由于患者不能合作,扑翼样震颤无法引出。浅昏迷时,腱反射和肌张力仍亢进;深昏迷时,各种反射消失,肌张力降低。脑电图明显异常。

轻微肝性脑病是肝性脑病的隐匿型,指患者无上述症状和体征,可从事日常生活和工作,仅在精细的智力测验和(或)电生理检测才被发现异常,此类患者的反应力常降低,不宜驾车及高空作业。

肝性脑病的临床表现和临床过程因原有肝病的不同、肝功能损害程度不同及诱因不同而异。急性肝功能衰竭所致的肝性脑病往往无明显诱因,很快进入昏迷至死亡。失代偿期肝硬化病程中由明显诱因诱发的肝性脑病,临床表现的各个阶段比较分明,如能及时消除诱因及恰当治疗可能恢复。肝硬化终末期,肝性脑病起病缓慢,反复发

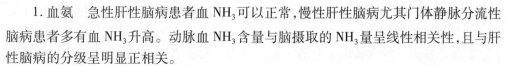

作,逐渐转入昏迷至死亡。

三、实验室及其他检查

1. 血氨　急性肝性脑病患者血 NH_3 可以正常,慢性肝性脑病尤其门体静脉分流性脑病患者多有血 NH_3 升高。动脉血 NH_3 含量与脑摄取的 NH_3 量呈线性相关性,且与肝性脑病的分级呈明显正相关。

2. 脑电图　正常人脑电图呈 α 波,肝性脑病时,随病情进展,波幅逐渐增高,频率逐渐减慢。昏迷前期表现为 δ 波或三相波,每秒 4～7 次;昏迷时表现为高波幅的 δ 波,每秒少于 4 次。脑电图的改变特异性不强,且对亚临床肝性脑病诊断价值较小。

3. 诱发电位　是大脑接受到各种感觉器官受刺激的信息后产生的电位,有别于脑电图记录的大脑自发性电活动。可用于轻微肝性脑病的诊断和研究。

4. 心理智能测验　适合肝性脑病诊断和轻微肝性脑病筛选。常将木块图试验、数字连接试验及数字符号试验联合应用。方法简单,无需特殊器材,但受患者文化程度、年龄及学习效应的影响。

5. 影像学检查　急性肝性脑病时头部 CT 或 MRI 可发现脑水肿,慢性肝性脑病患者可有不同程度脑萎缩;磁共振波谱分析检测慢性肝病患者大脑枕部灰质和顶部皮质可发现某些有机渗透物质如胆碱、谷氨酸胺、肌酸等的含量发生变化,故可更早期、客观地发现肝病患者脑代谢异常。

四、诊断要点

①严重肝病和(或)广泛门体侧支循环;②精神错乱、昏睡或昏迷,可引出扑翼样震颤;③有肝性脑病的诱因;④肝功能异常和(或)血氨增高;⑤脑电图改变。

五、治疗要点

强调综合治疗,在严密监护基础上,采取以下措施:

(一)及早识别及去除诱因

1. 消化道出血　止血措施详见上消化道出血章节。清除肠道积血可采取:乳果糖、乳梨醇或硫酸镁口服或鼻饲导泻;生理盐水或弱酸性溶液(如烯醋酸溶液)清洁灌肠。

2. 感染　失代偿期肝硬化患者易合并感染(如败血症、自发性腹膜炎、肺炎等),宜及时给予肝损害小的广谱抗生素静脉给药。

3. 电解质紊乱及酸碱失衡　低钾低氯性碱中毒是诱发和加重肝性脑病的常见诱因之一,与肝硬化患者进食少、过度利尿及大量放腹水等有关。因此,应重视营养支持,利尿药剂量不宜过大,大量放腹水应同时输注足量白蛋白以维持有效血容量。肝性脑病患者应经常检测血清电解质、血气分析等,缺钾者可补氯化钾,碱中毒者可输注精氨酸溶液。有腹水者入液量应加控制(约为尿量加 1 000 mL)。

4. 医源性诱因　强烈排钠排钾利尿剂、大量放腹水、输注库血、应用含氮药物引起者,应尽量避免;肝性脑病患者出现失眠、烦躁、抽搐时禁用鸦片类、巴比妥类、苯二氮

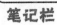

草类镇静剂,可试用异丙嗪、氯苯那敏等抗组胺药。

(二)减少肠内氮源性毒物的生成与吸收

1.限制/调整食物蛋白的摄入　昏迷时严禁蛋白质摄入,神志恢复后逐步增加蛋白质摄入量,由 0.5 g/(kg·d)渐增至 1.0 g/(kg·d),植物蛋白较好。尽量保证热能供应和各种维生素。

2.洁净肠道　特别适用于上消化道出血或便秘患者,方法如前述。可口服轻泻剂,如乳果糖、乳梨醇、大黄等,剂量以个体耐受情况而异,以每日 1～2 次软便为宜。必要时用弱酸性(pH 值 5.5～6)灌肠液 700～1 000 mL 清洁灌肠,灌肠时宜变更体位,以灌肠液抵达右半结肠者效果较佳。

3.非吸收性双糖　乳果糖与乳梨醇均为合成的双糖,口服后在小肠不被分解,至结肠后被乳酸杆菌、肠球菌等分解有机酸而酸化肠道,抑制产尿素酶细菌的生长,减少氨的产生;同时酸性肠道环境可减少氨的吸收,并促进血液中氨渗入肠道排出。此类药物疗效确切,可用于各期肝性脑病及轻微肝性脑病的治疗。昏迷患者口服不便,可稀释后保留灌肠。

4.口服抗生素　可抑制肠道产尿素酶及氨基酸氧化酶的细菌,减少氨及其他毒物的生成。常用的有新霉素、甲硝唑、替硝唑、利福昔明等。

5.益生菌　口服某些不产尿素酶的有益菌可抑制有害菌的生长,对减少氨的产生可能有一定作用。

(三)促进体内氨的代谢清除

L-鸟氨酸-L-门冬氨酸是一种鸟氨酸和门冬氨酸的混合制剂,能促进体内的尿素循环而降低血氨。

(四)调节神经递质

1.GABA/BZ 复合受体拮抗剂　氟马西尼,可拮抗内源性苯二氮䓬所致的神经抑制。

2.减少或拮抗假神经递质　支链氨基酸能竞争性抑制芳香族氨基酸进入大脑,减少假神经递质的形成,其疗效尚有争议,但可作为能源供应,纠正负氮平衡,促进蛋白质合成,改善肝性脑病患者对蛋白质的耐受及营养状况。

(五)人工肝

用分子吸附剂再循环系统可清除肝性脑病患者血液中部分有毒物质,降低血胆红素浓度及改善凝血酶原时间,对肝性脑病有暂时的、一定程度的疗效,为进一步治疗赢取时间,尤其适用于急性肝功能衰竭者。

(六)肝移植

肝移植是治疗各种终末期肝病的一种有效手段。

(七)重症监护

并发脑水肿和多脏器功能衰竭,应置患者于重症监护病房,严密监护并积极防治各种并发症。维护有效循环血容量、保证能量供应及避免缺氧。注意纠正严重的低血钠。保持呼吸道通畅,对深昏迷者,应做气管切开排痰给氧。用冰帽降低颅内温度,以减少能量消耗,保护脑细胞功能。也可静脉滴注高渗葡萄糖、甘露醇等脱水药以防治脑水肿。

六、护理

(一)护理评估

1.**病史**　询问患者或家属,了解有无明显的诱发因素,如上消化道出血、感染、使用镇静药物;患者近日是否进食大量的动物蛋白;有无恶心、呕吐、腹泻及便秘;近期有无大量利尿和放腹水。了解患者性格、神志、精神状态有无异常,既往及目前检查、用药及治疗情况,既往有无精神病病史。了解患者所患肝病类型,是否行门体静脉分流术,有无长期使用损肝药物或嗜酒。评估患者及家庭成员对疾病的认识程度及对待患者的态度。

2.**身体评估**　评估患者的意识状态即注意观察患者性格和行为表现,定向力和理解力是否正常,有无幻觉及意识障碍。并进行简单的智力测验,如画图、搭积木等。评估患者有无黄染、出血点、蜘蛛痣、肝掌、腹壁静脉曲张等;评估患者的肝脾状况,注意其大小、质地、表面情况,有无压痛等。评估患者有无扑翼样震颤,有无肌力及腱反射的改变,锥体束征是否为阳性。

3.**实验室及其他检查**　血氨是否增高,有无电解质和酸碱平衡紊乱,脑电图检查有无异常表现,简易智力测验的结果如何。

4.**心理-社会资料**　患者处于大脑抑制状态,无法收集实际心理资料,但可收集有关支持系统所提供的资料。家属对患者目前状态、应对能力如何、能提供哪些照顾行为等。

(二)常见护理问题

1.**感知改变**　与肝功能减退、血氨增高影响大脑细胞正常代谢有关。

2.**照顾者角色困难**　与患者意识障碍、照顾者缺乏有关照顾经验及经济负担过重等因素有关。

3.**营养失调:低于机体需要量**　与肝功能减退、消化吸收障碍、限制蛋白摄入有关。

4.**有感染的危险**　与长期卧床、营养失调、抵抗力低下有关。

5.**知识缺乏**　缺乏相关疾病的知识。

(三)护理措施

1.**病情观察**　严密观察患者思维、认知的变化,注意识别肝性脑病的早期表现,通过刺激或定期唤醒等方法评估患者意识障碍的程度。对患者血压、脉搏、呼吸、体温、瞳孔进行监测并做记录。定期复查肝肾功能、电解质,发现异常情况及时报告并协助医生处理。

2.**生活护理**　患者昏迷开始数日内禁食蛋白质,供给以碳水化合物为主的食物,每天给予足够的热量和维生素。鼻饲时注意胃排空情况,必要时深静脉插管维持营养。患者神志清醒后可逐步增加蛋白质饮食,以植物蛋白为宜,因其含支链氨基酸较多,且所含非吸收性纤维被肠菌酵解产酸有利于氨的排除。因脂肪可延缓胃排空,故应尽量少用。

3.**用药护理**　①应用精氨酸时,滴注速度不宜过快,以免引起流涎、面色潮红与呕吐。②长期服用新霉素的患者中少数可出现听力或肾功能损害,故服用不宜超过1个月,并做好听力和肾功能的监测。③乳果糖不良反应有腹胀、腹痛、恶心、呕吐及不良气味等,量大时可出现渗透性腹泻,导致脱水、电解质紊乱,故应从小量开始。乳果糖口感甜腻,少数患者不能接受,可给予乳梨醇。④大量输注葡萄糖的过程中须警惕低钾血症、心力衰竭和脑水肿。

4.对症护理 ①尽量安排专人护理,患者清醒时向其讲解意识模糊的原因,训练患者的定向力,利用电视、报纸、探视者等提供环境刺激。安慰患者,切忌伤害患者的人格,更不能嘲笑患者的异常行为。②患者如有烦躁应加床护栏,必要时使用约束带,防止发生坠床及撞伤。③协助医生去除和避免诱发因素,如避免应用镇静催眠、麻醉药等;防止大量输液引起低血钾、稀释性低血钠、脑水肿等;避免快速利尿和大量放腹水;防止感染加重肝脏吞噬、免疫及解毒功能的负荷,并引起机体分解代谢提高、产氨及耗氧量增加;保持大便通畅,因便秘使氨及其他有毒物质在肠道存留时间延长,吸收增加;可口服轻泻剂,或用生理盐水、弱酸性溶液、乳果糖等灌肠,忌用肥皂水灌肠;上消化道出血停止后也应灌肠和导泻,以清除肠道内积血,减少氨的吸收。④昏迷患者要注意保持呼吸道通畅及口腔、眼的护理;可用冰帽降低颅内温度以减少能量消耗,保护脑细胞功能;尿潴留患者给予留置导管导尿,并详细记录尿量、颜色、气味;长期卧床患者要定时翻身,按摩受压部位,预防褥疮;保持床铺干燥、平整;给患者做肢体的被动运动,防止静脉血栓形成及肌肉萎缩。

5.关注照顾者 与照顾者建立良好的关系,了解他们的具体情况,如文化程度、经济状况、家庭成员的关系及存在的具体困难;一起讨论患者的护理问题,让照顾者了解本病特点,做好充分的心理准备,共同制订一个切实可行的照顾计划,将各种需要照顾的内容及方法进行示范,帮助照顾者进入角色;肯定和承认照顾者的角色和价值,增强其信心;关心并强调照顾者需要注意保护自己的健康,使睡眠、营养等保持平衡;与照顾者讨论其他可能的资源和社会支持,如患者工作单位、居委会等,提供照顾者一些可以利用的条件,如社区服务设施、交通情况等。

七、健康指导

1.向患者及家属介绍肝性脑病的基本知识,使其认识到肝性脑病多有明显的诱发因素,指导患者自觉避免诱因。如限制蛋白质摄入、不滥用对肝有损害的药物,保持大便通畅,避免各种感染,戒烟酒等。

2.使患者及家属认识到病情的严重性,同时树立战胜疾病的信心;了解药物不良反应,增强用药依从性。

3.建立患者的支持系统,指导家属学会观察患者病情的变化,特别是出现性格行为、睡眠等改变的肝性脑病早期征象时,及时被发现和治疗;家属应给予必要的精神支持和生活照顾,帮助患者树立战胜疾病的信心。

八、预后

诱因明确且易消除者预后较好。肝功能较好的门体性脑病预后较好。肝功能差,有腹水、黄疸、出血倾向者预后较差。暴发性肝功能衰竭所致的肝性脑病预后最差。

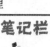

第九节 急性胰腺炎

急性胰腺炎是多种病因导致胰酶在胰腺内被激活后引起胰腺组织自身消化、水肿、出血甚至坏死的炎症反应。临床以急性上腹痛、发热、恶心、呕吐、血胰酶增高等为特点。

一、病因及发病机制

急性胰腺炎的病因甚多,常见的有胆石症、大量饮酒和暴饮暴食。

1.胆道疾病　胆石症、胆道感染或胆道蛔虫等均可引起急性胰腺炎,胆石症为最常见。下列因素与胆源性胰腺炎有关:①解剖上70%～80%的胰管与胆管汇合成共同通道开口于十二指肠壶腹部,一旦结石嵌顿在壶腹部,将导致胰腺炎;②各种胆道疾病致壶腹部狭窄或(和)Oddi括约肌痉挛,胆管内压力超过胰管内压力,造成胆汁逆流入胰管,导致急性胰腺炎;③胆石在移行中损伤胆总管、胰管、壶腹部或胆道炎症引起暂时性Oddi括约肌松弛,使十二指肠液反流入胰管引起急性胰腺炎;④胆道炎症时细菌毒素、游离胆酸、非结合胆红素等,能通过胆胰间淋巴管交通支扩散到胰腺,激活胰酶引起急性胰腺炎。

2.大量饮酒和暴饮暴食　大量饮酒和暴饮暴食均可致胰腺外分泌增多,并引起十二指肠乳头水肿与Oddi括约肌痉挛。长期饮酒者常有胰液内蛋白含量增高,易沉淀形成蛋白栓。胰液排出受阻,使胰管内压增加,引起急性胰腺炎。

3.胰管阻塞　胰管结石、狭窄、肿瘤或蛔虫等均可引起胰管阻塞,胰管内压增高,使胰管小分支和胰腺泡破裂,胰液和消化酶渗入间质引起急性胰腺炎。

4.其他　①手术与创伤:腹腔手术特别是胰胆或胃手术、腹部钝挫伤等可直接或间接损伤胰腺。②内分泌与代谢障碍:任何原因引起的高钙血症或高脂血症,可通过胰管钙化、管内结石或胰液内脂质沉着、胰外脂肪栓塞等引发胰腺炎。③感染:某些急性传染病如流行性腮腺炎、传染性单核细胞增多症、柯萨奇病毒感染等可继发急性胰腺炎,症状多较轻。④药物:某些药物如噻嗪类利尿剂、糖皮质激素、四环素、磺胺类等,可直接损伤胰腺组织,使胰液分泌或黏稠度增加,引起急性胰腺炎。⑤特发性胰腺炎:尽管急性胰腺炎病因繁多,多数可找到病因,但仍有5%～25%的患者病因不明。

二、病理

病理变化分两型。①急性水肿型:见胰腺肿大、分叶模糊、间质水肿、充血和炎症细胞浸润。②急性坏死型:有新鲜出血区、分叶结构消失和较大范围的脂肪坏死灶。病程长者可并发脓肿、假性囊肿或瘘管。镜下胰腺组织的坏死主要是凝固性坏死,细胞结构消失。坏死灶周围有炎症细胞浸润。

三、临床表现

急性胰腺炎常在饱食、暴饮暴食、饮酒后发生,也可无明显诱因。病情轻重取决于病因、病理类型和诊治是否及时。轻者以胰腺水肿为主,呈自限性经过,临床常见,又称轻症急性胰腺炎;少数患者胰腺出血坏死,常继发感染、腹膜炎和休克等多种并发症,病死率高,称为重症急性胰腺炎。

【想一想】
急性胰腺炎的首发症状是什么?有何特点?何种体位可减轻该症状?

（一）症状

1. 腹痛 为本病的主要表现及首发症状,突然发病。常位于中上腹,程度轻重不一,呈持续性钝痛、刀割、钻痛或绞痛,可向腰背部呈带状放射,取弯腰抱膝位可减轻。水肿型患者腹痛3～5 d缓解,坏死型者剧痛持续时间较长,病情发展较快,由于渗液扩散可引起全腹痛。极少数年老体弱患者可无腹痛或腹痛轻微。

2. 恶心、呕吐及腹胀 起病时有恶心、呕吐,有时呈频繁呕吐,吐后腹痛并不减轻。常伴有腹胀,甚则出现麻痹性肠梗阻。

3. 发热 多数患者有中度以上发热,持续3～5 d。发热1周以上或逐日升高、白细胞增高应怀疑有胰腺脓肿或胆道感染等。

4. 水、电解质、酸碱平衡及代谢紊乱 频繁呕吐者可有代谢性碱中毒。重症者尚有明显脱水与代谢性酸中毒,低血钾、低血钙、糖代谢异常,偶尔可发生糖尿病酮症酸中毒或高渗性昏迷。

5. 低血压或休克 通常见于重症胰腺炎。患者烦躁不安、皮肤苍白、湿冷等,极少数休克可突然发生,甚至猝死。主要原因是有效血容量不足;缓激肽类致周围血管扩张;胰腺坏死释放心肌抑制因子使心肌收缩不良;呕吐丢失体液;并发感染或消化道出血。

（二）体征

1. 轻症急性胰腺炎 体征较轻,往往与主诉腹痛程度不相符,可有腹胀和肠鸣音减少,无腹肌紧张及反跳痛。

2. 重症急性胰腺炎 出现急性腹膜炎体征,上腹或全腹压痛、反跳痛,腹肌紧张。伴肠麻痹者常有明显腹胀,肠鸣音减弱或消失。少数患者因胰酶和坏死组织、出血穿过腹膜间隙与肌层渗入腹壁下,腰部两侧出现灰紫色斑(Grey-Turner征)或脐周皮肤青紫(Cullen征)。胆总管或壶腹部结石、胰头炎性水肿时可压迫胆总管,出现黄疸。低血钙时有手足抽搐,是预后不良的表现。

四、并发症

主要见于重症急性胰腺炎。局部并发症常有胰腺脓肿和假性囊肿。全身并发症可有急性呼吸衰竭、急性肾功能衰竭、心包积液及心力衰竭、消化道出血、胰性脑病、败血症及真菌感染、DIC、多器官功能衰竭等,病死率极高。少数演变为慢性胰腺炎和糖尿病。

五、实验室及其他检查

1. 血、尿淀粉酶测定 血清淀粉酶在起病后6～12 h开始升高,48 h开始下降,持续3～5 d。血清淀粉酶超过正常值3倍可确诊为本病。淀粉酶的高低不一定反映病情轻重,重症急性胰腺炎淀粉酶值可正常或低于正常。

尿淀粉酶升高较晚,在发病后12～14 h开始升高,下降缓慢,持续1～2周,但尿淀粉酶值受患者尿量的影响。

2.血清脂肪酶测定 血清脂肪酶常在起病后 24～72 h 开始上升，持续 7～10 d，对病后就诊较晚的急性胰腺炎患者有诊断价值，且特异性也较高。

3.C 反应蛋白(CRP) CRP 是组织损伤和炎症的非特异性标志物，在胰腺坏死时 CRP 明显升高。有助于评估与监测急性胰腺炎的严重性。

4.其他生化检查 暂时性血糖升高常见。持久的空腹血糖高于 10 mmol/L 反映胰腺坏死，提示预后不良。低血钙程度与临床严重程度平行，若血钙低于 1.5 mmol/L 提示预后不良。

5.影像学检查 腹部平片可排除其他急腹症，如内脏穿孔等。"哨兵袢"和"结肠切割征"为胰腺炎的间接指征。对判断有无腹水、肠麻痹或肠梗阻有帮助；腹部 B 超可了解有无胰腺水肿、坏死、脓肿及假性囊肿，了解胆囊和胆道情况；CT 对急性胰腺炎的诊断和鉴别诊断、评估其严重程度，特别是对鉴别轻和重症胰腺炎，以及附近器官是否累及具有重要价值。

六、诊断与治疗要点

根据典型的临床表现和实验室检查，排除其他急腹症者，即可以诊断。区别轻症与重症胰腺炎十分重要，因两者预后截然不同。有以下表现应当按重症胰腺炎处置：①临床症状：烦躁不安、四肢厥冷、皮肤呈斑点状等休克症状。②体征：腹肌强直、腹膜刺激征，Grey-Turner 征或 Cullen 征。③实验室检查：血钙＜ 2 mmol/L 以下，血糖＞ 11.2 mmol/L(无糖尿病史)，血尿淀粉酶突然下降。④腹腔诊断性穿刺有高淀粉酶活性的腹水。

轻症急性胰腺炎经 3～5 d 积极治疗多可治愈。治疗措施：①禁食及胃肠减压可减少胃酸与食物刺激胰液分泌，并减轻腹痛、腹胀、呕吐；②静脉输液，积极补足血容量，维持水电解质和酸碱平衡，注意维持热能供应；③止痛，腹痛剧烈者可给予哌替啶；④抗生素，怀疑合并感染时使用；⑤抑酸治疗，临床习惯静脉给予 H_2 受体拮抗剂或质子泵抑制剂，认为可通过抑制胃酸而抑制胰液分泌，兼有预防应激性溃疡的作用。

重症胰腺炎必须采取综合性措施，积极抢救治疗。①监护：如有条件应转入重症监护病房(ICU)，针对器官功能衰竭及代谢紊乱采取相应的措施。②营养支持：早期一般采用全胃肠外营养(TPN)；如无肠梗阻，应尽早进行空肠插管，过渡到肠内营养(EN)。营养支持可增强肠道黏膜屏障，防止肠内细菌移位引起胰腺坏死合并感染。③抗菌药物：常规使用抗生素，有预防胰腺坏死合并感染的作用。④减少胰液分泌：生长抑素具有抑制胰液和胰酶分泌，抑制胰酶合成的作用。⑤抑制胰酶活性：常用药物有抑肽酶、加贝酯。⑥中医中药：对急性胰腺炎有一定疗效。主要有：柴胡、黄连、黄芩、枳实、厚朴、木香、白芍、芒硝、大黄等，随症加减。⑦外科治疗：腹腔灌洗可清除腹腔内细菌、内毒素、胰酶、炎性因子等，减少这些物质进入血液循环后对全身脏器损害；对胰腺坏死合并感染、胰腺脓肿、胰腺假性囊肿、胆源性胰腺炎合并胆道梗阻或胆道感染者，视情况选择手术治疗、经皮穿刺引流或内镜治疗。

笔记栏

七、护理

(一)护理评估

1.病史　询问患者有无胆管疾病,如胆管结石、感染、蛔虫等病史;有无十二指肠病变;有无酗酒、暴饮暴食的习惯。本次起病有无明显诱因。

2.身体评估　评估患者生命体征,采取何种体位,是否急性病容,有无黄疸、Grey-Turner 征或 Cullen 征;腹部有无压痛、反跳痛及腹肌紧张,肠鸣音是否正常,有无手足抽搐等。

3.实验室及其他检查　血清及尿淀粉酶水平;血白细胞计数及比例;血糖、电解质、血气有无改变;影像学结果。

4.心理-社会资料　本病多急性发作,疼痛剧烈,一般止痛剂无效,加之出血坏死型预后差,患者多有不良的心理反应,故注意评估患者有无紧张、恐惧、焦虑等。患者及家属对急性胰腺炎的认识程度。

【讨论】
急性胰腺炎禁食的目的是什么?需禁食多久?

(二)常见护理问题

1.疼痛　与胰腺及其周围组织炎症、水肿或出血、坏死有关。

2.有体液不足的危险　与呕吐、禁食、胃肠减压、脱水或出血有关。

3.体温过高　与胰腺坏死、继发感染等有关。

4.潜在并发症:急性肾功能衰竭、心功能不全、DIC、败血症、成人型呼吸窘迫综合征。

(三)护理措施

1.病情观察　严密监测患者体温、呼吸、脉搏、血压、神志、尿量。观察患者疼痛的特点有无改变,若疼痛持续存在,则应考虑是否并发胰腺脓肿、假性囊肿;如疼痛剧烈,腹肌紧张、压痛、反跳痛明显,提示并发腹膜炎,应报告医生及时处理。

2.生活护理　患者绝对卧床休息,以降低代谢率及胰腺、胃肠分泌,促进组织修复和体力恢复。协助患者选择舒适的体位,如弯腰、屈膝仰卧以减轻疼痛,并鼓励患者翻身。因剧痛辗转不安者要防止坠床,保证安全。向患者解释禁食、禁饮的意义,口渴者可含漱或湿润口唇,做好口腔护理。当腹痛完全缓解,肠鸣音恢复正常、淀粉酶下降后从少量低脂、低糖流质(水、米汤、藕粉)开始,逐渐增加浓度和容量,直至恢复正常饮食。

3.用药护理　止痛可加用哌替啶。禁用吗啡,以防引起 Oddi 括约肌痉挛,加重病情。

4.对症护理　明显腹胀者给予胃肠减压,注意保持胃管的在位与通畅;根据脱水程度、年龄大小和心功能状况调节输液速度;发现神志改变、血压下降、尿量减少、皮肤黏膜苍白、冷汗等低血容量性休克的表现,应配合医生进行抢救,迅速准备好抢救用品如静脉切开包、人工呼吸器、气管切开包等,及时建立静脉通道,必要时静脉切开,按医嘱补足血容量,根据血压、心功能、尿量等调整给药速度。

5.心理护理　向患者介绍减轻腹痛的方法及疾病的有关知识,如松弛疗法、皮肤刺激疗法。以减轻疼痛,消除恐惧。

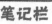

八、健康指导

指导患者及家属了解本病主要诱发因素,避免暴饮暴食和酗酒;有胆管疾病、十二指肠疾病者宜积极治疗,注意防治蛔虫感染;指导患者掌握饮食卫生知识,养成规律进食习惯,避免刺激性、产气多、高脂肪、高蛋白食物,戒烟酒,以防复发。

九、预后

轻症常在一周内恢复,不留后遗症。重症病情凶险,预后差,病死率在 30% ~ 60% 。经积极抢救幸免于死者,多遗留不同程度的胰功能不全,极少数演变为慢性胰腺炎。

第十节　上消化道大量出血

上消化道出血系指屈氏韧带以上的消化道出血,包括食管、胃、十二指肠、胰、胆管等病变引起的出血,以及胃、空肠吻合术后的空肠病变所致的出血。上消化道大量出血是指数小时内失血量超出 1 000 mL 或循环血容量的20% ,临床主要表现为呕血、黑粪、血便等,常伴有血容量减少引起急性周围循环衰竭,严重时导致休克甚至死亡,是常见的临床急症。

> 【思考】
> 引起上消化道大出血最常见的原因是什么?

一、病因

临床上最常见的病因是消化性溃疡、食管胃底静脉曲张破裂、急性糜烂出血性胃炎和胃癌。食管贲门黏膜撕裂综合征引起的出血亦不少见。某些全身性疾病如白血病、血友病、尿毒症、结缔组织病、应激性溃疡等也可引起上消化道出血。

二、临床表现

临床表现取决于病变性质、出血部位、出血量与速度。并与患者出血前的全身状况如有无贫血及心、肝、肾功能有关。

1. 呕血与黑粪　是上消化道出血的特征性表现。上消化道大量出血之后,均有黑粪。出血部位在幽门以上者常伴有呕血。若出血量较少、速度慢亦可无呕血。反之,幽门以下出血如出血量大、速度快,血液可反流入胃腔引起恶心、呕吐而表现为呕血。

呕血多棕褐色,呈咖啡样,如出血量大,未经胃酸充分混合即呕出,可为鲜红或有血块。黑粪呈柏油样,黏稠而发亮,若出血量大,粪便可呈暗红甚至鲜红色。

2. 失血性周围循环衰竭　急性大量失血时由于循环血容量迅速减少而导致周围循环衰竭。患者可有头昏、心慌、乏力,突然起立发生晕厥、肢体冷感、心率加快、血压偏低等。严重者呈休克状态。

3. 贫血和血象变化　急性大量出血后均有失血性贫血,但在出血的早期,血象可无明显变化。在出血后,组织液渗入血管内,血液被稀释,一般经 3 ~ 4 h 以上才出现贫血,出血后24 ~ 72 h 血液稀释到最大限度。贫血程度取决于失血量、出血前有无贫

> 【议一议】
> 上消化道出血什么情况下没有呕血? 呕血与黑便的颜色与什么有关?

血、出血后液体平衡状况等因素有关。

急性出血患者为正细胞正色素性贫血,出血后骨髓代偿性增生,可暂时出现大细胞性贫血,慢性失血则呈小细胞低色素性贫血。出血 24 h 内网织红细胞即见增高,出血停止后逐渐降至正常。

上消化道大量出血 2~5 h,白细胞计数轻至中度升高,血止后 2~3 d 才恢复正常。但在肝硬化患者,如同时有脾功能亢进,则白细胞计数可不增高。

4. 发热 上消化道大量出血后,多数患者在 24 h 内出现低热,持续 3~5 d 后降至正常。

5. 氮质血症 在上消化道大量出血后,由于大量血液蛋白质的消化产物在肠道被吸收,血中尿素氮浓度可暂时性增高,称为肠源性氮质血症。一般于一次出血后数小时上升,24~48 h 达高峰,大多不超出 14.3 mmol/l,3~4 d 后降至正常。如果尿素氮持续增高,提示消化道继续出血或再次出血及血容量不足导致的肾前性氮质血症。如无活动性出血及血容量不足的证据,血尿素氮持续不降,应考虑严重而持久的休克导致急性肾功能衰竭可能。

三、实验室及其他检查

1. 实验室检查 测定血常规、肝肾功能、粪隐血等有助于估计失血量及动态观察有无活动性出血、协助病因诊断及判断治疗效果。

2. 胃镜检查 是目前诊断上消化道出血病因的首选检查方法。多主张在出血后24~48 h 内进行检查,称急诊胃镜检查。一般认为这可大大提高出血病因诊断的准确性,因为有些病变如急性糜烂出血性胃炎可在短短几天内愈合而不留痕迹;有些病变如血管异常在活动性出血或近期出血期间才易于发现。在急诊胃镜检查前须先纠正休克、补充血容量、改善贫血。如有大量活动性出血,可先插胃管抽吸胃内积血,并用生理盐水灌洗,以免积血影响观察。

3. X 射线钡餐检查 主要适用于有胃镜检查禁忌证或不愿进行胃镜检查者,但对经胃镜检查出血原因未明,疑病变在十二指肠降段以下小肠段,则有特殊诊断价值。检查一般在出血停止数天后进行。

四、诊断要点

根据呕血、黑粪和失血性周围循环衰竭的临床表现,呕吐物或黑粪隐血试验呈强阳性、血红蛋白浓度、红细胞计数及血细胞比容下降的实验室证据,可作出上消化道出血的诊断,但须排除来自呼吸道、口、鼻、咽喉部和下消化道的出血及进食引起的黑粪(如动物血、炭粉、铁剂或铋剂等药物)。

五、治疗要点

上消化道大量出血病情急、变化快,严重者可危及生命,应采取积极措施进行抢救。抗休克、迅速补充血容量治疗应放在一切医疗措施的首位。

(一)一般急救措施

患者应卧位,保持呼吸道通畅,避免呕血时血液吸入气道引起窒息,必要时吸氧。

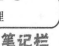

活动性出血期间禁食。严密监测患者生命体征,如心率、血压、呼吸、尿量及神志变化;观察呕血与黑粪情况;定期复查血红蛋白浓度、红细胞计数、血细胞比容与血尿素氮;必要时行中心静脉压测定;对老年患者根据情况进行心电监护。

(二)积极补充血容量

立即查血型和配血,尽快建立有效的静脉输液通道,尽快补充血容量。在配血过程中,可先输平衡液或葡萄糖盐水。改善急性失血性周围循环衰竭的关键是输血,一般输浓缩红细胞,严重活动性大出血考虑输全血。下列情况为紧急输血指征:①改变体位出现晕厥、血压下降和心率加快;②失血性休克;③血红蛋白低于 70 g/L 或血细胞比容低于 25%。输血量视患者周围循环动力学及贫血改善而定,尿量是有价值的参考指标。应注意避免因输液、输血过快、过多而引起肺水肿,原有心脏病或老年患者必要时可根据中心静脉压调节输入量。

(三)止血措施

1. 食管、胃底静脉曲张破裂大出血　本病往往出血量大、再出血率高、死亡率高,在止血措施上有其特殊性。

(1)药物止血　①血管加压素:通过对内脏血管的收缩作用,减少门脉血流量,降低门脉压。本药有效剂量时不良反应大,常见的有腹痛、血压升高、心律失常、心绞痛,严重者可发生心肌梗死。故有冠状动脉粥样硬化性心脏病、高血压者忌用。硝酸甘油有减轻本药不良反应,协同降低门静脉压的作用,故应同时使用。②生长抑素及其拟似物:可明显减少门脉及其侧支循环血流量,止血效果肯定,短期使用几乎没有严重不良反应。该类药物已成为近年治疗食管胃底静脉曲张出血的最常用药物。14 肽天然生长抑素,用法为首剂 250 μg 缓慢静脉注射,继以 250 μg/h 持续静脉滴注。本品半衰期极短,静脉滴注过程中不能中断,若中断超过 5 min,应重新注射首剂。奥曲肽是 8 肽的生长抑素拟似物,该药半衰期较长,常用量为首剂 100 μg 静脉缓注,继以 25～50 μg/h 持续静脉滴注。

(2)气囊压迫止血　气囊压迫止血效果肯定,但缺点是患者痛苦大、并发症多(如吸入性肺炎、窒息、食管炎、食管黏膜坏死、心律失常等),由于不能长期压迫,停用后早期再出血率高。鉴于近年药物治疗和内镜治疗的进步,目前已不推荐气囊压迫作为首选止血措施,其应用宜限于药物不能控制出血时作为暂时止血用,以赢得时间去准备其他更有效的治疗措施。

(3)内镜治疗　内镜直视下注射硬化剂或组织黏合剂至曲张的静脉(前者用于食管曲张静脉、后者用于胃底曲张静脉),或用皮圈套扎曲张静脉,不但能达到止血目的,而且可有效防止早期再出血,是目前治疗食管胃底静脉曲张破裂出血的重要手段。一般经药物治疗(必要时加气囊压迫)大出血基本控制,患者基本情况稳定,在进行急诊内镜检查同时进行治疗。并发症主要有局部溃疡、出血、穿孔、瘢痕狭窄等,注意操作及术后处理可使这些并发症大为减少。

(4)外科手术或经颈静脉肝内门体静脉分流术　急诊外科手术并发症多、死亡率高,因此应尽量避免。但在大量出血上述方法治疗无效时唯有进行外科手术。有条件的单位亦可用经颈静脉肝内门体静脉分流术治疗,该法尤其适用于准备做肝移植的患者。

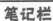

笔记栏

2.非曲张静脉上消化道大出血 除食管胃底静脉曲张破裂出血之外的其他病因引起的上消化道大出血,习惯上又称为非曲张静脉上消化道大出血,其中以消化性溃疡所致出血最为常见。止血措施主要有:

(1)抑制胃酸分泌的药物 血小板聚集及血浆凝血功能所诱导的止血作用需在pH 值>6.0时才能有效发挥,而且新形成的凝血块在 pH 值<5.0 的胃液中会迅速被消化。因此,抑制胃酸分泌,提高胃内 pH 值具有止血作用。对消化性溃疡和急性胃黏膜损害所引起的出血,常规予 H_2 受体拮抗剂或质子泵抑制剂,后者提高及维持胃内pH 值的作用优于前者。急性出血期应静脉途径给药。

(2)内镜治疗 证明有效的方法包括热探头、高频电灼、激光、微波、注射疗法或上止血夹等,可视各单位的设备及患者病情选用。

(3)手术治疗 内科积极治疗仍大量出血不止危及患者生命,须不失时机行手术治疗。不同病因所致的上消化道大出血的具体手术指征和手术方式各有不同。

(4)介入治疗 患者严重消化道大出血在少数特殊情况下,既无法进行内镜治疗,又不能耐受手术,可考虑在选择性肠系膜动脉造影找到出血灶的同时进行血管栓塞治疗。

六、护理

(一)护理评估

1.病史 询问发病诱因、时间、呕血及黑粪数量和频度、伴随症状及既往病史,可为出血的病因诊断提供重要线索。慢性、周期性、节律性上腹痛多提示出血来自消化性溃疡,特别是在出血前疼痛加剧,出血后减轻或缓解;有服用非甾体抗炎药等损伤胃黏膜的药物或应激状态者,可能为急性糜烂出血性胃炎;过去有病毒性肝炎、血吸虫病或酗酒病史,并有肝病与门静脉高压的临床表现者,可能是食管胃底静脉曲张破裂出血;对中年以上的患者近期出现上腹痛,伴有厌食、消瘦者,应警惕胃癌的可能性。

2.身体评估

(1)生命体征观察 周围循环衰竭是急性大出血导致死亡的直接原因。对周围循环状态的判断及应急处理应放在首位。需动态观察患者的血压、心率、脉搏、呼吸、精神意识状态及皮肤和甲床色泽、肢体温暖或湿冷、尿量多少等,结合其他相关指标加以综合判断。重点观察血压和心率,如果患者由平卧改为坐位时出现血压下降大于15～20 mmHg、心率加快大于 10 次/min,提示血容量明显不足,是紧急输血的指征。如收缩压低于 90 mmHg、心率大于 120 次/min,伴有面色苍白、四肢湿冷、烦躁不安或神志不清,为休克状态,需积极抢救。

(2)出血量的评估 正确估计出血量有助于护理、治疗和判断预后。成人每日消化道出血>5～10 mL,粪便隐血试验出现阳性;每日出血量 50～100 mL,可出现黑粪;胃内储积血量在 250～300 mL,可引起呕血;一次出血量不超过 400 mL,一般不引起全身症状。出血量超过 400 mL 时,可出现头昏、心慌、乏力等全身症状;短时间内出血量超过 1 000 mL,可出现周围循环衰竭表现。因出血大部分积存于胃肠道,且呕血与黑粪分别混有胃内容物与粪便,因此不可能作出精确的估计。

(3)出血是否停止或再出血的评估 出现下列情况提示继续出血或再出血,应及时治疗：①反复呕血或胃管抽吸液持续为血性或黑粪次数增多、粪质稀薄、肠鸣音活跃；②经补充血容量后，周围循环衰竭的表现无明显改善，或暂时好转后又恶化；③血红蛋白浓度、红细胞计数与血细胞比容继续下降，网织红细胞计数持续增高；④补液与尿量足够的情况下，血尿素氮持续或再次增高。

3. 实验室及其他检查

（1）血液检查　动态测定红细胞计数、血红蛋白和血细胞比容如红细胞计数、血红蛋白比容测定持续下降，提示有继续出血或再出血可能。

（2）大便检查　大便隐血试验阳性提示有消化道出血。

（3）肝功能检查　肝硬化者肝功能试验结果异常。

（4）胃镜检查　胃镜检查是诊断上消化道出血病因的首选方法。宜在发病24～48 h内进行，提高阳性率，并可进行内镜直视下止血。

（5）X射线钡餐检查　X射线钡餐一般最好在出血停止后和病情稳定数天后进行。

（6）其他检查　可进行选择性动脉造影和肾功能、中心静脉压测定、胃管抽吸液检查等，对评估胃、食管等部位活动性出血有意义。

4. 心理-社会资料　评估患者有无因大量呕血而恐惧不安、精神紧张、悲观失望的不良心理反应；有无对治疗失去信心，不合作现象。评估家属对疾病的认识及对患者的态度。

（二）常见护理问题

1. 体液不足　与消化道大量出血、液体摄入不足有关。

2. 发热　可能与周围循环衰竭，导致体温调节中枢的功能障碍有关。

3. 排便异常　与消化道大量出血、液体摄入不足有关。

4. 恐惧　与上消化道大量出血，健康受到威胁有关。

5. 潜在并发症：窒息、休克。

（三）护理措施

1. 病情观察　①观察患者的精神和意识状态：有无疲倦、烦躁、嗜睡、表情淡漠、意识不清甚至昏迷。②监测生命体征：体温、心率、呼吸、血压、脉搏。③注意皮肤、黏膜的色泽，肢体是否湿冷，周围静脉特别是颈静脉充盈情况，必要时测中心静脉压及进行心电监护。④观察并记录呕吐物和粪便性质、颜色、次数及量，估计出血量。⑤记录出入量，休克的患者留置导尿管，测每小时尿量。⑥定期复查血常规、粪常规与血尿素氮，了解贫血程度、出血是否停止。

2. 对症护理　①大量呕血时，患者宜采用侧卧位或仰卧位，头侧向一边，防止窒息或吸入性肺炎。②及时清除胃内积血，帮助患者擦洗被污染的身体部位，保持清洁。③备好三腔二囊管、吸引器、静脉切开包和止血药物。④迅速建立静脉通路，配合医生迅速、准确实施输血、输液、各种止血治疗等抢救措施，做好血型鉴定、交叉配血及输血护理，观察疗效及不良反应。⑤输液开始宜快，必要时测定中心静脉压作为调整输液量的依据，避免输液、输血过快引发急性肺水肿，对老年人及心肺功能不全者尤应注意。

3. 气囊压迫止血的护理　主要用于食管、胃底静脉曲张破裂大出血。

【讨论】

气囊压迫止血持续压迫时间不超过多久？出血停止后的拔管指征是什么？

（1）插管前准备 ①用物准备:准备三(四)腔二囊管、50 mL 注射器、血管钳 2 个、石蜡油、牵引架/滑轮/牵引物(0.5 kg)、治疗盘、治疗碗、剪刀、吸引装置等,使用前确保三(四)腔二囊管管腔通畅,气囊无漏气,充气后膨胀均匀,在各接头管做好标记,检查完好后抽尽气囊内空气备用。②患者准备:向患者及家属解释治疗目的及操作过程,并给患者做深呼吸和吞咽示范动作,以便配合。

（2）插管步骤 插管→注气→牵引。①鼻腔或咽喉局部麻醉,润滑管及囊外部后经鼻腔或口插入三(四)腔二囊管(四腔管比三腔管多一条在食管囊上方开口的管腔,用以抽吸食管内分泌物或积血)约 65 cm,抽取胃液,确认管端在胃内并抽出胃内积血。②注气150 ~ 200 mL 入胃囊(囊内压 50 ~ 70 mmHg)并夹闭,向外加压牵引,用以压迫胃底,若未能止血,再注气 100 mL 入食管囊(囊内压为 35 ~ 45 mmHg),压迫食管曲张静脉。③管外端连接 0.5 kg 沙袋,经牵引架做持续牵引。

（3）留管护理 ①将食管引流管、胃管连接负压吸引器或定时抽吸,观察出血是否停止,并记录引流液的性状、颜色及量。②初次压迫可持续 6 ~ 12 h,以后每 4 ~ 6 h 放气 15 ~ 30 min 后再注气避免受压黏膜发生缺血和坏死。③气囊压迫一般 3 ~ 4 日,继续出血者可适当延长。④定时做好鼻腔、口腔清洁,用液状石蜡润滑鼻腔、口唇。⑤当胃囊充气不足或破裂时,食管囊和胃囊可向上移动,阻塞于喉部而引起窒息,故牵引沙袋应接近地面,若滑脱,气囊不会过度向上移位。一旦发生窒息,应立即抽出囊内气体,拔出管道。对昏迷患者尤应密切观察有无突然发生的呼吸困难或窒息表现。必要时约束患者双手,以防烦躁或神志不清的患者试图拔管而发生窒息等意外。⑥应用四腔管时可经食管引流管抽出食管内积聚的液体,以防误吸引起吸入性肺炎;三腔管无食管引流管腔,必要时可另插一管进行抽吸。床旁置备弯盘、纸巾,供患者及时清除鼻腔、口腔分泌物,并嘱患者勿咽下唾液等分泌物。⑦床旁放置备用三(四)腔二囊管、血管钳及换管所需用品,以便紧急换管时用。

（4）拔管护理 出血停止后,放松牵引,放出囊内气体,保留管道继续观察 24 h,仍无出血时可拔管,对昏迷患者亦可继续留置管道用于注入食物和药物。拔管前应口服液体石蜡 20 ~ 30 mL,起润滑作用。拔管时先松牵引,抽尽囊内气体,放气顺序与注气顺序相反(先食管囊,后胃囊),拔管动作应缓慢、轻巧。

4.用药护理 垂体后叶素禁用于冠心病、高血压患者,用药期间注意观察有无头晕、恶心、胸部不适、面色苍白、腹痛、腹泻等不良反应,加强巡视,防止药物外渗。抗纤维蛋白溶解剂用量过大可致血栓形成,甚至诱发心肌梗死。14 肽天然生长抑素半衰期极短,滴注过程中不能中断,注意提前配制,保持恒定的滴注速度。

5.生活护理 ①病情严重者要绝对卧床,协助患者保持舒适体位并定时变换体位,注意保暖,保证患者有充足的休息和睡眠时间;病情稳定后逐渐增加活动量,指导患者坐起、站起时动作要缓慢,出现头晕、心慌、出汗时立即卧床休息并告知医护人员;限制活动期间,协助患者完成个人日常生活活动,特别是老年人、重症患者注意预防褥疮。②急性大量出血伴恶心、呕吐时应禁食;确认已无大量出血及呕吐时,进食温凉、清淡流质,可减少胃收缩运动并中和胃酸,促进溃疡愈合;出血完全停止后可进食营养丰富、易消化、无刺激性半流质、软食,少量多餐,逐步过渡到正常饮食;肝硬化致食管、胃底静脉曲张破裂出血,在止血后 2 ~ 3 d 可给高热量、高维生素、低钠、低蛋白流质饮食。③指导患者漱口,做好口腔护理;排便次数多者注意肛周皮肤清洁和保护。

6.心理护理　①对患者进行心理疏导和必要的解释,提高患者的认知水平;抢救工作应迅速而不忙乱,多巡视、陪伴、安慰和关心患者,以减轻其紧张、恐惧、抑郁、悲观的心理反应。②应尽快处理呕吐物或排泄物,清除血迹、污物,尽量减少对患者的不良刺激;如不小心被患者看见,应给予解释和安慰,帮助其消除不良情绪。③三腔二囊管压迫止血会引起患者明显不适,尤其是有过插管经历的患者会产生恐惧、焦虑感,更不易接受,要耐心说明气囊压迫的过程、重要性和注意事项,安慰、鼓励患者,使患者树立战胜疾病的信心。

七、健康指导

1.针对原发病的指导　引起上消化道出血的原因很多,针对患者的原发病有针对性地进行健康指导(各原发病的健康指导参考有关章节),帮助患者及家属掌握自我护理的有关知识,减少再度出血的危险。

2.一般知识的指导　注意规律的生活与饮食,避免粗糙、坚硬、刺激性食物及过冷、过热、产气多的食物、饮料;戒烟酒;保持乐观情绪,避免长期精神紧张,过度劳累;在医生指导下用药,避免用药不当造成消化道损伤。

3.识别出血并及时就诊　患者及家属应学会早期识别出血征象及应急措施。①出血征兆:如头晕、面色苍白、心悸、黑便、血便、呕血。②急救措施:如果大量出血又未能及时送到医院,则应立即安慰患者静卧,消除其紧张情绪;注意给患者保暖,嘱其保持侧卧、取头低足高位,以防剧烈呕吐时引起窒息,这种体位也可保障患者在大失血时脑部血流的供应,避免虚脱或晕倒在地;患者的呕吐物或粪便要暂时保留,粗略估计其总量,并留取部分标本待就医时化验;少搬动患者,更不能让患者走动,同时严密观察患者的意识、呼吸、脉搏血压,并快速通知急救中心。

八、预后

80%~85%急性上消化道大量出血患者除支持疗法外,无须特殊治疗出血可在短期内自然停止。仅有15%~20%患者持续出血或反复出血,而主要是这类患者由于出血并发症而导致死亡。提示预后不良危险性增高的主要因素有:①高龄患者(>60岁);②有严重伴随病(心、肺、肝、肾功能不全、脑血管意外等);③本次出血量大或短期内反复出血;④特殊病因和部位的出血(如食管胃底静脉曲张破裂出血);⑤消化性溃疡伴有内镜下活动性出血,或近期出血征象如暴露血管或溃疡面上有血痂。

第十一节　消化系统疾病常用诊疗技术及护理

一、腹腔穿刺术

(一)适应证

1.抽取腹腔积液,检验腹水性质,查明病因,协助诊断。

2.对有大量腹水,产生严重胸闷、气促、少尿等症状的患者,可适当抽放腹水缓解症状。

3. 腹腔内注射药物,协助治疗疾病。

（二）禁忌证

有肝性脑病先兆者,禁忌腹腔穿刺放腹水。

（三）方法

1. 协助患者坐在靠椅上,或取平卧、稍左侧卧位或半卧位。

2. 选择适宜穿刺点。常用穿刺点：①脐与左髂前上棘连线的中外 1/3 交界处；②侧卧位可取脐水平线与腋前线或腋中线相交点；③坐位可取脐与耻骨连线中点稍偏左或稍偏右1～1.5 cm处。对少量或包裹性腹水,常须 B 超下定位。

3. 穿刺部位常规消毒后,术者戴无菌手套,铺消毒洞巾,自皮肤至腹膜壁层用2%利多卡因逐层做局部浸润麻醉。术者左手固定穿刺部位皮肤,右手持连接胶管（用止血钳夹住）的腹穿针,刺入腹壁,用力均匀徐徐进针,待感到阻力突然消失时,表示针头已穿过腹膜壁层,即可抽取和引流腹水,并留取腹水于消毒试管中以备各种检验用。诊断性穿刺可直接用无菌的 20 mL 或 50 mL 注射器和 7 号针头进行。放液结束后拔出穿刺针,穿刺部位盖上无菌纱布,用胶布固定。

（四）护理

1. 术前护理

（1）向患者解释穿刺的目的、方法及操作中可能产生的不适,一旦出现立即告知术者。

（2）穿刺前先嘱患者排空尿液,以免穿刺时损伤膀胱。测量腹围、脉搏、血压、体重和腹部体征,以观察病情变化。

2. 术中护理

（1）协助医生抽取腹水,放液速度不宜过快,以防腹压骤然降低,内脏血管扩张而发生血压下降甚至休克等现象。可边抽水边用腹带加压,防止腹内压急剧降低。

（2）密切观察患者反应。如出现面色苍白、出汗、气促、脉速或患者诉头晕、心悸、恶心等,应停止操作并做相应处理。

3. 术后护理

（1）术后嘱患者卧床休息。

（2）注意观察穿刺部位,如有腹水渗漏时,可用蝶形胶布或涂上火棉胶封闭。

（3）记录腹水量、颜色和性质,及时送检；测量腹围,检查腹部体征,做好记录,观察病情。

二、肝穿刺活组织检查术

肝穿刺活组织检查术是由穿刺采取肝组织标本进行组织学检查或制成涂片做细胞学检查,以明确诊断,或了解肝病演变过程、观察治疗效果及判断预后。

（一）适应证

1. 原因不明的肝大、肝功能异常者。

2. 原因不明的黄疸及门脉高压者。

（二）禁忌证

1. 全身状况极度衰弱者。

2. 肝外阻塞性黄疸、肝功能严重障碍、腹水者。

3. 肝包虫病、肝血管瘤、肝周围化脓性感染者。

4. 严重贫血、有出血倾向者。

（三）方法

1. 患者取仰卧位，身体右侧靠近床沿，并将右手置于枕后，保持固定的体位。

2. 确定穿刺点。一般取右侧腋前线第 8、9 肋间，腋中线第 9、10 肋间肝实音处穿刺。疑诊肝癌者，宜选较突出的结节处再用 B 超定位下穿刺。

3. 常规消毒局部皮肤，铺巾，用 2% 利多卡因由穿刺点的肋骨上缘的皮肤至肝包膜进行局部浸润麻醉。备好肝脏快速穿刺针，针内装有钢针芯活塞，空气和水可以通过，但可阻止吸进针内之肝组织进入注射器，将穿刺针连接于 10 mL 注射器，吸入无菌生理盐水 3~5 mL。

4. 先用穿刺锥在穿刺点皮肤上刺孔，再持穿刺针由此孔进入，并沿肋骨上缘与胸壁垂直方向刺入 0.5~1.0 cm，然后将注射器内生理盐水推出 0.5~1.0 mL，以冲出针内可能存留的皮肤与皮下组织，防止针头堵塞。在穿入肝脏前，将注射器抽成 5~6 mL 空气负压，并嘱患者于深呼气末屏气（术前应让患者练习）。术者按 B 超所定方向和深度将穿刺针迅速刺入肝内并立即拔出，深度不超过 6.0 cm。穿刺部位盖上无菌纱布，用手按压创面 5~10 min，再以胶布固定，用小沙袋压迫，并以多头腹带束紧。

5. 推动注射器用生理盐水从针内冲出肝组织条于弯盘中，用针尖挑出肝组织置于甲醛固定液中送检。

（四）护理

1. 术前护理

（1）根据医嘱行血小板计数、出血时间、凝血酶原时间测定，如有异常，应遵医嘱肌内注射维生素 K_1 10 mg，每日 1 次，3 d 后复查，如仍不正常，不应强行穿刺。同时应测定血型以备用。行 X 射线胸片检查，观察有无肺气肿、胸膜增厚。术前 B 超定位，确定穿刺方向和深度。

（2）应向患者做好解释，消除顾虑和紧张情绪，并训练深呼气末屏气的动作。嘱穿刺过程中切勿咳嗽。情绪紧张者可于术前 1 h 口服地西泮 5~10 mg。

2. 术后护理

（1）术后应卧床休息 24 h。

（2）密切观察有无出血，胆汁渗漏、气胸、损伤其他脏器和感染的征象。穿刺后每隔 15~30 min 测呼吸、血压、脉搏一次，连续观察 4 h，无出血可去除沙袋，再 1~2 h 测呼吸、血压、脉搏一次，观察 4 h。

三、胃、十二指肠镜检查术

胃、十二指肠镜检查可直接观察食管、胃、十二指肠炎症、溃疡、出血或肿瘤等的性质、大小、部位及范围，行组织学和细胞学检查，并可行内镜下治疗。

（一）适应证

1.有明显消化道不适症状或出血,原因不明者。

2.怀疑有消化道肿瘤。

3.需随访观察的病变如溃疡、萎缩性胃炎、胃手术后及药物治疗后观察疗效等。

4.某些需内镜下治疗的情况,如摘取异物、急性上消化道出血的止血、食管胃底静脉曲张及食管狭窄的治疗等。

（二）禁忌证

1.严重心、肺、肝、肾功能不全者。

2.各种原因所致休克、昏迷等危重状态者。

3.严重的咽喉部疾病、主动脉瘤及严重的颈胸段脊柱畸形者。

4.急性食管、胃、十二指肠穿孔,腐蚀性食管炎急性期。

5.神志不清或精神心理因素不能配合检查者。

（三）方法

术者面对患者,左手持操作部,右手执镜端约20 cm处,直视下经咬口插入口腔,缓缓沿舌背、咽后壁向下推进至环状软骨水平时,可见食管上口,并将胃镜轻轻插入。

（四）护理

1.术前准备

（1）向患者解释胃、十二指肠镜检查的意义、过程和注意事项,消除紧张、恐惧心理,主动配合检查。

（2）询问病史和体格检查,排除检查禁忌证。检测乙肝、丙肝和艾滋病病毒标志,对有病毒感染者用单独的胃镜检查。

（3）检查前8 h禁食。有幽门梗阻者应先抽尽胃内容物,必要时洗胃。如有义齿,应在检查之前取下,以防脱落发生窒息。

（4）如患者过度紧张,可遵医嘱给予地西泮5～10 mg肌内注射或静脉注射。为减少胃液、唾液分泌和减轻胃肠蠕动,术前半小时可遵医嘱肌内注射山莨菪碱（654-2）或阿托品。了解患者有无麻醉药过敏史,口含或喷雾麻醉药进行咽喉部麻醉,减少咽部疼痛和呕吐反射,观察患者有无过敏反应。检查已消毒准备好的器械。

2.术中护理

（1）协助患者取左侧卧位,头稍向后仰,放松领扣和腰带,咬紧牙垫。

（2）应密切观察患者反应,保持患者头部位置不动,当胃、十二指肠镜到达咽喉时,嘱其做吞咽动作,使胃镜能顺利进入食管。

（3）术中观察患者的面色、呼吸、脉搏。如有异常立即报告操作人员,做相应处理或停止操作。如患者恶心不适,应嘱患者深呼吸,放松全身肌肉。必要时重新麻醉。

（4）当镜面被黏液、血迹、食物等遮挡时,应注水冲洗;配合术者做好摄像、活检及内镜下治疗等工作。

3.术后护理

（1）嘱患者麻醉作用消失后可先饮水少量,如无呛咳可进食。当天宜进流质或易消化的半流质饮食。行活检的患者应进温凉饮食。

（2）部分患者可出现咽痛、吞咽不适、声音嘶哑等咽部水肿症状,一般1～2 d后可自行缓解。嘱患者勿用力咳嗽,以免损伤咽喉部黏膜。如患者出现腹痛、腹胀,可局部按摩,促进排气。

(3)检查后数天内密切观察患者有无消化道穿孔、出血、感染等并发症,一旦发现及时协助医生处理。

(4)对内镜及有关器械进行彻底清洁、消毒、保养,以备再用。

四、结肠镜检查术

结肠镜检查可用于大肠炎症、溃疡、出血、息肉或肿瘤等的诊断及镜下切除息肉、钳取异物等治疗。

(一)适应证

1. 慢性腹泻、便血及下腹疼痛原因不明,疑有直肠、结肠、末端回肠病变者。

2. 原因不明的低位肠梗阻。

3. 钡剂造影发现大肠有可疑病变,需进一步明确诊断者。

4. 结肠疾病的内镜治疗或手术定位,药物治疗或术后随访。

5. 结肠肿瘤普查。

(二)禁忌证

1. 严重心、肺功能不全、休克及身体极度衰弱者。

2. 急性弥漫性腹膜炎、腹腔脏器穿孔、多次腹腔手术、腹内广泛粘连及大量腹水者。

3. 急性重度结肠炎如急性细菌性痢疾、急性重度溃疡性结肠炎及憩室炎等。

4. 肛门、直肠严重狭窄及肠道准备不完全者。

5. 精神心理因素不能配合检查者。

6. 女性月经及妊娠期。

(三)方法

术者先做直肠指检,了解有无肿瘤、狭窄、痔、肛裂等,助手将镜前端涂上润滑剂(一般用硅油,不可用液状石蜡)后,嘱患者张口呼吸,放松肛门括约肌,以右手示指按住镜头,使镜头滑入肛门,此后按术者口令,遵照循腔进镜、配合滑进、少量注气、适当钩拉、去弯取直、防袢、解袢等插镜原则缓慢插入肠镜。检查结束退镜时应尽量抽气以减轻腹胀。

(四)护理

1. 术前准备

(1)向患者解释检查的意义、过程和注意事项,消除顾虑,取得配合。

(2)检查前 1 d 进流质饮食,检查当日空腹或饮少量糖水。

(3)根据患者具体情况,采用灌肠或导泻清洁肠道,至排泄物为水样时即可。需要注意的是如果准备行高频电凝治疗时禁用甘露醇导泻,因其被肠道细菌分解后可产生易燃气体,有发生爆炸的危险。

(4)为解除患者紧张、恐惧、腹痛、腹胀等症状,必要时可遵医嘱给予地西泮 5 ~ 10 mg、哌替啶 50 mg、阿托品 0.5 mg 或丁溴东莨菪碱 10 mg 肌内注射。由于此类药物会使患者对疼痛的反应降低,在发生肠穿孔等并发症时腹痛症状不明显,应特别注意。有青光眼或明显前列腺肥大者忌用阿托品。

2.术中护理

(1)协助患者取左侧卧位,腹部放松并屈膝,嘱患者尽量在检查中保持身体不要摆动。

(2)应密切观察患者反应,如患者出现腹胀不适,可嘱其做缓慢深呼吸。如出现面色、呼吸、脉搏改变等应停止插镜,同时建立静脉通路以备抢救及术中用药。

(3)配合术者做好摄像、活检、及内镜下治疗等工作。

3.术后护理

(1)检查结束后,做好肛门清洁护理。嘱患者注意休息,术后 3 d 内进少渣饮食。如行息肉摘除、止血治疗者,应给予抗菌治疗、半流质饮食。

(2)检查结束后,患者稍事休息,观察 15～30 min 再离去。密切观察患者生命体征,注意观察腹胀、腹痛及排便情况。腹胀明显者可行内镜下排气;腹痛明显或排血便者应留院观察;如发现有剧烈腹痛、腹胀、面色苍白、心率增快、血压下降、粪便次数增多呈黑色,提示肠出血、肠穿孔,应及时通知医生,协助处理。

(3)对内镜及有关器械进行彻底清洁、消毒、保养,以备再用。

本章小结

胃炎可分为急性胃炎及慢性胃炎。胃炎的病因主要有幽门螺杆菌感染、药物及不规律的饮食习惯、应激、胃-十二指肠反流等。胃镜及活组织病理学检查是胃炎最可靠的确诊方法。药物治疗选用制酸剂、保护胃黏膜药、胃动力药等。

消化性溃疡的发生是由于黏膜的保护性因素和损伤性因素失衡。胃溃疡主要是保护性因素减弱,而十二指肠溃疡则是损伤性因素增强。胃溃疡好发于胃角和胃小弯,十二指肠溃疡好发于十二指肠球部。胃溃疡的疼痛节律是进食—疼痛—缓解,十二指肠溃疡的疼痛节律是疼痛—进食—缓解。消化性溃疡最常见并发症是出血,最严重并发症是穿孔、幽门梗阻和癌变。治疗要点是根除幽门螺杆菌治疗,保护胃黏膜,加强饮食护理。

肠结核和结核性腹膜炎均是由结核分枝杆菌引起的慢性感染性疾病。肠结核主要经口感染,好发部位在回盲部,可分为溃疡型、增生型和混合型肠结核。结核性腹膜炎以腹腔内结核病灶直接蔓延为主要感染途径。主要表现为发热和盗汗,腹壁柔韧感是特征性体征。两种疾病抗结核治疗是关键。

肝硬化是各种慢性肝病的晚期阶段。主要的病因是病毒性肝炎。失代偿期的主要表现是肝功能减退和门静脉高压。门静脉高压三大临床表现是脾大、侧支循环建立和开放、腹水。腹水是肝硬化最突出的临床表现。最常见的并发症是上消化道出血,最严重的并发症是肝性脑病,也是死亡的主要原因。

原发性肝癌是指源于肝细胞或肝内胆管上皮细胞的恶性肿瘤,死亡率在消化系统恶性肿瘤中排第 3 位。慢性病毒性肝炎是最主要的致病因素,肝内血行转移是最早和最常见的转移途径。肝区疼痛是最常见的症状,肝进行性肿大是最重要的体征。早期诊断肝癌最具有特异性的肿瘤标记物是 AFP。

肝炎后肝硬化是引起慢性肝性脑病的最常见病因,上消化道出血、大量排钾利尿、大量放腹水、继发感染、手术等是常见的诱因。主要的临床表现是意识障碍、行为失常和昏迷;分为前驱期、昏迷前期、昏睡期及昏迷期四期。护理重点是去除各种诱发因素,加强饮食护理和病情观察,做好昏迷患者的护理。

急性胰腺炎是胰酶对胰腺的自身消化性疾病,常常在暴饮暴食、酗酒的情况下诱发,胆石症为其常见病因。临床以急性上腹痛、发热、恶心、呕吐、血淀粉酶增高为主要特点,主要有急性水肿型和急性坏死型两种病理分型。治疗的原则为解痉止痛、抑制胰液分泌、补充血容量,纠正水、电解质和酸碱平衡紊乱,防止和治疗并发症。护理重点是做好对症护理。

上消化道大出血是指数小时内失血量超出 1 000 mL 或循环血容量的 20%,最常见的病因是消化性溃疡,其次是食管胃底静脉曲张破裂。临床主要表现为呕血、黑便等,常伴有血容量减少引起急性周围循环衰竭,严重时导致休克甚至死亡。抢救休克,补充血容量作为治疗的首要措施。护理过程中重点注意观察有无休克和继续出血的征象。

病案讨论

病例摘要一 男性,30 岁,参加同学聚会,饮酒后突然剧烈腹痛,初起时感觉剑突下偏右呈发作性胀痛,腹痛迅速波及全腹部,并转为持续性、刀割样剧烈疼痛,向后背放射,伴恶心、呕吐,吐出胃内容物,急诊入院。发病以来未曾排便排气,并且不敢翻身也不敢深呼吸,更不敢使腹部受压。3 年前查体,发现胆囊结石,从无症状,未予治疗。既往无类似腹痛,无溃疡病史。查体:T 38.9 ℃,BP 110/80 mmHg,P 110 次/min,R 32 次/min。急病容,右侧卧位,全身皮肤及巩膜可疑黄染,头颈心肺(−),全腹膨隆,伴明显腹肌紧张及广泛压痛,反跳痛。移动性浊音(±),肠鸣音弱。辅助检查:血红蛋白 96.1 g/L,白细胞 $18.9×10^9$/L,谷草转氨酶 211 U/L,血尿素氮 9.9 mmol/L,血钙 1.75 mmol/L。

讨论:

1. 该患者的护理问题有哪些?

2. 目前应对该患者采取哪些护理措施?

3. 如何对患者进行健康指导?

病例摘要二 男性,40 岁,3 年来周期性发作上腹痛,疼痛多在餐后 3～4 h 及夜间出现,进食可缓解。近 2 d 时感腹部不适,昨天排黑便 2 次。今晨呕血一次,量约 1 000 mL,自感头晕、心慌、四肢无力、出冷汗、恶心,晕厥在床,家属立即送医院急诊。体格检查:T 37 ℃,P 110 次/min,R 24 次/min、BP 80/50 mmHg。

讨论:

1. 根据患者目前状况,护士应该如何对其进行病情观察?

2. 如何判断上消化道出血的程度?

3. 哪些征象提示上消化道出血患者会继续出血和再出血?

4. 患者一般情况好转后,饮食护理应该注意哪些?

同步练习

一、选择题

1. 对于腹泻患者的饮食指导,以下不合理的是( )

   A. 摄营养丰富、低脂肪、易消化少纤维食物 B. 适当补充水分和食盐

   C. 根据病情采取禁食   D. 避免刺激性强的调味品

   E. 多吃韭菜、芹菜等粗纤维食物

2. 确诊慢性胃炎的主要依据是( )

   A. 消化道症状   B. 胃液分析

   C. 纤维胃镜检查   D. 胃脱落细胞检查

   E. 胃肠钡餐 X 射线检查

3. 治疗十二指肠球部溃疡的最重要措施是( )

   A. 少食多餐   B. 保护胃黏膜

   C. 抑制胃酸   D. 中枢镇静

   E. 早期手术

4. 消化性溃疡活动期大便隐血试验阳性,提示每日出血量为( )

   A. <1 mL   B. 1～2 mL

   C. 2～3 mL   D. 3～4 mL

   E. 5～10 mL

5. 消化性溃疡近2个月疼痛节律性消失可能是( )

   A. 癌变   B. 出血

   C. 穿孔   D. 幽门梗阻

   E. 胃底静脉破裂

6. 消化性溃疡最主要症状是( )

   A. 反酸   B. 嗳气

   C. 腹胀   D. 呕吐

   E. 慢性周期性节律性疼痛

7. 溃疡病患者宜少量多餐,其意义是( )

   A. 中和胃酸   B. 加快胃排空

   C. 减少胆汁反流   D. 促进胃液分泌

   E. 避免胃窦部过度扩张

8. 胃溃疡患者上腹部疼痛典型节律是( )

   A. 疼痛—进食—疼痛   B. 进食—疼痛—缓解

   C. 缓解—疼痛—进食   D. 进食—缓解—疼痛

   E. 疼痛—进食—缓解

9. 下列有关结核性腹膜炎的叙述不正确的是( )

   A. 以低热及中等热为主   B. 疼痛多位于右下腹

   C. 多有腹胀腹泻   D. 多数症状轻微

   E. 可并发肠梗阻

10. 溃疡性结肠炎病变多累及( )

   A. 直肠和乙状结肠   B. 回盲部

   C. 回肠末端及临近结肠   D. 空肠

   E. 十二指肠

11.在我国肝硬化的主要原因是( )
　　A.酒精中毒　　　　　　　　B.中毒性肝炎
　　C.病毒性肝炎　　　　　　　D.营养失调
　　E.慢性肠道感染

12.肝硬化患者不宜大量放腹水,因可诱发( )
　　A.肝性脑病　　　　　　　　B.脱水
　　C.上消化道出血　　　　　　D.电解质紊乱
　　E.蛋白质丢失

13.肝硬化导致门脉高压的表现有( )
　　A.腹水　　　　　　　　　　B.上腹饱胀
　　C.蜘蛛痣　　　　　　　　　D.大隐静脉曲张
　　E.颈静脉怒张

14.肝硬化大量腹水患者的护理,下列哪项不妥( )
　　A.半卧位　　　　　　　　　B.低盐饮食
　　C.大量补液　　　　　　　　D.皮肤护理
　　E.定期测腹围

15.肝硬化伴门脉高压症的临床表现是( )
　　A.黄疸,腹水,脾大　　　　　　B.腹水,脾大,肾功能衰竭
　　C.黄疸,腹水,侧支循环的建立开放　　D.腹水,脾大,侧支循环的建立开放
　　E.腹水,上消化道出血,侧支循环的建立开放

16.肝硬化门脉高压症时最常见、最危险的并发症是( )
　　A.呼吸道感染　　　　　　　B.静脉血栓形成
　　C.重度腹水　　　　　　　　D.痔静脉曲张出血
　　E.上消化道急性大出血

17.肝癌引起的肝区疼痛的特点是( )
　　A.持续性钝痛或胀痛　　　　B.间歇性隐痛
　　C.饭后半小时刺痛　　　　　D.空腹时烧灼痛
　　E.剧烈的绞痛

18.肝性脑病患者不应给予的治疗是( )
　　A.肥皂水灌肠　　　　　　　B.静脉滴注葡萄糖
　　C.给予谷氨酸钾或谷氨酸钠　　D.静脉滴注精氨酸
　　E.鼻饲25%硫酸镁

19.肝性脑病患者应当( )
　　A.供给足量的热能与蛋白质　　B.给予足量脂肪以提供热能
　　C.供给足量的糖和钠盐　　　　D.每天给水不少于2 500 mL
　　E.给予足量的碳水化合物

20.李先生,38岁,2 h前突然呕出咖啡色胃内容物2 000 mL,伴柏油样大便2次,BP
　　60/30 mmHg,心率120次/min。此时最合适的治疗措施为( )
　　A.应用止血药物　　　　　　B.立即补充血容量
　　C.继续服用抗酸药物　　　　D.急诊胃镜复查
　　E.严格卧床休息

21.肝昏迷前驱期的主要表现是( )
　　A.轻度性格和行为改变　　　B.扑翼样震颤
　　C.脑电图异常　　　　　　　D.意识错乱

E. 昏睡但可唤醒

22. 紧急胃镜检查应在上消化道出血后（   ）

　　A. <24 h　　　　　　　　　　B. 24～48 h

　　C. 48～72 h　　　　　　　　　D. >72 h

　　E. 出血停止

23. 慢性肝病患者出现精神神经症状，肝臭、扑翼样震颤，应考虑（   ）

　　A. 肝硬化　　　　　　　　　　B. 肝肾综合征

　　C. 肝性脑病　　　　　　　　　D. 感染

　　E. 继发性肝癌

24. 肝昏迷合并腹水患者较好的饮食为（   ）

　　A. 低盐、高糖、禁蛋白、低脂肪　　　B. 低盐、高糖、高蛋白、高脂肪

　　C. 低盐、高糖、高蛋白、低脂肪　　　D. 低盐、低糖、低蛋白、高脂肪

　　E. 低盐、低糖、低蛋白、低脂肪

25. 呕吐带酸味的隔夜宿食最可能见于（   ）

　　A. 急性胃炎　　　　　　　　　B. 胆囊炎

　　C. 急性胰腺炎　　　　　　　　D. 病毒性肝炎

　　E. 溃疡病合并幽门梗阻

二、填空题

1. 消化性溃疡常见的并发症有＿＿＿＿、＿＿＿＿、＿＿＿＿和＿＿＿＿。

2. 肝硬化主要临床表现是＿＿＿＿＿＿和＿＿＿＿。

3. 门静脉高压的临床表现是＿＿＿＿＿、＿＿＿＿和＿＿＿＿。

4. 肝性脑病由轻到重分四期＿＿＿＿、＿＿＿＿、＿＿＿＿和＿＿＿＿。

5. 在我国引起急性胰腺炎的主要病因是＿＿＿＿＿＿＿＿，本病首发症状是＿＿＿＿＿＿＿＿。

6. 上消化道出血病因诊断的首选检查是＿＿＿＿＿＿＿＿。

三、名词解释

1. 消化性溃疡　2. 肝硬化　3. 肝性脑病　4. 肝肾综合征　5. 急性胰腺炎

四、简答题

1. 简述引起肝硬化腹水的原因。

2. 简述消化性溃疡患者饮食护理。

3. 简述原发性肝癌的临床表现和体征。

4. 简述肝性脑病的临床表现。

5. 简述肝硬化腹水护理措施。

6. 简述急性胰腺炎的饮食护理。

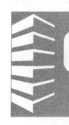

第五章
泌尿系统疾病患者的护理

学习目标

◆阐述急性肾小球肾炎、慢性肾小球肾炎、肾病综合征、尿路感染及慢性肾功能衰竭的病因与临床表现。

◆熟记急性肾小球肾炎、慢性肾小球肾炎、肾病综合征、慢性肾功能衰竭的定义。

◆熟悉泌尿系统的组成、解剖与生理功能。

◆了解慢性肾小球肾炎、肾病综合征及慢性肾功能衰竭的发病机制。

◆掌握肾性水肿、膀胱刺激征、慢性肾小球肾炎、尿路感染及慢性肾功能衰竭的护理措施。

第一节 概 述

泌尿系统是由肾脏、输尿管、膀胱、尿道及有关的血管和神经等组成,其中肾脏不仅是人体主要的排泄器官,还具有重要的内分泌功能。主要的生理功能是生成和排泄代谢废物及调节水、电解质与酸碱平衡,以维持机体内环境的稳定。

一、肾脏的解剖与功能

肾脏位于腹膜后脊柱两侧,左右各一,形似蚕豆,右肾上极平第 12 胸椎,下极平第 3 腰椎;左肾上极平第 11 胸椎下缘,下极平第 2 腰椎下缘。肾脏实质由肾单位、肾小球旁器、肾间质、血管和神经组成。肾单位是肾脏的基本功能单位,由肾小体和肾小管组成。每个肾约有 100 万个肾单位。

肾脏的生理功能如下:

1. 肾小球的滤过功能 当血液流经肾小球时,所有血浆成分可通过肾小球滤过膜进入肾小囊而形成原尿。原尿的形成与肾小球滤过膜的通透性和滤过面积、有效滤过压及肾血流量有关。正常成人的双肾血流量为 1 000 ~ 2 000 mL/min。此外神经和激素对肾小球的滤过功能有一定的调节作用。

2.肾脏的内分泌功能 肾脏可分泌肾素、前列腺素、激肽释放酶、促红细胞生成素和胆钙化醇羟化酶。此外,肾能分泌甲状腺激素、抗利尿激素、降钙素等激素,以及降解一些肾外激素,如促胃液素、胰岛素、胰高血糖素等激素。

3.肾小管功能 ①重吸收功能;②分泌和排泄功能;③浓缩和稀释功能。

4.系膜功能 系膜细胞分布于毛细血管袢之间,起支架、修补基膜、清除异物、调节肾小球滤过等作用。

二、护理评估

(一)病史

1.患病及治疗经过

(1)详细询问起病时间、起病缓急 了解有无诱因及相关疾病病史及患病后主要症状及伴随症状与体征的特点,如性质、部位、程度、持续时间。有无水肿、程度、部位、有无少尿、夜尿增多、血尿、混浊;有无尿路刺激征;肾区疼痛、腰痛、肾绞痛;有无血压增高、头晕、头痛;有无慢性肾功能衰竭早期表现,如食欲低下、畏食、恶心、呕吐。

(2)既往治疗经过及效果 曾做过何种检查;遵从医嘱情况;用药情况,用药的名称、剂量、效果,有无不良反应;有无药物过敏史;是否使用过肾毒性药物如解热镇痛药、两性霉素、氨基糖苷类、一二代头孢菌素、磺胺类;是否使用过激素、免疫抑制剂,了解剂量、途径、疗程、疗效、减药情况、疗效;不良反应。

(3)目前主要不适及病情变化 目前最突出的症状及其变化,评估这些症状及体征对机体的影响情况,了解患者的体重、食欲及生活方式。

(4)心理-社会资料 了解疾病对日常生活、工作或学习的影响;患者对疾病性质、过程、预后、防治的了解程度;患者的医疗保障、社区保健服务;经济负担过重;由于肾脏病除急性尿路感染外多数为慢性迁延性,患者有无抑郁和恐惧心理,对治疗缺乏信心,家属忽视或漠视患者病情,进一步加重患者的负性情绪,评估时应注意患者的不良心态。

2.身体评估

(1)一般状态 患者的精神、意识、营养状况、体重,血压是否升高。

(2)皮肤黏膜 有无皮肤黏膜苍白、尿素结晶、皮肤上有无抓痕、色素沉着,有无水肿。

(3)胸部检查 有无胸腔积液,有无肺部湿啰音,心界大小。

(4)腹部 腹部有无移动性浊音;有无肾区叩击痛、输尿管点压痛。

3.实验室及其他检查

(1)尿常规 ①一般性状:尿量、颜色、气味、相对密度、pH 值。②常见化学成分:蛋白质、葡萄糖。③尿沉渣镜检、定量计数(细胞、管型、结晶体)。④尿液细菌学检查。

尿液标本采集:新鲜尿液,早晨第一次尿最好。①晨尿浓缩、酸化,有利于细胞、管型、结晶体等病理成分保留。②无食物因素干扰。③立即送验:从标本采集到检验完成,夏天不应超过 1 h,冬天不应超过 2 h。④冷藏保存,加防腐剂(细菌培养标本不

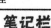

宜)。⑤女性避开月经期,尿蛋白定量留24 h标本。

(2)尿细菌学培养标本 取清晨第一次清洁中段尿;应在抗菌药物使用之前或停用抗菌药之后5 d留取尿标本;严格无菌操作、清洁外阴、消毒尿道口,再留中段尿;尿标本1 h内培养、否则冷藏。

(3)肾功能 ①肾小球滤过功能:内生肌酐清除率(Ccr)是最常用的指标,动态观察并协助判断肾脏疾病进展及预后,可较早反映滤过功能的异常;血尿素氮(BUN)和血肌酐(Scr)值也可判断滤过功能,多在肾功能严重损害时出现,并非早期诊断指标。血尿素氮在高蛋白饮食、高分解状态、上消化道大出血均可影响,不如血肌酐准确,两者均升高表明肾脏严重损伤。②肾小管功能:近端和远端肾小管功能测定。

(4)肾病免疫学检查 包括血清补体成分测定,抗O测定等。

(5)经皮肾组织活检 有助于确定肾脏病的病理类型,有助于诊断、治疗,有助于估计预后及有助于判断疗效。

(6)肾脏影像学检查 CT、ECT、静脉肾盂造影等可了解肾脏的形态、功能及有无梗阻等。

第二节 泌尿系统疾病常见症状与体征的护理

【比较】
　　肾炎性水肿和肾病性水肿在机制、临床意义和特点上有什么区别?

一、肾性水肿

肾性水肿是肾小球疾病最常见的临床表现,可见于各型肾炎和肾病患者,是指在人体的组织间隙有过多的液体积聚使组织肿胀。由肾小球疾病引起的水肿可分为肾炎性水肿和肾病性水肿两大类。水肿常从组织疏松处开始,如眼睑、头皮、外阴等,严重时可波及全身,出现胸腔积液、腹水等。肾炎性水肿的基本病理生理改变为"球－管失衡"引起水钠潴留,其发生机制为肾小球滤过功能损害而导致水、钠潴留;特点为早期晨起眼睑及颜面水肿,而后发展为全身水肿。肾病性水肿是由于大量蛋白丢失造成低蛋白血症所致,肾病性水肿一般较严重,多从下肢部位开始,常为全身性、体位性和凹陷性。

(一)护理评估

1.病史 询问患者水肿发生的诱因及原因,水肿的部位、时间、程度和特点,水肿为局限性还是全身性,水肿随时间的变化、进展情况;有无伴随症状,如少尿、膀胱刺激症状、肾区疼痛、肉眼血尿、心悸、呼吸困难、乏力、头晕、腹胀等;详细了解治疗过程尤其是用药情况,包括药物的种类、剂量、用法、疗程、用药后的效果及不良反应等。用激素、免疫抑制剂的患者,应评估是否遵医嘱用药、治疗效果如何。了解既往有无肝脏、心脏及内分泌等系统病史。

2.身体评估 包括患者生命体征、尿量、体重及精神状况的改变,全身皮肤水肿的检查:即皮肤水肿的部位、程度及其特点,注意有无晨起的眼睑水肿、下肢水肿、外阴水肿;肺部听诊有无啰音及胸腔积液征,腹部检查有无膨隆,叩诊有无移动性浊音等。

3.实验室及其他检查 ①尿常规、尿蛋白定性和定量;明确蛋白丢失情况。②尿沉渣镜检有无血尿、白细胞尿(脓尿)、管型尿等。③血清电解质是否异常。④肾功能:判断肾小球和肾小管的功能有无异常,以进一步明确水肿原因。

4. 心理-社会资料　水肿的反复出现加重患者的心理负担,注意观察有无精神紧张、焦虑、抑郁等心理改变及其程度。水肿影响患者的外在形象,注意观察患者有无人际交往障碍及自卑感。

(二)常见护理问题

1. 体液过多　与水、钠潴留,大量蛋白尿导致血浆蛋白下降等因素有关。

2. 有皮肤完整性受损的危险　与机体白蛋白下降,皮肤水肿,导致机体抵抗力下降有关。

3. 自我形象紊乱　与水肿及使用激素引起颜面和身体外形改变有关。

(三)护理措施

1. 体液过多

(1)病情观察　监测患者24 h的液体出入量,观察水肿消长情况,严密观察并记录好患者的生命体征的变化,尤其是血压变化的情况,定期测量血压;定期测量患者的体重并注意其变化情况。对于高血压的患者,更应严密观察体液的变化,如出现尿量减少、胸腔、腹腔、心包积液、心率加快、呼吸困难、肺底湿啰音、颈静脉怒张、肝大等心力衰竭的征象,有无头痛、恶心、视力模糊,甚至昏迷抽搐等高血压脑病的表现;注意有无发热,观察有无呼吸道、泌尿道、皮肤等部位感染的发生。密切监测血清电解质、血尿素氮、肾小球滤过率、血肌酐等变化。

(2)生活护理　安静卧床能减轻肾脏负担,有利尿作用,可促进水肿消退。患者应多卧床休息,避免劳累,卧床期间经常变换体位,并用软垫支撑受压部位,对颜面部水肿者应稍抬高头部,有胸腔积液者宜取半卧位。根据病情给予限制水、钠的摄入:如轻中度水肿,尿量大于1 000 mL/d者,钠盐摄入少于3 g/d,轻微限水;严重水肿少尿者给予无盐饮食,限水少于1 000 mL/d。根据肾小球滤过率(GFR)来调节蛋白质的摄入量。严重水肿伴低蛋白血症者给予正常量的优质蛋白饮食1 g/(kg·d);轻度水肿伴低蛋白血症者给予优质蛋白饮食0.5 ~ 0.6 g/(kg·d)。补充足够的热量,每日供给热量为126 ~ 147 kJ/kg,以免引起负氮平衡。

(3)用药护理　遵医嘱使用利尿剂、糖皮质激素或免疫抑制剂的患者,注意观察药物的疗效,有无不良反应的出现。使用环磷酰胺等免疫抑制剂的患者,易引起骨髓抑制、肝损害、脱发等。用药期间应严密监测生命体征,准确记录24 h出入量。尤其是有无出现电解质紊乱的情况,如低钾、低钠及低血容量性休克等。发现问题,及时处理。长期使用糖皮质激素的患者可出现类库欣综合征的表现,如满月脸、痤疮、向心性肥胖、水钠潴留、高血压、糖尿病、动脉粥样硬化、消化道出血、骨质疏松、对感染的抵抗减弱。具体护理措施包括:①密切观察患者的生命体征、精神状态、皮肤及情绪的变化。②口服激素宜饭后服,以减少对胃黏膜的刺激。③告知患者及家属合理用药的重要性,强调不可擅自增减或骤停激素。④观察血糖、尿糖的变化。⑤服药期间给予低盐、高蛋白饮食,注意补充钙剂和维生素D。⑥做好皮肤的护理,痤疮不可用手挤。⑦为避免发生感染,大剂量糖皮质激素治疗时,可在消毒隔离病房进行。出现各种感染应及时治疗。

（4）健康指导　向患者及家属讲解水肿出现的原因、不同原因所致水肿的特点。教会患者保护水肿部位皮肤，与患者一起讨论制订饮食计划，并严格执行。减少病区的探访人数及次数，指导患者避免去公共场所及人多聚集的地方以防止交叉感染。

2.有皮肤完整性受损的危险

（1）病情观察　监测体温变化，注意观察皮肤黏膜有无红肿、破损。

（2）皮肤护理　①床铺清洁、平整、干燥，内衣裤勤换洗。②常用温水给患者清洗，动作轻柔，协助患者做好全身皮肤、黏膜的清洁卫生，以免损伤水肿的皮肤引起感染。③防止医源性感染，各种穿刺应严格无菌操作，静脉穿刺点在各层组织不在同一位置，避免拔针后药液及组织液外渗。拔针后用无菌干棉球按压穿刺部位，避免药液或组织液外渗。④协助长期卧床的患者每 2 h 翻身一次，按摩受压部位。及时清理大小便，以防褥疮发生。

3.自我形象紊乱　理解患者因自我形象改变所引起的不良情绪变化，鼓励患者表达出来。帮助患者通过修饰、衣着的改变来提高身体和精神上的自尊。鼓励患者做一些力所能及的活动来增强其自尊，与患者、家属及同事一起制订护理计划，使其认识到应对机制和个人的能力是有限的，可通过选择性的方法适应人际关系、生活方式及角色的变化。

二、尿路刺激征

尿路刺激征是由于膀胱颈和膀胱三角区受到炎症或机械刺激，使膀胱紧张度增加所致。常见于泌尿系感染、结石、肿瘤、肾脏疾病等。将尿频、尿急、尿痛合称为膀胱刺激征。正常人白天排尿 3～5 次、夜间 0～1 次，每次尿量 200～400 mL。若单位时间内排尿次数增多，而每次尿量不多为尿频；若一有尿意就难以忍受迫不及待排尿，并常伴有尿失禁为尿急；若排尿时膀胱区或尿道内有疼痛或灼热感称为尿痛。

（一）护理评估

1.病史　询问患者排尿情况，每日小便次数是否增多、排尿时是否伴有疼痛，有无尿急难忍等。了解患者出现上述症状的时间，有无诱因或原因，同时有无伴有发热、腰痛等其他的不适。询问患者发病治疗经过，用过哪些药物，药物的剂量、用法、疗程及效果如何，有无出现不良反应。了解既往史，询问患者有无泌尿系感染、前列腺疾病、盆腔疾病和结核病史，有无留置导尿管、尿路器械检查等病史。

2.身体评估　评估患者的精神及营养状况，体温有无升高。检查肾区有无压痛、叩击痛、耻骨上膀胱区有无不适，各输尿管压痛点有无压痛，尿道外口有无红肿及脓性分泌物等。

3.实验室及其他检查　①尿液一般检查：有无出现白细胞尿（脓尿）、血尿、蛋白尿、管型尿等；②尿细菌镜检和定量培养：有无出现菌尿及其定量指标如何。③排尿情况：患者24 h总尿量有无异常，有无出现夜尿增多、尿相对密度降低。④肾功能：判断患者肾功能（尤其是肾小管功能）的状况如何；⑤影像学检查：肾脏的大小、外形及结构有无改变，尿路有无出现畸形或梗阻等表现。

4.心理-社会资料　因膀胱刺激征易反复出现，部分患者可能发展成慢性肾病，导致肾功能的损害，因而患者可出现紧张不安、焦虑等心理反应，进一步加重病情。为

【议一议】
　膀胱刺激征是尿路感染最常见的症状，应该如何缓解？如何护理？

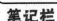

此,应注意评估患者的心理状况、社会支持、家庭系统等状况。

(二)常见护理问题

1.排尿型态改变　尿频、尿急、尿痛与尿路感染或理化因素刺激膀胱有关。

2.体温过高　与尿路感染有关。

(三)护理措施

1.病情观察　定期测量患者生命体征、特别注意体温的变化。

2.生活护理　急性发作期应卧床休息,协助其完成各种日常生活活动,以减轻患者的不适感。各项护理操作集中进行,提供充足的休息和睡眠时间,以利于疾病的康复。鼓励患者多饮水、勤排尿,达到机械冲洗尿路,减少细菌及分泌物在膀胱停留的目的,从而减轻膀胱刺激征,尿路感染者每天饮水量不应低于 2 000 mL,保证每天尿量在 1 500 mL 以上,且每 2～3 h 排尿 1 次。并告之患者憋尿会加重病情。发热患者,要注意保持舒适的病室环境,温湿度适宜,室内的空气流通,一般室温在 18～22℃,湿度为 50%～70%。协助患者做好口腔护理。高热患者出汗增多,应及时更换衣裤,注意保暖,以免受凉加重病情。

3.用药护理　遵医嘱使用抗生素,注意观察其疗效及有无不良反应,嘱患者按时、按量、按疗程服药,不随意停药,以达到彻底治疗。指导患者正确留取尿标本送检。

4.对症护理　高热患者给予物理降温,必要时遵医嘱给予退热药,并注意观察及记录降温效果。出现肾区或膀胱区疼痛时,可指导患者热敷或局部按摩,以缓解疼痛。另外,也可指导患者多做一些自己感兴趣的事情,如听音乐、阅读报刊、看电视等,以转移患者对自身不适的注意力,减轻患者的焦虑情绪,也可起到缓解膀胱刺激征的作用。

5.健康指导

(1)指导患者做好全身及外阴部的清洁卫生。避免劳累,经常参加体育运动,加强营养,以增强机体抵抗力。

(2)鼓励患者多饮水,饮食清谈、易消化、营养丰富。

三、尿量异常

尿量异常包括多尿、少尿和无尿。多尿是指24 h尿量超过2 500 mL;若24 h尿量少于400 mL,或每小时尿量少于17 mL称为少尿;24 h尿量少于100 mL,12 h完全无尿称为无尿。尿量的多少取决于肾小球滤过率、肾小管重吸收量及两者的比例。少尿或无尿的病因有3类:肾前性(心排血量减少、血容量不足等)、肾实质性(急、慢性肾功能衰竭等)和肾后性(尿路梗阻等)。多尿见于多种原因引起的肾小管功能不全、内分泌代谢性疾病等,如慢性肾盂肾炎、肾动脉硬化、肾髓质退行性变、糖尿病、肾上腺皮质功能减退等。

(一)护理评估

1.病史　询问患者引起尿量异常的原因或诱因,尿量异常出现的时间,如是否为慢性肾小球肾炎或急性肾功能衰竭的多尿期;有无各种肾脏疾病所致的肾功能衰竭、休克、严重心力衰竭及尿路结石和肿瘤压迫。了解既往史,有无引起多尿的内分泌及代谢障碍病史。询问每日排尿的次数及尿量,多尿、少尿、无尿的程度及病程的长短,有无伴随症状。采取了哪些治疗措施,有无效果。

笔记栏

2.身体评估 评估患者的意识状态,测量血压、心率、心律的变化,测量体重,观察呼吸频率和深度,同时观察皮肤黏膜有无水肿或脱水及皮肤弹性的改变。肺部听诊有无湿啰音。

3.实验室及其他检查 通过血清电解质及血气分析检查,评估有无电解质紊乱及酸碱平衡失调。

4.心理-社会资料 尿量异常尤其是少尿或多尿会导致机体多系统的严重症状,使患者和家属不能正确面对现实,对疾病的治疗丧失信心,产生恐惧、悲观等消极情绪。

(二)常见护理问题

1.体液过多 与肾小球滤过率下降,尿量减少有关。

2.有体液不足的危险 与肾功能不全,尿量过多有关。

3.恐惧 与尿量异常导致的酸碱平衡紊乱和多系统严重症状有关。

(三)护理措施

1.体液过多或有体液不足的危险

(1)病情观察 通过严密监测意识状态、生命体征、体重变化,准确记录24 h出入量及脱水或水肿的征象,以判断尿量异常的原因,同时采集标本,通过监测肾功能、电解质、血气分析结果,及时发现电解质紊乱及酸碱平衡失调。

(2)生活护理 为患者提供良好的环境,保持病室清洁、安静、光线柔和、温湿度适宜,以保证患者充分休息。症状严重者绝对卧床休息,对多尿患者,床旁备屏风,便器置易取处,小便后及时清洗便器;少尿或无尿患者病情危重,协助做好日常生活护理,如更衣、洗漱等。遵循饮食原则制订饮食计划。

(3)用药护理 对于多尿患者,严格遵从医嘱用药及输液;对于少尿患者,遵医嘱给予利尿剂,并注意观察疗效及不良反应。用药过程中准确记录24 h出入量,并观察排尿的次数及尿量有无变化。

(4)健康指导 向患者及亲属介绍尿异常的病因及相关的伴随症状;指导患者合理休息,严格遵守饮食计划;教会患者监测病情变化,正确留取尿标本;教育患者避免受凉,预防呼吸道感染;指导患者坚持治疗,定期复查。

2.恐惧 鼓励患者表达恐惧的感受,与患者一起讨论恐惧的来源。通过介绍疾病的治疗和护理方案,使患者及家属认识到现实与理想对健康威胁的不同。关心、安慰患者,当其做出可以减轻或消除恐惧感的行为时积极给予鼓励。

【想一想】
你能否分清初始血尿、终末血尿和全程血尿?

四、血尿

离心后尿沉渣每高倍视野红细胞在3个以上称为血尿。按其轻重程度可分为肉眼和镜下血尿,前者每升含血量超过1 mL,尿液呈血红色或洗肉水样,有时伴有血凝块,后者外观尿色正常,仅在镜下发现较多的红细胞。血尿是泌尿系统疾病最常见症状之一。血尿可由各种泌尿系统疾病及某些全身性疾病引起,此外,肾对某些药物的过敏或毒性反应可表现为血尿,平时运动量小的健康人,突然剧烈运动后可发生功能性血尿。

笔记栏

（一）护理评估

1. 病史　询问患者引起血尿的原因，如有无肾小球肾炎、泌尿系结石、结核、肿瘤、血管病变等泌尿系疾病；有无做过泌尿器官器械检查或发生过外伤；有无过敏性紫癜、风湿病等全身性疾病；有无使用过对肾脏损害的药物等。询问患者是肉眼血尿还是镜下血尿，血尿出现在排尿初始、终末，还是全程，有无其他伴随症状。进行了哪些检查，结果如何。采取了哪些措施，是否有效。

2. 身体评估　注意检查患者有无发热、是否高血压；体重有无减轻；皮肤黏膜有无出血，是否有贫血表现；肾区有无压痛、叩击痛，输尿管压痛点有无压痛，腰腹部有无包块等。

3. 实验室及其他检查　通过尿常规反复检查，进一步中段尿细菌培养、周围血涂片找狼疮细胞等实验室检查，以及影像学检查、肾穿刺活检等明确血尿的病因。

4. 心理-社会资料　血尿的直观刺激等因素会让患者惶恐不安，加上病情恢复较慢，患者心理压力很大，甚至产生消极悲观情绪。

（二）常见护理问题

1. 排尿异常：血尿　与各种因素引起肾小球滤过率增加及泌尿系损伤出血有关。

2. 个人应付能力差　与反复发生的血尿及病情恢复慢有关。

（三）护理措施

1. 排尿异常（血尿）

（1）生活护理　大量血尿时，应卧床休息；定期检查血尿，病情恢复时，可逐渐增加活动量。在不影响血压的基础上，适当多饮水，可起到冲洗尿路、预防感染和堵塞的作用。

（2）病情观察　观察血尿的来源部位，分清是初始血尿、终末血尿还是全程血尿。观察血尿的伴随症状，判断血尿的发生原因，如伴有水肿、高血压、蛋白尿、肾功能损害者多为肾炎或肾病；伴有高热及其他部位出血者多见于感染性疾病；伴有肾区钝痛时可能是肾肿瘤、肾盂结石、多囊肾等；伴有腰腹部肿块时，单侧考虑为肾肿瘤、肾积水及肾下垂等，双侧考虑为多囊肾；尤其注意中老年人的无痛性血尿应警惕泌尿系肿瘤。还应观察血尿的量和颜色，正确判断出血量。

（3）用药护理　血尿的处理主要是针对原发病的治疗，注意观察药物的疗效和不良反应。在用生理盐水加去甲肾上腺素对弥漫性膀胱黏膜出血行膀胱低压灌注止血时，应注意每次用 300 mL 左右，同时保留 10 min 再排出。

（4）健康指导　向患者及家属介绍血尿形成的原因、临床特点及处理原则。教会患者留取尿标本的方法，注意尿标本的留取应及时，保持容器清洁。使患者明确血尿的严重程度并不代表病情的严重程度，稳定情绪，及早查明血尿的原因，积极配合治疗护理。

2. 个人应对能力差　鼓励患者表达自己的感受，针对患者的疑虑给予耐心的解释。创造良好的交谈场所，安排患者之间的相互交流，学习新的应对方法。开展护理查房，针对患者的应对机制制订护理计划，并鼓励患者积极参与。

第三节　肾小球疾病概述

肾小球病是一组有相似的临床表现,但病因、发病机制、病理改变、病程及预后不尽相同,且病变主要侵犯双肾肾小球的疾病。分为原发性、继发性和遗传性三大类,其中原发性肾小球病多数病因不明,需排除继发性及遗传性肾小球病后才能诊断,是引起慢性肾功能衰竭的主要疾病。

(一)原发性肾小球病的分类

1. 原发性肾小球疾病的临床分型　①急性肾小球肾炎。②急进性肾小球肾炎。③慢性肾小球肾炎。④无症状性血尿或(和)蛋白尿(隐匿性肾小球肾炎)。⑤肾病综合征。

2. 原发性肾小球病的病理分型　①轻微性肾小球病变。②局灶性节段性病变。③弥漫性肾小球肾炎:膜性肾病;增生性肾炎(又分为系膜增生性肾小球肾炎、毛细血管内增生性肾小球肾炎、系膜毛细血管性肾小球肾炎、新月体性肾小球肾炎);硬化性肾小球肾炎。④未分类的肾小球肾炎。

(二)发病机制

多数肾小球病是属于免疫介导性炎症疾病。一般认为免疫机制是肾小球病的始发机制,同时又有炎症介质的参与,最终导致肾小球损伤和临床症状的出现。但在疾病进程中也可有非免疫非炎症因素的参与。此外,遗传因素和自身免疫在肾炎发生中的作用应受到重视。

1. 免疫反应

(1)体液免疫

1)循环免疫复合物沉积　某些外源性或内源性抗原刺激机体产生相应的抗体,并于血液循环中形成免疫复合物(CIC),CIC 在某些情况下沉积或为肾小球所捕捉,并激活炎症介质后导致肾炎产生。一般认为肾小球系膜区和(或)内皮下肾小球内免疫复合物(IC)常为 CIC 的发病机制。

2)原位免疫复合物　形成肾小球中的某些固有抗原(如肾小球基膜或种植抗原,系统性红斑狼疮时机体的 DNA 等)能引起机体免疫反应产生相应的抗体,血液循环中的抗体与肾小球中的固有抗原或种植抗原结合,形成原位免疫复合物而致病。

(2)细胞免疫　微小病变型肾病肾小球内无 IC 的证据,但研究提示患者淋巴细胞在体外培养可释放血管通透性因子。近年来有肾炎动物模型提供了细胞免疫证据。故细胞免疫在某些类型肾炎发病机制中的重要作用已得到认可,但细胞免疫是否可直接诱发肾炎,一直未得到肯定回答。

2. 炎症反应　免疫反应导致炎症而致病,炎症反应有炎症细胞(如中性粒细胞、单核细胞、血小板等),炎症细胞可产生多种炎症介质(补体、凝血纤溶因子、生物活性肽、白细胞三烯等),两者共同参与及相互作用,而导致肾小球的损伤。

3. 非免疫非炎症损伤　免疫炎症损伤在肾小球疾病的发病机制中占主要地位,但研究发现在疾病进展中也存在非免疫非炎症的致病机制。如肾小球内高压、高灌注及

【思一思】
　　肾炎综合征有哪些表现?

【想一想】
　　原发性肾小球疾病的临床分型有哪些?病理分型有哪些?

高滤过,可促进肾小球的硬化,另外高脂血症也具有"肾毒性",加重肾小球损伤。

(三)临床表现

1.蛋白尿 正常的肾小球滤过的原尿中主要为小分子蛋白(如溶菌酶、轻链蛋白等),白蛋白及相对分子量更大的免疫球蛋白含量则较少。经肾小球滤过的原尿中95%以上的蛋白质被近曲小管所重吸收,故正常人终尿中蛋白含量极低(小于150 mg/d)。正常人尿中因蛋白含量低,故临床上尿常规的定性试验常不能测出。当尿蛋白超过150 mg/d,尿蛋白定性阳性,称为蛋白尿。若尿蛋白量大于3.5 g/d,则称为大量蛋白尿。

2.血尿 离心后尿沉渣镜检每高倍视野红细胞超过3个,称为镜下血尿,1 L尿含1 mL血即呈现肉眼血尿。肾小球病特别是肾小球肾炎,其血尿常为无痛性、全程性血尿,可呈镜下或肉眼血尿,持续性或间发性。血尿可为单纯性血尿,也可伴蛋白尿、管型尿,如血尿患者伴较大量蛋白尿和管型尿特别是红细胞管型,多提示肾小球源性血尿。

3.水肿 肾性水肿的基本病理生理改变为水钠潴留。肾小球病出现水肿可基本分为两大类。

(1)肾炎性水肿 主要是由于肾小球滤过率下降,而肾小管重吸收功能基本正常造成"球-管失衡"和肾小球滤过分数(肾小球滤过率/肾血浆流量)下降,导致水钠潴留。当肾炎性水肿时,血容量常扩张,伴有肾素-血管紧张素-醛固酮活性抑制、抗利尿激素分泌减少,因毛细血管通透性增加、高血压等因素而使水肿持续或加重。

(2)肾病性水肿 主要由于长期、大量蛋白尿造成蛋白丢失,使血浆蛋白过低,血浆胶体渗透压降低。液体从血管内渗入组织间隙而产生水肿;部分患者因有效血容量减少,刺激肾素-血管紧张素-醛固酮活性增加和抗利尿激素分泌增加等,可进一步加重水钠潴留而加重水肿。

肾炎性水肿组织间隙蛋白含量高,水肿多从眼睑、颜面部开始;而肾病性水肿组织间隙蛋白含量低,水肿多从下肢部位开始。

4.高血压 肾小球病常伴高血压,慢性肾功能衰竭患者90%出现高血压。持续存在的高血压会加速肾功能恶化。肾小球病高血压的发生机制如下:

(1)钠、水潴留 引起容量依赖性高血压。

(2)肾素分泌增多 肾实质缺血刺激肾素-血管紧张素分泌增加,小动脉收缩,外周阻力增加,引起肾素依赖性高血压。

(3)肾实质损害 肾内降压物质分泌减少、肾内激肽释放酶-激肽生成减少、前列腺素生成减少,也是形成肾性高血压的原因之一。肾小球病所致的高血压多为容量依赖型,少数为肾素依赖型,但两型高血压常混合存在,有时很难截然分开。

5.肾功能损害 急进性肾小球肾炎常导致急性肾功能衰竭,部分急性肾小球肾炎患者可有一过性肾功能损害。慢性肾小球肾炎及蛋白尿控制不好的肾病综合征患者,随着病程进展至晚期常发展为慢性肾功能衰竭。

第四节　肾小球肾炎

一、急性肾小球肾炎

急性肾小球肾炎简称急性肾炎,是以急性肾炎综合征为主要临床表现的一组肾小球疾病。其特点为急性起病,患者以出现血尿、蛋白尿、水肿和高血压为主要表现,且可有一过性氮质血症。常有前驱感染,多见于链球菌感染后,或其他细菌、病毒和寄生虫感染后引起。

(一)病因及发病机制

本病常发生于β-溶血性链球菌"致肾炎菌株"引起的上呼吸道感染(多为扁桃体炎)或皮肤感染(多为脓疱疮)后,感染的严重程度与急性肾炎的发生和病变轻重并不完全一致,本病主要由感染所诱发的免疫反应引起。

本病病理类型为毛细血管内增生性肾炎。光镜下常为弥漫性肾小球病变,以内皮细胞及系膜细胞增生为主。免疫病理检查可见 IgG 及 C_3 呈粗颗粒状沉积于系膜区及毛细血管壁。

(二)临床表现

急性肾小球肾炎好发于儿童,以男性居多。前驱感染后常有 1~3 周的潜伏期,起病较急,病情轻重不一,轻者仅尿液一般检查及血清补体 C_3 异常,重者可出现急性肾功能衰竭。本病预后良好,有自愈倾向,常在数月内临床痊愈。典型症状及体征表现如下:

1. **症状**　主要表现血尿、蛋白尿、管型尿,几乎全部患者均有肉眼或镜下血尿,约30%出现肉眼血尿,且常为首发症状或患者就诊的原因。可伴有轻、中度蛋白尿,少数有大量蛋白尿。尿沉渣可见白细胞和上皮细胞,以及颗粒管型和红细胞管型。80%以上的患者有水肿;患者因水、钠潴留可出现一过性轻、中度的高血压,经利尿后血压恢复正常。少数可出现严重高血压,甚至高血压脑病。部分患者可出现一过性氮质血症。

2. **体征**　常见于晨起眼睑水肿,呈"肾性面容",可伴有下肢轻度凹陷性水肿,大量蛋白尿导致肾病综合征时可出现腹水征;肾功能异常患者在起病早期因肾小球滤过率下降,钠水潴留而尿量减少,一般于 1~2 周后尿量增加,肾功能恢复正常,极少数可表现为急性肾功能衰竭。

(三)实验室及其他检查

1. **尿液检查**　均有镜下血尿,为多形性红细胞。尿蛋白多为 + ~ ++,20% 左右有大量蛋白尿(尿蛋白定性+++ ~ ++++,24 h 尿蛋白定量>3.5 g)。尿沉渣中可见白细胞、管型,如红细胞管型、颗粒管型、白细胞管型等。

2. **血清补体 C_3 及总补体**　发病初期下降,8 周内恢复正常,对本病诊断意义很大。血清抗链球菌溶血素"O"滴度可增高或正常,部分患者免疫复合物阳性。

3. **肾功能检查**　可有 GFR 降低,血 Ccr 下降,血 BUN、血 Cr 升高。

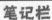

4. B 型超声波检查 示双肾形状饱满、体积增大。

（四）诊断要点

（1）链球菌感染后 1~3 周出现血尿、蛋白尿、水肿、高血压，甚至少尿及氮质血症。

（2）血清补体 C_3 降低（8 周内恢复正常），即可临床诊断为急性肾小球肾炎。

（3）若肾小球滤过率进行性下降或病情 1~2 个月尚未完全好转的应及时做肾活检，以明确诊断。

（五）治疗要点

1. 一般治疗 以休息、对症处理为主：利尿消除水肿，降低血压，急性肾功能衰竭患者应及时透析，不宜用激素及细胞毒药物。

2. 饮食治疗 急性期应卧床休息，给予低盐饮食，氮质血症时应限制蛋白质的摄入，并以优质动物蛋白为主。

3. 控制感染灶 对于反复发作的慢性扁桃体炎，待肾炎病情稳定后，可行扁桃体摘除。

4. 治疗药物 ①常用噻嗪类利尿剂，如氢氯噻嗪 25 mg，2~3 次/d；必要时给予襻利尿剂，如呋塞米 20~60 mg/d，注射或分次口服。利尿后高血压控制不满意时，可加用钙通道阻滞剂，如硝苯地平 10 mg，2~4 次/d。少尿时应慎用保钾利尿剂和血管紧张素转化酶抑制剂，以防诱发高血钾。②当病灶细菌培养阳性时，应使用青霉素或其他抗生素 10~14 d。

5. 透析治疗 对于少数发生急性肾功能衰竭者而有透析指征时，应及时给予透析治疗，帮其渡过急性期。

（六）护理

1. 护理评估

（1）病史 询问患者发病前 2 周有无上呼吸道或皮肤感染史，起病缓急，就诊原因等。既往是否常有上呼吸道感染史。

（2）身体评估 评估患者水肿的部位、程度、特点，血压增高程度，有无局部感染灶存在。

（3）实验室及其他检查 血尿及尿蛋白的程度、肾功能状况、B 超检查结果、肾病理组织活检情况。

（4）心理-社会资料 因患者多为儿童，对疾病的后果常不能理解，因而不重视疾病，不按医嘱注意休息，家属则往往较急，过分约束患者，年龄较大的患者因休学、长期休息而产生焦虑、悲观情绪。评估患者及家属对疾病的认识，目前的心理状态等。

2. 常见护理问题

（1）体液过多 与肾小球滤过率下降、尿量减少、水钠潴留、低蛋白血症有关。

（2）活动无耐力 与疾病处于急性发作期、水肿、低盐饮食等有关。

3. 护理措施

（1）病情观察 密切观察生命体征的改变，准确记录 24 h 的液体出入量。注意体重的变化，密切观察水肿发生的部位、程度、范围、特点及水肿的消长情况；监测高血压动态变化；观察尿量及肾功能的变化。尤其注意患者有无出现胸腹水、急性左心衰竭、

【想一想】

急性肾小球肾炎的好发人群有哪些？发病前有什么前驱症状？

高血压脑病等表现。

（2）生活护理　当患者出现水肿、高血压时，应给予低盐饮食（<2 g/d）。肾功能正常时，应给予正常量的蛋白质摄入[1 g/（kg·d）]。出现氮质血症时，应限制蛋白质的摄入，仅给优质蛋白质，如牛奶、鸡蛋等含必需氨基酸的蛋白质，以防止血中 BUN 等含氮代谢产物的潴留增加。明显少尿时限制水摄入量。起病1~2周内患者应绝对卧床休息，因活动可加重血尿或蛋白尿的程度。待患者的水肿消退、肉眼血尿消失、血压恢复正常后方可下床活动；红细胞沉降率正常后可恢复上学、工作，应避免剧烈活动，1~2年后运动量才能恢复正常。告诉患者及家属急性期卧床休息及恢复期限制运动的重要性。

（3）用药护理　使用利尿剂和降压药时要注意利尿剂和降压药的使用情况，即用药的剂量、方法、途径等，并密切观察患者的尿量和血压变化，以便判断药物的疗效，根据病情随时调整药物的剂量、方法、途径等。少尿时应慎用保钾利尿剂及血管紧张素转换酶抑制剂，以防诱发高血钾。

（4）对症护理　皮肤组织有渗出液或皮肤有破损时，局部用无菌棉垫或纱布覆盖，防止继发感染。尽量避免肌内和皮下注射，因水肿常致药物滞留而吸收不良。注射后需按压较长时间，以免药液自针孔处外溢，并注意局部清洁，防止继发感染。

（5）心理护理　告知患者及家属该病的病因、预后，配合治疗的重要性。帮助患者及家属解除焦虑等不良情绪。

（七）健康指导

1. 急性肾炎的恢复可能需时1~3年，当临床症状消失后，蛋白尿、血尿等可能仍然存在，因此应加强定期随访。积极预防感染，特别是链球菌感染，可有效地减少急性肾炎的发生。

2. 在幼儿园及小学等儿童集中的场所，特别要注意预防呼吸道感染、注意口腔清洁，保持皮肤的卫生。

3. 慢性感染病灶，如慢性扁桃体炎，最好能及时行摘除术。

4. 急性肾炎的预后良好，仅少数患者可演变为慢性肾炎。

（八）预后

多数病例预后良好，可完全治愈，6%~18%病例遗留尿异常和（或）高血压而转为"慢性"，或于"临床痊愈"多年后又出现肾小球肾炎表现。老年患者，有持续性高血压、大量蛋白尿或肾功能损害者预后可能较差，散发者较流行者预后可能差；肾组织增生病变重，伴有较多新月体形成者预后差。

二、慢性肾小球肾炎

慢性肾小球肾炎简称慢性肾炎。是指蛋白尿、血尿、高血压、水肿为基本表现，病情迁延，病变进展缓慢，可有不同程度的肾功能减退，最终将发展成慢性肾功能衰竭的一组肾小球疾病。患者以青、中年男性居多。典型的临床表现为水肿、高血压、蛋白尿、血尿、肾功能损害，但由于不同的病理类型及病程阶段不同，表现可呈多样化。

（一）病因及发病机制

绝大多数患者起病即为慢性肾炎，仅少数患者是由急性肾炎发展而来，因此与急性肾炎无关。本病的病理类型不同,病因及发病机制也不尽相同。一般认为起始因素为免疫介导炎症而导致病程慢性化,也有非免疫非炎症性因素参与,并占有重要作用。

(二)临床表现

1.症状 早期患者可有乏力、纳差、腰痛等。起病缓慢、隐袭,有前驱感染者起病可较急。蛋白尿是本病常有的表现,尿蛋白定量常在 1~3 g/d。血尿多为镜下血尿,也可见肉眼血尿;90% 以上的患者有高血压,水肿可有可无,部分病例高血压也可出现于肾功能正常时。肾功能损害呈慢性进行性损害,进展速度主要与相应的病理类型有关,已有肾功能不全的患者在遇应激状态时(如感染、劳累、血压增高、肾毒性药物的应用等),肾功能可急剧恶化,如能及时去除这些诱因,肾功能仍可在一定程度上恢复正常。

2.体征 可见肉眼血尿,多为眼睑水肿和(或)下肢轻、中度指凹性水肿,一般无体腔积液。其他慢性肾功能衰竭患者常出现贫血。另外,长期高血压者可引起心、脑血管的并发症。

(三)实验室及其他检查

1.尿液检查 尿蛋白+~+++,24 h 尿蛋白定量在 1~3 g。可出现多形性的红细胞+~++,颗粒管型等。

2.血液检查 肾功能不全的患者可有 GFR 下降,血肌酐、尿素氮增高、贫血;部分患者可有血脂升高,血蛋白降低;血清补体 C_3 始终正常,或持续降低 8 周以上不恢复正常。

3.B 超检查 双肾可有结构紊乱、变小等改变。

4.肾活组织检查 可以确定慢性肾炎的病理类型。

(四)诊断要点

诊断标准:凡有尿液异常(蛋白尿、血尿、管型尿)、水肿、高血压病史一年以上,无论有无肾功能损害均应考虑此病,在排除继发性肾炎及遗传性肾炎的基础上,临床可诊断为慢性肾炎。

(五)治疗要点

慢性肾炎的治疗应以防止或延续肾功能进行性衰退,改善或缓解临床症状及防治严重合并症为主要目的。

1.积极控制血压在理想水平 蛋白尿≥1 g/d,血压应控制在 125/75 mmHg 以下;尿蛋白<1 g/d,血压控制可放宽到 130/80 mmHg 以下;选择能延续肾功能进行性衰退具有肾保护作用的降压药物。应限制水、盐(3 g/d)的摄入。

2.限制食物中蛋白及磷的摄入 并辅以"肾功能衰竭氨基酸"(含 8 种必需氨基酸和组氨酸)来治疗,低蛋白及低磷饮食可减轻肾小球内高压、高灌注及高滤过状态,延缓肾小球的硬化。

3.避免加重肾功能损害的因素 如应避免劳累、感染,慎用某些肾毒性药物,如氨基糖苷类抗生素等。

4.治疗药物

(1)容量依赖型高血压患者首选噻嗪类利尿剂,如氢氯噻嗪 12.5~50 mg/d,一次或分次口服。

(2)对肾素依赖型高血压首选血管紧张素转化酶抑制剂,如卡托普利 25 mg,

【比较讨论】
比较急性肾炎和慢性肾炎在病因、临床表现以及治疗要点中的异同点。

【想一想】
慢性肾小球肾炎的必有表现是什么?有没有肾功能损害?最终的结局是什么?

3次/d;β受体阻滞剂,如普萘洛尔10～30 mg,3次/d;还可选用钙通道阻滞剂,如硝苯地平10 mg,3次/d等。血管紧张素转化酶抑制剂能延缓肾功能恶化,主要在于其可降低全身血压。现已证实这类药物对出球小动脉的扩张作用强于对人球小动脉的扩张,因此能直接降低肾小球内高压,减轻高滤过。

(3)应用抗血小板药,大剂量双嘧达莫每日300～400 mg,或小剂量阿司匹林每日40～80 mg,具有抗血小板聚集的作用。

(六)护理

1.护理评估

(1)病史　询问患者有无感染、劳累、妊娠和使用肾毒素等诱因存在;病前有无上呼吸道感染和皮肤感染等病史。既往有无急性肾炎病史,发病时间及治疗后情况如何。

(2)身体评估　评估患者的皮肤、眼睑有无苍白,有无水肿,水肿的部位、程度、特点及范围等;有无高血压,程度如何;有无心肌损害体征。

(3)实验室及其他检查　尿液检查中尿蛋白情况如何,有无多形性红细胞及颗粒管型。肾功能检查有无GFR下降,血肌酐、尿素氮是否增高。有无贫血、血脂改变;血清补体C_3是否正常。B超检查双肾有无缩小等改变;肾活组织检查结果。

(4)心理-社会资料　慢性肾炎病程长,长期服药治疗效果不理想,使患者及家属感到焦虑不安,对治疗失去信心,有的患者因经济原因出现心理压力。后期病程恶化,肾功能衰竭,患者常产生悲观绝望负向情绪。

2.常见护理问题

(1)营养失调:低于机体需要量　与限制蛋白饮食、低蛋白血症等有关。

(2)体液过多　与肾功能受损,肾小球滤过率下降导致水钠潴留等有关。

(3)焦虑　与疾病的反复发作、病程冗长、预后不良有关。

(4)潜在并发症:慢性肾功能衰竭。

3.护理措施

(1)病情观察　密切观察患者水肿的情况,包括水肿的部位、特点及消长等,观察患者有无出现胸腔积液、腹腔积液及全身水肿的征象。定期测量生命体征,特别是血压的变化,定期测量体重。严格记录24 h的出入液量,尤其是尿量的变化情况。应警惕肾功能衰竭的发生。

(2)生活护理　明显水肿、高血压者要限制水钠的摄入。对有氮质血症的患者,应限制蛋白质的摄入0.5～0.8 g/(kg·d),其中60%以上应为优质蛋白(含必需氨基酸较多的动物蛋白如鸡蛋、牛奶等)。饮食应注意给予易消化、热量充足和富含维生素,热量一般为125.5 kJ/(kg·d),糖类和脂类在饮食热量中的比例应适当增加。

(3)用药护理　水、钠潴留的高血压患者,用利尿剂时要注意观察利尿剂的效果及副作用,如有无出现低钾、低钠及低血容量性休克等;有无出现高凝状态和加重高脂血症等。肾功能不全的患者在使用血管紧张素转化酶抑制剂时要注意监测有无出现高血钾,观察有无持续性干咳的不良反应,如有要及时通知医师换药等。应用降压药过程中,应定时观察血压的变化,降压不宜过快或过低,以免影响肾灌注。用血小板解聚药时注意观察有无出血倾向,监测出、凝血时间等。

(4)对症护理　指导患者注意预防感染,避免劳累,按医嘱服药,不擅自用药;注意检查患者心率、心律、呼吸等,若发现心率增快,呼吸困难,烦躁不安等现象,立即与医生联系,及时处理。

(5)心理护理　向患者解释各项检查的目的、方法等,使患者理解其必要性,从而自觉配合做好检查。让患者了解引起慢性肾炎反复发作及加重的因素,如感染、劳累、妊娠、使用肾毒性药物等。指导患者注意避免长期的精神紧张、焦虑、抑郁等,以免加重病情、加速肾功能的衰退。

(七)健康指导

1. 休息与饮食　加强休息延缓肾功能减退,优质低蛋白、低磷、低盐高热量饮食。
2. 避免加重肾损害的因素　避免感染、预防接种、妊娠禁用对肾功能有害的药,血压控制平稳
3. 用药指导　介绍降压药物的疗效、不良反应及使用注意事项。
4. 病情监测与随访指导　若出现水肿或水肿加重,血压增高,血尿应及时就医。

(八)预后

慢性肾炎病情迁延,病变均为缓慢进展,最终将至慢性肾功能衰竭。病变进展速度个体差异很大,病理类型为重要因素,但也与是否重视保护肾及治疗是否恰当有关。

第五节　肾病综合征

肾病综合征是由多种肾小球疾患所致的具有大量蛋白尿(尿蛋白定量大于 3.5 g/d)、低蛋白血症(血清白蛋白低于 30 g/L)、高度水肿和高脂血症等临床特点的一组综合征。其中前 2 项为诊断必备条件。肾病综合征是一个症状诊断名词,与诸多肾脏疾病相关,而并非是独立的疾病,是多种肾脏疾病可共同出现的表现。

一、病因及发病机制

依据病因分为原发性肾病综合征和继发性肾病综合征两大类。原发性肾病综合征是指原发于肾脏本身的疾病,主要有微小病变型肾病、系膜增生性肾小球肾炎、膜性肾病、系膜毛细血管性肾炎、局灶性节段性肾小球硬化等。继发性肾病综合征常在病变过程中累及肾脏,其病因很多,主要有下列疾病:糖尿病肾病、系统性红斑狼疮肾炎、过敏性紫癜肾病、肾淀粉样变性、骨髓瘤性肾病、乙型肝炎相关性肾炎、先天性肾病综合征等。原发性肾病综合征的发病机制是肾小球滤过膜对血浆白蛋白通透性增加,引起大量蛋白尿、低蛋白血症、水肿及高脂血症。水肿形成的机制,主要是由于大量蛋白尿,使血浆白蛋白浓度降低,血浆胶体渗透压下降,血管内水分及电解质外渗到组织间隙。

【想一想】
　　肾病综合征的四大症候群有哪些?最突出的体征又是什么?

二、临床表现

原发性肾病综合征发病急缓不一,既可以骤然起病,也可缓慢或隐匿发病。上呼吸道感染、受凉、劳累是其主要诱因。

1. 症状　水肿是最常见症状,也是突出表现。常为全身性水肿,在一般情况下其

水肿以身体下垂部位明显,即体位性水肿,属于凹陷性水肿。若久卧或在清晨则以眼睑、头枕部或骶部为著。重者常合并胸腔、腹腔、心包等处的积液,并可因此出现呼吸困难、胸闷等相关症状。每日从尿中丢失大量蛋白质,尿蛋白(主要为白蛋白)定量每日超过 3.5 g。大量蛋白尿是肾病综合征中最关键的一环,也是导致低蛋白血症的主要原因。另外,由于胃肠黏膜水肿引起蛋白质消化吸收障碍也可以是导致低蛋白血症的原因之一。低蛋白血症使机体营养不良,抵抗力显著下降。低蛋白血症可使肝脏合成脂蛋白呈代偿性增加,同时由于脂蛋白的分解减少,使血液中胆固醇、三酰甘油等血脂含量升高。消化道症状常表现为食欲减退、恶心、呕吐、腹胀等。在伴有氮质血症时,上述症状加重。

2. 体征 以久卧或在晨起出现眼睑、头枕部或骶部水肿为最明显。重者常合并胸腔积液、腹腔积液、心包积液等征象。

3. 并发症

(1)感染 与大量蛋白尿、低蛋白血症、血清 IgG 水平低下、肾功能不全、应用糖皮质激素和免疫抑制剂以及滥用广谱抗生素相关,多为院内感染。感染是肾病综合征的主要并发症,常表现为呼吸、泌尿、消化系统及皮肤等处的感染,原发性腹膜炎等也较常见。感染可加重病情,部分患者可因感染引起肾病复发。

(2)血栓及栓塞 纤维蛋白原、多种凝血因子及血小板增多,多数肾病综合征患者的血液呈高凝状态。利尿剂和激素的应用又可加重这种高凝状态。常导致自发性血管内血栓和栓塞形成,多发生于肾静脉、下肢静脉和脑动脉、肺动脉等处。肾静脉血栓形成后可加重肾病综合征的病情。下肢静脉栓塞可导致患者肢体功能丧失。脑动脉、肺动脉血栓和栓塞可导致相关部位的梗塞,出现偏瘫、胸痛等症状。

(3)急性肾功能衰竭 由于低蛋白血症使血浆胶体渗透压下降,血浆外渗,引起有效血循环量减少,肾血流量不足,出现肾前性肾功能衰竭。少尿为主要表现,可出现体位性低血压、休克、氮质血症等表现。补足有效血循环量及尿量增多后氮质血症随之改善。少数重症及病程长者可出现肾实质性急性肾功能衰竭,多见于中、老年患者。

三、实验室及其他检查

1. 血液检查 血清白蛋白低于 30 g/L,血浆总蛋白降低,白/球比值下降或倒置,Ⅰ型患者血胆固醇增高,Ⅱ型患者血胆固醇可不增高。蛋白电泳 α_2、β 球蛋白升高,γ 球蛋白正常或降低。血脂增高,以胆固醇增高为主,三酰甘油、低密度和极低密度脂蛋白也增高。血 IgG 可降低。

2. 尿液检查 尿蛋白定性一般为+++或++++,可有红细胞管型。Ⅰ型患者离心尿红细胞<10 个/HP,Ⅱ型患者离心尿红细胞>10 个/HP。24 h 尿蛋白定量超过 3.5 g。尿中除有大量蛋白外,可检出透明管型或颗粒管型,有时也可发现脂肪管型。

3. 肾功能检查 肾功能衰竭时血尿素氮(BUN)及血肌酐(SCr)含量升高。内生肌酐清除率(Ccr)下降。

4. 肾活组织病理检查 肾组织病理学检查是确诊肾小球疾病的最主要依据,可通过超微结构及免疫病理学观察,以提供组织形态学依据,明确肾小球病变类型,对指导治疗具有重要意义。但肾穿刺所取的标本组织很少,不一定对整个肾脏病变具有代表性,须结合其他检查及临床表现,综合分析和全面判断才能正确地诊断。

5.B超检查　B超检查可明确了解患者双肾大小形态是否正常或缩小。

四、诊断要点

1.首先应明确有否存在肾病综合征,然后再确定是原发性肾病综合征还是继发性肾病综合征。

2.根据24 h尿蛋白定量大于3.5 g,血清白蛋白低于30 g/L,同时参考有无水肿和高脂血症确定肾病综合征是否存在,再排除其他疾病,方可诊断为原发性肾病综合征。

3.进行肾组织病理检查可获确诊。

4.判断有无相关并发症。

五、治疗要点

1.一般治疗强调绝对卧床休息以保持平卧体位和严格管理水盐摄入量,采用低盐饮食。

2.少进含动物脂肪的食物,可多进含植物油、鱼油和富有可溶性纤维的食物。

3.对症治疗,主要治疗及中医治疗。

4.针对不同病理类型,提出相应治疗方案。

5.药物治疗

(1)利尿　可选用噻嗪类利尿剂、保钾利尿剂、襻利尿剂和渗透性利尿剂。多数患者在应用肾上腺皮质激素治疗1周后,尿量迅速增加,一般可不用利尿剂。对激素效应差、水肿不能消退或尿量减少者,采用双氢克尿噻25~50 mg,3 次/d,加用安体舒通20~40 mg,3 次/d,或加用氨苯蝶啶50~100 mg,3 次/d 口服治疗。效果不明显时改用速尿静脉用药或利尿酸钠同时加用保钾利尿药,用药宜先从小剂量开始。对顽固性肾性水肿,用多巴胺20 mg,酚妥拉明10 mg 加入10% 葡萄糖注射液250 mL 中,或低分子右旋糖酐500 mL 静脉滴注,配合速尿40~60 mg 静脉注射,1 次/d,共2~5 次,常可获得良好效果。

(2)提高血浆胶体渗透压　补充血浆及血清白蛋白,如静脉输注白蛋白。

(3)糖皮质激素　其用药原则是:起始足量、缓慢减药、长期维持。常用激素有强的松、强的松龙、氟氢强的松龙、地塞米松等。目前多采用起始大剂量的方法进行治疗,如强的松每天剂量30~60 mg。疗程有长疗程(平均20 个月)、短疗程(>14 d)及间歇疗法3 种。用药方法有静脉滴注、静脉注射与每天分次口服、每天上午1 次口服、隔天1 次口服及服药3 d、停药4 d 等。糖皮质激素的疗效主要取决于病变的类型及开始治疗时间是否及时。I 型原发性肾病综合征,有一部分可获自然缓解,而 II 型疗效往往不理想。长疗程激素治疗应注意观察激素的不良反应。间歇疗法不良反应较小,可长期维持治疗。应用激素治疗时发生感染机会较多,应适当使用抗生素。

(4)细胞毒类药物　细胞毒类药物不良反应较大,一般不宜作为首选药物,也不宜单独给药,仅在肾上腺皮质激素无效时应用。常用药物有氮芥、环磷酰胺、瘤可宁、硫唑嘌呤。环磷酰胺每天150~200 mg(或每天2.5 mg/kg),分2~3 次口服,亦可用200 mg 每天或隔天静脉注射,10 次为1 疗程,总量为6~8 g。

笔记栏

（5）环孢素 A　用于糖皮质激素和细胞毒类药物治疗无效的难治性肾病综合征。

六、护理

1.护理评估

（1）病史　询问患者有无肾病家族史,询问患者有无肾病既往史。了解近期有无感染特别是上呼吸道感染,发病前有无过度劳累等发病的诱因。同时还应了解患者有无其他重要疾病史、手术及外伤史。以往的检查及用药情况,有无用激素及细胞毒类药物及其药名、剂量、用法、疗程、治疗效果,有无停药后复发。

（2）身体评估　评估患者的精神状况、生命体征、体重的变化。明确水肿的分布范围、性质、程度,体重增加的程度。有无出现胸腔、腹腔、心包腔的积液等征象,有无血压增高或降低等。

（3）实验室及其他检查　24 h 尿蛋白定量是否大于 3.5 g,血清白蛋白是否小于30 g/L;血脂浓度的变化、凝血功能等;观测尿量的变化、肾功能(血 BUN、SCr 等)情况;了解肾活组织的病理检查结果。

（4）心理-社会资料　评估患者及家属对疾病的认识,有无思想顾虑。部分不能很好配合治疗的患者,如女性患者由于长期服用激素引起体形的变化而自行过快减量、过早停药等,患者家属常迁就患者的思想,对治疗不利。对反复发作的患者应了解有无焦虑情绪,以及有无因"乱投医、乱吃药"导致肾功能进一步损害的情况。对多次住院患者应了解对治疗是否有信心,家庭主要成员的应对能力及家庭经济情况等,希望通过本次住院达到何等健康程度。

2.常见护理问题

（1）体液过多　与白蛋白降低、血浆胶体渗透压下降等因素有关。

（2）营养失调:低于机体需要量　与大量蛋白尿、胃肠道蛋白质吸收障碍等因素有关。

（3）有感染的危险　与皮肤水肿、大量蛋白尿导致营养不良,激素及免疫抑制剂的应用致抵抗力下降有关。

（4）有皮肤完整性受损的危险　与水肿、营养不良、某些诊疗操作损伤等有关。

3.护理措施

（1）病情观察　准确记录24 h 液体出入量,限制水和钠盐的摄入,每天监测并记录生命体征及体重的变化。观察水肿部位、分布、程度、特点以及消长情况,注意尿量的变化。密切观察血压,一旦血压下降,尿量减少时,应警惕循环衰竭或急性肾功能衰竭。因患者的血液常处于高凝状态,极易发生血栓,应严密观察,重视患者主诉,如有咯血、胸痛应考虑肺梗死,一侧肢体肿胀明显时应考虑该肢体有静脉血栓形成。密切观察生命体征,尤其是体温的变化,患者有无呼吸系统、泌尿系统以及腹腔、皮肤等部位的感染,有无咳嗽、咳痰、尿频、尿急、尿痛、腹痛、腹膜刺激征等症状。定期做血液、尿液一般检查。

（2）生活护理　保持病房通风,注意保暖,预防感冒及交叉感染。患者严重水肿,应让其卧床休息,以增加肾血流量,增加尿量,有利于水肿消退;保持适当的床上及床边活动有利于防止肢体血栓形成。对下肢水肿患者应抬高肢体,减轻水肿。大量胸腔积液而致呼吸困难者,给予半卧位,待水肿及体腔积液消失后,方可下床活动。水肿明显者,限制水、钠摄入,同时补充适量优质蛋白,并给予高维生素、低脂、易消化的食物。纠正贫血和低蛋白血症,以改善毛细血管通透性,减轻水肿。做好皮肤及口腔护理,预防感染。当疾病缓解后可增加活动,有利于减少合并症,降低血脂。肾病综合征的患者易发生呼吸道感染而使病情加重或复发,应做好病室物品及空气的清洁消毒,减少探视人数。注意保暖、避免受凉,减少对外界的接触以防外源性感染。

(3)用药护理 观察用药不良反应。按医嘱给予患者糖皮质激素或细胞毒类药物,一般用药时间长达2～3个月。让患者及家属了解激素及细胞毒类药物的治疗作用、用药方法、注意事项、不良反应等,使患者及家人能积极配合治疗。使用激素时应嘱患者勿自行减量或停药,以免引起反跳的不良后果。糖皮质激素易引起库欣综合征,用药时应向患者解释停药后可完全恢复原有体形,另外,还易引起血糖、血压增高、消化道出血及感染,要定期监测体温、白细胞计数、血压、血糖,并注意大便颜色。应用环孢素A的患者,服药期间应注意监测血药浓度,观察有无不良反应的出现,如肝肾毒性、高血压、高尿酸血症、多毛及牙龈增生等。

(4)对症护理 眼睑及颜面部水肿者应抬高枕头,有胸腔积液者宜取半卧位,阴囊水肿者应用托带将阴囊托起。水肿部位皮肤变薄,嘱患者及家属勿过分用力,洗擦要轻,以避免皮肤破损后不易愈合。严格遵守无菌操作,避免医源性感染的发生。

(5)心理护理 护士在与患者接触过程中,态度要和蔼、真诚,主动关心和体贴患者,给患者以精神上的支持,鼓励患者增强治疗疾病的信心。向患者介绍肾脏疾病的有关知识,使之能领会治疗及护理的意图,积极与医护人员配合,使之早日康复。对于正在从事学业的患者要多交谈,使其尽快适应医院的环境,结交新伙伴消除其焦虑和不安。住院期间允许学校老师和同学来院探视,为其补习功课,消除其恐惧以及在学习上落后于别人的不安心理。

七、健康指导

1. 嘱患者出院后坚持按治疗方案正规口服用药,定期复查尿常规等。

2. 出院后应继续保持良好的休息,并注意加强营养和适度的体育锻炼,增加机体抵抗力。

3. 避免过度劳累和受凉等主要诱发因素。预防感染的发生,特别是常见的上呼吸道感染,减少和避免一切诱发的因素以防肾病综合征复发。一旦发生感染时应及时用抗生素治疗。

4. 向患者家属讲明预后。肾病综合征的预后取决于肾小球疾病的病理类型、有无并发症、是否复发以及用药的疗效等。局灶性节段性肾小球硬化、系膜毛细血管性肾炎、膜性肾病晚期、系膜增生性肾炎等预后较差。

八、预后

本病的预后取决于病理类型,微小病变及轻度系膜增生性肾炎预后好,膜增生性肾炎、局灶节段性肾小球硬化及重度系膜增生性肾炎预后较差,膜性肾病早期有效,晚期效果差;临床表现有大量蛋白尿、高血压及肾功能受损提示预后较差;应用激素敏感者预后较好,抵抗者预后差;有并发症反复感染引起复发者预后差。

第六节　尿路感染

尿路感染,可分为上尿路感染和下尿路感染。肾盂肾炎是尿路感染中常见而重要的临床类型。主要是由细菌引起的肾盂、肾盏和肾实质的感染性炎症。肾盂肾炎称为上尿路感染,尿道炎和膀胱炎则合称为下尿路感染。下尿路感染可独立存在,而上尿路感染伴有下尿路感染,临床上二者不易鉴别,故常统称为尿路感染。本病好发于女性,女:男约为10:1。育龄女性患病率最高,特别是农村女性发病率高。老年男性因前列腺肥大,尿路感染发生率可增加。肾盂肾炎在临床上可分为急性和慢性两大类。

一、病因及发病机制

肾盂肾炎是由各种病原微生物感染直接引起的肾小管、肾间质和肾实质的炎症。肾盂肾炎的发病机制主要是免疫反应所致的损害。肾盂肾炎患者,特别是在慢性期病灶和肾瘢痕组织中,存在某些病原体的抗原成分,还可以存在免疫复合物沉积,致病菌有抗体包裹以及肾组织中有淋巴细胞和单核细胞浸润等。

1. 致病菌　引起肾盂肾炎的致病菌主要是细菌,革兰阳性菌和革兰阴性菌均可引起感染,多为肛门和会阴部常见菌种。其中主要为大肠埃希杆菌,占60%～80%;其次为变形杆菌、克雷白杆菌、产气杆菌、葡萄球菌、粪链球菌、产碱杆菌、铜绿假单胞菌等。其他微生物如结核分枝杆菌、真菌、原虫、衣原体以及病毒也可为引起肾盂肾炎的致病因素。真菌引起的肾盂肾炎常见于糖尿病、长期使用广谱抗生素及激素的患者,以白色念珠菌多见。

2. 感染途径

(1)上行感染　是肾盂肾炎最重要、最常见的感染途径。正常人尿道口及其周围组织可有一定数量的病菌存在,但一般并不引起尿路感染。在机体抵抗力降低、排尿不畅、性生活等因素的影响下,病菌可随之侵入尿道,并沿着膀胱、输尿管向上行,依次累及肾盂黏膜、肾盏、肾乳头,最后累及肾实质而引起肾盂肾炎。由于女性尿道具有短而宽的解剖学特点,加之女婴尿道口易被粪便污染,老年女性尿道口可因肉阜致排尿不畅等因素,因而女性易于发生上行感染而导致肾盂肾炎、膀胱炎。

(2)血行感染　全身各组织器官的感染性病灶,如疖、痈、骨髓炎或败血症等,其病菌可经血液循环流到肾脏而继发肾盂肾炎。

(3)淋巴管感染　由于下腹部和盆腔器官的淋巴管与肾的淋巴管有交通支存在,结肠肝曲与双肾也有淋巴管相通。故当下腹部和盆腔器官以及结肠等处有感染病变存在时,感染可沿淋巴管而波及肾脏引起肾盂肾炎。

(4)直接感染　腹腔、盆腔脓肿、阑尾脓肿等感染可以直接蔓延至肾脏,导致肾盂肾炎发生,但临床少见。

3. 诱发因素

(1)尿路梗阻　肾结石、输尿管或下尿道结石、肾肿瘤、多囊肾、肾下垂、肾脏肿瘤、前列腺肥大、尿道狭窄、包茎、妊娠等因素引起尿流不畅,有利于病菌在局部大量繁

【想一想】
　尿路感染最常见的致病菌是什么?最主要的感染途径是什么?为什么女性更容易发生尿路感染?

殖,病菌沿尿路向上行而诱发肾盂肾炎。另外,泌尿系统畸形和结构异常也是主要的诱发因素。

(2)膀胱输尿管反流　膀胱过度充盈、膀胱三角区及输尿管下端肌肉张力降低、炎症等均是引起膀胱输尿管反流的主要原因。患者在排尿时部分尿液从膀胱经输尿管反流至肾盂而诱发感染。

(3)尿路手术、导尿或器械检查　尿道扩张术、膀胱镜检查术、导尿术,尤其是保留导尿管时间较长的患者易诱发肾盂肾炎。

(4)机体免疫功能低下　糖尿病、重型肝炎、粒细胞减少症、劳累、感冒等全身性疾病导致机体免疫功能低下,易并发肾盂肾炎。

(5)其他　先天肾发育不良,如多囊肾、海绵肾等。尿道口周围和女性生殖器官的炎症。性交可引起女性尿道口受压内陷,前尿道的细菌易被直接挤压入膀胱而致肾盂肾炎。

二、临床表现

1.急性膀胱炎　约占尿路感染的60%,患者主要表现为尿频、尿急、尿痛等尿路刺激征,并伴有耻骨弓上不适。一般无全身感染的表现。常有白细胞尿,约30%有血尿。

2.急性肾盂肾炎

(1)全身表现　多数患者起病急骤,常伴有突发寒战或畏寒、高热,随后大汗淋漓。伴有全身酸痛、头痛、乏力、纳差、食欲减退等症。有时以恶心、呕吐及腹痛等症状为突出表现,易误诊为消化系统疾病。血培养可阳性,一般无高血压和氮质血症。

(2)泌尿系统症状　急性肾盂肾炎最突出的特征是尿频、尿急、尿痛被称之为膀胱刺激症状或尿路刺激征。患者每次排尿量减少,排尿后淋漓不尽,常伴有腰痛或腹痛,并可向会阴部放射。体格检查可有上输尿管压痛点和肋腰点压痛,肾区叩击痛阳性等体征。

(3)尿液的变化　尿液的外观呈混浊、脓尿或血尿改变。部分患者可无全身表现,仅有轻度膀胱刺激症状或以血尿为主要改变,临床诊断中易于漏诊和误诊。

3.慢性肾盂肾炎

(1)慢性肾盂肾炎的临床表现与急性肾盂肾炎相似,但不如急性肾盂肾炎典型。全身表现一般较轻,甚至可无全身表现,膀胱刺激症状也可不显著。

(2)慢性肾盂肾炎后期可累及肾实质,导致肾缺血而出现高血压表现,最后甚至可因肾实质严重破坏而发展至尿毒症。

(3)部分慢性肾盂肾炎患者发病隐匿,可仅有低热、头昏、疲乏无力等全身症状,无明显的泌尿系统症状。尿液细菌培养有时需反复2~3次才有阳性结果。

4.无症状细菌尿　又称隐匿型尿感,即患者有真性细菌尿但无尿感症状。其发生率随年龄增长而增加,超过60岁的女性发生率可增高。此外,少数孕妇可有无症状细菌尿,如治疗不及时,约20%会发生急性肾盂肾炎。

5.并发症

(1)肾乳头坏死　常发生于严重的肾盂肾炎伴有糖尿病或尿路梗阻时,可伴有败血症、急性肾功能衰竭等。主要表现为寒战、高热、剧烈腰痛、血尿,常有坏死组织脱落从尿中排出,发生肾绞痛。

(2)肾周围脓肿　常由严重的肾盂肾炎直接扩散而来,患者多有尿路梗阻等易感因素。常出现明显的单侧腰痛,向健侧弯腰时疼痛加剧,原有肾盂肾炎症状加重。

三、实验室及其他检查

1. 尿液一般检查　每高倍视野白细胞≥5 个称为脓尿,是肾盂肾炎的主要特征。平均每高倍视野中有 0～3 个白细胞,尿液中出现白细胞管型,特别是有细菌者,即可确诊。但个别视野中可见成堆白细胞,也有诊断性意义。尿液中的白细胞也可呈间歇性出现。尿液中红细胞数目多少不一,可能是肾盂肾炎患者同时合并了其他肾脏疾患。

2. 尿细菌学检查　尿液细菌培养是诊断尿感的主要依据。一般采用新鲜清洁中段尿培养法及菌落计数,是确诊肾盂肾炎的重要指标,应在使用抗生素之前或停用抗生素 5 d 之后进行检查,否则不易出现阳性结果。尿液细菌培养阳性,菌落计数$>1\times10^5$/mL,即有诊断价值,若菌落计数结果在$(1～10)\times10^4$/mL 之间为可疑,应重复进行培养。采用膀胱穿刺术采集尿标本进行培养的方法比较可靠,如有细菌生长即可确诊。新鲜中段尿直接涂片,用革兰染色后镜检,找到细菌,或新鲜中段尿 10 mL 离心后取沉渣直接涂片找细菌,每高倍视野细菌数 15 个以上,均有诊断意义。现在已有一些快速测定有意义细菌尿的方法问世,如光度对比法、生物发光法等。此外,临床上常采用浸试条法(亚硝酸盐试验加上白细胞酯酶测定)作为尿感的筛选试验。

若有肾盂肾炎的临床表现但尿细菌培养为阴性,应注意排除下列因素的影响:①已用或正在应用抗菌药物,细菌的生长繁殖受到抑制;②大量饮水,补液后尿液过度稀释;③尿液 pH 值<5.0 或>8.5,过酸或过碱不利于细菌的生长繁殖;④泌尿系统功能异常、畸形或有梗阻存在;⑤粪链球菌感染因其繁殖力低,菌落计数 0.5×10^4/mL 即可诊断;⑥需用其他特殊培养基方能生长的病菌。

3. 尿液沉渣涂片　直接用尿液沉渣进行涂片检查,若每个高倍视野细菌数>1 个为阳性,有诊断意义。若染色检查可明确病菌种类具有鉴别诊断价值。

4. 其他检查

(1)影像学检查　X 射线检查和静脉肾盂造影检查可了解肾脏特别是肾盂的形态,尿路系统有无结石、梗阻、畸形、肾下垂等情况以利根治。

(2)肾功能检查　急性肾盂肾炎一般不出现肾功能损害,慢性肾盂肾炎可出现不同程度的肾功能损害,甚至是尿毒症的表现。

(3)血液一般检查　急性期时白细胞计数增多、中性粒细胞增多、可有中毒颗粒及核左移。慢性期时可出现贫血征象,但白细胞的变化多不明显。

四、诊断要点

1. 急性肾盂肾炎　根据全身症状、泌尿系统症状,尿液中白细胞数增多,尿液细菌学检查结果阳性等,诊断不难确定。但需与急性下尿路感染特别是急性膀胱炎相鉴别,因二者治疗原则不同,预后也不相同,在鉴别时应注意下列几个方面:①尿中抗体包裹细菌检查,阳性者多为肾盂肾炎,阴性者多为膀胱炎。②对膀胱灭菌后的尿标本

【想一想】
　急性尿路感染诊断的重要依据是什么? 如何正确进行尿培养标本采集?

笔记栏

进行细菌培养,阳性者多为肾盂肾炎,阴性者多为膀胱炎。③若患者有发热(>38℃)或腰痛、肾区叩击痛或尿中有白细胞管型等表现多为肾盂肾炎,若无此类表现多为膀胱炎。④经抗感染治疗症状消失后,6周内症状复发者多为肾盂肾炎,或者经单独一种抗生素治疗无效或复发者多为肾盂肾炎。

2.慢性肾盂肾炎　非复杂性尿感极少发生慢性肾盂肾炎,本病有间歇的尿感发作史,并常有一般慢性间质性肾炎表现,尿液细菌学检查持续有阳性结果者或频繁复发者。经治疗症状消失后,仍有肾小管功能减退者。X射线造影显示肾盂肾盏变形,肾影不规则甚至肾外形缩小。若缺乏这些依据,确诊慢性肾盂肾炎则较难,若有必要可行肾活检确诊。慢性肾盂肾炎还须与下列疾病相鉴别:肾、泌尿道结核,泌尿道结石,尿道综合征以及慢性肾小球肾炎等。

五、治疗要点

1.应选用对革兰阴性杆菌有效的抗菌药物,常用的有喹诺酮类或复方磺胺甲噁唑(SMZ-TMP复方新诺明)。

2.急性膀胱炎时仅要求抗菌药物尿浓度高便可。

3.肾盂肾炎是肾实质疾病,除尿液异常外,血浓度亦需高,且最好能用杀菌药如喹诺酮类、复方磺胺甲噁唑(SMZ-TMP复方新诺明)、氨基糖苷类抗生素、阿莫西林等。

4.疗效的评定标准　①见效:治疗后复查细菌尿转阴。②治愈:完成抗菌药物疗程后,细菌尿转阴,在停药后1周和1个月再追踪复查1次,若无细菌尿,或虽有细菌尿,但仅为重新感染,则可认为原先的尿感已治愈。③治疗失败:在治疗后仍持续有细菌尿或复发。

5.治疗药物

(1)急性膀胱炎

1)初诊用药　可用3日疗法,即用药3日,可给予甲氧苄啶(TMP),2次/d;或复方磺胺甲噁唑(每片含SMZ 0.4 g,TMP 0.08 g)2片,2次/d;或氧氟沙星0.2 g,2次/d;或环丙沙星0.25 g,2次/d。

2)复诊处理　停服抗菌药7 d后,复诊时可能有两种情况:没有膀胱刺激征者,仍需做清洁中段尿细菌定量培养。①结果阴性,表示急性膀胱炎治愈,嘱患者于1个月后再来复诊1次。②结果细菌≥10⁵/mL,且为同样致病菌,则按肾盂肾炎处理,仍给予14 d抗菌药物疗程,并按致病菌的药敏选用抗菌药物。

仍有膀胱刺激征者,需做清洁中段尿细菌定量培养和尿常规。①有细菌尿和白细胞尿,则可诊断为症状性肾盂肾炎,并给予处理,且应做静脉肾盂造影(IVP),明确尿路有无解剖异常。②无细菌尿,但有白细胞尿,则可能为感染性尿道综合征。③没有细菌尿,也没有白细胞尿,很可能为非感染性尿道综合征。

(2)急性肾盂肾炎

1)治疗原则　急性期有高热者应卧床休息,多饮水、勤排尿、不憋尿,促使细菌及炎性渗出物及时迅速被排出体外。鼓励多饮水以保证每天尿量在3 000 mL以上,以达到冲洗尿路的目的。

2)抗生素　应根据尿液培养的细菌种类及药敏结果针对性选用抗生素。主要选用针对革兰阴性杆菌的抗生素。选用的抗生素在治疗48~72 h后无效时,应更换抗生素或采取联合用药措施。疗程一般为2周,疗程结束后每周复查尿常规及细菌培养,共2~3次,6周后再复查1次,若仍为阴性者即可认为临床治愈。

喹诺酮类:环丙沙星、氧氟沙星、左氧氟沙星、依诺沙星、诺氟沙星等常规剂量口服或静脉用药,每天剂量多为0.2~0.4 g。

氨基糖苷类:可用庆大霉素8万单位,2次/d,肌内注射;或庆大霉素24万单位静脉滴注,1次/d;或用妥布霉素。要注意此类抗生素对肾的毒性作用。

头孢菌素类:一般不作为首选药。可选用二代或三代头孢针对革兰阴性杆菌。如用菌必治每天2~3 g,或用头孢噻肟钠每天5~6 g静脉用药。

青霉素类:青霉素每天640~800万单位静脉用药。铜绿假单胞菌及变形杆菌感染者可用羧苄或磺苄青霉素。

其他磺胺类药物:如复方新诺明,以及呋喃坦啶等有抑菌作用。甲硝唑等也有一定作用,可与其他药物合用。

(3)慢性肾盂肾炎 ①去除和治疗对慢性肾盂肾炎的不利因素,对于有尿路结石、膀胱颈梗阻等尿路梗阻及盆腔感染原因者,应及时排除并针对病因治疗。保护肾功能,根据病情避免使用对肾功能有损害的药物。加强支持疗法,增强机体抵抗力。维持水、电解质及酸碱平衡,并积极治疗各种并发症。②抗生素也应根据尿液培养的细菌种类及药敏结果针对性选用抗生素,用药种类基本同于急性肾盂肾炎,多采用联合用药方法,总疗程也比急性肾盂肾炎的长。疗程一般为2周,间隔5~7 d后再进行下一疗程。直至尿液一般检查及培养阴转为止。有时总计疗程需时2~4个月。在抗菌疗法无效时,可用抑菌疗法连续3~6个月,约60%患者尿培养可转阴。也可以采用2组抗生素轮换使用,直到尿细菌学检查完全转阴。由于总疗程长,应注意长期使用抗生素过程中的不良反应。

六、护理

(一)护理评估

1.病史 询问患者近期有无泌尿系统感染及生活中的个人卫生习惯如何,有无憋尿习惯。有无肉眼血尿。有无发热、腰痛。发病前有无导尿、尿路器械检查史、有无过度劳累等诱因。有无全身性疾患和传染病,如糖尿病、慢性肝病等。

2.身体评估 评估起病缓急,有无感染的全身表现和其他系统的表现,包括寒战、高热、全身不适、疲乏无力、食欲减退、恶心、呕吐,甚至腹痛、腹胀或腹泻等。泌尿系统表现包括尿频、尿急、尿痛等尿路刺激症状。尿液外观有无混浊、脓尿或肉眼血尿等异常。

3.实验室及其他检查 尿液检查中白细胞、红细胞是否增多,尿液细菌学检查是否阳性,药敏试验结果如何,尿细菌定量培养是否为真性菌尿。血液检查中白细胞及中性粒细胞计数是否增多。肾功能检查有无肾功能损害。影像学检查肾外形是否有改变。

4.心理-社会资料 评估患者面对疾病的严重症状及慢性过程,易产生焦虑、悲观等不良心理反应,特别是青年女性担心累及生殖系统引起性生活和生育等方面不良后果。评估患者及家属对疾病治疗的态度和信心,以及对治疗配合的可能程度。

（二）常见护理问题

1.体温过高　与细菌感染引起的毒血症等有关。

2.排尿障碍:尿频、尿急、尿痛　与泌尿系统感染有关。

3.焦虑　与起病急骤,全身及泌尿系统的症状明显或严重,患者缺乏疾病的有关知识及对要求治疗的迫切性,以及疾病反复发作担心预后不良等因素有关。

4.潜在并发症:肾乳头坏死、肾周脓肿、中毒性休克。

（三）护理措施

1.病情观察　密切观察患者生命体征,特别是体温的变化,每4 h测量体温、脉搏和呼吸1次,体温突然升高或骤然降低时,要随时测量并记录。观察泌尿系统局部情况,腰痛的性质、部位、程度、变化及有无其他伴随症状。急性肾盂肾炎患者若高热等全身症状加重或持续不缓解,并且出现腰痛加重等,应考虑是否出现严重并发症如肾周脓肿、肾乳头坏死等,应及时通知医生。了解各种实验室及其他检查的结果,了解患者及其家属的心理状态和对疾病的态度及反应。

2.生活护理　急性发作期患者应注意卧床休息,为患者提供安静、舒适的病室环境。各项护理操作尽可能在一定时间内集中进行,且动作轻柔,避免对患者的一切恶性刺激,以免加重患者的不适。给予清淡而富有营养易于消化、高维生素和微量元素的饮食,鼓励患者应多摄入水分,保持每天饮水量在2 000 mL以上,以使尿量增多以达到冲洗膀胱、尿道的目的,减轻尿路刺激征。

3.用药护理　按常规使用抗生素时,向患者介绍所用的抗生素的种类和作用、用法以及疗程的长短,注意观察药物的不良反应。注意观察用青霉素类及其他类药后有无皮疹发生。用氨基糖苷类药有对肾的毒副作用应注意询问有无尿量变化,氨基糖苷类药还可能损害第Ⅷ对脑神经应注意询问有无眩晕、听力下降发生。注意观察用喹诺酮类药后有无血管炎与消化道反应及表现程度等。慢性肾盂肾炎患者的用药时间较长,应做好药物治疗的解释和指导,并嘱其要与医护人员密切配合。

4.对症护理　高热患者给予物理降温,可采用冰敷、乙醇擦浴、温水擦浴、冰水灌肠等,必要时可按医嘱给予药物降温,并观察和记录降温的效果。肾区疼痛明显的患者,减轻疼痛的方法为卧床休息,嘱其尽量不要弯腰、站立或坐位,因为肾包膜的牵拉可加重疼痛。可指导患者对疼痛的部位进行按摩、热敷。可给予抗菌素控制炎症以缓解疼痛。多饮水勤排尿达到冲洗尿路,减轻尿路刺激征的目的。让患者从事自己感兴趣或轻松愉快的活动,如听音乐、阅报、看电视等,让患者充满着轻松和快乐的心情,以分散患者对疼痛和其他不适的注意力,也有利于改善尿路刺激症状。按医嘱使用碳酸氢钠等药物碱化尿液,以减轻尿路刺激症状,必要时服用解痉镇痛药。

5.心理护理　急性肾盂肾炎起病急,患者常对疾病认识不足及尿频、尿急、尿痛等不适,而出现焦虑与紧张等情绪。认识到患者的焦虑,承认患者的感受,对患者表示理解。主动关心患者,耐心向患者解释病情,消除其心理紧张和顾虑。对于慢性肾盂肾炎早期常常不能引起患者及家属的重视,护理人员应该针对不同患者了解其焦虑与紧张的原因,以便主动采取调整行为,进行心理疏导及健康指导。

七、健康指导

1. 加强卫生宣教,要多饮水、勤排尿、少憋尿是有效预防本病的重要措施,特别是对女性、幼儿更是如此。

2. 注意去除诱因。肾盂肾炎的诱因主要有劳累、感冒、会阴部不清洁及性生活等,教育患者注意避免诱发尿路感染反复发作的因素。注意个人卫生,尤其是注意会阴部及肛周皮肤的清洁。养成勤洗澡特别是淋浴冲洗和勤换内衣的良好卫生习惯。注意内裤在高温和阳光下的消毒。若有局部炎症应及时治疗,如果炎症与性生活有关,应注意房事后排尿,并口服抗生素。

3. 平常坚持适度的体育锻炼,增强机体的抵抗力。以步行、慢步跑、太极拳等相对温和的方法进行运动,但发病时并不适合体育锻炼。

4. 急性肾盂肾炎预后较好,慢性肾盂肾炎长期发作会导致慢性肾功能衰竭。这些疾病的基本知识应告知患者。

八、预后

非复杂性尿路感染90%可治愈,急性复杂性尿路感染应纠正易感因素否则难治愈,可演变为慢性肾盂肾炎。

第七节　慢性肾功能衰竭

慢性肾功能衰竭是常见的临床综合征。它是指发生在各种慢性肾脏疾病的基础上,缓慢出现肾功能进行性减退,导致氮质代谢产物潴留,水、电解质及酸碱平衡失调,内分泌代谢功能紊乱等所表现的一组临床综合征。慢性肾功能衰竭根据其肾损害程度分为4期:肾储备能力下降期、氮质血症期、肾功能衰竭期、尿毒症期。

一、病因及发病机制

1. 病因　各种原发和继发的肾疾患最终均可引起慢性肾功能衰竭,其主要病因如下:西方发达国家多见于糖尿病肾病、高血压肾病、肾小球肾炎、多囊肾;中国以慢性肾小球炎、梗阻性肾病、糖尿病肾病、狼疮肾、高血压肾病、多囊肾等多见。

2. 发病机制　肾功能恶化机制尚未完全明了。目前主要是健存肾单位、矫枉失衡和肾小球过度滤过学说。

(1)健存肾单位学说　当肾脏发生严重病变时,大部分肾单位毁损,健存的肾单位代偿性地增加排泄负荷。随病变的进展,健存的肾单位越来越少,最后导致肾功能衰竭的症状出现,直至发展成为尿毒症。

(2)矫枉失衡学说　机体在肾功能减退时会出现一些代谢异常,为矫正这种异常,反而引起机体新的失衡。如肾小球滤过率(GFR)下降,尿磷排出减少,血磷升高及钙降低。导致甲状旁腺素分泌增多,引起继发性甲状旁腺功能亢进,产生肾性骨病、周围神经病变、皮肤瘙痒及转移性钙化等一系列失衡症状,即矫枉失衡。

【思一思】
　　引起慢性肾功能衰竭最常见的病因是什么?慢性肾功能衰竭最早和最突出的临床表现又是什么?

(3)肾小球高过滤学说 在健存肾单位代偿被毁坏了的肾单位功能时,发生肾小球毛细血管的高灌注、高压力和高滤过,即肾小球内"三高",而"三高"会引起肾小球硬化、通透性增加,使肾功能进一步恶化。如健存肾单位长期负荷过重,最终导致肾小球硬化。

(4)肾小管高代谢学说 肾单位毁损,残余肾单位的肾小管代谢亢进,高代谢致氧自由基增多,损害肾小管,使肾单位功能丧失。

(5)其他学说 尿毒症的毒素是各种潴留在体内的代谢产物。小分子的含氮物质有尿素、胍类、酚类、吲哚类、芳香酸、肌酐、尿酸、脂肪酸等蛋白质的代谢废物。中分子毒性物质有多肽、激素等。大分子的有各种内分泌激素,如生长激素、胰岛素、肾上腺皮质激素、溶菌酶等。

二、临床表现

慢性肾功能衰竭程度不同、表现不一。早期仅有基础疾病的症状,到了病情发展到健存肾单位不能调节适应机体最低要求时,肾功能衰竭症状才会逐渐表现出来。尿毒症时每个器官系统的功能均失调而出现尿毒症的各种症状与体征。

1. 水、电解质及酸碱平衡紊乱

(1)低钠血症和高钠血症 尿毒症患者对钠的调节功能差,易发生低钠血症。患者表现为疲乏无力、表情淡漠、厌食,重者恶心、呕吐、血压下降。若摄入钠过多,易潴留在体内,引起水肿、高血压,重者易发生心功能不全。

(2)高钾血症和低钾血症 高钾血症一般在 GFR 低于 5 mL/min,补含钾的液体过多等情况下才发生。低钾血症少见,消化道和泌尿系排钾过多等情况下可发生。

(3)代谢性酸中毒 尿毒症患者多有不同程度的代谢性酸中毒。一般与酸性代谢产物的潴留,肾小管生成氨、排泌氢离子功能减退,肾小管回收重碳酸盐的能力降低,以及腹泻致碱性肠液丢失等因素相关。重症酸中毒时,患者疲乏软弱、感觉迟钝,出现酸中毒性大呼吸,甚至嗜睡、昏迷。

(4)低钙血症和高磷血症 为尿毒症患者最常见的电解质紊乱。高血磷和低血钙刺激甲状旁腺,引起继发性甲状旁腺功能亢进,导致骨质钙化障碍。幼年患者易患佝偻病,成年患者易患尿毒症性骨病,如纤维性骨炎、骨软化症、骨质疏松、骨硬化症等。血钙降低合并酸中毒时,游离钙的浓度接近正常水平,一般不会出现低钙性抽搐。在补碱纠酸时,游离钙的减少易发生低钙性搐搦。

(5)高镁血症 当肾小球滤过率<20 mL/min 时,由于肾排镁减少,可伴有轻度高镁血症。患者常无任何症状。然而仍应减少含镁药物的使用,如含镁的抗酸药、泻药等。

2. 尿毒症引起的各系统症状

(1)消化系统表现 是最早出现和最常见的症状,主要表现有食欲不振、恶心、呕吐、呃逆、腹泻、舌炎、口中氨味,重者可有口腔溃烂、消化道出血。

(2)心血管系统表现 有高血压、左心室肥大、心力衰竭、心律失常,并可有小动脉、视网膜小动脉硬化可影响视力及视网膜出血。重者出现纤维素性心包炎,少数患者可有心包积液,甚至发生心包压塞征。

(3)血液系统表现 严重贫血和出血为主。常伴有皮下瘀斑,鼻出血、牙龈出血、月经过多,甚至呕血、便血、血尿、颅内出血,少数患者出现心包出血。

(4)神经、肌肉系统表现 有尿毒症性脑病和周围神经病变两种。前者精神委靡不振、疲乏、头晕、头痛、记忆力减退、失眠等一般表现,甚至是烦躁、谵妄、扑翼样震颤、惊厥和癫痫样发作、昏迷。后者四肢麻木、手足灼痛、下肢痒痛或"不宁腿"综合征(下肢蚁走感、发痒感,需移动双腿及行走才舒适),可有嗅觉异常、神经性耳聋、咽部及舌部肌肉无力、排尿困难、尿潴留。重者有腱反射消失、肌无力和肌萎缩,甚至肢体瘫痪。

(5)呼吸系统表现 呼出气体有氨味,易患支气管炎、肺炎、胸膜炎或胸膜腔积液。体液过多可引起肺水肿。尿毒症毒素可引起"尿毒症肺炎"表现为肺充血,肺部X射线检查可出现"蝴蝶翼"征。有代谢性酸中毒时,可出现酸中毒性大呼吸。

(6)皮肤症状表现 尿素刺激皮肤而引起尿毒症性皮炎和顽固性皮肤瘙痒。皮肤表现干燥、脱屑、无光泽、弥漫性黑色素沉着。皮肤痒感也与继发性甲状旁腺素增多有关。

(7)免疫系统表现 全身免疫功能低下,白细胞功能异常,易继发肺部和尿路感染。透析患者可发生动静脉瘘或腹膜入口感染、肝炎病毒感染等。

(8)内分泌失调表现 内分泌功能紊乱,患者出现性功能减退,小儿性成熟延迟,女性性欲差、晚期可闭经、不孕,男性性欲缺乏和阳痿。

(9)代谢失调及其他 本病基础代谢率下降,常有体温过低;脂肪代谢异常、高尿酸血症、碳水化合物代谢异常等。

三、实验室及其他检查

1.血液检查 血尿素氮(BUN)、肌酐(Cr)增高。贫血改变,血红蛋白低于 80 g/L,终末期可低于 20 ~ 30 g/L,可伴有血小板降低及白细胞增高。动脉血气分析及酸碱测定,晚期常有 pH 值下降、AB、SB 及 BE 均降低,$PaCO_2$ 呈代偿性降低。血浆蛋白可正常或降低。可有钙、磷、钠、钾等电解质异常。

2.尿液检查 夜尿增多,尿渗透压下降,尿沉渣中有蛋白、红细胞、白细胞颗粒管型、蜡样管型等。尿相对密度多在 1.018 以下,尿毒症时尿相对密度固定在 1.010 ~ 1.012 之间。

3.肾功能测定 GFR、内生肌酐清除率降低、血尿素氮、血肌酐增高。电解质增高或降低,有代谢性酸中毒等。

4.腹部 X 射线平片、B 超 示双肾缩小。CT、造影、放射性核素、肾穿刺活检等有助于明确病因。

四、诊断要点

1.早期肾功能衰竭的基础疾病诊断主要依据肾影像学检查和肾活检。
2.根据肾功能衰竭的各系统表现,实验室尿、血生化检查可确诊。并根据以下标准分为 4 期。

肾功能不全代偿期:GFR 介于 50 ~ 80 mL/min 之间,血 BUN 正常,血 Cr 132 ~ 177 μmol/L,临床上仅有原发疾病表现,无其他症状。

肾功能失代偿期:GFR < 50 mL/min, 血 BUN > 7.1 mmol/L, 血 Cr 185 ~

【议一议】
肾功能不全分几期?肾功能衰竭分期是根据哪些指标划分的?

422 μmol/L。患者有夜尿多、乏力、食欲减退和不同程度贫血等症状。

肾功能衰竭期:血 BUN 17.9~28.6 mmol/L,血 Cr 451~707 μmol/L,有少尿、酸中毒及电解质紊乱等明显氮质血症症状。

尿毒症期:血 BUN>28.6 mmol/L,血 Cr>707 μmol/L,已有明显尿毒症临床症状,尤以胃肠道、心血管、神经系统症状更加突出。

慢性肾功能衰竭一旦确诊,应明确原发病因及恶化的诱因,以便采取有效的治疗措施。

五、治疗要点

1. 积极治疗原发病和纠正加重肾功能衰竭的诱因,避免使用损害肾脏药物,纠正水钠缺失、控制感染、解除尿路梗阻、控制心力衰竭,及时去除诱发因素,常可使病情恢复到原有水平。

2. 在肾功能衰竭的早期采取治疗措施,以延缓慢性肾功能衰竭的发展。

(1)饮食治疗 饮食治疗可以延缓肾单位的破坏速度,缓解尿毒症的症状,因此,慢性肾功能衰竭的饮食治疗十分关键。要注意严格按照饮食治疗方案,保证蛋白质、热量、钾、钠、磷及水的合理摄入。

(2)必需氨基酸的应用 对于因各种原因不能透析、摄入蛋白质太少的尿毒症患者,为了使其维持良好的营养状态,必须加用必需氨基酸(EAA)或必需氨基酸与 A-酮酸混合制剂。A-酮酸可与氨结合成相应的 EAA,EAA 在合成蛋白过程中,可利用一部分尿素,故可减少血中尿素氮水平,改善尿毒症症状,使患者维持较好的营养状态。EAA 的适应证为肾功能衰竭晚期患者。

(3)控制全身性和(或)肾小球内高压 全身性高血压不仅会促使肾小球硬化,且能增加心血管并发症的发生,肾小球内高压力亦会促使肾小球硬化,故必须控制。首选血管紧张素Ⅱ抑制药。

(4)纠正水、电解质平衡失调 水肿者应限制盐和水的摄入,并使用利尿剂;如水肿伴有稀释性低钠血症,需严格限制水的摄入,已透析者应加强超滤和限制钠水的摄入;高钾血症者应积极寻找原因并限制饮食中钾的摄入;积极纠正酸中毒并早期防治低钙、高磷血症。

(5)纠正水、电解质平衡失调 水肿者应限制盐和水的摄入,并使用利尿剂;如水肿伴有稀释性低钠血症,需严格限制水的摄入,已透析者应加强超滤和限制钠水的摄入;高钾血症者应积极寻找原因并限制饮食中钾的摄入;积极纠正酸中毒并早期防治低钙、高磷血症。积极治疗高脂血症、有痛风的高尿酸血症。

(6)防治感染 有感染时,应选用肾毒性最小的药物,并调整药物剂量。

(7)替代治疗 有血液透析和腹膜透析,肾脏移植。

(8)追踪随访 所有患者至少需每 3 个月复诊一次。就诊时必须询问病史、体检。同时做必要的尿、血生化等实验室检测等。

3. 治疗药物

(1)必需氨基酸疗法 适应证为肾功能衰竭晚期患者。当单纯采用高生物价低蛋白质饮食每日蛋白质摄入量减少至 20 g 时还不能保持适当的尿素氮水平,必须加用必需氨基酸制剂,以促进体内蛋白质合成,维持患者营养状况。必需氨基酸有口服

【想一想】
肾功能衰竭患者如果没机会做肾移植,维持生命的主要方法是什么?

制剂和静脉制剂,用量为每日 0.1~0.2 g/kg,分次口服或一次缓慢静脉滴注。

（2）纠正酸中毒　碳酸氢钠是纠正酸中毒的常用药物,如酸中毒不严重,可口服碳酸氢钠 1~2 g,3 次/d。HCO_3^- 低于 13.5 mmol/L,尤其伴有昏迷或深大呼吸时,应静脉补碱,使 HCO_3^- 提高到 17.1 mmol/L。

（3）调节电解质平衡

1）纠正高钾血症　如高钾血症出现心电图高钾表现,甚至肌无力,必须紧急处理。首选 10% 葡萄糖注射液 20 mL,稀释后缓慢静脉注射;继之用 5% 碳酸氢钠 100 mL 静脉注射,5 min 注射完毕;然后用 50% 葡萄糖注射液 50~100 mL 加普通胰岛素 6~12 U 静脉注射。

2）纠正低钙、高磷血症　应积极限磷饮食和使用肠道磷结合药,如碳酸钙进餐时口服 2 g,3 次/d。肾性骨病、长期透析者口服骨化三醇 0.25 g/d,本药可促进小肠对钙的吸收,调节骨质矿化,有助于纠正低钙血症。

（4）贫血的治疗　重组人红细胞生成素（简称 EPO）治疗贫血疗效显著。每次用量为 50~100 U/kg,每周 1~3 次,皮下或静脉注射。用药后两周即可见效。使用 EPO 时应注意补充造血原料如铁和叶酸。EPO 主要不良反应有血栓形成、高血压,偶发癫痫。

六、护理

1.护理评估

（1）病史　询问本病的有关病史,了解患者的发病和治疗经过,包括患者所患慢性肾脏病的种类、病程长短、病情反复发作、迁延不愈的情况,病程中有哪些主要症状和体征、症状的特点,以及病情变化的情况。询问既往治疗方案及具体用药情况,包括药物名称、用药时间、用法、剂量以及疗效与不良反应。此次发病的时间,询问病因及此次发病的可能诱因,有无伴随症状及并发症等。观察患者有无食欲减退、恶心、呕吐、口臭等消化道症状;贫血、有无头晕、胸闷、气促等缺血的表现;有无皮肤瘙痒、皮下出血等症状;有无兴奋、淡漠、嗜睡等精神症状。有无少尿等。

（2）身体评估　慢性肾功能衰竭患者的体征多为全身性的,要认真做好全身系统的体检,包括患者生命体征的测量、意识状态有无异常,有无出现贫血面容,尿毒症面容;皮肤有无出血点、瘀斑、尿素霜的沉积等;皮肤水肿的部位、程度、特点,有无出现胸腔、心包积液、腹水征等;患者有无心率增快、呼吸困难、颈静脉怒张、肝大等心力衰竭的征象;患者有无出现血压下降、脉压变小、末梢循环不良、颈静脉压力增高等心包填塞征;肾区有无叩击痛;神经反射有无异常等。

（3）实验室及其他检查　了解肾功能情况,观察血液尿素氮、血肌酐升高的程度,肾小球的滤过率有无下降。了解有无肾性贫血发生,观察血红细胞、血红蛋白等指标是否下降。血电解质和二氧化碳结合力的变化,B超双肾缩小程度。

（4）心理-社会资料　此病病情复杂,病程较长,治疗效果欠佳,一旦发病非常危重,多数患者及家属对慢性肾功能衰竭的预后及接受血液透析疗法或肾移植等有较大的恐惧感,常感绝望。同时治疗费用非常昂贵,对患者及其家属有巨大的心理压力。护理人员应了解患者及家属心理活动情况、家庭经济情况,以及家属对疾病的认识及对患者的关怀、支持程度等。

2.常见护理问题

(1)营养失调:低于机体需要量 与透析、长期限制蛋白质的摄入,消化功能紊乱,肠道吸收障碍,水、电解质紊乱,贫血等因素有关。

(2)体液过多 与水、钠潴留,肾小球滤过功能降低,导致排泄减少有关。

(3)活动无耐力 与贫血,心脏病变,水、电解质和酸碱平衡紊乱有关。

(4)有感染的危险 与免疫力下降、贫血、透析、营养失调等因素有关。

(5)绝望 与后期需依赖透析治疗维持生命,且预后较差,造成巨大的经济和心理压力,对疾病治疗失去信心有关。

(6)知识缺乏 与对慢性肾功能衰竭的发生、发展过程认识不足有关。

3.护理措施

(1)病情观察 严密观察病情动态变化,加强对生命体征的监测;每日定时测量体重,准确记录出入水量。密切观察有无液体量过多的症状和体征:如短期内体重迅速增加、血压升高、意识的改变、心率加快、肺底湿啰音、四肢水肿、颈静脉怒张、液体入量大于出量等。结合肾功能、血清电解质、血气分析结果,观察有无高血压脑病、心力衰竭、尿毒症性肺炎及电解质代谢紊乱和酸碱平衡失调等并发症的表现。密切观察并及时报告高血钾症的征象,如脉搏不规则、肌无力、心电图改变等;注意观察患者有无感染的发生,如体温升高、寒战、疲乏无力、食欲下降、呼吸改变、脓性痰、尿路刺激征、白细胞增高等,发现异常及时报告医生。

(2)生活护理 指导患者及家属制订合理的饮食计划,并采取以下措施来改善患者的食欲:如适当增加活动量,尽量使食物色、香、味俱全,有良好的感官性状,进食前最好能休息片刻,提供干净、整洁、舒适的进食环境,少量多餐。肾功能衰竭早期,患者无法排出浓缩的尿液,需要比正常人摄入或排出更多的水分和盐分,才能处理尿中溶质。又因肾小管对钠的重吸收能力减退,而每日从尿中流失的钠增加,所以应增加水分和盐分的摄入。致肾功能衰竭末期,由于肾小球的滤过率降低,尿量减少,钠由尿的丢失已不明显,应注意限制水分和盐分的摄入。

患者每日应摄取足够的热量,以防止体内蛋白质过渡分解。每日供给热量至少125.6 kJ/kg(30 kcal/kg),主要由碳水化合物和脂肪供给。低蛋白摄入会引起患者的饥饿感,这时可食芋头、马铃薯、苹果、马蹄粉等补充糖类。在高热量前提下,应根据患者的 GFR 来调整蛋白质的摄入量。当 GFR<50 mL/min 时,就应开始限制蛋白质的摄入,其中50%~60%以上的蛋白质必须是富含必需氨基酸的蛋白(即高生物价优质蛋白),如鸡蛋、鱼、牛奶、瘦肉等。当 GFR<5 mL/min 时,每日摄入的蛋白约为20 g(0.3 g/kg),此时患者需应用 EAA 疗法;当 GFR<5~10 mL/min 时,每日摄入的蛋白约为25 g(0.4 g/kg);GFR 在 10~20 mL/min 者约为35 g(0.6 g/kg);GFR<20 mL/min 者,可加 5 g。尽量少摄入植物蛋白,如花生、豆类及其制品,因其含非必需氨基酸多。米面中所含的植物蛋白也要设法去除,如可部分采用麦淀粉作主食。

静脉输入必需氨基酸应注意输液速度。输液过程中若有恶心、呕吐应给予止吐剂,同时减慢输液速度。切勿在氨基酸内加入其他药物,以免引起不良反应。

患者有高钾血症时,应限制含钾高的食物摄入,如白菜、萝卜、梨、桃、葡萄、西瓜等;应注意供给富含维生素 C、B 族维生素和叶酸的食物。

创造安静的环境,保证患者的休息,尽量少打扰患者,护理操作有计划地集中进行,限制探视人数和时间等。预防感染的发生,严格无菌操作。加强生活护理同时,做好全身皮肤、黏膜的清洁,尤其是口腔及会阴部皮肤的卫生,尽量避免去公共场所。

(3)用药护理　改善营养的药物:按医嘱服用必需氨基酸、补充铁剂、叶酸,注意铁剂要少量饭后服用,以免引起胃肠不适。皮下注射促红细胞生成素纠正贫血时,注意观察用药后不良反应,如头痛、高血压、癫痫发作等,定期查血红蛋白和血细胞比容等。防治肾功能恶化,按医嘱给予降压药控制高血压,如血管紧张素转化酶抑制剂并注意观察其不良反应。酸中毒使用碳酸氢钠纠正酸中毒;感染者及时给予抗生素。

(4)对症护理　积极纠正患者的贫血,如遵医嘱用促红细胞生成素等。减轻患者水肿的方法:严格控制入液量(入液量一般为400～700 mL加前一天的尿量);遵医嘱限制钠盐的摄入;遵医嘱使用利尿剂和血管扩张药等。观察利尿效果,如水肿持续不退或加重,应及时报告医生。预防感染,注意慢性肾功能衰竭患者皮肤和口腔护理的重要性。由于尿素霜的刺激,常感皮肤瘙痒,嘱患者勿用力搔抓,可每日用温水清洗后涂抹止痒剂。慢性肾功能衰竭患者口腔容易发生溃疡、出血及口唇干裂,应加强口腔护理,保持口腔湿润,并可增进食欲。

因接受血液透析患者乙型肝炎和丙型肝炎的发生率要明显高于正常人群,故要进行乙肝疫苗的接种,尽量减少血液制品的输入等。

(5)心理护理　慢性肾功能衰竭患者的预后不佳,加上身体形象改变,以及性方面的问题,常会有退缩、消极、自杀等行为。保持积极稳定的情绪状态以配合治疗。护理人员在与患者接触时应给予理解和同情,用诚恳的态度去接近患者,使其感受到温暖与真诚。让患者认识到不良心态对身体康复的影响,激发其求生欲望,提高对疾病的认识,树立与疾病作斗争的信心,嘱家属亲友给予患者经济上的支持和精神鼓励。

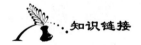知识链接

慢性肾功能衰竭的三级预防

一级预防:是指对已有的原发性肾脏疾病(如肾小球肾炎)或可能引起继发性肾脏损害的疾病(如糖尿病、高血压病)进行有效治疗,以防止慢性肾功能衰竭的发生。

二级预防:是指对早、中期慢性肾功能衰竭进行及时治疗,以防止尿毒症的发生。

三级预防:指对早期尿毒症的患者进行及时治疗,以防止尿毒症并发症的发生,提高患者的存活率和生活质量。

七、健康指导

1.合理饮食,维持营养。嘱患者严格遵守慢性肾功能衰竭饮食原则,在限制蛋白质及钠盐摄入的同时,给予高热量饮食摄入,避免出现负氮平衡。

2.合理活动与休息。

3.定期复查肾功、电解质,准确记录尿量、血压、体重。

4.遵医嘱用药,避免用肾毒性较大药物。

5.注意卫生,防止皮肤破损。

6.注意保暖,避免受凉感冒。

7.有计划地使用血管、保留前臂肘部血管、动静脉瘘及腹膜透析管。

8.积极治疗原发病、去除加重肾功能衰竭诱因。

八、预后

不可逆,病程可达数年,透析或肾移植可延长生存时间,不积极治疗可死于尿毒症。

第八节　泌尿系统疾病常用诊疗技术及护理

一、血液透析

血液透析简称血透,通俗的说法也称之为人工肾、洗肾,是血液净化技术的一种。是目前最常用、最重要的血液净化方法之一,主要利用的是弥散对流作用来清除血液中的毒性物质。通过布朗运动,溶质从半透膜浓度高的一侧向浓度低的一侧移动,最后达到两侧溶质的平衡。还可通过半透膜两侧压力差产生的超滤脱水作用来去除肾功能衰竭时过多的水。血液透析能部分代替肾功能,清除血液中的有害物质,纠正体内电解质紊乱,维持酸碱平衡。

(一)适应证

1.急性肾功能衰竭　主张早期频繁透析,少尿或无尿超过48 h,并具备下列条件之一者即可进行透析治疗。

(1)急性肺水肿。

(2)血清钾≥6.5 mmol/L。

(3)血尿素氮≥21.4 mmol/L 或血肌酐≥442 μmol/L。

(4)高分解状态,血肌酐每日升高 ≥178.6 μmol/L 或血尿素氮每日升高≥8.9 mmol/L,血钾每日上升1 mmol/L。

(5)酸中毒,pH 值<7.25 或二氧化碳结合力 13 mmol/L。

2.慢性肾功能衰竭　到尿毒症晚期,需长期接受透析治疗。符合下列条件,经治疗不能缓解时,应开始透析。

(1)患者的内生肌酐清除率下降接近 10～15 mL/min 时,血肌酐高于 707 μmol/L,血尿素氮≥28.5 mmol/L。

(2)有尿毒症临床表现。

(二)禁忌证

血液透析无绝对禁忌证,相对禁忌证有低血压、严重休克、心肌梗死、心力衰竭、心

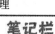

律失常、严重出血或感染、恶性肿瘤晚期、术后 3～5 d 内不能合作者,精神病不合作者或家属不同意血透者,均不宜做血液透析。

(三)操作前准备

1.透析设备的准备　透析设备包括透析器、透析机、透析供水系统、透析管道、透析针及透析液等。其中透析器又称为"人工肾"是溶质交换场所,目前最常用的是中空纤维型透析器,由人工合成的半透膜和支撑材料组成。空芯腔内供血液通过,腔外为透析液。血液透析机由透析液供给系统,血循环控制系统和超滤控制系统三部分组成,并具有体外循环的各种监护系统。血液透析机可控制透析液的流量、温度、脱水量、血液的流量等。

2.患者应做好血液通路的准备、应检查的项目及心理准备

(1)建立血液通路,血液通路即患者的血液从体内引出进入管道及透析器,再回到体内的通路。它是进行血液透析的必要条件,也是维持性血透患者的生命线。可分为临时性血液通路(动-静脉外瘘)和永久性血液通路(动-静脉内瘘)。

1)动-静脉外瘘　通常是切开前臂桡动脉和头静脉并分别插管,在皮肤外将两用硅胶管连接成 U 字形,形成动静脉体外分流。此手术简单,术后即可用,但外接导管易滑脱、出血。并且长期留置易发生感染和血栓,故主要用于急症患者的短期透析。如需维持性血透,则使用动-静脉内瘘。

2)动-静脉内瘘　将桡动脉与头静脉做直接吻合,这样可形成两股血流,一股在吻合处的近心端,另一股在吻合处的远心端。如此一来,动脉中的高压力血流就转向阻力较小的静脉血管,使得吻合的静脉动脉化而慢慢膨大鼓起,形成皮下动-静脉内瘘。一般在吻合 2 周后即能使用。

(2)应检查项目　需测量体重、生命体征,抽血检测肾功能及各项生化指标等。

(3)心理准备　对第一次行血液透析者,应详细解释透析的目的、过程及术中配合,以缓解患者的恐惧感。

3.透析药品的准备　透析用药品有透析液、肝素、生理盐水、5% 碳酸氢钠和急救用药等。其中肝素在透析过程中是必不可少的,其在体内外均能延长凝血时间。肝素的应用血液透析中需用肝素抗凝。

(四)操作过程

做透析治疗是先将动静脉瘘打开接上透析器,然后将血液和透析液分别引入透析器中由半透膜隔开的血区和透析液区,让两者紧贴半透膜,通过广泛的接触面发生弥散和渗透,起到净化血液的目的。为了去除患者体内过多水分,通常加大透析液区的负压,以增加跨膜压力差,使水分从血液中滤出,称为超滤。超滤量与跨膜压及超滤系数(Kuf)呈正比。

(五)护理

1.透析前的护理

(1)透析前尽量消除患者的紧张和恐惧心理,与医护人员密切配合,才能保证透析的充分性,提高患者的生活质量。做好宣教工作,介绍有关透析知识,提高认识,树立治疗疾病的信心。

(2)为保证建立一个良好的血管通路,注意保护一侧上肢静脉,避免静脉注射。

熟悉各种血管通路的用途及使用方法,严格遵守无菌操作原则。

(3)透析患者饮食营养极为重要,摄取足够的蛋白质和热量,蛋白质摄入量为1.2~1.4 g/(kg·d);要限制钠、钾、磷的摄入,适当补充维生素;控制液体入量,体重增长不宜超过两次透析期间原体重的4%。

2.透析过程中的护理

(1)提高超滤技术,保护血管通路。

(2)严密监测患者的血压、脉搏、呼吸、体温。观察透析液的流量及温度、浓度等指标,血液的流量、血路压力。准确记录透析时间、脱水量、肝素用量等,密切观察处理各种透析监护系统的报警及机器故障。

(3)密切观察导管有无滑脱、渗血、出血,瘘管有无栓塞、气胸,有无发热、感染等并发症的发生。

(4)透析过程中注意检查各种管道的连接情况,是否与外界空气隔绝。

(5)并发症的预防、观察及处理如下:

1)低血压 最常见,发病率为50%~70%,患者表现为恶心、呕吐、胸闷、面色苍白、出汗、一过性意识丧失。与超滤脱水过多过快、心源性休克或过敏反应相关。取头低足高位,吸氧、减慢泵的流速,停止超滤。必要时可通过透析管道输注生理盐水100~200 mL或静脉注射50%的葡萄糖注射液20 mL,并结合病因,及时处理。

2)失衡综合征 表现为头痛、恶心呕吐、血压升高、抽搐、昏迷等。与脑脊液渗透压大于血液渗透压水进入脑脊液形成脑水肿,也与透析后脑脊液中 pH 值相对较低有关。轻者不必处理,重者可给予静脉注射50%葡萄糖注射液或3%氯化钠注射液10 mL,或静脉滴注白蛋白,必要时给予应用镇静剂及其他对症治疗。

3)热原反应 有寒战、高热、肌痛、恶心、呕吐、低血压等。严格无菌操作,严格消毒和清洗透析管道、透析器是有效的预防措施。一旦发生应肌内注射异丙嗪25 mg,静脉注射地塞米松5 mg 等。有感染存在及时应用抗生素。

4)出血 肝素应用过多、血小板功能不良、高血压等,可引起牙龈出血、消化道出血甚至颅内出血等。应减少肝素用量,静脉注射鱼精蛋白中和肝素,改用无抗凝剂透析等。

5)空气栓塞 血透过程中各管路连接不紧密;透析膜破损等。进入血液空气达5 mL 以上并出现呼吸困难、发绀、胸部紧迫感、烦躁、意识丧失,甚至死亡。应立即关闭血泵并夹闭静脉管路,将患者置头低足高、左侧卧位。严重者可抽出穿刺空气或高压氧舱治疗。

3.透析后的护理

(1)测量体重,并教会患者掌握常见并发症的应急措施。

(2)按规定结束透析时间,缓慢回血,在距穿刺针尖方向0.5~1.0 cm 处压迫穿刺部位止血10~15 min。测量生命体征、复查血生化等。

(3)透析后应每4 h 自查1 次以防内瘘阻塞。

(4)控制摄入量(摄入量为每日尿量增加500 mL),患者要遵医嘱服药不可随意变动或中断。准确记录血压、体重、尿量及摄入量。

(5)注意生活规律,加强自我管理,避免剧烈运动和精神紧张。

二、腹膜透析

腹膜透析简称腹透,是指利用腹膜作为生物半透膜向腹腔内注入透析液,将体内潴留的水、电解质与代谢废物或毒物,经超滤和渗透作用进入腹腔,同时透析液中的某些物质经毛细血管进入血液循环,以补充体内的需要,如此反复更换透析液,达到清除体内代谢产物和多余水分的目的。腹膜透析方法有间歇性腹膜透析、持续性非卧床性腹膜透析、持续循环式腹膜透析等方法。在此以持续性非卧床性腹膜透析为重点进行介绍。

(一)适应证

同"血液透析"。如有下列情况更适用于腹膜透析:年龄大于 65 岁的老年人;糖尿病患者;儿童;原有心血管疾病或心血管系统功能不稳定的患者;反复血管造瘘失败者;有明显出血倾向不适于肝素化者。

(二)禁忌证

1. 禁忌证　无绝对禁忌证,但是有腹膜广泛粘连或纤维化、有效腹膜面积严重下降、腹腔的完整性丧失时不宜做。

2. 相对禁忌证　腹部大手术不足 3 d;全身性血管疾病;中、晚期妊娠或腹内巨大肿瘤;晚期恶性肿瘤;肠梗阻、肠麻痹、精神病及不合作者。

(三)操作前准备

1. 腹腔插管　在位于成人脐下中上 1/3 交界处,通过手术将小号硅化塑料管的一端放入腹腔最低处的膀胱直肠窝内,另一端通过皮下隧道引出,以备透析。注意插管术后需要进行 1~2 周隔离,并且要有专人护理,地板用消毒液擦拭,房间进行空气消毒,预防感染。

2. 患者准备　了解腹膜透析的过程、术中的配合及术后的注意事项;排空膀胱;情绪稳定。

3. 透析液准备　检查透析液的有效日期,观察液体有无浑浊、杂质等,包装有无破损。符合标准的透析液输入腹腔前要干预热至 37℃。

(四)操作过程

1. 操作过程　先打开包扎纱布用乙醇棉球消毒,再打开橡皮塞,连接导管与透析袋,抬高透析袋,使透析液在 10 min 内流入腹腔,然后夹紧管口,1 h 后将透析袋放于低于腹腔位置,使腹腔内透析液引流出,如此周而复始,一般可灌入透析液 10 000~12 000 mL/d。

2. 术中护理注意　①连接各管道前要注意消毒和严格无菌操作。②准确记录患者生命体征、体重及透析液每次进入腹腔的时间、液量等。如引流量与灌入量相差太多,必须立即通知医生。③观察透析液的颜色、性质,有无浑浊、蛋白团等。④监测患者的水、电解质平衡情况。

(五)腹膜透析后的护理

1. 饮食护理　腹膜透析时丢失大量蛋白质及其他营养成分,应通过饮食补充,即要求蛋白质的摄入量为 1.2~1.5 g/(kg·d),其中 50% 以上为优质蛋白,水的摄入应根据每天的出量而定,如果出量在1 500 mL/d以上,患者无明显高血压、水肿等,可以正常饮水。如果出量减少,要限制入水量。由于透析液中不含钾,所以患者的饮食不必限钾。

2.腹膜透析装置的护理　良好的出口护理可以促进出口处和隧道的愈合,包括导管固定,避免出口污染与潮湿,导管植入后应有2～6周的愈合期,之后再开始透析。每周应由有经验的医务人员进行出口处评估与更换敷料,严格无菌操作,必须戴好口罩手套。观察导管出口处有无渗血、漏液、红肿等,如经发现,及时报告医生做必要处理;保持出口处清洁干燥敷料覆盖良好;减少不必要的导管操作;触摸检查皮下隧道,使用无刺激溶液清洗出口处。保持良好的卫生习惯,定时排便,便后洗手;导管愈合前避免举重物、爬梯、用力过大及便秘。患者淋浴前可将透析管用塑料布包扎好,淋浴后将其周围皮肤轻轻拭干,消毒后重新包扎。

3.常见并发症的观察及护理

(1)非感染性并发症　引流不畅或腹膜透析管堵塞较常见,其原因有腹膜透析管移位、漂浮、扭曲、受压、纤维块、血块、大网膜堵塞、包裹腹膜透析管等。

护理:①改变体位;②排空膀胱;③纠正便秘;④肝素和尿激酶加透析液或生理盐水腹膜透析管内快速注入,并保留,可促使纤维块溶解;⑤可在X射线透视下观察透析管位置,若移位,调整透析管的位置;⑥上述方法无效时可再次手术置管。排除阻塞用50 mL注射器在中等压力下反复推注抽吸液或生理盐水。大网膜部分切除术。通过饮食调整、运动和服用软化剂预防便秘。严重腹疝应在开始腹透之前予以修复,观察及检查可疑部位,明显的疝需要外科修复,术后指导患者坚持导管出口处与手术切口分开敷料以防交叉感染。注意复发。

(2)感染性并发症　腹膜炎是主要并发症,大部分细菌感染来自透析管道皮肤出口处及透析管接头处,主要是革兰阳性球菌,其次是革兰阴性球菌。表现为腹痛、寒战、发热、腹部压痛、反跳痛、透析液混浊,细菌培养阳性等。护理采用透析液1 000 mL连续冲洗3～5次,暂时改做间歇性腹膜透析,腹膜透析液内加抗生素,全身应用抗生素等方法。若抗感染治疗2～4周后无效时,应拔除透析管。

(3)腹痛　可能有透析液酸碱度、温度不当;透析管位置不当;渗透压过高,灌入或流出透析液速度过快、压力过大;如果有腹膜炎可用透析液1 000 mL连续冲洗3～5次,暂时改做间歇性腹膜透析,腹膜透析液内加抗生素及肝素等方法处理。

(4)其他并发症　如腹膜透析超滤过多可致脱水、血压下降。引流不畅可致水过多、高渗血症、低血钾、高血糖、腹腔出血、透析液外漏、腹膜透析管滑脱。慢性并发症有肠粘连、腹膜后硬化等,一旦发生,及时通知医生,尽早采取措施。

(六)健康指导

出现透出液混浊、腹痛和发热时,立即与腹透中心联系。留取透析液样本,采取措施减轻症状,如有腹痛可快速换液2～3次,在医生指导下透析液中加入抗生素。每袋透析液中加入肝素500～1 000单位/L,直至透析液转清。

三、肾脏穿刺术

用穿刺针从患者背部经皮肤及软组织刺入,到达肾下极进行取材及活检,即为肾脏穿刺术或经皮肾活检术,是诊断弥漫性肾脏疾患的重要检查方法之一。有助于明确肾脏疾病的病变程度及病理类型,为肾脏病的诊断与治疗提供可靠的依据,判断疗效,估计预后。此为目前国内外最普及的肾活检方法。

(一)适应证

1. 内科各种原发性、继发性及遗传性肾实质疾病,尤其是弥漫性病变者,如肾小球肾炎、肾病综合征等。

2. 急、慢性肾小管间质性疾病。

3. 急性肾功能衰竭。

4. 肾移植。

(二)禁忌证

绝对禁忌证包括:①患者仅有一个肾;②明显出血倾向;③严重高血压病患者;④精神疾病或不配合检查者。

相对禁忌证包括:①肾肿瘤或肾动脉瘤;②多囊肾或肾脏大囊肿;③重度腹水;④过度肥胖合并心力衰竭;⑤肾结核、肾脓肿;⑥肾内血管畸形;⑦慢性肾功能衰竭尿毒症;⑧其他,如严重肺气肿、严重贫血、肾周围脓肿、肾积水等。

(三)操作前护理

1. 器械准备　肾穿刺器械准备有:肾穿刺包1个(内有弯盘1个、棉球4个、穿刺针1个、封闭针1个、钢尺1个、治疗巾2块),手套2双,50 mL、5 mL一次性注射器各1具,2%活力碘、75%乙醇各1瓶,无菌敷料、橡皮膏、血压计、听诊器、沙袋、枕垫等。

2. 急救备药　2%利多卡因或1%普鲁卡因1支,5%葡萄糖、76%泛影葡胺或50%泛影酸钠等。

3. 患者的准备

(1)向患者讲明肾脏穿刺术的目的、必要性、注意事项,做好解释工作,取得患者配合。

(2)详细了解病史,特别询问有无出血性疾病病史。

(3)查出、凝血时间、血小板计数、凝血酶原时间,查HBs Ag了解肝功能,查血尿素氮血肌酐了解肾功能,并测量血压。正常者方可进行穿刺。

(4)查血型,常规备血400 mL。

(5)全面体检,排除出血性疾患,全身感染及心脏疾患,注意是否肾下垂。

(6)指导患者练习屏气及床上排尿方法。

(7)术前嘱患者排空大、小便。

(8)术前2~3肌内注射维生素K,术前10 min肌内注射地西泮10 mg。

(四)操作中护理

1. 患者取俯卧位,腹下垫一约10 cm厚硬枕头,将肾脏顶向背侧。

2. B超下探测选取穿刺点。肾脏的位置、形态大小,确定穿刺点处肾脏表面距皮肤的距离及该处肾脏的厚度,一般穿刺点取肾盂与肾下极边缘之中点。穿刺点以龙胆紫做标记定位。常规消毒皮肤,铺消毒孔巾。

3. 常规逐层局部麻醉后,再换用腰穿针逐层刺入,探测肾脏与皮肤之间距离,确定穿刺深度。

4.用手术刀切开穿刺点皮肤,将穿刺针刺入,在探头引导下嘱患者吸气末屏气后刺入肾囊达被膜外,见穿刺针随呼吸同步运动后,再让患者屏气,迅速刺入肾组织并退出完成取材操作。

5.按压患者的穿刺部位,绑腹带,平卧硬板床。测血压,送回病房。

（五）操作后护理

1.患者需平卧硬板床6 h,以后可翻身,但绝对卧床24 h。多饮水以免血块堵塞尿路。

2.术后每30 min监测血压、心率各1次,连续测量4次,如无异常改为每小时测量1次,4 h后停测。

3.为预防出血,操作前后患者血压一般控制在90～130 mmHg之间。

4.术后连续留尿化验尿常规3次,24 h无肉眼血尿,患者可在床边活动。出现肉眼血尿者,应予补液,防止血块形成堵塞输尿管,并延长卧床时间直至肉眼血尿消失。

5.术后注意观察患者有无腹痛、腰痛以及有无包块和肌紧张。

6.术后使用止血药及抗生素3 d;术后7～10 d应避免重体力活动。

由于慢性肾功能衰竭的危重性和不可逆性。在肾功能衰竭的早期采取治疗措施,以延缓慢性肾功能衰竭的发展。对住院患者应严密监测其生命体征、尿量、血生化指标。积极引导患者,树立战胜疾病信心,掌握与患者沟通技巧。出院患者要定期门诊随访,让患者及家属掌握饮食治疗方案。指导其在家时的护理措施。一旦发生高钾血症、出血等症状应及时来院治疗。

本章小结

肾炎性水肿是指晨起眼睑、颜面部的水肿,又称肾炎面容;尿路刺激征是指尿频、尿急伴尿痛。尿路刺激征提示尿路感染。成人24 h尿量超过2 500 mL称为多尿;24 h尿量少于400 mL或每小时尿量小于17 mL称为少尿;24 h尿量少于100 mL称为无尿。夜间尿量超过750 mL称为夜尿增多。新鲜尿沉渣检查每高倍视野红细胞>3个称为镜下血尿,新鲜尿沉渣检查每高倍视野白细胞>5个称为白细胞尿或脓尿,尿中白细胞明显增多常见于泌尿系统感染。

急性肾小球肾炎好发于儿童,通常于前驱感染后1～3周(平均10 d左右)起病。典型表现为蛋白尿、血尿、高血压、水肿,水肿是急性肾炎最常见的症状。急性期应绝对卧床休息2周,并严格限制钠、水的摄入。氮质血症多为一过性的,若出现氮质血症时,应限制蛋白质的摄入量。

慢性肾炎是免疫介导性炎症所致,与细菌感染没有直接关系。病程往往1年以上,典型表现为蛋白尿、血尿、高血压、水肿及肾功能慢性进行性损害,最终将发展为慢性肾功能衰竭的一组肾小球疾病;蛋白尿是慢性肾炎必有症状。治疗要点为防止或延缓肾功能进行性恶化、改善或缓解临床症状及防治严重并发症,控制高血压是延缓进展至慢性肾功能衰竭的重要措施;做好生活护理,指导患者避免引起肾损害的各种因素,密切观察病情变化,及时发现并发症。

肾病综合征"四大症候群"即大量蛋白尿(尿蛋白定量>3.5 g/d)、低蛋白血症(血浆清蛋白<30 g/L)、水肿、高脂血症。常见的并发症为感染、血栓及栓塞、急性肾功能

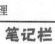

衰竭,其中感染是最常见的并发症。治疗以激素、烷化剂、利尿为主;但对顽固性、难治性肾病综合征首选的药物是环孢素 A;饮食上应给予正常量的优质蛋白饮食,若肾功能不全时,应减少蛋白质的摄入。避免劳累和感染是最重要的健康教育内容。

尿路感染是细菌直接侵袭尿路引起的感染性炎症。最常见的致病菌是大肠埃希菌。最常见的感染途径是上行感染。白细胞管型尿有助于肾盂肾炎的诊断。清洁中段尿定量培养,含菌量在 $10^4 \sim 10^5/mL$ 之间为可疑;尿菌落计数 $\geq 10^5/mL$ 称真性菌尿,是诊断的重要依据。急性期鼓励患者多饮水,使尿量增以达到冲洗尿道的目的,减少微生物生长繁殖。保持会阴部清洁及遵医嘱应用敏感抗生素,对治疗尿路感染有重要意义。

慢性肾功能衰竭是各种肾脏疾病晚期的结局,早期内生肌酐清除率下降,晚期血尿素氮、血肌酐升高。临床将慢性肾功能衰竭分为代偿期、氮质血症期、肾功能衰竭期、尿毒症期四期。胃肠道表现为食欲不振,恶心、呕吐是尿毒症最早、最突出的症状;贫血是尿毒症患者必有症状;感染是病情恶化最常见的诱因,是主要死因之一;皮肤尿素霜是尿毒症患者常见的表现,晚期会出现尿毒症性心包炎、心力衰竭,心力衰竭是死亡的又一主要原因。控制钠、水和蛋白质的摄入,纠正高钾血症,降血压治疗可防止或延缓肾功能进行性恶化。

 病案讨论

病例摘要一 患者,女,30 岁,工人。因"间断颜面及下肢水肿 2 年,加重 1 周"入院。患者 2 年前无诱因出现颜面部水肿,以晨起明显,伴双下肢轻度水肿、尿少、乏力、食欲不振。检查:BP 150/95 mmHg,化验尿蛋白(+)~(++),间断服过中药,病情时好时差。1 周前着凉后咽痛、水肿加重;尿少,尿色较红,无发热、咳嗽、尿频、尿急和尿痛,进食和睡眠稍差。

护理体检:T 36.8 ℃,P 80 次/min,R 18 次/min,BP 160/100 mmHg。精神稍差,面色晦暗,双眼睑水肿,浅表淋巴结无肿大,腹平软,肝脾肋下未触及,双肾区有压痛、叩击痛,下肢轻度凹陷性水肿。

实验室检查:红细胞 $3.2 \times 10^{12}/L$,血红蛋白 91 g/L,白细胞 $8.8 \times 10^9/L$,中性粒细胞 72%;尿蛋白(++),尿白细胞 0~1 个/高倍视野,尿红细胞 10~20 个/高倍视野,24 小时尿蛋白定量 3.0 g;内生肌酐清除率 62 mL/min,血尿素氮 8.3 mmol/L,血肌酐 156 μmol/L。初步诊断:慢性肾小球肾炎。

讨论:

1. 该患者主要的护理诊断/问题有哪些?

2. 请为该患者制订合理的护理计划方案。

3. 指导患者饮食和用药。

病例摘要二 患者,男,42 岁。以"反复水肿、血尿 3 年,加重 1 周"为主诉入院。3 年前无明显诱因出现水肿,血尿。水肿以晨起眼睑水肿较为明显。症状时有发生。近 1 年来夜间排尿次数增多,因对病情不了解,未给予正规治疗。1 周前患者感冒后出现乏力、食欲减退,查体:BP 170/100 mmHg,双侧眼睑、下肢水肿,Hb 65 g/L,尿蛋白(++),尿沉渣镜检:红细胞 5~7 个/HP,可见颗粒管型;肾功能检查:内生肌酐清除率 20 mL/min,血尿素氮 25 mmol/L,血肌酐 480 μmol / L。初步诊断:慢性肾功能衰竭。

讨论:

1. 请为该患者制订合理的护理计划和护理措施。

2. 请为该患者进行生活指导和疾病知识指导。

同步练习

一、选择题

1. 肾脏疾病最常见的症状是( )
   A. 肾性水肿　　　　　　　　　　　B. 肾性高血压
   C. 蛋白尿　　　　　　　　　　　　D. 血尿
   E. 尿路刺激征

2. 引起肾盂肾炎最常见的致病菌是( )
   A. 葡萄球菌　　　　　　　　　　　B. 变形杆菌
   C. 大肠埃希菌　　　　　　　　　　D. 厌氧菌
   E. 铜绿假单胞菌

3. 肾炎性水肿一般先发生在( )
   A. 腰骶部　　　　　　　　　　　　B. 双下肢
   C. 眼睑及颜面部　　　　　　　　　D. 会阴部
   E. 腹腔

4. 急性肾功能衰竭临床表现不包括下列哪一项( )
   A. 恶心、呕吐　　　　　　　　　　B. 咳嗽、胸痛
   C. 代谢性酸中毒　　　　　　　　　D. 低钾血症
   E. 低钠血症

5. 肾盂肾炎发生的易感因素不包括下列哪一项( )
   A. 机体抵抗力下降　　　　　　　　B. 尿路梗阻
   C. 泌尿系统防御机制被破坏　　　　D. 情绪改变
   E. 盆腔炎症

6. 在我国慢性肾功能衰竭最常见的病因是( )
   A. 糖尿病肾病　　　　　　　　　　B. 慢性肾小球肾炎
   C. 慢性肾盂肾炎　　　　　　　　　D. 肾小动脉硬化症
   E. 红斑狼疮肾炎

7. 下列关于膀胱刺激征的护理错误的是( )
   A. 病室环境清洁、安静　　　　　　B. 注意限制饮水量
   C. 观察患者的体温变化　　　　　　D. 对肾区或膀胱疼痛的可局部按摩或热敷
   E. 饮食为清淡、易消化、营养丰富的食物

8. 血尿是指离心后尿沉渣镜检每高倍视野红细胞在( )
   A. 1个以上　　　　　　　　　　　 B. 2个以上
   C. 3个以上　　　　　　　　　　　 D. 4个以上
   E. 5个以上

9. 肾病综合征的"三高一低"特征不包括( )
   A. 高度水肿　　　　　　　　　　　B. 高血压
   C. 高脂血症　　　　　　　　　　　D. 大量蛋白尿
   E. 低蛋白血症

10. 下列哪项是针对急性肾小球肾炎患者的饮食护理( )
    A. 低盐、低蛋白、高热量　　　　　B. 无盐、高蛋白、高热量
    C. 低盐、低蛋白、低热量　　　　　D. 高盐、低蛋白、低热量
    E. 高盐、高蛋白、高热量

11. 下列尿细菌定量培养结果提示有尿路感染存在的是(　　)
A. $<10^3$/mL
B. $\geqslant 10^3$/mL
C. $<10^5$/mL
D. $\geqslant 10^5$/mL
E. $10^4 \sim 10^5$/mL

12. 男,36 岁。诊断为慢性肾功能衰竭,因存在中度酸中毒,给予5%碳酸氢钠纠正酸中毒,却出现了手足抽搐。正确的处理方法为(　　)
A. 加快纠正酸中毒
B. 立即静脉补钙
C. 立即停止纠正酸中毒
D. 一过性手足抽搐,不需处理
E. 立即注射地西泮

13. 男,45 岁。既往有肾小球肾炎病史,近日来双下肢水肿,血压升高,来院复查,证实为慢性肾小球肾炎急性发作。为迅速缓解症状,采取最有效的治疗措施是(　　)
A. 免疫抑制剂治疗
B. 激素治疗
C. 抗生素治疗
D. 卧床休息、下肢抬高
E. 利尿降压

14. 女,56 岁。慢性肾小球肾炎病史 16 年,近来食欲差,精神萎靡,24 h 尿量 70 mL,下腹部空虚,无胀痛。判断该患者的排尿状态为(　　)
A. 排尿正常
B. 尿潴留
C. 尿路梗阻
D. 少尿
E. 无尿

15. 女,65 岁。诊断为尿毒症,近日厌食,恶心呕吐加重,尿少,查血钾 10 mmol/L,若不紧急处理,会突然发(　　)
A. 休克
B. 昏迷
C. 心搏骤停
D. 充血性心力衰竭
E. 呼吸衰竭

二、填空题

1. 每日尿量少于_____mL 为少尿,少于____mL 称无尿,超过_____mL 为多尿。
2. 慢性肾小球肾炎的必有表现是_____。
3. 肾功能衰竭的典型疾病过程分为_____、_____、_____。
4. 严重的肾盂肾炎可有_____、_____等并发症发生。
5. 当血肌酐在_____以上,内生肌酐清除率在_____以下时,表明肾功能衰竭已进入尿毒症晚期或终末期。

三、名词解释

1. 肾病综合征　　2. 尿路刺激症　　3. 慢性肾功能衰竭

四、问答题

1. 急性肾小球肾炎的表现有哪些?
2. 对肾盂肾炎患者进行健康教育的内容有哪些?
3. 尿细菌培养标本采集的注意事项有哪些?

第六章
血液系统疾病患者的护理

学习目标

◆ 阐述缺铁性贫血、再生障碍性贫血、白血病、特发性血小板减少性紫癜的病因、临床表现、健康教育。

◆ 熟记缺铁性贫血、再生障碍性贫血、白血病、特发性血小板减少性紫癜的概念。

◆ 比较再生障碍性贫血与白血病的临床表现异同点。

◆ 说出铁剂、雄激素、糖皮质激素、化疗药物的用药指导。

◆ 列出再生障碍性贫血、白血病、特发性血小板减少性紫癜的分型及各型的临床特点。

◆ 熟悉弥散性血管内凝血、淋巴瘤的病因、临床表现、护理措施。

◆ 了解常用诊疗技术的适应证、禁忌证、操作过程。

◆ 掌握缺铁性贫血、再生障碍性贫血、白血病、特发性血小板减少性紫癜的临床表现、护理措施;掌握常用诊疗技术的护理配合。

第一节　概　述

　　血液系统疾病简称血液病,是指原发于造血系统或主要累及造血器官和血液的疾病,以贫血、出血、感染为主要特征。血液病的种类很多,临床上主要包括红细胞疾病、白细胞疾病和出血性疾病三大类型,常见的疾病有缺铁性贫血、白血病、特发性血小板减少性紫癜、血友病等。以往由于医疗水平有限,许多血液病被称为"不治之症",近年来,随着医疗水平的发展,多种治疗方法的研究和新的专科护理的发展,血液病的治疗效果有了显著的提高。

(一)造血器官与血细胞

　　1.造血器官　造血器官是造血细胞生成、分化、发育、成熟的组织器官,主要包括骨髓、肝脏、脾脏、胸腺、淋巴结以及分散在全身各部位的淋巴组织和单核吞噬细胞系统。造血器官随着人体处于不同的时期而发生变化,胚胎早期,肝脏、脾脏为主要的造血器官;胚胎后期至胎儿出生后,发挥造血功能的主要器官为骨髓,当机体处于特殊的时期如慢性溶血,肝脏、脾脏也可恢复造血功能。

骨髓是人出生后最主要的造血器官,它是一种胶样、海绵状的脂肪性组织,位于骨髓腔内。骨髓分为红骨髓和黄骨髓两部分,红骨髓参与造血,生成造血细胞,黄骨髓不参与造血,又称为脂肪组织。在婴幼儿时期,全身所有的骨髓均为红骨髓,均参与造血,以后随着年龄的增长,红骨髓逐渐局限于扁骨,不规则骨及长骨骨骺端,其他部位逐渐由黄骨髓所替代。在机体需要时,黄骨髓又可变为红骨髓,参与造血。

造血干细胞具有自我更新和分化能力,是各种造血细胞和免疫细胞的起源细胞,主要存在于骨髓中,在一定条件作用下,可以分化为各类血细胞的祖细胞,分为红系祖细胞、粒-单系祖细胞、巨核祖细胞等,各类祖细胞失去多向分化的能力,只能向一个或几个系分化,如红细胞系、粒细胞系、巨核系,各系细胞再按照各系的方向,经过原始、幼稚、中幼、晚幼、成熟阶段,最后发育成熟的细胞释放入血,即是血液中的血细胞。血细胞的发育成熟不仅取决于造血细胞本身正常的功能,还取决于造血微环境。造血微环境主要是指造血细胞周围的支架细胞和组织,它包括微血管系统、末梢神经、网状细胞、细胞外基质以及细胞因子。

2.血细胞 血液是由血浆和血细胞所组成。血浆为浅黄色半透明液体,其中除含有大量水分以外,还含有无机盐、纤维蛋白原、各种蛋白(如白蛋白、球蛋白)、各种营养物质、代谢产物等,占血液总容积的55%;血细胞主要包括红细胞、白细胞和血小板三种,占血液总容积的45%。

(1)成熟红细胞 呈双凹圆盘状,周缘较厚,中央较薄,无细胞核,也无细胞器,平均寿命大约120 d,成年男性正常值为$(4.0 \sim 5.5) \times 10^{12}$/L,女性为$(3.5 \sim 5.0) \times 10^{12}$/L,主要功能是运输和携带氧气和二氧化碳。网织红细胞是存在于外周血液中一种尚未完全成熟的红细胞,在外周血液中的数值可反映骨髓红细胞的生成功能,因而对血液病的诊断和治疗反应的观察均有其重要意义。

(2)白细胞 主要包括:①粒细胞,中性粒细胞、嗜碱性粒细胞、嗜酸性粒细胞;②淋巴细胞;③单核细胞。

(3)血小板 生存期7~10 d。

3.血液的功能 ①运送氧气、二氧化碳;②运送营养物质、代谢废物;③运送激素;④调节正常体温;⑤维持酸碱平衡;⑥对抗微生物的侵入。

4.血液病的分类 ①红细胞疾病;②粒细胞疾病;③单核细胞和巨噬细胞疾病;④淋巴细胞和浆细胞疾病;⑤造血干细胞疾病;⑥出血性及血栓性疾病;⑦脾功能亢进。

(二)护理评估

1.病史

(1)患病情况及治疗经过 首先要了解患者的起病方式和发病时间,了解有无明确的病因和诱因,主要的临床症状、体征和特点。比如急性白血病一般为急性起病,主要的临床表现为贫血、发热、出血与全身多器官的浸润;慢性白血病多为隐匿起病,主要表现为不同程度的贫血、乏力,出现巨脾。皮肤、黏膜、牙龈出血,提示凝血功能有障碍如血小板减少性紫癜、再生障碍性贫血、急性白血病等,患者出血的范围、程度、是否合并有内脏的出血,常与病情轻重有关系。而血友病患者还伴随有深部肌肉和关节腔的出现。某些药物如苯和苯的衍生物(如油漆、甲醛等),与白血病、再生障碍性贫血有关系。其次还应了解患者相关检查结果,特别是外周血象和骨髓象;另外还应了解患者的主要治疗方法、药物疗效及不良反应、患者对治疗与相关护理的依从性及其营养支持情况。

(2)既往史、家族史和个人史　了解患者是否伴随有与血液病相关的疾病史及可能影响其健康和治疗效果的相关疾病史,比如肝脏疾病、慢性肾脏疾病。同时还应了解其家族中是否有类似疾病或相关疾病史,如白血病有一定的家族遗传倾向性。在个人史方面,着重了解患者的工作与居住环境,工作种类,了解患者的饮食习惯,是否有挑食、偏食、喝浓茶等不良饮食习惯。不良饮食习惯与缺铁性贫血、巨幼细胞性贫血关系密切。女性患者还应了解其月经史和分娩史。

2.身体评估

(1)一般状态

1)生命体征　重点了解患者体温的变化,观察其有无发热,若出现体温升高,评估其发热的程度和热型的特点。白血病、再生障碍性贫血、淋巴瘤等患者,常因继发感染或肿瘤细胞本身代谢过程中所产生的内源性致热因子的作用,可出现高热或持续性中等度的发热。贫血严重如中度以上贫血的患者可出现呼吸急促与脉搏加快等。出血严重的患者,也可以出现脉搏与血压的变化。

2)意识状态　出血范围广、出血量大的患者,会出现不同程度的意识障碍。

3)面容与外貌　如特发性血小板减少性紫癜患者因长期应用激素会出现类库欣综合征如满月脸、水牛背、蚊子腿等。重度贫血患者会出现贫血面容。

4)营养状况　观察指标为身高、体重、皮下脂肪厚度等。严重的缺铁性贫血患者会伴有发育迟缓、体重下降等营养不良表现。

5)体位　极重度贫血患者,常常合并贫血性心脏病,可能出现心力衰竭而采取半坐卧位以缓解呼吸困难;慢性粒细胞白血病患者常常因巨脾而被迫采取左侧卧位、屈膝卧位来减轻腹部不适。

(2)皮肤黏膜　评估有无苍白、瘀点、瘀斑、血肿,局部有无发红、溃烂等,这些对于观察患者病情、发现感染灶有重要意义。

(3)浅表淋巴结　多种恶性血液病患者常常出现浅表淋巴结的肿大,应了解其出现的部位、数目、大小、活动度、质地,有无压痛等。

(4)五官检查　缺铁性贫血患者评估睑结膜有无苍白;中枢神经系统白血病患者会出现颅内出血和颅内压增高,可以出现瞳孔的变化,了解患者双侧瞳孔是否等大、等圆、对光反射是否灵敏等;对于出血性疾病患者如再生障碍性贫血,了解口腔黏膜有无破损、溃疡、有无血泡,牙龈有无渗血;咽壁有无充血、两侧扁桃体有无肿大和脓性分泌物。

(5)胸部检查　白血病患者的重要体征是胸骨中下段压痛及出现叩击痛;若肺部出现湿啰音常常提示感染;对于充血性心脏病患者听诊心脏,评估心率快慢、心律是否规律等。

(6)腹部检查　观察腹部有无包块、肝脾有无肿大等。慢性粒细胞白血病患者会出现巨脾,白血病患者会出现不同程度的肝、脾肿大。

（7）其他检查　患者是否出现骨及关节压痛，神经系统有无异常等。

3.实验室检查

（1）外周血象　主要观察指标为血细胞数量、血红蛋白数值、网织红细胞计数以及血细胞涂片检查。其中红细胞计数和血红蛋白数值常常反应患者是否发生贫血及其程度；而白细胞计数和分类，常常帮助判断有无感染发生和某些血液病的初步诊断。在正常外周血中不应出现幼稚细胞或偶尔可以见到少量幼稚细胞，若出现大量幼稚细胞，要做进一步检查，警惕白血病的发生。网织红细胞主要反应骨髓的造血功能，若网织红细胞数量升高，表示骨髓造血功能旺盛，主要见于急性失血性贫血或缺铁性贫血的有效治疗后；网织红细胞数量减少，表示骨髓造血功能低下，主要见于再生障碍性贫血。血小板计数是出血性疾病的主要观察指标。

【思一思】
为什么网织红细胞能反映骨髓的造血功能？

（2）骨髓细胞学检查　主要了解骨髓中血细胞生成情况，对大多数血液病的诊断和鉴别起到了重要作用，在临床上可以作为诊断的金标准。其中骨髓涂片主要了解患者的骨髓增生情况和各系列细胞的比例；血细胞化学染色，主要是通过测定各种生化成分，了解其类型，可以帮助诊断某些血液病和评价治疗效果。

（3）止血、凝血功能检查　①毛细血管抵抗力试验又称毛细血管脆性试验；②出血时间测定；③凝血时间，是临床上主要的观察指标。

4.心理-社会资料　多数血液病患者因治疗时间长、病情容易复发、部分患者治疗效果不好，加上应用化疗药物引起的不良反应等因素，导致患者及其家属产生焦虑、悲观厌世等负面情绪。了解患者及其家属的心理与社会支持情况，能针对性地对其提供合适的护理措施，有利于患者疾病的康复和树立战胜疾病的信心和勇气。

第二节　血液系统疾病常见症状与体征的护理

一、贫血

贫血是指单位容积循环血液中红细胞计数、血红蛋白浓度、和（或）红细胞比容低于相同年龄、性别和地区正常标准值下限的一种临床症状。贫血是血液病最常见的症状，贫血的常见原因分为以下几种：①红细胞生成减少，常见疾病有急慢性白血病、再生障碍性贫血、缺铁性贫血、巨幼细胞贫血等。②红细胞破坏过多，常见疾病有脾功能亢进、自身免疫性溶血性贫血、葡萄糖-6-磷酸脱氢酶缺乏症等。③急、慢性失血，常见疾病有女性月经过多、经常性鼻出血、消化道大出血、肠道寄生虫感染、胃和十二指肠溃疡等。

（一）护理评估

1.病史

（1）患病情况及治疗经过　详细询问患者发生贫血的时间、严重程度和进展速度；有无疲乏、无力、食欲减退、头晕、头痛、晕厥、失眠、活动后心悸、气短等症状，有无呕血、黑便、血尿等出血症状，有无发热、咳嗽、肛周感染等感染症状。

（2）既往史、家族史及个人史　主要了解患者是否有血液病史及可能影响健康及治疗效果的相关疾病史,如有无慢性炎症、肝炎、肾病、胃肠道疾病、恶性肿瘤、内分泌功能紊乱等相关性疾病;发病前有无服用可能诱发贫血的药物;家族有无血液病遗传史;生活、工作环境中有无化学毒物、放射物质接触史;了解患者饮食习惯和营养状况,有无营养缺乏,有无偏食、挑食等不良习惯;女性患者应注意询问有无月经、妊娠、生育和哺乳情况。

2. 身体评估　评估患者的生命体征,检查患者有无口唇、皮肤、睑结膜、甲床苍白,注意对化妆的女性患者要重点检查睑结膜,了解有无巩膜黄染;有无呼吸、心率、心律改变;心脏有无扩大及杂音;有无肝、脾、淋巴结肿大及骨骼压痛;有无其他血液病的阳性体征如反甲、杵状指、舌乳头萎缩、镜面舌等。

3. 实验室及其他检查　了解血常规中各项指标如血细胞计数、血红蛋白浓度、平均红细胞体积、平均红细胞血红蛋白浓度、网织红细胞计数,评估红细胞和血红蛋白下降的程度;了解骨髓象,评估骨髓增生状况;了解粪便隐血试验是否阳性、了解肝肾功、胃肠钡餐、妇科检查等检查结果。

4. 心理-社会资料　了解患者的心理状况、对贫血的了解、认识程度;了解患者的家庭成员组成、经济状况、家庭成员对贫血的认识程度和对患者的关心、支持程度。同时,还要了解患者现在的医疗保险状态和能够对患者的支持程度;了解患者出院后继续就医的社区医疗条件和基本的卫生保健资源。

(二)常见护理问题

1. 活动无耐力　与贫血引起全身组织缺氧有关。

2. 营养失调:低于机体需要量　与多种原因导致造血物质摄入不足、需要增加或丢失过多有关。

(三)护理措施

1. 病情观察　观察贫血的症状和体征变化,评估患者是否有缺氧的表现,及时了解实验室检查结果,尤其要注意观察血红蛋白浓度、网织红细胞计数等,监测患者的心率、心律变化。

2. 生活护理　根据患者的贫血程度、疾病的发展程度,指导患者进行合理休息和活动,逐渐提高患者运动的耐受能力。对于轻度贫血者(血红蛋白浓度>90 g/L)没有过多的限制,但要告知患者注意不要劳累;对于中度贫血者(血红蛋白浓度在60～90 g/L),告知患者适量活动,以不感觉到劳累为前提,同时要增加患者卧床休息的时间;重度贫血(血红蛋白浓度在30～59 g/L)患者,鼓励患者多卧床休息。教会患者在活动时自测脉搏,当脉搏≥100 次/min 时,或感到心悸、气短时要停止活动,防止发生意外。当缺氧症状明显时,应抬高床头,置患者于半坐卧位,以减少回心血量,增加肺泡通气量,改善呼吸困难的症状。指导患者进食高蛋白、高热量、高维生素、易消化饮食。指导缺铁性贫血患者多进食含铁丰富的食物,如动物肝脏、瘦肉、蛋黄、鱼、深色蔬菜、海产品如(紫菜、海带)及木耳等;对于巨幼细胞性贫血患者,指导其补充富含叶酸及维生素 B_{12} 的食物,如新鲜绿色蔬菜、豆类、肉类、动物内脏等。对于挑食、偏食者,鼓励其改变不良饮食习惯,建议均衡饮食;消化不良者,建议少量多餐;食欲降低者,给予色、香、味美的饮食,从而刺激患者的食欲。

3. 对症护理　重度贫血患者应常规给予氧气吸入,从而改善缺氧症状。遵医嘱给患者输新鲜全血或成分血,来减轻或缓解患者的贫血症状。输血前,要注意"三查""八对",输血过程中要注意控制滴速,对于严重贫血的患者,输血速度不要超过每小时 1 mL/kg,同时要注意观察患者的反应,以便能够及时发现和处理输血反应。

4. 心理护理　针对不同类型的贫血,给患者和家属讲解贫血发生的原因、临床表现、治疗效果,使其了解相关的知识,配合治疗,树立战胜疾病的信心。

二、出血倾向或出血

血小板数目或质量异常、血浆中缺乏凝血因子、血液中抗凝物质增多、毛细血管脆性增加等,都可导致发生出血或出现出血倾向。

常见的病因为血液系统疾病如再生障碍性贫血、白血病等;非血液系统疾病或某些传染病如肾综合征出血热、流行性脑脊髓膜炎等;其他如中毒、溶栓药物使用过量等。

(一)护理评估

1. 病史

(1)患病情况及治疗经过　询问和了解出血的起始时间、持续时间、缓急、范围、次数、量及进展情况。了解患者出血的部位,当皮肤和黏膜出现瘀点、瘀斑时,考虑血小板异常;当皮下软组织出现血肿或患者出现呕血、便血、血尿时,考虑凝血异常;当出现鼻出血、牙龈出血、咯血、月经过多、关节腔血肿等,考虑各种出血倾向的疾病均有可能发生;当患者出现昏迷、意识模糊时,考虑颅内出血。同时需了解患者除出血外有无伴随症状,有无体温升高、咽痛、咳痰、肛周红肿等感染征象,有无乏力、黏膜苍白等贫血症状,有无肝脾淋巴结肿大、关节疼痛等肿瘤细胞浸润征兆。询问患者发病后有无做过相关检查、结果如何,有无采取止血治疗,效果如何。

(2)既往史、家族史及个人史　了解患者既往有无肝病、肾病、消化系统疾病(如消化性溃疡、恶性肿瘤)等与出血有关的病史;发病前有无服用可能诱发出血的药物;家族中有无血液病遗传史。

2. 身体评估　评估患者生命体征及意识状态,了解患者是清醒、嗜睡,还是昏睡或昏迷。评估患者心率、心律有无改变,血压是否下降、末梢循环状况;观察出血的相关体征,比如出血的部位、范围、有无出现对称分布,同时,注意观察有无出现皮肤、黏膜苍白、黄疸、蜘蛛痣、水肿、肝脏、脾脏、淋巴结肿大等其他伴随体征,有助于判断出血原因。

3. 实验室检查　评估患者化验结果有无血小板计数下降、出血、凝血时间有无延长、束臂试验是否阳性等。

4. 心理-社会资料　了解患者的心理状况,有无恐惧心理;患者对出血的了解、认识程度;了解患者的家庭成员组成、经济状况、家庭成员对出血的认识程度和对患者的关心、支持程度。同时,还要了解患者的基本医疗情况。

(二)常见护理问题

1. 有受伤的危险　出血与凝血因子缺乏、血小板减少、血管壁异常有关。

2. 恐惧　与出血量大或反复出血因素有关。

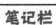

笔记栏

（三）护理措施

1. 病情观察　密切观察患者的生命体征，尤其注意血压、脉搏和心率的变化，记录24 h 出入量，观察意识状态，对于出血严重或血小板数量<$20×10^9$/L 的患者，应注意观察有无头痛、呕吐、视物模糊、意识模糊等颅内出血的征象。严密观察出血的部位、出血量及其范围；对于出血量大或有内脏出血如呕血、便血、血尿者，应注意观察有无头昏、乏力、心动过速、呼吸急促、血压下降、脉搏增快、皮肤湿冷、尿少等血容量不足表现；及时了解实验室检查结果，注意血小板、凝血功能各项检查指标，以动态评估病情变化。

2. 生活护理　根据患者的具体情况，指导其合理休息和运动，出血程度较轻的患者，可适当活动，但应避免重体力劳动或剧烈运动，减少意外的发生。血小板<$50×10^9$/L 者，应减少活动量，增加卧床休息时间，避免受到外伤如跌倒、碰撞等；血小板<$20×10^9$/L 者或出血程度严重者，有自发出血的可能性，应指导患者绝对卧床休息，协助其进行生活护理。在饮食上，鼓励患者进食高热量、高蛋白、高维生素的软食或半流质饮食；禁食坚硬、粗糙、辛辣及刺激性食物，避免机械或化学刺激损伤消化道黏膜。保持大便通畅，防止便秘的发生，避免过度用力排便，使腹内压突然增加，诱发内脏出血，尤其是颅内出血，必要时用液状石蜡油、开塞露、缓泻剂如番泻叶等促进排便。避免使用促使血管扩张及抑制血小板聚集作用的药物，如解热镇痛药物阿司匹林、吲哚美辛、保泰松等；血小板减少或凝血因子缺乏者，慎用或禁用抗凝药如华法林、肝素等；过敏性紫癜患者，避免再次接触或食用如牛奶、鸡蛋、鱼、虾等可能诱发发生过敏的食物。

3. 出血的预防及护理

（1）皮肤出血的预防及护理　保持床单平整、整洁，无碎渣、碎屑，被褥轻软，衣服宽松、柔软，避免皮肤摩擦及肢体受伤；勤剪指甲，防止抓伤皮肤；保持皮肤清洁，定期洗澡，擦洗时不可过度用力，避免水温过高以防损伤皮肤。严格无菌操作，尽量减少或避免创伤性的治疗，如拔牙、注射、穿刺等，必要时应尽可能选用细针，动作快速、准确，拔针后适当延长局部加压时间。静脉穿刺时，要避免用力拍打和揉搓皮肤，捆扎止血带时间不能过长，多次操作时，注射或穿刺部位交替使用。

（2）鼻出血的预防及护理　保持室内相对湿度在50%～60%之间，气候干燥时，用石蜡油、抗生素软膏或鱼肝油等轻轻涂擦鼻腔或滴鼻，保持鼻黏膜湿润，以防止鼻黏膜干裂出血。避免用力擤鼻和外力撞击鼻部，禁止用手挖鼻腔或剥去鼻腔内血痂，防止鼻黏膜受损。当鼻少量出血时，可局部冷敷，还可用棉球或明胶海绵填塞，无效可用1‰肾上腺素棉球填塞或蘸有凝血酶的棉球填塞。出血严重尤其是后鼻腔出血时，可用凡士林油纱布条行后鼻腔填塞，术后需定时用无菌液状石蜡油滴入鼻腔，以保持黏膜湿润，术后3 d 可轻轻取出油纱布条，若仍出血，需更换油纱布条继续填塞。患者由于后鼻腔填塞，常被迫张口呼吸，应加强口腔护理，保持口腔湿润，增加舒适感，同时可避免感染发生。

（3）口腔、牙龈出血的预防及护理　指导患者用软毛牙刷刷牙，勿用牙签剔牙或硬毛牙刷刷牙，避免牙龈、口腔黏膜损伤而加重出血；鼓励患者进食清淡、少渣软食，避免油炸、有刺等粗糙、坚硬、刺激性食物，防止损伤口腔黏膜。保持口腔清洁，减少不适感，及时用洗必泰或生理盐水漱口。当牙龈渗血时，可用肾上腺素棉球或明胶海绵片贴敷出血部位或进行局部按压。注意口腔卫生,及时用生理盐水等漱口液漱口,避免口臭而影响患者的食欲和心情,并避免感染的发生。已结痂的新鲜血块不宜擦掉,防止再次出血。对于鼻、咽、喉部有出血的患者,应注意保持呼吸道通畅,侧卧或头偏向一侧,必要时用吸引器将血块吸引出,并及时做好气管插管或气管切开的急救护理。

(4)眼底及颅内出血的预防及护理 指导患者避免情绪激动,保持心情平静,保证充足的睡眠,保持大便通畅,避免用力排便和剧烈咳嗽,以防颅内压增高而诱发颅内出血,当患者突然出现视力模糊或视力下降时,应警惕眼底出血,嘱患者勿揉擦眼睛,避免加重出血。若患者突然出现视物模糊、呼吸急促、头晕、头痛、喷射性呕吐、烦躁甚至昏迷,双侧瞳孔出现不等大不等圆,对光反射迟钝,提示可能发生颅内出血,应立即通知医生,并做好配合工作;迅速使患者去枕平卧,头偏向一侧,及时清除呕吐物,保持呼吸道通畅;吸氧;快速建立两条静脉通道,遵医嘱快速静脉滴注或注射20%甘露醇、50%葡萄糖注射液、呋塞米、地塞米松等药物;严密观察并记录患者的生命体征、意识状态及瞳孔大小、尿量的改变情况。

(5)消化道出血的预防及护理 进食软质食物,避免进食可能损伤消化道黏膜的食物。当小量消化道出血时,可进食温凉的流质饮食;当大量出血时,应禁食、禁水,并迅速建立静脉通道,做好配血和输血的准备,准确记录出入水量,严密监测患者生命体征及意识状态,严防失血性休克的发生。可参考本书第四章上消化道大量出血的护理。

(6)关节腔或深部软组织出血的预防及护理 应减少活动量,避免关节过度负重和导致创伤的运动。一旦发生出血,立即停止活动,嘱其卧床休息,抬高患肢,固定于功能位,深部出血的患者应测量血肿范围,用冰袋冷敷来减少出血,出血停止后,局部热敷,以促进淤血的消散和吸收。

(7)用药及输血护理 掌握常用止血药的作用原理、用法、注意事项及不良反应。遵医嘱合理使用止血药,如血管异常导致出血者,可用维生素C、曲克芦丁、垂体后叶素、糖皮质激素;血小板异常所致出血者,可用血小板生成素、糖皮质激素等;凝血因子缺乏者,可用维生素K等。出血显著者,遵医嘱给予新鲜全血、浓缩的血小板悬液等,输血前认真执行"三查""八对",血小板取回后要尽快输注,新鲜血浆应于采集后6 h内输注完,同时在输注过程中,应观察输血反应有无发生。

4.心理护理 加强对患者及其家属的沟通和交流。了解患者的心理状况,鼓励患者表达内心感受和想法。当患者出现恐惧情绪时,给予认同与心理安慰,向其解释出血的原因,同时采取多种方法分散其注意力,以减轻恐惧感。当患者出血时,护理人员应保持冷静、沉着、有条不紊地协助医师进行处理,快速清除所有血迹,保持病房的安静、清洁,切忌恐慌,而影响患者的情绪,尽可能建立良好的护患关系。

三、继发感染

由于白细胞数量减少和(或)功能缺陷,长期应用免疫抑制剂导致机体免疫能力下降、贫血、长期化疗等因素导致血液患者容易发生感染,并且感染不容易控制。感染常见于与外界相通的部位,比如口腔黏膜、呼吸道、泌尿道、肛周皮肤,严重时常可发生败血症。继发感染是白血病患者最常见的死亡原因之一,而发热是继发感染最常见的症状。血液病患者发热主要有以下两方面机制:①感染性发热:与白细胞尤其是粒细胞数量减少和功能降低、机体免疫力下降,从而继发各种病原体感染有关,是血液病患者发热的主要机制。多表现为持续高热,严重者可出现超高热,常见疾病有再生障碍性贫血、粒细胞缺乏症等。②非感染性发热:又称肿瘤性发热,系血液系统疾病本身引起的发热,与肿瘤细胞代谢旺盛及产生内源性致热源有关,一般多为低热,常见于淋巴瘤、白血病等恶性血液病。

(一)护理评估

1.病史

(1)发热的诱因 询问患者有无淋雨、受凉、劳累、进食不洁食物、接触感染性疾病(如呼吸道感染)、皮肤黏膜、组织破损、外伤史等,尽可能明确病因。

(2)发热的主要特点和伴随症状 询问患者发热的时间、严重程度、起病缓急、有无规律性;有无伴随出汗、畏寒、咽痛、口腔糜烂、咳嗽、咳痰、尿频、尿急、尿痛、肛周疼痛、局部皮肤肿痛和溃疡等感染征象;有无皮肤和黏膜瘀点、瘀斑、血肿、鼻出血、牙龈出血、呕血、便血、月经过多等出血征象;有无面色苍白、心悸气短等贫血征象;有无肝、脾、淋巴结肿大、关节疼痛等肿瘤细胞浸润表现。

2.身体评估 评估患者的生命体征尤其是体温是否有异常。评估局部皮肤有无破损,有无疖、痈、溃烂;口腔黏膜有无溃疡;咽和扁桃体有无充血、肿大;听诊肺部有无湿啰音;腹部有无压痛;肾区有无叩击痛,输尿管区有无压痛;肛周皮肤有无红肿、流脓等。

3.实验室检查 监测白细胞计数及分类,可进一步评估患者的机体免疫功能,为下一步的治疗和护理提供依据。根据病情需要和感染的不同部位,给予胸片、尿常规、便常规、血培养、痰培养、感染部位渗出物或分泌物涂片、细菌培养和药物敏感试验检查。

4.心理-社会资料 了解患者的心理状况,患者常因为疾病反复感染而忧郁、低沉,有无恐惧、害怕心理;评估患者是否了解发热与感染的原因、预防措施等相关知识。了解患者的家庭成员对相关疾病的认识程度和对患者的关心、支持程度,评估患者家属是否因为长期照顾,医疗费用昂贵而出现心情郁闷、精神紧张等问题。

(二)常见护理问题

1.体温过高 与继发感染和肿瘤细胞代谢亢进、坏死、释放内源性致热源有关。
2.有感染的危险 与正常粒细胞数量减少、机体免疫功能下降等因素有关。

(三)护理措施

1.病情观察 定时监测生命体征,尤其注意体温和热型变化。当出现不明原因的发热时,仔细检查全身各部位有无异常和寻找感染灶,详细询问患者有无口腔溃疡、咽痛、咳嗽、咳痰、胸痛、尿痛以及肛周疼痛等不适,监测患者白细胞总数及分类、尿常规、便常规、血培养及分泌物培养等是否有异常。发现有感染迹象时,及时通知医生,尽早预防。有感染时,注意观察感染局部及全身的病情变化,及时对症处理,警惕败血症的发生。

2.生活护理 指导患者进食高热量、高蛋白、高维生素、富有营养、清淡、易消化的流质或半流质饮食,补充机体消耗的热量,提高机体抵抗力;鼓励患者多饮水,必要时遵医嘱静脉补液。

3. 用药护理　合并感染时,遵医嘱使用抗生素,以确保药物的有效浓度,注意观察药物不良反应,使用抗生素时要现用现配,从而保证药物的有效浓度和疗效,必要时,遵医嘱静脉输注浓缩粒细胞悬液,以增强机体抗感染能力。

4. 对症护理

(1) 发热对症护理　病房应舒适、安静、宽敞、明亮,鼓励患者多饮水,每天2 000 mL以上,高热的患者应卧床休息,可给予物理降温,如采取温水擦浴、冰盐水灌肠等,有出血倾向者禁用乙醇擦浴,以免局部血管扩张诱发或加重出血。物理降温无效时,遵医嘱药物降温,注意掌握药物的适应证及注意事项,降温过程中,注意保持患者皮肤干燥,随时更换衣物,保持皮肤和床单清洁、干燥,防止受凉。降温不宜过速,注意观察患者降温后的反应,防止虚脱的发生,对于凝血功能有障碍的患者,慎用解热镇痛药物。

(2) 常见感染部位的护理

1) 皮肤护理　患者穿着衣服应宽松、舒适、透气性好;保持皮肤清洁,勤洗澡,最好淋浴,每周1~2次,勤换衣服,保持皮肤清洁、干燥,勤剪指甲,防止抓伤皮肤。进行注射、穿刺等各种侵入性操作时,应严格无菌操作,以防感染。长期卧床者,定时予温水擦浴、按摩受压部位、协助翻身,每2 h翻身一次,防止褥疮的发生。

2) 口腔护理　每日进行口腔护理4次,保持口腔清洁,进餐前后、睡前晨起用1~2种漱口液(洗必泰、3%碳酸氢钠液、朵贝尔液等)交替使用。发生感染时,增加口腔护理次数,取感染局部分泌物做涂片,进行细菌培养及药物敏感试验,遵医嘱局部和全身用药。合并真菌感染时,选择2.5%制霉菌素含漱或局部用克霉唑甘油涂抹;并发溃疡时,局部用维生素E、冰硼散涂敷;疼痛严重者,可用利多卡因稀释液,其配制方法为利多卡因200 mg加至200 mL生理盐水中分次含漱止痛。

3) 肛周皮肤护理　每日睡前、便后用1∶5 000高锰酸钾溶液坐浴,15~20 min/次,防止肛周皮肤感染的发生。保持大便通畅,发现肛周感染或脓肿时,及时通知医生,遵医嘱予局部药物热敷及全身用药,必要时切开引流。女性患者每日清洗会阴部2次,月经期应增加清洗次数。

4) 鼻腔护理　忌用手指抠挖鼻孔,保持房间内湿度在50%~60%之间,鼻腔干燥时用抗生素软膏涂抹鼻腔黏膜。

(3) 预防院内感染　病房要每日要及时通风换气,每日用紫外线照射进行空气消毒1~2次,每次半小时左右,定期用消毒液擦拭床头、墙壁;要尽可能限制探视的人数和次数;当中性粒细胞<0.5×10⁹/L,对患者应采取保护性隔离;护理人员进行各项操作,要严格执行无菌操作原则,避免各种机会性感染。

5. 心理护理　患者因发热、反复感染等易产生烦躁、焦虑不安、恐惧等情绪变化。护理人员应多与患者沟通,及时、主动向患者及家属介绍发热与感染方面的相关知识,教会患者自测体温、降温和预防感染的相关知识,增强患者的自我保护意识,鼓励其树立战胜疾病的信心。

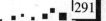

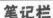

第三节 贫 血

一、概述

鉴于红细胞单位容积测定比较复杂,在临床上通常以血红蛋白浓度的高低来反映贫血的严重程度。在我国,判断成人贫血的标准为:男性血红蛋白浓度<120 g/L、女性血红蛋白浓度<110 g/L,孕妇血红蛋白浓度<100 g/L。贫血不是一种单独的疾病,是许多疾病共同的临床表现,全身各个系统发生病变均可引起贫血。

(一)分类

根据不同的临床特点,贫血有不同种的分类方法。

1.按细胞学分类 根据红细胞形态、红细胞平均体积、红细胞平均血红蛋白浓度,将贫血分为以下3种。①大细胞贫血:红细胞平均体积>100 fL,红细胞平均血红蛋白浓度在32%~35%之间,常见疾病为巨幼细胞贫血。②正常细胞性贫血:红细胞平均体积在80~100 fL之间,红细胞平均血红蛋白浓度在32%~35%之间,常见疾病为再生障碍性贫血、溶血性贫血、急性失血性贫血。③小细胞低色素性贫血:红细胞平均体积<80 fL,红细胞平均血红蛋白浓度<32%,常见疾病为缺铁性贫血、珠蛋白生成障碍性贫血。

2.按贫血的严重程度分类 血红蛋白浓度<30 g/L为极重度贫血,血红蛋白浓度在30~59 g/L之间为重度贫血;血红蛋白浓度在60~90 g/L之间为中度贫血;血红蛋白浓度>90 g/L为轻度贫血。

3.按病因学分类

(1)红细胞生成减少性贫血 常见的病因为:造血干细胞发育异常,比如再生障碍性贫血、骨髓增生异常综合征;造血调节异常,比如骨髓纤维化、骨髓炎;造血原料不足或生成利用障碍,比如巨幼细胞贫血、缺铁性贫血。

(2)红细胞破坏过多性贫血 常见的病因为:红细胞自身异常,比如海洋性贫血、遗传性椭圆形细胞增多症、葡萄糖-6-磷酸脱氢酶缺乏症;红细胞周围环境异常,比如免疫性溶血性贫血、人造心脏瓣膜溶血性贫血、弥散性血管内凝血、行军性血红蛋白尿、疟疾、黑热病、化学毒物及药物中毒、蛇毒、大面积烧伤。

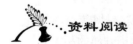

资料阅读

海洋性贫血又称地中海贫血、珠蛋白生成障碍性贫血,是一组由于遗传基因缺陷致使血红蛋白中一种或一种以上珠蛋白链合成缺如或不足所导致的贫血。本病广泛分布于全球许多地区,东南亚即为高发区之一。我国广东、广西、四川多见,长江以南各省区均有散发病例,北方少见。

该病为遗传性疾病,缺少根治的方法,中、重型预后不良。如果两名同一类型的海洋性贫血患者结合,便有可能生下重型贫血患儿。若想有效预防本病,在婚配方面医生应向有阳性家族史或患者提出医学建议,进行婚前检查和胎儿产前基因诊断,避免下一代贫血患儿的发生。

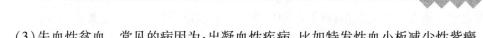

(3)失血性贫血 常见的病因为:出凝血性疾病,比如特发性血小板减少性紫癜、过敏性紫癜、血友病、严重肝病;非出凝血性疾病,比如肿瘤、支气管扩张、消化性溃疡、肝病、泌尿系结石、外伤等。

(二)临床表现

贫血的临床表现与其病因、发生的严重程度、发生的急缓速度、年龄以及患者各系统对贫血的代偿能力和耐受程度等因素有关。由于红细胞的主要功能是依靠血红蛋白携带氧气输送全身,贫血时,血液含氧量减少而呈低氧血症,从而引起组织与器官功能减退而产生各系统症状。

1.一般表现 皮肤、黏膜苍白为贫血最突出的体征。由于红细胞数及血红蛋白含量减低,使皮肤(面、耳轮、手掌等)、黏膜(睑结膜、口腔黏膜)及甲床呈苍白色。重度贫血时皮肤往往呈现蜡黄色,易误诊为合并轻度黄疸,相反,伴有青紫或其他皮肤色素改变时可掩盖贫血的表现。此外,病程较长的还常伴有疲乏,毛发无光泽、枯黄,营养低下,体格发育迟缓等症状。

2.神经肌肉系统 常表现疲乏、无力、精神萎靡不振、注意力不集中、头晕、耳鸣、容易激动等,脑组织严重缺氧可出现昏厥。其中疲乏、无力是贫血最突出和最早的症状。

3.循环和呼吸系统 这两个系统的症状是互相联系、互相影响的。轻度贫血时,心肺功能的改变不明显,中度贫血者体力劳动后可出现心慌、气短,重度贫血者休息状态下也可出现以上症状。重度贫血和长期贫血者,还可出现心脏扩大,心前区收缩期杂音,甚至发生充血性心力衰竭。

4.消化系统 胃肠蠕动及消化酶的分泌功能均受到影响,可出现食欲减退、恶心、呕吐、腹胀、腹泻、便秘等症状。营养不良性贫血患者可伴有舌炎、口腔炎等表现。

5.泌尿生殖系统 肾脏缺氧,患者可有多尿、低相对密度尿、蛋白尿、肾功能障碍等;同时生殖系统缺氧时,可有性欲减退、月经功能紊乱等。

(三)实验室及其他检查

1.外周血涂片 有助于贫血形态学的辨别和性质分类。

2.血常规检查 主要观察红细胞计数,网织红细胞计数,血红蛋白浓度、平均红细胞容积、平均红细胞血红蛋白量及平均红细胞血红蛋白浓度值的改变来判断是否发生贫血及发生贫血的严重程度。

3.骨髓检查 需要与其他疾患的贫血相鉴别时可以选择,主要包括骨髓细胞涂片分类和骨髓活检。

4.其他检查 针对贫血的病因及发病机制选择的相关检查,包括尿、粪常规、相关生化检查。

(四)治疗要点

1.病因治疗 积极治疗和消除贫血病因,是治疗贫血的首要原则。比如因消化性溃疡引起的慢性失血而导致的缺铁性贫血,只有去除原发病消化性溃疡,才能纠正贫血从而彻底治愈。

2.药物治疗　根据不同的病因采取不同的药物治疗。在病因未明确时,不要随便盲目用药。常用药物有:铁剂、维生素 B_{12}、叶酸、糖皮质激素、雄激素等。对于缺铁性贫血患者要及时补充铁剂;巨幼红细胞贫血患者要给予叶酸和维生素 B_{12} 的治疗,自身免疫性溶血性贫血患者要给予雄激素的治疗。

3.对症和支持治疗　输血是纠正贫血的主要措施,能迅速减轻或纠正贫血,根据患者的具体情况选择所需红细胞的成分,常输的有红细胞制剂或全血。贫血患者输血的目的是缓解缺氧症状,并非能提高血红蛋白浓度,因此一般仅用于血容量明显不足或显著缺氧者如急性大失血、重度贫血等,同时要严格掌握输血的指征,当血红蛋白浓度<60 g/L 时和(或)有明显的缺氧症状的时候,考虑输血。

4.其他　脾脏不仅是血小板贮存的主要场所,也是遭到破坏的主要场所,脾切除治疗适用于因脾脏破坏大量血小板所致的出血,如特发性血小板减少性紫癜。骨髓移植主要用于治疗重型再生障碍性贫血,也可治疗骨髓增生异常综合征等。

二、缺铁性贫血

缺铁性贫血(IDA)是由于体内制造血红蛋白的贮存铁缺乏,导致血红素合成减少而引起的一种小细胞低色素性贫血。机体铁的缺乏分为 3 个阶段,首先是体内贮存铁耗尽,当体内铁还没有及时补充时,缺铁性红细胞生成,最后发展为缺铁性贫血,因此缺铁性贫血是铁缺乏的最终阶段。它是最常见的贫血之一,多见于婴幼儿、青少年和育龄期女性,在发展中国家和经济不发达地区的发生率高于发达国家。

(一)铁的代谢

【说一说】
　人体内铁的来源有哪些?

1.铁的分布　铁在体内分布比较广泛,分布于各组织中。正常成人男性体内含铁量约 50 ~ 55 mg/kg,女性 35 ~ 40 mg/kg。人体内的铁主要分为两部分:功能状态铁(包括血红蛋白、肌红蛋白、转铁蛋白、存在于酶类中的铁)和贮存铁(包括铁蛋白和含铁血黄素)。

2.铁的吸收和利用　铁吸收的主要部位在十二指肠和空肠的上段。影响铁吸收的主要因素是:①食物铁的状态:动物食品如内脏、血、瘦肉铁吸收率高,可达到 20%;植物食品铁吸收率低,如馒头,仅 1% ~ 7%;②体内铁贮存量:肠黏膜能根据体内贮存铁量,调节铁吸收。体内贮存铁丰富,铁蛋白就处于饱和状态,铁的吸收就减少,反之则增多;③药物:还原性药物如盐酸、维生素 C 等能使三价铁还原成二价铁,便于胃肠道的吸收;抗酸药、钙盐、镁盐、碱性药等不利于铁的吸收;④胃肠功能:胃肠道内的胃酸、黏蛋白和胆汁能促进铁的吸收,而胰液则抑制铁吸收。

3.铁的贮存和排泄　体内多余的铁主要以铁蛋白和含铁血黄素的形式贮存在肝脏、脾脏、骨髓中,其中含铁血黄素是变性的铁蛋白,很难被机体再利用,当铁需要量增加时,常常动用的是铁蛋白。正常男性体内的贮存铁大约为 1 000 mg,女性为 300 ~ 400 mg。一般情况下,人体每天排泄的铁总量不超过 1 mg,主要是通过脱落的胃肠黏膜细胞、胆汁经过粪便排出体外,还可经汗液、尿液排出,哺乳期妇女还可经过乳汁排出,因此女性在一定程度上更容易比男性发生贫血。

（二）病因与发病机制

1. 病因

（1）需铁量增加而摄入量不足　主要见于婴幼儿、青少年、妊娠期、哺乳期妇女。处于特殊时期的这些群体对铁的需要量增加，当摄入不足时容易发生缺铁性贫血。不良的饮食习惯比如挑食、偏食等也是青少年发生缺铁性贫血的主要原因。

（2）铁的吸收不良　与胃肠道功能失调或一些药物的作用有关，导致胃酸缺乏而影响铁的吸收。多见于胃大部切除术后、慢性萎缩性胃炎、各种原因引起的慢性腹泻、长期用抗酸剂者等。

（3）铁丢失过多　慢性失血是成人缺铁性贫血的最常见原因。慢性消化道出血，如消化性溃疡、消化道肿瘤、钩虫病、食管静脉曲张破裂、痔等。月经量过多是成年女性缺铁性贫血的常见原因。此外，血红蛋白尿也可引起贫血。

近年来的临床研究表明，幽门螺旋杆菌感染也是缺铁性贫血的一个原因，其作用机制目前还不清楚，可能与以上3个因素有关。

2. 发病机制

（1）缺铁对铁代谢的影响　当体内贮存铁不断减少不足以补偿功能状态铁的时候，铁代谢的各项指标会出现异常，包括有血清铁、血清铁蛋白、转铁蛋白饱和度、总铁结合力等。

（2）缺铁对造血系统的影响　体内缺铁时，血红素生成有障碍。大量原卟啉不能与铁蛋白结合生成血红素，血红素便不能与珠蛋白结合生成血红蛋白，因此红细胞胞浆减少，体积缩小，就是所谓的小细胞低色素性贫血。

（3）缺铁对组织细胞代谢的影响　组织缺铁会影响细胞中含铁酶和铁依赖酶的活性，从而可影响患者的精神状态、行为、体力、免疫能力、少年儿童的生长发育和智力水平。缺铁还可引起黏膜组织发生病变和外胚叶组织营养障碍。

（三）临床表现

1. 一般贫血的表现　如头晕、头痛、乏力、面色苍白、心悸、气短、眼花、耳鸣、失眠、多梦等。

2. 组织缺铁的特殊表现　患者可出现神经、精神系统异常，表现为烦躁、易怒，易激动、注意力不集中、生长发育迟缓、智力低下，有少数患者出现异嗜癖，比如喜欢吃石块、生米、玻璃等，儿童多见。还可出现黏膜损害，如口角炎、舌炎、舌乳头萎缩等，严重者可有吞咽困难；毛发干枯、易断落，皮肤干燥、无光泽；指（趾）甲扁平、脆薄易断裂，呈舟状甲或反甲。

3. 缺铁原发病的表现　如慢性肠炎所致贫血者可有腹部不适、腹泻、便血，妇女经血量过多等。

（四）实验室及其他检查

1. 血象　典型血象呈小细胞低色素性贫血。红细胞体积缩小，形态、大小不一，中心淡染区扩大，红细胞、血红蛋白均降低，但血红蛋白下降程度更明显。平均红细胞容积、平均红细胞血红蛋白量、平均红细胞血红蛋白浓度均下降，网织红细胞计数正常或略升高。白细胞及血小板大多正常。

2. 骨髓象　骨髓增生活跃或明显活跃，以红系增生为主，红系中以中、晚幼红细胞为主,幼红细胞体积较小、核染色质致密、胞浆减少,边缘不整齐,为血红蛋白形成不良,呈现"核老浆幼"现象。骨髓涂片铁染色显示为骨髓细胞外铁消失,铁粒幼细胞计数减少。

3.铁代谢的生化检查 血清铁蛋白<12 μg/L;血清铁下降<8.95 μmol/L(500 μg/L),总铁结合力>64.44 μmol/L(3600 μg/L),转铁蛋白饱和度<15%。红细胞内游离原卟啉(FEP)升高,游离原卟啉>0.9 μmol/L,游离原卟啉/血红蛋白浓度>4.5 μg/g。

(五)诊断要点

1.贫血是小细胞低色素性贫血。

2.有缺铁的依据,根据实验室检查结果。

3.铁缺乏的病因存在,铁剂治疗有效果。

(六)治疗要点

1.病因治疗 病因治疗是纠正缺铁性贫血、防止复发的关键环节,是最根本的治疗。比如青少年营养不良引起的缺铁性贫血,应纠正饮食,改掉挑食、偏食的饮食习惯;月经过多的女性发生的缺铁性贫血应调理月经;胃、十二指肠溃疡引起的缺铁性贫血,应多次进行大便潜血检查,做胃肠道X射线检查,必要时进行手术。

2.铁剂治疗 口服铁剂是治疗本病的首选方法。常用药物有硫酸亚铁、富马酸亚铁、葡萄糖酸亚铁、琥珀酸亚铁等。餐后服用铁剂胃肠道反应小且易耐受,口服铁剂后,网织红细胞首先在1周左右时间开始增多,10 d左右达到高峰,两周之后血红蛋白开始升高,大约需2个月左右时间恢复正常,仍需继续服用铁剂,目的是为了补充体内的贮存铁;若口服铁剂不能耐受或有吸收障碍者,选择注射铁剂:常用药物为右旋糖酐铁、山梨醇枸橼酸铁等。使用注射铁剂时,应严格掌握适应证,计算应补充的量,计算公式为:(需要达到的血红蛋白浓度-患者的血红蛋白浓度)×0.33×患者体重(kg),并防止过敏反应的发生。

(七)护理

1.护理评估

(1)病史 询问起病的时间和主要症状,有无头晕,乏力,面色苍白等一般贫血表现,有无烦躁、易怒、注意力不集中、吞咽困难、异嗜癖、口角炎、毛发易脱落等组织缺铁症状。评估发生缺铁性贫血的原因:了解平素饮食状况,有无偏食、挑食或饭后饮浓茶的不良习惯,婴幼儿有无及时添加辅食;有无慢性胃肠道疾病如痔、消化性溃疡等;女性患者注意询问月经孕产史,有无月经过多。

(2)身体评估 除评估一般贫血的体征外,注意评估有无组织缺铁表现,如舌乳头萎缩、皮肤干燥皱缩、毛发干枯、指甲脆裂,出现反甲等。

(3)实验室检查 了解血象、骨髓象、铁代谢及其他病因学相关检查结果。

(4)心理-社会资料 评估患者有无焦虑、自卑等心理反应,了解患者及家属对本病的认识程度。

2.常见护理问题

(1)营养失调:低于机体需要量 与铁摄入不足、吸收不良、需要增加或丢失过多有关。

(2)活动无耐力 与贫血引起全身组织缺氧有关。

3.护理措施

(1)病情观察　了解患者实验室检查结果,尤其要注意网织红细胞、血红蛋白浓度的变化,关注患者贫血的症状和体征等。

(2)生活护理　发生口腔炎、舌炎的患者,注意保持其口腔清洁,加强口腔护理,嘱其晨起、饭前、饭后、睡前用呋喃西林液或生理盐水漱口。嘱患者多食一些含铁丰富的食物,如动物内脏、血制品、瘦肉、蛋黄、深色蔬菜、木耳、紫菜等;纠正不良的饮食习惯,指导患者要做到规律饮食、均衡饮食,不挑食、不偏食,培养良好的进餐习惯,定时、定量、吃饭要细嚼慢咽,避免摄入辛辣、刺激性食物;鼓励患者多食含维生素C丰富的食物,如猕猴桃、橘子,注意食物的合理搭配,富含铁的食物避免与牛奶、浓茶、咖啡同时食用,尽可能避免同时食用影响铁吸收的食物。

(3)用药护理

1)口服铁剂的护理　①口服铁剂对胃肠道刺激大,易引起恶心、呕吐及胃部不适等,为减轻反应,可饭后服用或两餐之间服用,应从小剂量开始,避免空腹用药。②忌与牛奶、浓茶、咖啡、抗酸药、H_2受体拮抗剂同时服用,可与维生素C、1%的稀盐酸同时服用。③口服液体铁剂时会染黑牙齿需使用吸管,服药后漱口。④铁与肠内硫化氢作用生成了黑色的硫化铁,大便会变黑,因此在用药期间要告知患者以消除其顾虑。⑤定期监测血细胞和血红蛋白浓度的变化,网织红细胞数一般于用药后5~10 d开始上升;血红蛋白于治疗后2周开始上升,约2个月恢复正常;嘱患者血红蛋白完全正常后,尚需继续服用铁剂4~6个月或直至血清铁蛋白上升到50 μg/L,以补足体内贮存铁,要坚持用药。

2)注射铁剂的护理　注射铁剂会出现以下不良反应如注射局部皮肤染黑、出现硬结、肿痛;5%患者还可有全身反应,如面部潮红、发热、恶心、头痛、荨麻疹、低血压等,甚至过敏性休克。因此注射铁剂时应注意严格掌握使用指征,进行臀部深层肌内注射,避开皮肤暴露部位,经常更换注射部位,抽药和给药使用不同的针头。可采用"Z"形注射法或针头留空气注射法进行注射,备好肾上腺素,以防发生过敏反应时紧急抢救。

【说一说】
"Z"形注射法和针头留空气注射法应当如何正确操作?

(八)健康指导

1.疾病知识的卫生宣教　重点做好对婴幼儿、青少年儿童、妊娠哺乳期妇女等易患人群的宣传教育工作。

2.缺铁性贫血的预防　在饮食方面,对婴幼儿,指导及时添加富含铁的辅食,如蛋黄、动物肝;对青少年儿童,应纠正偏食、挑食的习惯,鼓励均衡、健康饮食;对妊娠哺乳期妇女,做好孕期保健,指导进食含铁丰富的食物,必要时补充铁剂。及时治疗原发病如定期检查寄生虫感染,及时驱虫,积极防治月经过多。口服铁剂要坚持服用,勿随意停药,定期复查。

3.自我监测病情　监测自己的基本生命体征,注意呼吸与心率的变化,全身或局部有无水肿,尿量有无变化,一旦出现呼吸困难、心跳加快,不能平卧,警惕贫血性心脏病的发生,要及时就诊。

(九)预后

本病的预后取决于原发病是否治疗彻底,若原发病及时得到彻底治疗,纠正不良饮食习惯,注意营养平衡以补充铁剂可使血红蛋白较快恢复,患者大多能完全康复。

三、再生障碍性贫血

再生障碍性贫血(AA),简称再障,是一种由多种原因所导致的获得性骨髓造血功能衰竭、造血干细胞数量减少和(或)功能障碍引起的贫血,临床上主要表现为骨髓造血功能低下、全血细胞减少,出现贫血、出血、感染症状。再障是血液系统较常见疾病,我国年发病率为 0.74/10 万人口,各年龄段均可发病,但以青壮年居多,男性略多于女性,但近年来老年人有逐渐增多的趋势。

(一)病因及发病机制

1.病因　临床上根据患者的病情、血象、骨髓象及预后,再障可分为重型再障(SAA)与非重型再障(NSAA),再障的病因不太明确,可能与以下因素有关:

(1)药物及化学物质　是引起再障的最常见原因。用药所引起的再障称为药物性再障,最常见由氯霉素引起,还有磺胺类药物、杀虫剂,化学物质以苯及其衍生物较常见,此类化学物质引起的再障与剂量关系不大,与个人敏感性有关。

(2)物理因素　长期接触电离辐射如 X 射线、γ 射线及其他放射性物质等,可直接损伤骨髓造血干细胞,破坏造血微环境,其损伤程度与接触核辐射剂量有关。

(3)病毒感染　如肝炎病毒、EB 病毒等。肝炎病毒可抑制造血干细胞功能、破坏骨髓微循环,对再障的影响已基本肯定。

(4)其他　如少数阵发性睡眠性血红蛋白尿、多发性骨髓瘤可演变为再障。

2.发病机制

(1)造血干细胞缺陷("种子"学说)　包括造血干细胞质量和数量的异常。再障患者骨髓中具有自我更新和长时间培养启动能力的细胞明显减少,造血干细胞集落形成能力明显下降。

(2)造血微环境异常("土壤"学说)　造血微环境不仅可以调节造血干细胞的增殖与分化,而且还可为其提供营养物质供给的场所。再障患者骨髓活检发现不但有造血细胞的减少,而且还有骨髓的"脂肪化"。

【回忆】
　　骨髓造血功能起始于什么时候?骨髓造血可以生成哪些细胞?

(3)免疫异常("虫子"学说)　相关研究发现再障与 T 淋巴细胞数量与功能异常及其导致的相关细胞因子分泌失调有关。再障患者骨髓或外周血中的淋巴细胞比例增高,分泌的造血因子可抑制造血细胞的生长,大多数患者使用免疫抑制剂治疗有效。

(二)临床表现

主要表现为贫血、出血和感染。依据临床表现、严重程度和发病缓急分为重型再障(急性)和非重型再障(慢性)。

1.重型再障　常以严重的感染和出血起病,贫血进行性加重,病情凶险,起病急、症状重、发展快,常于数月内死亡。出血部位广泛,内脏出血常见,可有消化道出血、持续阴道出血等,甚至可发生颅内出血。皮肤及肺部感染多见,半数以上患者于病后数月至 1 年内死亡。感染的主要原因是粒细胞数量减少。颅内出血和败血症是急性再障患者的主要死亡原因。贫血进行性加重,伴明显的头晕、乏力、心悸等。

2.非重型再障　起病缓,进展慢,症状轻,病程长,可带病生存多年,经恰当治疗病情可缓解甚至治愈。患者常常以面色苍白、乏力、头晕等贫血症状起病,感染和出血出现较晚,程度较轻,且易控制。

(三)实验室及其他检查

1.外周血象 呈全血细胞减少,即红细胞、粒细胞和血小板三系细胞均减少;贫血性质属于正常细胞性贫血;网织红细胞绝对值降低多低于正常,淋巴细胞比例相对增多。

2.骨髓象 是诊断再障的主要依据。急性型增生低下或极度低下,粒、红系细胞明显减少,巨核细胞减少或极度低下,非造血细胞即淋巴细胞、浆细胞及组织嗜碱细胞增多。慢性型骨髓增生减低,三系细胞均有不同程度的减少,但巨核细胞仍明显减少。骨髓活检红骨髓组织明显减少。

(四)诊断要点

1.一般无肝、脾、淋巴结的肿大。

2.全血细胞减少,网织红细胞绝对值减少,淋巴细胞相对增多。

3.骨髓检查显示至少1个部位增生降低或重度降低。

4.排除其他引起全血细胞减少的疾病,如阵发性睡眠性血红蛋白尿、脾功能亢进、骨髓纤维化、急性白血病等。

5.一般治疗贫血药物无效,了解患者有无放射线接触史或化学药物接触史。

【比较】
　缺铁性贫血和再生障碍性贫血的外周血象表现有什么异同点?

(五)治疗要点

1.去除病因 去除或避免接触有可能影响骨髓损害的物质,停止使用或禁用对骨髓有抑制作用的药物。

2.支持对症治疗

(1)预防和控制感染 重视个人及环境卫生;有感染时及时做细菌培养和药物敏感试验,尽早使用足量广谱抗生素。

(2)止血 出血程度较轻时,给予局部压迫止血及全身止血药物治疗;当血小板$<20×10^9$/L伴出血倾向或出血明显时,可给予输血小板或静脉滴注大剂量丙种球蛋白。

(3)纠正贫血 血红蛋白<60 g/L,且有明显缺氧症状者,可予输浓缩的红细胞悬液。

3.雄激素 是治疗慢性再障的首选药物,常用药物有丙酸睾丸酮、达那唑、司坦唑醇等。

4.免疫抑制剂 主要用于治疗年龄大于40岁的重型再障患者。常用药物为抗淋巴/胸腺细胞球蛋白(ALG/ATG)、环孢素A(CSA),也可用环磷酰胺、甲泼尼龙、CD_3单克隆抗体等药物。

5.造血干细胞移植 是治疗重型再障的最根本方法。适应证:40岁以下、无发生感染及其他并发症、有合适供体的重型再障患者。

6.其他 如造血生长因子、中药治疗等。

(六)护理

1.护理评估

(1)病史 询问患者起病的时间、轻重急缓和主要症状,是以贫血症状为主要表现,还是以出血、感染症状为主;患病后是否经过治疗,使用药物的名称,疗效如何,有

笔记栏

无不良反应等;了解患者的居住环境和职业史,有无接触过有害物质,如苯剂、放射线等;既往及近期的用药史,有无用过易致再障的药物;有无病毒性肝炎、呼吸道感染等病毒感染史。

(2)身体评估　全面评估患者有无贫血、出血及感染的阳性体征。

(3)实验室及其他检查　了解外周血三系细胞、网织红细胞计数及骨髓象。

(4)心理-社会资料　慢性再障患者常因久治不愈、反复住院产生焦虑、悲观失望心理;急性再障患者易因严重出血、感染产生恐惧心理;年轻女性患者常由于长期使用雄激素引起男性化而忧郁。还应了解患者的家庭经济状况,家庭主要成员对疾病的认识及对患者的态度。

2. 常见护理问题

(1)有感染的危险　与粒细胞减少有关。

(2)活动无耐力　与贫血引起机体组织的缺氧有关。

(3)有受伤的危险:出血　与外周血中血小板减少有关。

(4)自我形象紊乱　与长期应用雄激素的不良反应有关。

3. 护理措施

(1)病情观察　严密观察患者生命体征的变化,有无出现体温升高、脉搏增快、呼吸频率和节律异常、血压下降以及视力变化等情况。动态监测患者贫血、出血及感染的征象,了解血红蛋白、血小板、红细胞、网织红细胞等重要的检验结果来判断治疗疗效。对于重型患者,应严防颅内出血、内脏出血等并发症的发生。

(2)生活护理　嘱患者进食高热量、高蛋白、高维生素、易消化食物,以增强机体抵抗力。重型患者如血小板$<20×10^9/L$应绝对卧床休息。

(3)用药护理

1)雄激素　使用本类药物有男性化的不良反应,可引起痤疮、毛发增多、女性闭经、乳腺萎缩等,用药前应向患者说明,停药后短期内此类不良反应会全部消失,以减轻患者的恐惧心理;注射丙酸睾丸酮药物为油剂不易吸收,可引起注射局部硬结,甚至无菌性坏死,故应深部缓慢肌内注射,注意轮流更换注射部位,经常检查注射局部有无硬结,发现硬结及时处理;口服药物如达那唑、司坦唑醇等易引起肝脏损害、药物性肝内胆汁淤积,用药期间应注意观察有无黄疸、定期检查患者肝、肾功能;本类药物发挥效果作用慢,通常于治疗后1个月左右网织红细胞开始上升,随后血红蛋白才开始升高,3个月后红细胞开始上升,而血小板上升需要较长时间。嘱患者坚持长期用药,定期了解患者血象变化,以及时监测血红蛋白、血小板及网织红细胞计数。

2)免疫抑制剂　抗淋巴细胞球蛋白、抗胸腺细胞球蛋白可引起过敏反应、血小板减少和血清病(如关节痛、发热)等不良反应。故用药前需做过敏试验;用药过程中,可使用糖皮质激素,并严密监护有无不良反应的发生;环孢素可引起肾脏损害、消化道反应、高胆红素血症等副作用,注意及时观察和监测。

(4)心理护理　向患者及家属讲解和介绍再障用药方面的知识,解释雄激素药物是治疗再障的首选药物,但需要3~6个月才见效,让女性患者了解该类药物的男性化不良反应,当停药后会逐渐消失以解除患者顾虑,帮助患者树立战胜疾病的信心,使其能积极配合治疗。理解和同情患者,鼓励患者与亲人、病友多交流,争取家庭、亲友等社会支持系统的关怀与帮助,减少和避免焦虑、悲哀情绪的发生。

（5）其他护理　如预防感染的护理见本章第一节。

（七）健康指导

1.知识宣教　向患者及家属介绍本病的常见病因、诱因、治疗措施及预后等相关知识,使其避免滥用药物及了解职业防护的重要性,教会患者懂得自我照顾,以防出血与感染的发生。

2.生活指导　加强营养,注意个人卫生,避免受凉感冒,尽量少去公共场所,预防感染的发生。日常生活中不可随便用药,特别是对造血系统有损害的药物,如氯霉素、磺胺、解热镇痛药物如阿司匹林等。

3.用药指导　坚持长期用药,定期门诊复查血象,以便了解病情变化并能及时处理。

4.职业防护　指导对于长期因职业关系有可能接触放射性物质、农药、苯及其衍生物等的人员应加强防护,使其明白工作环境的危害性,提高自我保护意识及能力,重视防护工作,严格遵守操作规程。对于已有造血功能受损者,建议其按规定休息或调离工作岗位。

（八）预后

再生障碍性贫血的预后主要取决于其临床分型、患者的年龄、治疗是否及时和效果。重型再障预后较差,有 1/3～1/2 的患者在数月至 1 年内死亡,颅内出血、严重感染和败血症是其主要的死亡原因。慢性再障预后与重型相比较好,经积极治疗大约80%患者病情能有所缓解;少数甚至可以完全恢复;但部分患者如果治疗不及时或效果不好,病情会迁延不愈,甚至可能转变为重型再障。

四、溶血性贫血

溶血是指红细胞遭受破坏,寿命缩短的过程。溶血性贫血(HA)是指由于红细胞寿命缩短、破坏过度,而超过骨髓造血能力发生的一类贫血,临床以贫血、黄疸、脾大、网织红细胞增高及骨髓中幼红细胞代偿性增生为主要特征。

（一）病因及发病机制

1.病因　根据红细胞寿命缩短的原因,可将溶血性贫血分为红细胞内在缺陷和外在因素所导致的溶血性贫血。

（1）红细胞内在缺陷导致的溶血性贫血　①红细胞膜的缺陷;②血红蛋白结构或生成缺陷;③红细胞酶的缺乏。

（2）红细胞外在缺陷导致的溶血性贫血　通常是获得性的外部的缺陷,红细胞可以受到化学的、机械的或物理因素、免疫学因素或生物因素的影响导致损伤而发生的溶血。溶血可发生在血管内或血管外。

2.发病机制

（1）红细胞易于破坏,寿命缩短　①红细胞膜的异常:红细胞膜由脂质双分子层和蛋白质大分子两部分所组成,膜的完整性与红细胞酶和能量代谢关系密切,表现在以下四个方面。第一,红细胞膜支架异常,使红细胞形态发生改变,如遗传性球形细胞或椭圆形细胞增多症等疾病。此类异形红细胞易在血管内单核吞噬细胞系统内遭受到破坏。第二,红细胞膜对阳离子的通透性发生了改变,如丙酮酸激酶缺乏症出现红细胞内钾离子漏出和钠离子增加等,从而使红细胞的稳定性遭受到破坏。第三,红细胞膜吸附有凝集抗体、不完全抗体或补体,使红细胞容易在血管内溶血,单核吞噬细胞系统遭到破坏,后者比如自身免疫性溶血性贫血等。第四,红细胞膜化学成分的改变,如无 β 脂蛋白血症,因红细胞胆固醇含量增加而磷脂酰胆碱含量较低,从而使红细胞形状呈棘状。②血红蛋白的异常:血红蛋白分子结构的异常,如不稳定血红蛋白病和磷酸戊糖旁路的酶缺陷等,由于氧化作用破坏血红蛋白浓度,导致出现海因小体形成,使红细胞极易被脾索阻滞而被清除。③机械性因素:如病理瓣膜如钙化性主动脉瓣狭窄、人工机械瓣膜、弥散性血管内凝血,都能造成红细胞的机械性损伤。

(2)异常红细胞破坏的场所　①血管内溶血是指红细胞在血液循环中以溶破的方式消失,即红细胞直接在血管内被破坏,血红蛋白直接释放到血浆中,如血型不合输血、输注低渗溶液、阵发性睡眠性血红蛋白尿等。起病比较急,常有全身症状,如腰背酸痛、血红蛋白血症和血红蛋白尿。②血管外溶血指由于红细胞表面膜发生变化,而被单核吞噬细胞系统所识别,从而在巨噬细胞内遭到破坏,多为慢性病程,以遗传溶血性贫血多见,主要是脾破坏红细胞,见于遗传性球形细胞增多症和自身免疫性溶血贫血等。

(3)异常红细胞的清除　血管内溶血时血红蛋白可以从肾排出,形成血红蛋白尿,血管外溶血时,血红蛋白裂解产物,以粪胆原、尿胆原形式排出。

(二)临床表现

溶血性贫血的临床表现与溶血的缓急、严重程度和发生的场所有关。

1.急性溶血　起病急骤、可突发高热、寒战、面色苍白、腰酸背痛、气促、乏力、烦躁、亦可出现恶心、呕吐、腹痛等胃肠道症状。这是由于红细胞大量破坏,其分解产物对机体的毒性作用所致。游离血红蛋白在血浆内浓度越过 1 300 g/L 时,即由尿液排出,出现血红蛋白尿,尿色如浓茶或酱油样,12 h 后可出现黄疸,溶血产物损伤肾小管细胞,引起坏死和血红蛋白沉积于肾小管,以及周围循环衰竭等因素,可导致急性肾功能衰竭的发生。由于贫血、缺氧,严重者可发生神志淡漠或昏迷、心功能不全、休克等。

2.慢性溶血　起病较缓慢。除一般常见的贫血症状、体征如乏力、苍白、气促、头晕等,还可有不同程度的黄疸,肝、脾肿大,胆结石为较多见的并发症,还可发生阻塞性黄疸。

(三)实验室及其他检查

1.血常规　红细胞计数下降,血红蛋白浓度也有不同程度的下降,一般呈正细胞正色素性贫血。

2.血清胆红素的测定　间接胆红素增多。

3.红细胞寿命的测定　红细胞生存时间缩短。

4.骨髓象　增生明显活跃,红细胞系增生显著,粒红比值明显减低或倒置,幼红细胞百分比常>0.50,以中幼红细胞为主,其他阶段的幼红细胞亦相应增多,易见核分裂象。成熟红细胞中易见大红细胞、嗜多色性红细胞及染色质小体(Howell-Jolly 小体);粒细胞系相对减少,各阶段比例及细胞形态大致正常;巨核细胞系一般正常。

5.尿液检查　包括一般性状,急性溶血患者尿液颜色呈浓茶样或酱油色样;尿胆原呈强阳性而尿胆素呈阴性;隐血实验结果阳性。

6. 特殊试验 包括红细胞形态观察；红细胞脆性试验；抗人球蛋白试验；酸化血清溶血试验；高铁血红蛋白还原试验；自溶血试验，葡萄糖-6-磷酸脱氢酶活性测定等。

（四）诊断要点

溶血性贫血的诊断分两步，第1步是明确有无溶血性贫血，第2步是查明溶血的原因。第1步的诊断主要依赖于典型的急性或慢性溶血性贫血的临床表现及贫血、红细胞过度破坏、骨髓代偿性增生和红细胞有缺陷或寿命缩短的实验室检查。第2步病因的诊断主要依据详细的病史、体格检查、外周血涂片红细胞形态学检查及特殊的实验室检查等。

（五）治疗要点

1. 去除病因 有明确病因者，首先去除诱发溶血性贫血的因素。如药物引起的溶血，应立即停药，并积极治疗原发病。

2. 糖皮质激素和其他免疫抑制剂的治疗 主要适用于免疫溶血性贫血、阵发性睡眠性血红蛋白尿。

3. 脾切除 脾切除是治疗遗传性球形红细胞增多症的根本措施。也适合于需较大剂量糖皮质激素维持治疗或药物治疗无效的自身免疫溶血性贫血等疾病。

4. 输血 输血可迅速缓解贫血症状，多采用成分输血。但某些获得性溶血性贫血如自身免疫溶血性贫血患者输注时易发生溶血反应，故应严格掌握输血的使用指征，必要时输注洗涤红细胞。

5. 其他治疗 如适当补充造血原料如铁剂、叶酸。

（六）护理

1. 常见护理问题

（1）活动无耐力 与贫血引起机体全身组织缺氧有关。

（2）潜在并发症：急性肾功能衰竭。

2. 护理措施

（1）病情观察 观察患者生命体征及神志变化；记录24 h 出入量；及时了解化验结果，如血红蛋白浓度、血清胆红素浓度等变化；注意贫血与溶血征象的变化指征；警惕发生溶血危象、周围循环衰竭、急性肾功能衰竭。

（2）生活护理 溶血发作期间，嘱患者减少活动，增加卧床休息时间，减少不必要的操作和探视，注意保暖，保持病室安静和身心休息状态，急性溶血时应绝对卧床休息。嘱患者进食高蛋白、高热量、高维生素、营养丰富的食物，多饮水，必要时，遵医嘱静脉补充液体，促进被破坏的红细胞迅速排出体外。避免再次接触危险因素。

（3）用药及输血护理 使用糖皮质激素治疗者，预防感染的发生；用环磷酰胺治疗者，注意多饮水，防止出血性膀胱炎的发生。获得性溶血性贫血患者输血宜慎重，输血时应注意观察有无溶血加重等不良反应，有情况及时通知医生，并立即处理。

（4）心理护理 与患者多接触，从生活上给予关心体贴，从精神上给予安慰鼓励，鼓励其正确对待疾病，消除思想顾虑、减轻压力。

（七）健康指导

1. 知识宣教 向患者及家属讲解溶血性贫血的基本常识，使其能做到积极预防，减少疾病发作。在葡萄糖-6-磷酸脱氢酶活性测定缺乏症的高发区进行广泛的卫生

笔记栏

宣教,使患者明白食用蚕豆可引起溶血,做好指导预防工作,避免疾病的发生。

2.饮食和用药指导 避免食用可诱发溶血性贫血的食物;应在医生指导下合理用药,避免随意使用。

3.日常生活指导 注意休息和营养,注意个人卫生,适度活动,避免过劳、精神紧张、感染、手术、外伤、妊娠等应激性事件,避免诱发溶血性贫血的发生。

4.自我监测 指导并教会患者如何观察溶血征象如巩膜有无黄染、尿色有无异常,告诉患者如果出现异常或有病情反复时,及时就诊。

5.婚育指导 指导遗传性溶血性贫血患者进行婚前检查、遗传咨询和产前诊断,以减少遗传病的发生。

(八)预后

鉴于很多溶血性贫血的病因或发病机制目前还不清楚,尚无根治的办法。患者的预后不仅取决于溶血发生的速度、严重程度和治疗是否及时、有效,还取决于其有无并发症、疾病的类型和是否能做到有效合理的预防等。

【思一思】
通过发病机制总结与出血相关的因素有哪些?

第四节 特发性血小板减少性紫癜

特发性血小板减少性紫癜(ITP),是因免疫机制引起血小板破坏增多,外周血中血小板减少的一种获得性出血性疾病,又称免疫性血小板减少性紫癜。在临床上,特发性血小板减少性紫癜是最常见的出血性疾病之一。其主要特点是皮肤、黏膜、内脏出血,外周血血小板数量减少、寿命缩短,骨髓中巨核细胞发育、成熟出现障碍,血小板计数减少、寿命缩短、血清或血小板表面出现抗血小板自身抗体。临床上通常可分为急性型与慢性型两种,前者多见于儿童,后者多见于40岁以下女性。女性发病率高于男性,二者之间比例为1∶4。

(一)病因及发病机制

目前病因还尚未完全明白,可能与以下因素有关。

1.感染 急性特发性血小板减少性紫癜的发病与病毒或细菌感染密切相关,80%以上患者发病前1~2周有上呼吸道感染史;慢性患者常常因为感染而使病情加重。

2.免疫因素 目前多认为是病毒感染改变了血小板自身的抗原性,导致血小板自身抗体或免疫复合物形成,导致血小板遭受破坏。

3.肝、脾脏与骨髓作用 肝、脾脏与骨髓不仅是产生血小板相关抗体(PAIg)的主要场所,也是血小板遭到破坏的主要场所。血小板与血小板相关抗体特异结合后,表面性状发生改变,被阻留在脾脏而破坏清除。肝、脾脏与骨髓的作用类似。

4.其他 如雌激素,慢性型多见于女性,主要见于育龄期的女性,提示雌激素可能与本病的发生有关。此外,特发性血小板减少性紫癜的发生可能与基因调控有关。

(二)临床表现

1.急性型 多见于儿童,80%起病前1~2周有上呼吸道感染史,起病急、畏寒、发热、出血,出血症状重,突发性皮肤黏膜出血大片状淤血斑、血肿,内脏出血、呕血、便血、咯血、月经出血,严重者休克,颅内出血是致死的主要原因,自限性,自然病程4~6

周痊愈后很少复发。

2. **慢性型**　多见于生育期妇女,男女之比小于1∶3,起病隐匿,常在不知不觉中发病,多以月经过多为主诉就诊,反复发作的皮肤、黏膜瘀点瘀斑,病史迁延不愈,持续数年甚至数十年,很少自然缓解,常因感染病情突然加重,治疗效果差,且易反复发作,个别患者可有脾脏轻度肿大。

(三)实验室及其他检查

1. **血象**　白细胞计数大多正常,血小板减少程度不一,急性型常<$20×10^9$/L,慢性型一般在($30\sim80$)×10^9/L。失血多者,红细胞和血红蛋白会出现不同程度的下降,可有贫血发生,一般为正常细胞性贫血。

2. **骨髓象**　急性型骨髓巨核细胞轻度增加或正常,增多的细胞以原始、幼稚阶段为主;慢性型骨髓巨核细胞显著增加,以颗粒型巨核细胞为主。两型骨髓中产血小板的产板巨核细胞均显著减少,粒系、红系细胞大多正常。

3. **血小板相关抗体测定**　80%以上的特发性血小板减少性紫癜患者抗血小板抗体及血小板相关补体增多。

4. **其他**　毛细血管脆性试验阳性;血小板寿命明显缩短,通常存活$2\sim3$ d,甚至在24 h左右。

【想一想】

毛细血管脆性试验如何检查?其临床意义是什么?

(四)诊断要点

1. 多次实验室检查结果显示血小板计数减少,患者反复出现或首次出现不同程度的出血症状。

2. 脾未出现肿大或仅轻度增大。

3. 骨髓巨核细胞增多或正常,有成熟障碍。

4. 具备以下5项中任何一项:①泼尼松治疗有效;②脾切除治疗有效;③抗血小板抗体阳性;④血小板相关补体阳性;⑤血小板生存时间缩短。

5. 排除继发性血小板减少症。

(五)治疗要点

治疗的基本原则是控制出血症状,减少血小板的破坏。

1. **肾上腺糖皮质激素**　它是治疗该病的首选药。作用机制:①抑制血小板抗体的生成,阻止单核吞噬细胞系统对血小板的破坏;②降低毛细血管通透性,减轻出血;③刺激骨髓造血及外周血小板的释放。常用泼尼松$30\sim60$ mg/d 口服,待血小板正常或接近正常后,原剂量服用2周后逐渐减量,小剂量$5\sim10$ mg/d维持治疗,整个疗程为$3\sim6$个月。症状严重者可短期静脉滴注甲泼尼龙、地塞米松。

2. **脾切除**　是治疗特发性血小板减少性紫癜的有效方法之一,可使70%~90%患者缓解。其作用机制是减少血小板抗体的生成,消除血小板破坏的场所。适用于:正规激素治疗6个月以上无效者;激素治疗有效,但需较大剂量来维持治疗;有激素使用禁忌证者如骨质疏松、高血糖等。

3. **免疫抑制剂**　一般用于对激素及脾切除效果不好,或无法用二者治疗者。通常与糖皮质激素合用,常用药物有环磷酰胺、长春新碱等。

4. **其他**　如输血或血小板悬液、丙种球蛋白、血浆置换,主要用于出血程度严重的患者。

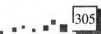

（六）护理

1. 护理评估

（1）病史　询问患者发病的时间、急缓及主要临床表现,起病前两周是否有上呼吸道感染,是否有麻疹、风疹病毒感染等;既往有无合并其他疾病。对成年女性要注意了解月经史,详细询问月经是否正常等。

（2）身体评估　重点评估出血的量、部位和出血的范围,了解有无皮肤、鼻黏膜及牙龈渗血,有无呕血、黑便、血尿、月经量过多等出血表现,还应了解患者生命体征及神志变化。

（3）实验室检查　重点了解患者血小板的计数、骨髓象中巨核细胞发育情况,了解患者血清中抗血小板抗体及血小板相关补体是否增多,毛细血管脆性试验是否阳性等。

（4）心理-社会资料　急性型患者因出血量大时,可出现恐惧、紧张心理;慢性型患者则因病情常反复发作,产生烦躁、焦虑、悲观等情绪反应。评估患者的心理状态,了解其家属对疾病的认识程度和对患者的支持程度等。

2. 常见护理问题　有受伤的危险:出血　与血小板减少有关。

3. 护理措施

（1）病情观察　严密监测生命体征及神志变化,严密观察患者出血的部位及出血量和范围,动态了解血小板计数的变化,注意有无出血加重倾向,避免失血性休克和颅内出血的发生,当发现患者血小板计数$<20\times10^9$/L,应警惕脑出血、便秘、剧烈咳嗽会诱发脑出血,出血严重时要及时通知医生,并协助医生立即抢救。

（2）生活护理　出血轻者,可适当活动;血小板$<20\times10^9$/L或出血严重者,应绝对卧床休息。根据病情选择高维生素、高蛋白、高热量的软食和半流质饮食。避免使用可能导致血小板减少或功能降低的药物,如阿司匹林、双嘧达莫等。具体措施参考本章第一节有关出血的护理。

（3）用药及输血护理　①长期服用糖皮质激素可发生库欣综合征如满月脸、水牛背、蚊子腿、球形腹等。向患者及家属解释该药的不良反应,说明此类不良反应在停药后可逐渐消失,嘱患者在用药期间遵医嘱口服钙剂、钾剂等,注意个人卫生、防止发生感染;定期监测患者血压、血糖、白细胞计数等变化;发现异常,及时报告医师并配合处理。②其他免疫抑制剂,如环磷酰胺可导致发生出血性膀胱炎,嘱患者多饮水,注意观察尿颜色有无异常;长春新碱可引起末梢神经炎。③特发性血小板减少性紫癜患者反复输血会产生抗体加重血小板的破坏,应严格掌握输血的指征,具体护理参考本章第六节的内容。

（4）心理护理　了解患者心理状态,及时给予安慰和指导,消除其焦虑、恐惧等不良心理。发生出血时,护士应沉着冷静地配合医生处理,以增加患者的安全感和信任感。

（5）对症护理　参考本章第一节有关出血的护理。

（七）健康指导

1. 知识宣教　向患者及家属讲解本病的有关知识,使其认识到预防疾病的重要性,教会患者及家属紧急止血和预防的方法和知识。

2.生活指导　注意休息、合理营养,避免过度劳累和情绪激动,预防各种外伤与感染的发生;在医生指导下用药,禁用可导致血小板减少或功能异常的药物。

3.用药指导　长期服用糖皮质激素的患者,不可自行减量或突然停药,否则会引起反跳现象;用药期间,注意个人卫生,防止感染,低盐、低糖饮食,每周定时测体重,定期检测血糖、血压等。

4.自我监测　指导使患者及家属学会如何识别出血征象如瘀点、瘀斑、血尿、黑便,告之患者一旦出血及时就医。

(八)预后

对于急性型来说,病程一般为4~6周,出血症状能够缓解,患者痊愈后很少复发,临床资料显示约80%患者不经治疗半年内可自愈,病死率约1%,颅内出血是主要的死亡原因。对于慢性型来说,疾病反复发作,迁延不愈,很少自然缓解,经治疗缓解率10%~15%,死亡率为3.9%~4.4%,患者若经糖皮质激素治疗及脾脏切除后无效的,死亡率约达16.6%,颅内出血仍是主要的死亡原因。

第五节　白 血 病

白血病俗称"血癌",是一组造血干/祖细胞突变引起的造血系统的恶性肿瘤。其特征是白血病细胞发生增殖失控、分化障碍和凋亡受阻,停留在细胞发育的不同阶段,在骨髓与其他造血组织中大量增生积聚,抑制骨髓正常造血功能,并浸润全身其他组织和器官,从而引起发热、出血、贫血、肝、脾、淋巴结肿大及外周血中出现幼稚细胞等一系列临床表现。白血病细胞本质是未发育成熟的白细胞。

我国白血病发病率与亚洲国家相接近,低于欧美国家,为3~4/10万,男性略高于女性(1.81:1.00),目前呈逐年增加趋势。白血病在儿童及35岁以下成人恶性肿瘤死亡率中,居第1位,在男性中位居第6位,在女性中位居第8位。急性白血病比慢性白血病多见(约5.5:1.0),其中急粒细胞白血病最多(1.62/10万),其次为急淋白血病(0.69/10万)、慢粒白血病(0.36/10万),慢淋白血病少见。成人急性白血病中以急性粒细胞白血病最多见。儿童中以急淋白血病较多见。

(一)白血病的分类和分型

1.按细胞分化阻滞阶段和病程分类　白血病可分为急性白血病(AL)和慢性白血病(CL)两大类。

2.按病变的细胞系列分类　可分为白细胞增多性、高白细胞性、白细胞不增多性。综合起来分为急性淋巴细胞白血病(ALL),急性粒细胞白血病(AML),慢性淋巴细胞白血病(CLL),慢性粒细胞白血病(CML)。

3.根据白血病细胞的形态和生化特征分类(FAB分类)

(1)我国对于急性白血病仍普遍采用FAB分类法　FAB分类法将急性白血病分为急性淋巴细胞白血病(ALL,简称急淋)和急性非淋巴细胞白血病(ANLL,简称急非淋,又称急性髓细胞白血病,AML)两大类。

(2)急性非淋巴细胞白血病(ANLL)分类　见表6-1。

【回忆】
造血干细胞的具体分化过程是什么?

表 6-1　急性非淋巴细胞白血病分类

类型	形态学命名
M_0	急性髓细胞白血病微分化型
M_1	急性髓细胞白血病未分化型
M_2	急性髓细胞白血病部分分化
M_3	急性早幼粒细胞白血病
M_4	急性粒-单细胞白血病
M_5	急性单核细胞白血病
M_6	急性红白血病
M_7	急性巨核细胞白血病

（二）病因和发病机制

目前,白血病的病因还未完全清楚,可能与以下因素有关。

1.生物因素　主要是病毒感染和免疫功能异常。病毒感染机体后,能潜伏在人宿主细胞体内,当在某些理化因素作用下,便能被激活诱发白血病的发生。有部分免疫功能异常的患者,常常会增加患白血病的概率。

2.物理因素　包括如 X 射线、γ 射线等电离辐射,此类射线有致白血病作用,其作用与放射剂量的大小及放射部位有关。有相关研究表明,一次大剂量或多次小剂量照射均可诱发白血病的发生;全身照射可引起 DNA 发生断裂与重组、骨髓抑制和机体免疫力低下等。

3.化学因素　某些化学物质有诱发白血病的作用,比如接触苯及苯的衍生物的人群患白血病的概率要高于一般人群;某些药物如氯霉素、保泰松等可引起造血功能低下,引起白血病。

4.遗传因素　有资料显示,一个家族中有一个成员患白血病,其家庭其他成员患白血病的几率要比一般家庭高 4 倍;家族性白血病约占白血病的 7‰。

5.其他血液病　某些血液病长期发展可能会进展为白血病,如多发性骨髓瘤、骨髓异常增生综合征、淋巴瘤等。

（三）临床表现

1.急性白血病(AL)　是造血干细胞的恶性克隆性疾病,发病时骨髓中异常的原始细胞及幼稚细胞大量增殖并抑制正常造血,广泛浸润肝、脾、淋巴结等脏器。主要的临床表现为贫血、出血、感染和浸润等征象。多数患者起病急骤,急性患者多为高热或严重出血,少数患者起病缓慢,以进行性疲乏无力、面色苍白、劳累后心慌气短,不明原因的低热为首发症状。

（1）发热　约半数以上患者以发热起病,发热是急性白血病最常见症状之一。白血病患者发热的原因有两种,一种是继发感染引起的,另一种是白血病本身引起的发热,也称为肿瘤性发热。继发感染是急性白血病最常见的死因之一。当体温超过 38.5 ℃时,常常提示由感染引起,很多患者常常死于难以控制的感染之中。感染可发生于全身多部位,主要发生在与外界相通的部位,比如口腔、牙龈、咽峡、肺部、及肛周,严重时还可并发败血症、脓毒血症。感染的病原体以细菌多见。最常见的致病菌为革兰阴性杆菌,如铜绿假单胞菌、大肠杆菌、肺炎克雷白杆菌等。此外,临床上也可见到革兰阳性杆菌如链球菌、金黄色葡萄球菌、真菌(包括念珠菌、曲霉菌属、隐球菌)和结核杆菌感染。也可发生病毒感染,如单纯疱疹、带状疱疹等。感染的主要原因是中性粒细胞数量减少和功能低下。白血病患者一旦发生感染,常难以控制,易反复和继发败血症。

(2)出血　几乎所有的患者都有不同程度的出血。出血部位可遍及全身如皮肤、鼻腔及牙龈出血,眼底、消化道及呼吸道出血也可见,严重时可并发颅内出血。此外,对于女性患者来说,月经过多也是常见和首发的症状。出血的原因主要是血小板减少、血小板功能的异常、凝血因子缺乏、白血病细胞浸润、感染释放的内毒素及大量化疗引起的血管壁损伤。在各类白血病中,M_3患者最易发生出血,易并发弥散性血管内凝血(DIC)和颅内出血。

(3)贫血　常常约2/3患者在就诊时已有中度及以上贫血。贫血的最主要原因是白血病细胞的大量浸润导致红细胞生成减少。

(4)器官和组织浸润征象　①肝、脾、淋巴结肿大。急性白血病的肝、脾常出现轻、中度的肿大、无压痛;约一半的患者在就诊时已伴有淋巴结肿大。②骨骼、关节疼痛是白血病常见的症状之一,以急性淋巴细胞白血病多见、儿童多见。儿童出现的疼痛常发生在四肢长骨,疼痛性质为剧烈锐痛;成人出现的骨痛多发生在肋骨和脊椎骨,疼痛性质为弥散性钝痛,均可伴压痛。③中枢神经系统白血病(CNSL),可发生于急性白血病的各个时期,以急性淋巴细胞白血病最常见,儿童患者最多,这主要是由于很多化疗药物难以通过血脑屏障,使隐藏在中枢神经系统的白血病细胞不但不能被有效杀灭反而趁机大量增殖所致。轻者出现头痛、头晕,重者可出现呕吐、颈项强直、抽搐、昏迷,脑脊液中可找见白血病细胞。④皮肤及口腔黏膜受浸润。白血病细胞浸润可致牙龈增生、肿胀、舌肥大、口腔黏膜溃疡,皮肤出现蓝灰色斑丘疹(伴发痒)、脓疱、肿块、结节等。多见于成人急性粒细胞白血病的M_5及M_4型。

(5)睾丸白血病　多于急淋化疗缓解后出现,主要见于儿童和青年,常表现为单侧或双侧睾丸出现无痛性、弥漫性肿大,质硬。

2.慢性白血病　在我国,以慢性粒细胞性白血病最常见,约占白血病的90%;在西方国家,以慢性淋巴细胞白血病更多见。各年龄组均可发病,以中年最多见,男性多于女性。

(1)慢性粒细胞性白血病(CML)　起病缓慢,整个病程可分为慢性期、加速期和急变期。在慢性期,起病缓慢,在疾病早期常无自觉症状,随后出现乏力、低热、盗汗、体重减轻等代谢亢进的表现。约90%患者出现巨脾,巨脾是慢粒患者最常见、突出的体征,肿大程度常显著,可达脐平面,甚至达到盆腔,质地坚实,无压痛。慢性期持续时间1~4年。在加速期,患者出现不明原因的发热、进行性乏力、消瘦、贫血、出血及脾肿大、外周血中幼稚细胞比例增多,加速期能维持数月到数年。急变期为慢性粒细胞性白血病的最终阶段,表现与急性白血病相似的症状,患者往往在数月内死亡。

(2)慢性淋巴细胞白血病(CLL)　起病更加缓慢,90%的患者是50岁以后发病的,男性略多于女性,患者常无自觉症状。淋巴结肿大是慢性淋巴细胞白血病患者常见的就诊原因,多见于颈部、腋窝及腹股沟,质地中等,无压痛,可移动。约有一半的患者有轻至中度的肝、脾肿大。

（四）实验室检查及其他检查

1. 血象

（1）急性白血病　白细胞计数不一，大部分患者白细胞数高于正常，多在（10～50）×10⁹/L 之间，即为白细胞增多性急性白血病，若>100×10⁹/L，即为高白细胞性急性白血病;部分患者白细胞数在正常范围或甚至低于正常，即为白细胞不增多性急性白血病。AL 患者一般均有不同程度的贫血，贫血的性质为正细胞正色素性贫血;血小板早期轻度减少或正常，晚期减少明显。外周血分类中可见白血病细胞，有重要诊断价值。

（2）慢性白血病　慢粒患者白细胞计数一般在（10～200）×10⁹/L 之间，常大于20×10⁹/L，晚期为 100×10⁹/L 以上;血涂片中可见各阶段粒细胞，以中性中幼、晚幼和杆状核粒细胞为主，原始粒细胞≤10%。慢性淋巴细胞白血病白细胞计数多在（30～100）×10⁹/L 之间，淋巴细胞比例大于50%，以成熟的小淋巴细胞为主。慢性淋巴细胞白血病早期血红蛋白和血小板多正常，晚期二者均逐渐减少。

2. 骨髓象　是白血病确诊的主要依据。

（1）急性白血病　典型的急性白血病骨髓象特征为有核细胞增生明显活跃或极度活跃，以原始及幼稚白血病细胞为主，比例≥30%，正常粒系、红系及巨核系细胞显著减少或缺如。

（2）慢性白血病　典型的慢性淋巴细胞白血病骨髓象特征为有核细胞增生明显或极度活跃，以粒细胞为主，其中中幼、晚幼及杆状核粒细胞明显增多，原始粒细胞≤10%，红系及巨核系细胞早期正常或增生，晚期减少。慢性淋巴细胞白血病骨髓象表现为有核细胞增生活跃，淋巴细胞>40%，以成熟淋巴细胞为主，红系、粒系及巨核系三系细胞均减少。

（3）细胞化学染色　有助于急性白血病的分型鉴别。常用的细胞化学染色有过氧化物酶、碱性磷酸酶染色等。

（4）免疫学检查　区分急淋和急非淋及其各自的亚型。

（5）染色体检查　95%的慢性粒细胞白血病患者 Ph 染色体阳性。

（6）其他检查　由于大量白血病细胞的破坏分解，血浆尿酸浓度增加，若患者出现弥散性血管内凝血障碍，可出现凝血异常。

（五）诊断要点

主要根据典型的临床表现、血象和骨髓象，一般即可作出白血病的诊断。若患者突然急性起病、发热、感染、出血和贫血，外周血象中出现幼稚的白血病细胞，骨髓象中原始细胞占全部有核细胞的比例超过 30%，一般考虑为急性白血病。若患者出现巨脾，不明原因发热、体重减轻、消瘦，血象中白细胞持续增高，骨髓象中有核细胞增生明显活跃，粒细胞以中幼、晚幼阶段为主，Ph 染色体阳性，一般即可诊断为慢性粒细胞白血病。若患者起病缓慢，淋巴结肿大，外周血中淋巴细胞>5×10⁹/L，骨髓中有核细胞增生活跃，淋巴细胞比例超过 40%、以成熟淋巴细胞为主，一般即可诊断为慢性淋巴细胞白血病。

(六) 治疗要点

1.急性白血病

(1)对症支持治疗

1)防治感染 是急性白血病患者争取有效化疗、进行骨髓移植、降低死亡率的关键所在。对于发热、怀疑有感染的患者,首先积极寻找感染灶,进行血液及各种分泌物的细菌培养和药物敏感试验;其次立即给予经验性广谱抗生素进行治疗,常用药物有头孢类药物如菌必治等,待细菌培养及药敏试验结果出来后,再根据情况调整用药。应用抗生素时应遵循早期、联合、足量、静脉给药的原则。若使用多种广谱抗生素无效或效果不佳者,考虑真菌或病毒感染的可能,真菌感染可用制霉菌素、两性霉素 B 等,病毒感染可用病毒唑、无环鸟苷等。中性粒细胞减少或缺乏者,可用细胞因子如 GM-CSF 升高白细胞,必要时进行保护性隔离。

【比较】
　急性白血病和重型再生障碍性贫血有哪些异同点?

2)控制出血 血小板计数<20×10^9/L 或伴有严重出血者,可输注血小板,辅助用肾上腺糖皮质激素,再加以全身和局部止血。若并发弥散性血管内凝血,迅速给予低分子肝素。

3)纠正贫血 根据患者的具体情况考虑输血,若贫血严重,患者血红蛋白低于60 g/L 或伴有严重的缺氧症状时可输浓缩红细胞或全血。纠正贫血最彻底有效的办法还是尽早缓解白血病。

4)预防尿酸性肾病 白血病患者尤其是化疗期间,由于使用大剂量的化疗药物,大量的白血病细胞被杀死,血浆及尿液中尿酸浓度常明显增高,会阻塞肾小管形成尿酸结石,引起尿酸性肾病,严重者可并发急性肾功能衰竭。可予口服别嘌醇,100 mg/次,3 次/d,以抑制尿酸合成、降低血浆尿酸浓度。同时嘱患者多饮水,加速尿酸的代谢,必要时,给予碳酸氢钠碱化尿液。

5)高白细胞血症的紧急处理 高白细胞患者,若白细胞>100×10^9/L 时,会增加髓外白血病的发病率和复发率,应及时处理,给予化疗药物,同时要预防酸中毒、电解质紊乱等并发症的发生。

(2)化学药物治疗 简称化疗,目前仍为治疗白血病的最主要方法。

1)化疗的目的与原则 化疗的目的在于尽可能杀灭残存的白血病细胞,以消除因白血病细胞浸润导致出现的各种临床表现,尽可能恢复正常的造血功能,使患者能够长期生存乃至治愈。化疗时应遵循的原则是早期、足量、联合和个体化,以提高疗效、减少不良反应。

2)化疗过程与常用方案 包括诱导缓解和缓解后治疗两个阶段。第一阶段是诱导缓解治疗,是指从化疗开始到完全缓解这一阶段的治疗,其目的是使患者在最短时间内达到完全缓解。完全缓解(CR),即患者的临床症状和体征消失,血象及骨髓象基本恢复正常,骨髓中原始及幼稚细胞之和<5%。患者第一次缓解的越快、越彻底,缓解期会越长、预后会越好。目前,诱导治疗急性非淋巴细胞白血病(除 M$_3$ 型外)首选HA、DA 方案,M$_3$ 型首选全反式维甲酸;诱导治疗儿童急性淋巴细胞白血病首选 VP 方案,成人急性淋巴细胞白血病首选 VDLP 方案,第二个阶段是缓解后治疗,它指的是患者达到完全缓解后,体内还有残留的白血病细胞。在诱导缓解后还需继续治疗以消灭体内残存的白血病细胞,以提高患者的长期生存率,此阶段的治疗称为缓解后治疗,包括巩固、强化和维持治疗,一般持续 2～3 年。其原则是早期用原方案巩固,新、老方案

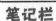

交替使用,长、短疗程配合使用,同时防治髓外白血病的发生。如急性非淋巴细胞白血病一般采用中剂量阿糖胞苷或原诱导化疗方案强化巩固治疗,一共4~6个疗程,每1~2个月1次,持续2年左右的时间;急性淋巴细胞白血病一般采用中/大剂量阿糖胞苷、甲氨蝶呤或原诱导化疗方案强化巩固,共6~8个疗程,每疗程间隔2到3周,间歇期用6-巯基嘌呤和甲氨蝶呤交替维持治疗,最少要维持3年时间。

(3)中枢神经系统白血病的防治 由于化疗药物难以通过血脑屏障,中枢神经系统白血病成为白血病髓外复发的根源。因此,常于缓解后鞘内注射甲氨蝶呤10~15 mg/(m²·次)或阿糖胞苷30~50 mg/(m²·次)加地塞米松5 mg,每周2次,连用2~3周,以后每6~8周1次,以预防中枢神经系统白血病。若已发生中枢神经系统白血病,按以上方法进行治疗,一直待脑脊液检查正常后,以后也每6~8周1次。

(4)睾丸白血病的防治 睾丸白血病必须放疗。

(5)骨髓移植 骨髓移植是最根本的治疗手段,目前也已成功开展。首先考虑异基因骨髓移植,必要时采用自体移植,但因费用昂贵、骨髓配对难度大等,影响此种治疗方法的开展。

2. 慢性白血病

(1)慢性粒细胞白血病 一旦急性变,治疗将难以起效,重点在于慢性期的治疗。慢性期化疗首选羟基脲(Hu)口服,常用剂量3 g/d,分3次口服,白细胞降至20×10⁹/L时,剂量减半,降至10×10⁹/L时,改用0.5~1 g/d维持治疗。可用干扰素联合治疗。伴巨脾者,可行脾区照射。年龄≤45岁且有人类白细胞抗原(HLA)相配供体者,最好在慢性期的1年内进行骨髓移植。进入加速期和急变期后,按急性白血病治疗。

(2)慢性淋巴细胞白血病 早期不进行治疗,进展期用苯丁酸氮芥治疗。用法:4~8 mg/(m²·d),口服,持续应用;有效率达70%。淋巴结明显肿大者,可行局部照射治疗。

(七)护理

1. 护理评估

(1)病史 询问患者就诊的主要症状,有无发热、寒战、咳嗽、咳痰、咽痛、尿频、尿急、尿痛、肛周疼痛等感染症状,有无鼻出血、牙龈出血、呕血、便血、月经过多等出血症状,有无进行性加重的头晕、乏力、活动后心悸、气短等贫血症状,有无骨、关节疼痛等浸润症状;发病的时间及诱因;发病后作过哪些相关检查、结果如何(特别是血象和骨髓象结果),有无经过治疗、效果如何;目前的主要不适及一般情况如睡眠、食欲、大小便等。询问患者的职业及居住环境,了解患者有无长期接触放射物质或化学毒物史如苯及其衍生物,有无居室新装修,有无用过可疑药物如烷化剂、乙双吗啉,家族中有无类似疾病患者。全面了解患者的既往健康状况;对于再入院者,应详细了解既往发病经过及整个化疗过程。

(2)身体评估 定期监测生命体征;重点检查皮肤、黏膜有无苍白、出血;浅表淋巴结有无肿大及其大小、部位、数目等;有无牙龈增生肿胀、口腔溃疡;咽部有无充血、扁桃体有无肿大;胸骨、肋骨及四肢关节有无压痛;两肺有无湿啰音及异常叩诊音;心率有无增快;有无肾区痛及肛周脓肿;肝、脾的大小、质地、表面光滑度及有无压痛等。

(3)实验室检查 随时注意查看血象与骨髓象结果,以预测病情发展、判断疗效,为进一步治疗和护理提供依据。

（4）心理-社会资料　急性白血病病情凶险,变化迅速,需长期治疗,花费高,不易彻底治愈,患者常面临死亡的威胁。因此,未确诊前,患者易出现焦虑、悲伤;确诊后,易出现恐惧、绝望甚至企图自杀等情绪和异常行为;治疗中,随着病情的反复,患者易出现抑郁、孤独等情绪不稳表现。护理人员应注意评估患者的性格、不同疾病时期的心理状况、心理承受能力和对疾病的认识程度等;评估患者的家庭成员组成及对患者的态度、家庭经济状况,有无医疗保障等。

2. 常见护理问题

（1）有感染的危险　与粒细胞减少、机体免疫力下降有关。

（2）有受伤的危险:出血　与白血病细胞浸润,外周血中血小板减少有关。

（3）潜在并发症:大量应用化疗药物引起的不良反应。

3. 护理措施

（1）病情观察　化疗药物不仅能杀灭白血病细胞,同时也能破坏体内正常的细胞,因此患者在诱导缓解期容易发生感染,要严密监测患者血象的变化,尤其要注意中性粒细胞的数值,当中性粒细胞<$0.5×10^9$/L时,应对患者实行保护性隔离,尽可能住到层流间,定时对空气、地面和墙壁进行消毒,严格限制探视人数,防止交叉感染,并做好口腔、皮肤、肛周的护理。其他护理措施见"再生障碍性贫血"中的护理。

（2）生活护理　根据患者的具体情况,指导患者适当活动,加强生活方面的护理,将经常使用的物品放在患者方便取的地方,避免加重患者心悸、气短的症状。巨脾患者嘱其取左侧卧位,增加舒适感,避免弯腰和碰撞腹部,避免脾脏破裂,当出现腹部疼痛时,要警惕脾破裂的发生,及时检查并处理。给予高热量、高蛋白、高维生素、清淡易消化的饮食,补充机体的能力,提高抵抗力,增加对化疗药物的耐受性。

（3）用药护理

1）合理选择静脉,避免药液外渗　大多数化疗药如柔红霉素等对局部组织刺激性大,同一部位多次注射或药液渗漏会引起化学性静脉炎及周围组织炎症。因此用药首选中心静脉置管。静脉给药时,应注意以下几点。①合理选用静脉:刺激性强、药物剂量大时,宜选富有弹性、粗而直的血管,注意经常更换穿刺部位。对于反复多次化疗的患者,建议使用中心静脉或深静脉导管。②防止药液外渗:穿刺尽可能做到准确熟练,防止穿透血管。静脉注射或静脉滴注化疗药前,先使用生理盐水冲管,确保针头在静脉内后再输注药物;静脉注射时,边回抽血液边注药,速度要慢;输注完毕后,先用生理盐水冲管后再拔针头;拔针后,局部按压数分钟,以防药液及血液外渗。③化疗药液外渗时的处理:输注过程中疑有或已发生药液外渗时,立即停止注入,边回抽边拔针,以减少局部药液的外渗,然后局部冷敷或用普鲁卡因封闭。发生静脉炎时,局部血管禁止输注液体,遵医嘱药物外敷或紫外线灯照射治疗,鼓励患者多做运动,促进血液循环。

资料阅读

　　PICC是经外周静脉置入中心静脉导管,由外周静脉（贵要静脉、肘正中静脉、头静脉）穿刺插管,尖端定位于上腔静脉下1/3的导管。其口径小、壁薄,有高度生物相容性,具有其操作简便、危险性低、并发症少、留置时间长等优点。

　　PICC 适合于长期静脉输液、肿瘤化疗、肠外营养、老年患者及患儿，在临床上取得良好效果。特别是化疗过程中，避免化疗药物与手臂静脉的直接接触，加上大静脉的血流速度很快，可以迅速冲稀化疗药物，防止药物对血管的刺激，因此能够有效保护上肢静脉，减少静脉炎的发生，减轻患者的疼痛，提高患者的生命质量。

　　2）骨髓抑制的预防及护理　大剂量化疗药物可引起骨髓造血功能低下，抑制骨髓至最低点的时间多为化疗开始后的第 7～14 天，恢复时间为之后的 5～10 d。因此，从化疗开始到化疗完毕后 2 周内，注意检测患者的血象，当化疗结束时，了解骨髓的增生情况，观察患者有无感染和出血的迹象，做好相应的预防工作。护理人员同时要注意自身防护，在配药与给药时戴上口罩和橡皮手套，以免药液沾染至皮肤或被吸入体内。

　　3）消化道反应的预防及护理　许多化疗药均可引起恶心、呕吐、食欲减退等消化道反应，且消化道反应的程度与出现的时间与个体差异有关。因此，用药期间应注意随时观察患者的胃肠道反应，给予清淡、可口的食物，可少量多餐，化疗尽可能与进餐时间间隔开，当出现恶心、呕吐时暂停进食，及时清除呕吐物，保持口腔清洁。必要时，遵医嘱给予止吐药。

　　（4）化疗药物不良反应的预防及护理　①化疗期间，白血病细胞破坏分解增加，患者易发生尿酸性肾病，因此应加强预防。嘱患者多饮水，每天饮水量在 2 000～3 000 mL、勤排尿，以促进药物的代谢，遵医嘱口服别嘌醇和碳酸氢钠，注意观察尿量和尿液的颜色。出现少尿、无尿时，及时通知医生，协助处理。②环磷酰胺可引起出血性膀胱炎，用药期间应鼓励患者多饮水，每天饮水量在 2 000 mL 以上，注意观察有无血尿。③6-巯基嘌呤等药物可损害肝功能，用药期间应注意观察有无黄疸的发生，定期复查肝功能。④阿霉素、三尖杉酯碱等药物可损害心肌，给药时要慢，注意询问、观察患者有无心前区不适、检测心率与心律，出现异常时，做心电图检查，并通知医生。⑤多种化疗药物均可引起脱发，可采用给药前30 min 至给药结束后 30 min 内戴冰帽，以降低毛囊局部化疗药物浓度，减少脱发；脱发后，指导患者戴帽子或假发套，告知患者化疗结束后头发会再生，以减轻心理负担。⑥长春新碱能引起手足麻木等末梢神经炎表现，停药后可逐渐消失，应向患者做好解释工作。

　　（5）口腔溃疡的预防及护理　化疗药对口腔黏膜的损害以及白血病细胞的浸润作用，致化疗期间患者易发生口腔溃疡，加上患者抵抗力低下，容易诱发继发性感染，因此应做好口腔护理工作。嘱患者避免食用辛辣、刺激、粗糙的食物，睡前及三餐后用1%～4% 碳酸氢钠溶液、1∶2 000 洗必泰等漱口液含漱，每次含漱时间 15～20 min。发生溃疡时，遵医嘱将 1%～2% 碘甘油、溃疡贴膜、冰硼散等药涂于患处，或口服四氢叶酸钙，以促进溃疡愈合。疼痛严重影响进食和休息者，可用利多卡因稀释液（利多卡因 200 mg 加至 200 mL 生理盐水中）含漱止痛。

　　（6）鞘内注射化疗药物的护理　首先协助患者采取合适的体位如屈膝侧卧位，推注药物速度宜慢，以减少对局部的刺激。注射完毕，去枕平卧 4～6 h，注意观察患者有无头痛、呕吐、发热等反应的发生。

（7）心理护理　向患者及其家属说明白血病虽然属于恶性肿瘤，但目前治疗进展快、部分类型预后好，帮助患者树立战胜疾病的信心。关心、同情患者，耐心倾听患者的诉说，鼓励患者表达出内心的感受，多与同病室的治疗效果好的患者沟通交流，采取多种方式缓解患者心理压力。

（八）健康指导

1. 白血病患者应保持个人卫生，勤换内衣，经常换洗床单，勤洗澡，擦洗身子。

2. 出血时就地压迫及填塞止血。白血病自身凝血机制差，应尽量减少意外。

3. 气温高时，白血病患者应多吃混合菜食。

4. 应常饮绿豆汤等预防中暑，不食用生冷食物（冰箱冷冻食品）等。

5. 患者的精神状态、食欲、睡眠、大小便等要保持正常，必要时住院治疗。

6. 锻炼身体，增强体质，积极防治病毒感染性疾病和自身免疫性疾病。

7. 防止电离辐射及化学物品损伤，对长期接触能引起白血病的理化因素的人员，应加强防护并定期检查血象。

8. 尽量避免使用能引起骨髓损伤的药物。

（九）预后

急性白血病患者若未经任何治疗其平均生存期大约 3 个月，短的甚至可在诊断数天后死亡。随着治疗的进展，急性白血病的缓解率和生存率有明显提高。年龄在 1～9 岁的急性淋巴细胞白血病患者若其白细胞 $<50×10^9/L$ 的预后最好，完全缓解后经过进一步的巩固与强化治疗，50%～70% 的患者能够长期存活甚至治愈。对于急性淋巴细胞白血病患者来说，女性的预后比男性好。年龄较大并且白细胞计数较高的急性白血病患者预后不好。M_3 患者如果能避免早期死亡预后较好，大多可以治愈。对于慢性白血病来说，其病程长短不一，病程长者可存活 10 年左右，平均为 3 年。贫血、出血和严重感染是其主要死亡原因。

第六节　弥散性血管内凝血

弥散性血管内凝血（disseminated intravascular coagulation，DIC）是一种在许多疾病基础上，由致病因素激活凝血及纤溶系统，导致全身微血栓形成、凝血因子大量被消耗并激发纤溶亢进、引起全身出血及微循环衰竭的临床综合征。广泛性微血栓形成是其最主要的病理特征。临床表现以出血、休克、栓塞与溶血为主要特征。其发生部位广泛，好发于肺、肾、脑、肝、心、肾上腺、胃肠道及皮肤、黏膜等部位。该病病情变化迅速，若治疗不及时，可危及生命。

（一）病因

1. **感染性疾病**　是发生 DIC 最常见的病因。如重症肝炎、流行性出血热、败血症等。

2. **恶性肿瘤**　常见的有急性早幼粒细胞白血病、淋巴瘤、前列腺癌、胰腺癌、肝癌、绒毛膜上皮癌、肾癌、脑肿瘤等。

3.病理产科　如前置胎盘、胎盘早剥、死胎滞留、羊水栓塞、感染性流产、重症妊娠高血压综合征等。

4.创伤及手术　如大面积烧伤、严重创伤、毒蛇咬伤、广泛性手术(如脑、前列腺、胰腺、子宫及胎盘等富含组织因子器官,可因创伤或手术等释放组织因子,激活外源性凝血,诱发 DIC)。

5.全身各系统疾病　涉及全身各系统疾病如恶性高血压、肺心病、ARDS、巨大血管瘤、急性胰腺炎、肝衰竭、溶血性贫血、急进性肾炎、血型不合输血、糖尿病酮症酸中毒、系统性红斑狼疮、中暑、脂肪栓塞、移植物抗宿主病等。

在上述疾病的基础上,组织、血管内皮或血小板损伤后,激活内源性或外源性凝血系统,使血液处于高凝状态,同时纤溶系统激活消耗大量的血小板和凝血因子,使血液处于消耗性低凝状态。近年发现血液中白细胞的大量破坏可能是诱发 DIC 的重要因素。DIC 的发展过程大致分为高凝状态、消耗性低凝血期、继发性纤溶亢进期。临床上各期可能有部分交叉或重叠,很难截然分开。

(二)临床表现

按起病急缓、病情轻重分为急性型、亚急性型、慢性型三型。该病发展过程可分为高凝期、消耗性低凝期、继发性纤溶亢进期。由于原发病、类型、分期不同临床表现有很大差异。

1.出血倾向　为 DIC 的常见症状之一,呈自发性、多发性出血,部位可遍及全身,以皮肤黏膜出血,或伤口、穿刺部位出血多见;其次为内脏出血,表现为咯血、呕血、血尿、便血、阴道出血等,严重者可发生颅内出血。

2.休克或微循环障碍　表现为一过性或持续性血压下降,多见于急性型,早期即出现肾、肺、脑等器官功能不全,肢体湿冷、少尿、呼吸困难、发绀及神志异常等。

3.微血管栓塞　分布广泛,微循环栓塞可使受损部位缺血、缺氧、功能障碍,持续时间久可出现器官功能衰竭甚至组织坏死。①浅层栓塞:表现为皮肤发绀,进而坏死、脱落,多见于眼睑、四肢、胸背及会阴部;黏膜损伤呈灶性斑块状坏死或溃疡形成,易发生于口腔、消化道、肛门等部位。②深部器官栓塞:多见于肾、肺、肝、胃肠道及脑等重要脏器,肺栓塞可出现突然胸痛、呼吸困难、咯血;脑栓塞可引起头痛、抽搐、昏迷等;肾栓塞会出现腰痛、血尿、少尿或无尿,甚至发生急性肾功能衰竭;胃肠黏膜栓塞可有腹痛、消化道出血等;皮肤栓塞出现干性坏死及手指、足趾、鼻、颈、耳部发绀。多器官功能衰竭是其最主要的死因。

4.微血管病性溶血　原因是 DIC 发生时微血管管腔变窄,当红细胞通过腔内的纤维蛋白条索时,引起机械性损伤和碎裂,产生溶血,称为微血管病性溶血。表现为进行性贫血,贫血程度与出血量不成比例,偶见皮肤、巩膜黄染。

(三)实验室检查

血小板减少或进行性减少、凝血酶原时间延长、纤维蛋白原含量进行性减低、D-二聚体水平升高或阳性、3P 试验阳性等。

(四)诊断要点

存在诱发 DIC 的基础疾病。临床表现有两项以上:①严重或多发性的出血倾向,②不能用原发病解释的微循环衰竭或休克,③多发性微血管栓塞的表现,④抗凝血治

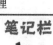

疗有效。实验室检查具备三项异常指标:①血小板<100×10⁹/L,②血浆纤维蛋白原含量低于 1.5g/L,③3P 试验阳性或血浆 FDP>20 mg/L,④凝血酶原时间呈动态变化、缩短或延长 3 s 以上,或 APTT 延长或缩短 10 s 以上。

(五)防治要点

治疗原则是序贯性、及时性、个体性和动态性。积极治疗原发病,消除诱因是控制 DIC 最根本的措施。维持静脉输液,用药预防低血压,防止血压降低后进一步减少末梢循环血量。首选肝素抗凝,同时可输注新鲜全血或新鲜血浆补充血浆凝血因子,输注血小板悬液以补充血小板,选用抗血小板聚集药物抑制微血栓形成,晚期继发纤溶亢进者给予抗纤溶治疗。

(六)护理评估

1.护理评估

(1)健康史 询问患者或其家属起病的急缓、病因,患者既往健康状况,既往疾病控制情况,询问出血的部位,疼痛的部位、程度及伴随症状,病情的变化,判断有无各器官栓塞的症状。

(2)护理体检 监测患者生命体征、意识状态和瞳孔变化,尤其应注意血压变化。检查患者皮肤、黏膜的颜色、温度、湿度等,尤其是静脉输液部位、引流部位和伤口处的渗血情况。检查胸、腹部及神经系统,判断有无肺、脑、肾、胃肠、皮肤栓塞体征。

(3)实验室检查 了解血小板计数、凝血酶原时间测定、纤维蛋白原含量测定、3P 试验及 D-二聚体水平测定结果及变化情况。

(4)心理-社会资料 急性型者起病急、出血严重、病情变化快,死亡率高,患者及家属常产生疑惑或恐惧心理,评估患者及其家属对疾病发展的认识程度,对医疗、护理工作的认可程度,了解家庭的支持程度和经济状况。

2.常见护理问题

(1)有受伤的危险 出血与凝血因子被消耗、继发性纤溶亢进、肝素不良反应有关。

(2)组织灌注量改变 与微循环障碍、循环血量降低有关。

(3)潜在并发症 颅内出血、呼吸衰竭、急性肾功能衰竭、多器官功能衰竭等。

3.护理措施

(1)一般护理 安静卧床休息,保持呼吸道通畅。持续吸氧,以改善组织缺氧。重症患者可给予鼻饲或静脉补充营养。尽量避免肌内注射,在静脉注射部位适当加压,口腔护理或吸痰时,动作要轻,避免损伤口腔黏膜或呼吸道黏膜,在渗血部位加压包扎,避免伤口处出现坚硬的血痂。

(2)用药护理 ①抗凝药物:肝素是 DIC 首选的抗凝药物。临床常用低分子肝素,一般首次静脉滴注 25 mg,以后按每 4~6 h 给予 6 mg,使用 3~5 d。遵医嘱使用,注意观察出血减轻或加重情况,定期测凝血时间以指导用药;在肝素抗凝过程中,补充新鲜凝血因子,并注意观察输血反应的发生。一旦病因消除,DIC 被控制,应及早停用肝素治疗。②抗血小板聚集药物:如双嘧达莫、阿司匹林、低分子右旋糖酐等。③抗纤溶药物:常用 6-氨基己酸、氨甲苯酸等。适用于以继发纤溶亢进为主的 DIC 晚期。DIC 早期禁用。因该类药在少尿时可使病情恶化,应尽可能少用或不用。

（3）心理护理 向神志清醒者解释病情，争取其积极配合治疗。加强与患者及其家属的沟通，及时告知病情变化和治疗效果，使其以正确的心态看待疾病。做好家属的思想工作，给予理解和配合。

（七）健康教育

1.疾病知识指导 讲解弥散性血管内凝血的有关疾病知识，尤其是药物、输血治疗的目的及给氧的重要性等，以取得患者积极主动配合治疗。讲解疗效与基础疾病、诱因、及时诊断和治疗的关系，告知 DIC 治疗效果。

2.生活指导 康复期注意营养，适当户外锻炼，增强抵抗力，保持良好的情绪，保证充足的睡眠和休息，以促进身体的恢复。

（八）预后

DIC 死亡率高达 20%~40%，主要的死亡原因为多器官功能衰竭。病因、诱因、诊断不及时、治疗不当均是影响预后的重要因素。

第七节　血液系统疾病常用诊疗技术及护理

一、骨髓穿刺术

骨髓穿刺术，简称骨穿，是血液系统常用的一种诊疗技术。通过抽取骨髓液目的是观察血细胞形态、以协助诊断各种血液病；同时通过检测骨髓液中的病原微生物，协助诊断某些感染性疾病（如伤寒、疟原虫）；骨髓的采集来进行骨髓造血干细胞移植。

（一）适应证和禁忌证

1.适应证 适应于各种贫血、造血细胞肿瘤如急慢性白血病；血小板和粒细胞减少症；疟疾、黑热病的诊断；化疗和免疫抑制剂治疗后治疗效果的观察；骨髓移植。

2.禁忌证 各种出血性疾病如血友病。有出血倾向者，慎做骨髓穿刺。

（二）术前准备及护理

1.用物准备 无菌骨髓穿刺包 1 个（内含骨髓穿刺针 1 个、5 mL 和 20 mL 无菌注射器各 1 个、7 号针头 1 个、洞巾、纱布、弯盘）；治疗盘、2% 利多卡因或普鲁卡因、胶布、玻片若干、培养基、乙醇灯、火柴等。

2.患者准备 向患者解释骨髓穿刺的目的、过程及注意事项，以消除患者的顾虑和紧张情绪，取得配合。检查患者的血小板和出、凝血时间。有出血倾向者慎做骨髓穿刺，血友病患者禁做骨髓穿刺；术前做皮试。

3.环境准备 环境整洁、消毒、无尘、室温不低于 20℃，屏风遮挡。

4.医务人员准备 洗手、戴口罩、帽子。

（三）操作过程及配合

1.选择穿刺部位 常用的穿刺部位有：髂前上棘、髂后上棘、腰椎棘突和胸骨。

2.摆取适当体位 根据不同的穿刺点，采取仰卧位、坐位或侧卧位。选用髂前上棘和胸骨穿刺者，取仰卧位；选用髂后上棘穿刺者，取侧卧位或俯卧位；选用腰椎棘突穿刺者,则取坐位,尽量弯腰,头俯屈于胸前,使棘突暴露。

3. 消毒　清洁局麻穿刺部位皮肤,常规消毒,戴无菌手套,铺无菌洞巾,用 5 mL 注射器抽取 2% 利多卡因或 1% 普鲁卡因在穿刺点行局部皮肤、皮下和骨膜浸润麻醉。

4. 穿刺　将骨髓穿刺针固定在适当长度(一般距针头 1~1.5 cm 处),术者左手拇指和示指固定穿刺部位皮肤,右手持纱布包好的穿刺针,向骨面垂直刺入(胸骨穿刺应与骨面呈 30°~40° 角),当针尖接触骨质后,则左右旋转缓慢进针,阻力消失后(提示针尖已入骨髓腔)则停止进针,检查穿刺针尖是否在骨髓腔内。若穿刺针在骨内不再晃动,表明针尖已入骨髓腔。

5. 抽吸骨髓液　拔出针芯,见针芯尖附有血迹时,接上 20 mL 的干燥注射器,用适当的力量抽吸骨髓液 0.1~0.2 mL。若吸不出骨髓液,重新插入针芯,再进针或退针少许后,拔出针芯,重新抽吸。

6. 涂片　将抽吸的骨髓液滴在载玻片上,立即制成均匀薄片,迅速送检,若需做细菌培养,可再抽取适量骨髓液(1~2 mL),并将注射器针座及培养基开启处通过酒精灯火焰灭菌。

7. 拔针　骨髓液抽毕,重新插上针芯,拔出穿刺针。无菌纱布盖于针孔上,按压 1~2 min 后,纱布固定。

8. 协助患者平卧,整理用物,洗手,记录。

(四)术后护理

1. 嘱患者平卧休息 4 h。

2. 拔针后局部加压,有血小板减少、出血或出血倾向者,需增加按压时间直至出血停止,一般至少 3~5 min。

3. 观察穿刺局部有无渗血,询问患者有无不适。

4. 保持穿刺局部干燥,及时更换被血液或汗液污染的纱布,24 h 内避免擦拭局部皮肤,3 d 内禁止洗澡,以免污染创口。

(五)术中注意事项

1. 注射器、穿刺针及载玻片必须干燥。

2. 穿刺针进入骨质后不可用力摇晃,以免断针。胸骨穿刺不可用力过猛,以防刺入纵隔,造成心脏、大血管的损伤。

3. 抽吸骨髓液量不宜过多,否则导致骨髓稀释,影响细胞计数、分类结果及增生度的判断。

4. 抽出骨髓液后,应立即涂片,否则易凝固而致涂片失败,涂片要均匀一致,厚薄适宜。

5. 严格遵守无菌操作规程。

二、成分输血及输血反应护理

成分输血是指根据血液相对密度不同,将血液的各种成分加以分离提纯,依据病情需要给患者输注有关的成分。成分输血的有效成分含量高、治疗针对性强,还能节约血源,已成为目前输血的主要手段和今后发展的方向。

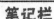

(一)常用成分血制剂的适应证

1.红细胞制剂的适应证

(1)浓缩红细胞　将全血中的大部分血浆在全封闭的条件下分离出后剩余的部分即为浓缩红细胞。适用于手术失血的输血,各种慢性贫血,一氧化碳中毒,高钾血症、肝、肾、心功能障碍者输血,小儿、老年人输血。

(2)少白细胞的红细胞　用离心或过滤等方法将血中70%以上的白细胞去除后剩余的浓缩红细胞。适用于:输血反应与 HLA 有关联或器官移植者。

(3)洗涤红细胞　全血经离心后在无菌条件下首先分出血浆并去除白细胞,向红细胞内加入无菌生理盐水混匀,再离心去除残余的白细胞,诸如此类反复洗涤3次最终去除98%以上的血浆、90%以上的白细胞和血小板,最后再加入生理盐水悬浮。适用于:有输血过敏史、与免疫有关的贫血。

(4)冰冻红细胞　技术要求高,难以推广,主要适用于稀有血型和自身血的长期保存。

(5)年轻红细胞　红细胞制剂主要由年龄比较轻的红细胞所组成,也包括网织红细胞,适用于骨髓功能异常,血细胞破坏严重需要长期输血者。

(6)辐照红细胞　适用于免疫缺陷患者、骨髓或器官移植后患者输血用。

2.血小板制剂　包括浓缩血小板和单采血小板。浓缩血小板是指用离心的方法从每袋全血中分离出的血小板,单采血小板是指对1个献血者用血细胞离心机一次采集的血小板。主要适用于血小板减少的患者。

3.血浆制剂

(1)新鲜冰冻血浆　采获得的血浆或全血采集后6～8 h 内,4℃ 离心制备,1～2 min 内在 -30℃ 以下冰冻成块即制成,应用之前一直保持冰冻状态。使用时融化,融化后等于新鲜液体血浆。

(2)冷沉淀物　在控制的温度下,一般为1～5℃,将新鲜冰冻血浆融化后收集的冷不溶成分。适用于严重感染、大面积烧伤、严重创伤、血友病 A 的患者。

(3)FⅧ浓缩剂　含有 FⅧ 和部分纤维蛋白原,适用于血友病 A 的患者。

(4)凝血酶原复合物　此种血浆制剂中含有凝血因子Ⅱ、Ⅶ、Ⅸ、Ⅹ,适用于血友病 B、肝病所致凝血功能障碍的患者。

4.蛋白制剂

(1)血浆清蛋白溶液　主要适用于低蛋白血症、低血容量、烧伤的患者。

(2)血清免疫球蛋白　主要适用于治疗或预防病毒性肝炎、低蛋白血症者。

(二)主要设备和材料

静脉注射用具、输血用具(输血器等)、棉签、消毒液、胶贴等。

(三)操作步骤

1.红细胞输注

(1)剂量　一般贫血的患者根据情况可以每2周输注红细胞200～400 mL,在4 h 之内输完,输注速度不可过快。一般情况下,成人每小时1～3 mL/kg;有心血管疾病的患者或儿童每小时不宜超过1 mL/kg,避免引起负荷过重;急性失血的患者可加快输注速度。

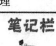

（2）方法　①在红细胞输注前要将血袋反复颠倒数次，直到红细胞悬液完全混匀为止。②使用双头输液器要注意一头连接红细胞袋，另一头连接生理盐水瓶。③滤网要竖直安装。④静脉注射时要选择比较粗的针头。⑤血细胞制品比容在（0.7±0.05）时，一般情况下可以直接输注，如果血细胞比容比较高，黏度比较大时，输注时速度要慢，输注过程中可加入生理盐水 50 mL，若一旦加入生理盐水，必须在 24 min 之内输注完毕。

2. 浓缩血小板输注

（1）剂量　各种原因导致血小板减少的患者，凡是需要输注血小板的患者，开始时剂量应至少输注 1 袋单采血小板，每周至少输注 2 次。当出血停止、血小板数目持续上升数日后可停止输注。

（2）方法　①选用有滤网的标准输血器，在血小板分离后立即给患者输注，输注前和输注过程中要轻轻振荡血袋使血小板悬浮起，防止血小板凝集。②输注的速度以患者能够耐受为前提，一般情况下输注速度越快越好，从而来提高止血效果。③若用冷冻血小板最好在 10 min 之内融化，解冻后立即输给患者。

3. 血浆输注

（1）剂量　新鲜冰冻血浆首次剂量一般为 10 mL/kg，维持剂量为 5 mL/kg，输注的速度为 5～10 mL/min；应用其他类型血浆制品，主要根据凝血因子缺乏的程度、有无并发症等情况来定的，主要用于血友病患者的治疗。

（2）方法　①新鲜冰冻血浆应在输注前 10 min 在 37℃ 水浴中融化，在 6 h 内输完。②冷沉淀物融化后尽可能较早用输血器以患者能耐受的速度尽快输注，室温存放不宜超过 6 h。

4. 蛋白制剂输注

（1）剂量　一般情况下成人每次所用剂量为 4～10 g。

（2）方法　单独静脉滴注或用生理盐水稀释后静脉滴注。

（四）注意事项

1. 红细胞输注注意事项

（1）密切观察输血反应　输血过程中，特别是输血开始 10～15 min 或刚开始输注血液 30～50 mL 时，要仔细观察有无不良反应的发生。若发生输血反应，立即减慢低速或停止输注，保留输血器具，保持静脉畅通同时更换生理盐水输注，及时通知医生。

（2）选择　根据患者的具体病情选择合适的红细胞制剂，多次发生输血反应的患者，尽可能输注少白细胞的红细胞或洗涤红细胞，减少输血反应的发生。

（3）严格执行输血相关制度　输注前领血时要注意：凭取血单与血库人员共同做好"三查八对"。"三查"的内容包括查查血的有效期、血的质量（外观）和输血装置是否完好；"八对"的内容包括核对受血者的姓名、床号、住院号、血袋号、血型、交叉配血实验结果、供血的种类和剂量。确认无误后，签字领血；血领回科室后需与另一名医护人员再次逐项核对供血是否符合相应的输血申请单的要求；受血者的姓名、年龄、性别、血型、住院号、病室床号、疾病诊断、预定输血时间等。确信无误后，记录并签字。输血前在受血者床头应再次核对受血者姓名、住院号、床号、年龄、性别、血型、血液成分及剂量等内容。

（4）洗涤红细胞因反复洗涤血袋打开，有操作污染的可能，因此应于制备后 4～

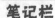

6 h 内输注完毕。

（5）为了减少输血反应,在输血前 30 min 遵医嘱给患者异丙嗪 25 mg 肌内注射或地塞米松 10 mg 静脉注射。输注同一血型但非同一供血者血液时,两袋之间需用生理盐水冲洗静脉管道,并严禁向血液中加入任何药物。

（6）若患者贫血严重合并有贫血性心脏病时,每次输注量为 100 mL 左右,速度要慢,10～15 滴/min,并注意观察患者有无心力衰竭的表现。

2. 血小板输注注意事项　①严格无菌操作。②血小板的最佳保存温度一般为 20～24 ℃,pH 值应在 6.0～7.4 之间,否则输注后回升率会降低,存活期会变短。③因反复多次输血会产生同种免疫,引起输注无效果,因此应严格掌握指征,最好做到 ABO、Rh 血型相同,有条件者最好选用人白细胞抗原相配合的单一供者血小板。

3. 血浆输注注意事项　①注意供、受者 ABO 血型相合。②新鲜冰冻血浆最好不作扩充血容量使用。③对 Ig 缺乏,且血中存在有 Ig 抗体的患者禁用血浆或含血浆制品。④在使用凝血酶原复合物时,禁忌使用纤溶抑制剂,防止发生出血性栓塞。

4. 蛋白制剂输注　①不能与氨基酸混合输注,也不能与其他药品或液体混合输注。②血浆清蛋白溶液不宜用作营养液来补充营养,不适用于肾病综合征和代偿性肝硬化的患者。

（五）输血不良反应及护理

1. 发热反应　是最常见的输血反应,占全部输血反应的一半以上。发生原因:所输血制品中存在致热原,其次是受血者本身高过敏体质或多次接受输血而致敏。主要表现为发热,体温在 38～41 ℃之间,寒战、头痛、皮肤潮红等,一般于输血后 15 min～1 h 内出现。

护理措施:反应较轻者减慢输血速度,注意观察。若反应严重者,应立即停止输血,通知医师,同时密切观察病情、监测生命征。必要时,遵医嘱给予解热镇痛药和糖皮质激素。同时给予对症护理;寒战者,注意保暖;高热者,给予物理降温。

2. 过敏反应　是比较常见的输血反应,其发生率仅次于发热。发生原因:所输血制品中存在变应原、受血者系过敏体质或受血者多次受血而发生免疫反应。主要表现:轻者如荨麻疹、皮肤瘙痒,重者可有支气管痉挛、喉头水肿,甚至过敏性休克,大多发生于输血后期。

护理措施:病情较轻者减慢输血速度,遵医嘱给予异丙嗪 25 mg 进行肌内注射,并严密观察;病情较重者,立即停止输血,遵医嘱予肾上腺素、地塞米松等。若有喉头水肿,配合医生行气管切开。若为过敏性休克,皮下注射 1‰肾上腺素,并协助医生进行抢救。

3. 溶血反应　分为急性溶血反应和迟发性溶血反应两种。急性溶血反应发生率不高,但病情严重,死亡率高,须尽早识别。主要是因输入了血型不合（ABO 血型、或其亚型、Rh 血型不合）的血液所引起。表现为血管内溶血,如寒战、发热、心悸、呼吸困难、腰背疼痛、酱油色尿、少尿,甚至急性肾功能衰竭、休克。通常输入 ABO 血型不合血液 10～50 mL 后即可出现上述症状。迟发性溶血反应发生原因包括以下几方面:因受血者妊娠、或多次输血后体内产生了致敏抗体后,再次输入红细胞而发生溶血;输入血型不合生。主要表现为血管外溶血,如黄疸、网织红细胞升高等,一般出现于输血后 3～5 d。

护理措施:疑有溶血反应时,立即停止输血,报告医生,保持静脉通畅;同时密切观察病情,注意监测生命征和尿量、尿色的变化,准确记录 24 h 出入量,必要时留置尿管;积极寻找溶血的原因;遵医嘱防治低血压、急性肾功能衰竭和弥漫性血管内溶血、高钾血症等并发症。轻者不必处理,并发急性肾功能衰竭时予相应护理。

4. 其他反应

(1)传播疾病 经输血或血制品传播的感染性疾病 主要有病毒性肝炎、获得性免疫缺陷综合征(AIDS)、梅毒、巨细胞病毒感染等。对献血人员要严格体检,严格血液采集、储存、运输、质检与输注等环节的无菌操作来减少或预防。

(2)心力衰竭 主要见于慢性严重贫血,心、肾功能不全的患者。主要表现是输血后突然出现呼吸困难、发绀、两肺出现湿啰音等。护理时要根据病情控制输血量,一般不超过 100 mL,输血速度为 15~20 滴/min。

三、造血干细胞移植护理

造血干细胞移植(HSCT)是指用预处理方案清除受体体内的造血细胞和免疫细胞后,将供体或自体的造血干细胞经静脉输注到受者体内,来重建受者正常的造血和免疫功能的一种治疗方法。

按照造血干细胞来自患者自身与否可分为自体移植、同基因移植和异基因移植。按照造血干细胞的来源器官,造血干细胞移植可分为骨髓移植、外周血造血干细胞移植、脐血移植和胎肝移植。目前,造血干细胞移植是治疗恶性血液病的最有效、最根本的方法。

(一)适应证和禁忌证

1. 适应证

(1)恶性肿瘤性疾病 ①血液系统疾病:急性白血病、慢性粒细胞白血病、骨髓增生异常综合征、恶性淋巴瘤、多发性骨髓瘤等。②非血液系统疾病:神经母细胞瘤、卵巢癌、乳腺癌、儿童肉瘤、小细胞肺癌及睾丸癌等实体瘤。

(2)非肿瘤性疾病 重型再生障碍性贫血、珠蛋白生成障碍性贫血、阵发性睡眠性血红蛋白尿、自身免疫性疾病等。

2. 禁忌证 ①年龄在 65 岁以上者。②心、肝、肾、肺等重要脏器有严重损害者。③有严重精神病障碍者。

(二)移植前的护理

1. 供者的选择和准备

(1)供者的选择 选择的原则是健康供者与受者的人白细胞抗原(HLA)相合为前提,首选 HLA 配型相同的同胞,其次选择与受者无血缘关系但人白细胞抗原配型相合的供者,最好选择男性、年轻、ABO 血型相同、巨细胞病毒阴性的供者。

(2)配型 供、受者需做人白细胞抗原配型,混合淋巴细胞培养、细胞遗传、基因检查等。自体移植的受者,不需要做人白细胞抗原配型,前提是身体能承受大剂量的化疗药物。

(3)采集造血干细胞 ①骨髓采集:在无菌手术室进行,选择供者髂前上棘和髂后上棘多个部位来抽取骨髓。移植前 2~3 周对供者进行循环供血,来保证骨髓移植

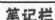

时骨髓能产生充足的新鲜血液来满足需要,同时还可刺激骨髓造血干细胞的生长。②外周血采集:抽取外周血液,通过血细胞分离机进行处理而获得造血干细胞,通常于采集外周血前5～7 d,皮下注射造血生长因子。③脐血采集:在手术室里进行,当健康产妇分娩出婴儿后,立即结扎脐带,用采血针穿刺静脉来采集残存在脐带和胎盘中的血液。

2.无菌层流室的准备　室内及患者所需所有物品、空间全部严格消毒,进行灭菌处理。室内不同空间采样进行空气细菌学检测,达标后才可进入。通常将进行造血干细胞移植的患者置于100级空气层流洁净室来进行保护性的隔离。

3.患者的准备

(1)心理护理　向患者及家属解释进行造血干细胞移植的必要性、可行性、危险性、所需费用、程序、可能出现的并发症及防护措施和预后,从而使患者及家属能树立信心,减少紧张和恐惧,积极配合医护人员。

(2)全面检查　重点要检查移植者有无感染,发现感染或带菌应积极处理,坚决彻底清除所有潜在的和慢性的感染灶。

(3)严格消毒隔离　入层流室前1周内做好患者的全身卫生,理发,剃除腋毛、阴毛,修剪指(趾)甲,彻底洗涤特别是肚脐、腋窝、腹股沟等皮肤皱褶多的部位等。入层流室前3 d开始口服肠道抗生素,进食消毒过的食物,复方硼酸液或1∶2 000氯己定(洗必泰)漱口,眼、耳、鼻滴相应抗生素液,便后用高锰酸钾溶液坐浴,肛周涂抗生素软膏。消毒所有入室的物品,凡是进入层流室的衣服、食物、书本、便器、药品,全部要进行严格的消毒处理,防止外源性的感染。入层流室当日清洁灌肠,用0.2%洗必泰或5%碘伏沐浴20 min后,无菌毛巾擦干,更换消毒衣裤、鞋袜入层流室。

(4)移植前的预处理　造血干细胞移植者移植前,需要接受1个疗程超剂量的化疗和(或)放疗,这一过程成为"预处理"。目的是杀灭体内所有的肿瘤细胞和正常的免疫细胞,使移植的造血干细胞能够得以成活。化疗和放疗时,患者常有恶心、呕吐、发热等不良反应,鼓励患者多饮水,来稀释尿中药物和尿酸浓度,避免出血性膀胱炎和尿酸性肾病的发生。

(5)静脉置管　移植前一天在颈外静脉或锁骨下静脉置管,备用。

(三)移植术中的护理

造血干细胞输注在无菌层流室进行的,输注前遵医嘱给予地塞米松5 mg静脉注射,以减少输注反应。异基因造血干细胞输注在采集后6 h之内经受者中心静脉插管全部输入。输注前应将装有骨髓血的采集袋倒置30 min,使脂肪颗粒浮于上层,输注结束时将其留于袋中弃去(最后5～10 mL),以防引起脂肪栓塞,输注过程中护理人员要在旁边观察,注意有无过敏反应、溶血反应的发生,输注过程中遵医嘱建立另一静脉通道给予鱼精蛋白,以中和骨髓中的肝素。自体干细胞或脐带血干细胞,在超低温下保持的要在40℃水浴中快速复温,静脉回输,4℃保存的在48 h内静脉回输。骨髓血输完后禁用生理盐水冲管,避免将输液管壁上的脂肪颗粒冲入血管。

(四)移植术后的护理

1.严密观察病情变化

(1)评估生命体征　移植早期是整个治疗护理的关键时期,通常指预处理到移植后20 d左右这段时间。这段时间患者抵抗力极度低下,容易发生严重的感染、出血等并发症,因此,护理人员在进行各项操作时要严格消毒隔离,密切观察患者病情的变化、每天要及时监测生命体征,认真详细地记录患者的出入水量。观察患者的皮肤黏膜情况,有无出血、溃烂等,尤其要注意肛周皮肤的变化,嘱患者绝对卧床休息。观察有无移植并发症的发生,比如感染、间质性肺炎、移植物抗宿主病、肝静脉闭塞病;若患者出现发热等症状时,立即取送各种分泌物进行培养。

(2)观察移植是否成功　造血干细胞移植的最终目的是供体正常造血干细胞在受体内存活。通常测定患者移植前后遗传学及免疫学标记有无改变,判断移植物是否植活。常用的标记有:性染色体、红细胞抗原和人白细胞抗原等。若这些标记在移植后转变为供者型,说明移植成功;若无变化,仍为受者型,说明移植失败,同时还可通过评估患者血细胞是否逐渐增加,血象是否逐渐恢复正常来判断移植是否成功。

2.生活护理　注意饮食卫生,鼓励患者进食高蛋白、高维生素、无渣、清淡、易消化的经消毒过的饮食,多吃新鲜水果和蔬菜。所食水果表皮应完整,须洗净后用1∶5 000高锰酸钾液浸泡30 min,无菌刀削皮后再食用。鼓励患者进食,以增加营养,增强抵抗力。

3.预防感染

(1)严格保持环境无菌　患者入住的层流室应严格执行层流室内常规灭菌规定。各房间每日紫外线照射消毒1 h。层流室每周用0.4% 过氧乙酸或0.5% 氯己定喷雾消毒1 次。层流室地面、墙壁、门窗及物品等每日用0.25%清洗消毒剂或0.5% 过氧乙酸拖擦2 次。凡是患者接触的所有物品及医疗护理器具、药品等都应进行严格消毒灭菌。

(2)严格执行入室人员的自身净化制度　医护人员或家属进入层流室前必须用氯己定漱口,清洁外耳道、鼻腔、淋浴、更衣、穿戴无菌专用衣帽、口罩,按无菌技术更衣;接触患者前,再次消毒双手,戴无菌手套,增加穿着一套无菌隔离衣与袜套;同时医护人员要加强个人卫生,杜绝一切感染发生的可能性。

(3)严格保持患者无菌,加强基础护理和口腔护理　指导患者经常修剪指甲,禁止搔抓皮肤,以防皮肤破损。每日用1∶2 000氯己定擦浴1 次;保持肛周及外阴部清洁,便后、睡前1∶5 000 高锰酸钾液坐浴,每日至少2 次,女性患者月经期间增加外阴冲洗次数;每日抗生素滴眼、滴鼻、擦拭外耳道4 次;每日雾化吸入抗菌药、抗病毒药物3 次;每日口服肠道除菌剂等。严格执行各项无菌操作,加强中心静脉插管的护理。

(4)严格遵医嘱用药　移植后当日遵医嘱应用粒细胞集落刺激因子、粒-单核细胞集落刺激因子等造血细胞生长因子和大量免疫球蛋白,提高免疫力,防止感染的发生。合并感染时,遵医嘱按时给予敏感抗生素。

(五)并发症——移植物抗宿主病的护理

移植物抗宿主病是异基因造血干细胞移植后最严重的并发症,也是患者最主要的死亡原因,由供体的T淋巴细胞与受体组织发生免疫反应,引起受体组织发生免疫损伤,单独应用免疫抑制剂和清除T淋巴细胞是预防移植物抗宿主病发生常用的方法。

1.急性移植物抗宿主病　通常在移植后100 d内发生,患者的主要表现是皮肤、肠道、肝功能的异常,发生的时间越早,预后越差。应给予患者清淡、无刺激、少渣半流质饮食,观察患者皮肤有无异常,注意观察患者大便次数和量的改变,血便患者应注意了解血压和心率有无变化,评估患者有无黄疸的发生并能判断其严重程度。

2.慢性移植物抗宿主病　通常在移植后 100 d 之后发生,主要累及的部位是皮肤、口腔、食管、肌肉、肝。遵医嘱应坚持按量应用免疫抑制剂,并注意观察药物的不良反应,密切注意上述部位情况,有异常情况发生时,及时通知医生处理。

本章小结

缺铁性贫血是由于铁储存不足、摄入不足、丢失过多、生长发育过快、铁吸收利用障碍导致体内缺铁而引起的贫血。除了一般贫血表现,还包括消化系统症状和神经系统症状。典型血象为小细胞低色素性贫血,骨髓象增生活跃,以中晚幼细胞增生为主。本病治疗关键是去除病因,特效药是铁剂。

再生障碍性贫血是由于化学因素、物理因素、生物因素等所致的骨髓造血功能衰竭,以骨髓造血细胞增生减低和外周血全血细胞减少为特征,以贫血、出血和感染为主要表现。血象显示正细胞正色素贫血,全血细胞减少,骨髓象显示,骨髓增生低下。慢性再障治疗首选雄激素,重型再障治疗首选免疫抑制剂。

白血病是由于病毒、放射、化学、遗传等因素所致的造血干细胞恶性克隆性疾病,可分为以原始细胞和早幼细胞为主的急性白血病和以异常成熟细胞为主伴有幼稚细胞的慢性白血病。临床表现为不同程度的贫血、出血、感染发热以及肝、脾、淋巴结肿大和骨骼疼痛。骨髓象检查是诊断白血病的重要依据。严重感染是白血病患者的主要死亡原因。干细胞移植是目前普遍认可的根治性标准治疗。

特发性血小板减少性紫癜是一种免疫介导的血小板过度破坏的出血性疾病。急性多见于儿童,表现为全身皮肤黏膜出血,严重者可出现颅内出血危及生命。慢性多见于青年女性,主要表现是反复的皮肤黏膜瘀点、瘀斑,月经过多。血象显示血小板减少。治疗首选药物为肾上腺糖皮质激素。

病案讨论

病例摘要一　患者,男性,22 岁,头晕、乏力伴出血倾向半年,1 周前因呼吸道感染后上述症状加重就诊。护理体检:T 36 ℃,P 100 次/min,R 20 次/min,BP 120/70 mmHg,贫血貌,双下肢散在出血点,浅表淋巴结不肿大,胸骨无压痛,肝脾未触及。经询问患者 1 年前入住新房。辅助检查:血红蛋白55g/L,红细胞2.5×10^{12}/L,网织红细胞0.1%,白细胞 3.0×10^9/L,中性粒细胞0.3,淋巴细胞0.65,血小板45×10^9/L。骨髓穿刺显示多部位增生极度减低。

讨论:

1. 该患者可能的诊断是什么? 诊断依据是什么?

2. 该患者目前存在哪些主要的护理诊断/问题?

3. 导致该病的原因可能有哪些? 如何对该患者进行保健指导?

病例摘要二　患者,女性,17 岁。因"头痛、骨痛 1 周伴鼻出血、牙龈肿痛、高热 4 天"入院,自述在院外曾使用青霉素治疗未见好转。护理体检:T 39.5 ℃,P 110 次/min,R 25 次/min,BP 120/80 mmHg,面色苍白,胸骨下段压痛(+),肝脾中度肿大,全身体表淋巴结肿大无压痛。辅助检查:白细胞110×10^9/L,镜检红细胞大小不等,可找到幼稚细胞,血小板60×10^9/L,出血时间延长。

讨论:

1. 该患者可能的诊断是什么? 还需要做哪项检查确诊?

笔记栏

2.该患者目前存在哪些主要的护理诊断/问题?

3.针对该患者有哪些主要的护理措施?

同步练习

一、选择题

1.成人缺铁性贫血发病最常见的病因是（　　）

　　A.食物加热、煮沸过度　　　　　　B.铁的吸收障碍

　　C.铁需求量增加　　　　　　　　　D.铁摄入不足

　　E.铁丢失过多

2.血液病出血倾向的护理措施中,错误的是（　　）

　　A.保持衣服轻软　　　　　　　　　B.避免皮肤摩擦

　　C.可行局部冷敷　　　　　　　　　D.高维生素饮食

　　E.深部肌内注射

3.血液病继发感染的护理措施中,错误的是（　　）

　　A.用紫外线行空气消毒,每日2次　　B.女性患者清洗会阴,每日2次

　　C.鼻腔内涂抗生素软膏,每日2次　　D.常规测体温,每日2次

　　E.餐前餐后,睡前晨起用漱口

4.服用铁剂后可排出黑便的原因是（　　）

　　A.引起肠黏膜溃烂　　　　　　　　B.腐蚀肠壁血管

　　C.生成硫化铁所致　　　　　　　　D.引起上消化道出血

　　E.铁剂颜色本身呈黑色

5.引起再生障碍性贫血最常见的抗生素药物是（　　）

　　A.氯霉素　　　　　　　　　　　　B.氯丙嗪

　　C.磺胺甲基异恶唑　　　　　　　　D.保泰松

　　E.杜冷丁

6.白血病的主要临床表现有（　　）

　　A.贫血,发热,出血,肝、脾和淋巴结肿大　B.贫血,出血,肝、脾和淋巴结肿大,肾功能衰竭

　　C.贫血,发热,肝、脾和淋巴结肿大,蛋白尿　D.发热,出血,肝、脾和淋巴结肿大

　　E.贫血,乏力,出血,肾功能衰竭

7.特发性血小板减少性紫癜的治疗首选（　　）

　　A.糖皮质激素　　　　　　　　　　B.脾切除

　　C.输新鲜血　　　　　　　　　　　D.输血小板悬液

　　E.大剂量免疫球蛋白静脉滴注

8.肌内注射铁剂时,其用药护理除哪项外均妥（　　）

　　A.宜深部肌内注射　　　　　　　　B.剂量要准确

　　C.不适注射者可静脉注射　　　　　D.避免硬结发生

　　E.严密观察有无副反应

9.白血病护理最重要的措施是预防和观察（　　）

　　A.药物不良反应　　　　　　　　　B.颅内出血

　　C.感染情况　　　　　　　　　　　D.贫血情况

　　E.口腔溃疡

10.护理白血病化疗患者的措施中,下列哪项不妥（　　）

　　A.药液必须新鲜配制　　　　　　　B.呕吐后鼓励进食

C.严密观察血象变化 D.有明显脱发者应暂停化学治疗

E.定期做肝功能检查

11.李女士,30岁,患"慢性再生障碍性贫血"3年,2周来乏力,牙龈出血加重,伴发热、咳嗽、食欲下降。其护理诊断及合作性问题应除外(　　)

A.活动无耐力 B.组织完整性受损

C.营养失调:低于机体需要量 D.体液过多

E.潜在并发症:感染

12.李先生,28岁,诊断为贫血,那么成年男性贫血是指外周血中血红蛋白(　　)

A.<100 g/L B.<110 g/L

C.<120 g/L D.<130 g/L

E.<140 g/L

13.某白血病患者,贫血、出血、发热持续不退,稽留热39.5 ℃左右,该患者的护理问题体温过高与下列哪项因素有关(　　)

A.贫血致抵抗力低下 B.选用抗生素不当

C.白血病细胞浸润 D.继发细菌感染

E.巨核细胞减少

14.男性,45岁,急性白血病诱导缓解后何以还发生脑神经症状(　　)

A.化疗药物不能通过血-脑屏障 B.脑出血

C.脑血栓形成 D.蛛网膜下腔出血

E.脑膜炎

15.丁先生,30岁,严重挤压伤住院,入院后病情进行性恶化,第2天神志不清。BP 80/60 mmHg,尿量500 mL/24 h,护士采血时发现血液黏稠易凝固。患者可能并发(　　)

A.DIC B.败血症

C.感染性休克 D.急性肾功能衰竭

E.心功能不全

16.急性白血病缓解后巩固维持治疗的主要目的是(　　)

A.达到完全缓解 B.消灭残存的白血病细胞

C.防治并发症 D.使血象恢复正常

E.使骨髓象恢复正常

二、填空题

1.白血病的主要临床表现是_____、_____、_____、_____。

2.贫血最突出的临床表现是_____,_____是迅速纠正贫血的主要措施。

3.缺铁性贫血治疗的关键环节是_____,治疗的常用药物是_____。

4.再生障碍性贫血的外周血象表现为_____,骨髓象表现为_____。

5.白血病化疗期间为预防尿酸性肾病,常选择口服_____,同时多饮水,必要时给予_____碱化尿液。

三、名词解释

1.贫血 2.再生障碍性贫血 3.白血病 4.特发性血小板减少性紫癜

四、问答题

1.出血患者颅内出血有哪些征象?应采取哪些紧急护理措施?

2.如何对口服铁剂的患者进行用药指导?

3.血小板减少性紫癜的临床分型及各型的临床特点有哪些?

4.重型再障和急性白血病的临床特点有哪些不同?

5.鞘内注射化疗药物的护理措施有哪些?

第七章
内分泌与代谢性疾病患者的护理

🐾 学习目标

◆ 阐述单纯性甲状腺肿、甲状腺功能减退症、糖尿病、痛风、骨质疏松的临床表现、治疗要点和护理措施。
◆ 了解单纯性甲状腺肿、甲状腺功能亢进、甲状腺功能减退症、糖尿病、痛风、骨质疏松的病因。
◆ 熟记单纯性甲状腺肿、甲状腺功能亢进、糖尿病、痛风、骨质疏松的概念。
◆ 能够对甲状腺功能亢进、糖尿病、痛风患者进行健康教育。
◆ 掌握甲状腺功能亢进的临床表现、甲状腺功能亢进危象的诱因及抢救护理。
◆ 掌握糖尿病酮症酸中毒的诱因、临床表现及抢救护理。

第一节 概 述

内分泌系统由内分泌腺和分布于全身各组织中的激素分泌细胞以及它们所分泌的激素组成。内分泌系统辅助神经系统将体液性信息物质传递到全身各细胞组织,包括远处的和相近的靶细胞,发挥其对细胞的生物作用。

新陈代谢是人体生命活动的基础,包括物质的合成代谢和分解代谢两个过程。新陈代谢过程不断为人体的生存、劳动、生长、发育、生殖和维持内环境稳定提供物质和能量。营养物质不足、过剩或比例失调都可引起营养疾病,体内中间代谢某一环节障碍则引起代谢疾病。

一、内分泌系统的结构与功能

(一)内分泌腺和激素分泌细胞

1. **人体的内分泌腺** 主要包括下丘脑、垂体、甲状腺、甲状旁腺、胰岛、肾上腺、性腺。

（1）下丘脑分泌激素 见表7-1。

【思一思】
　人体的内分泌腺有哪些?

表 7-1 下丘脑分泌激素

下丘脑分泌激素	下丘脑分泌激素
生长激素释放激素（GHRH）	泌乳素释放因子（PRF）
生长激素抑制激素（GHRIH）	泌乳素抑制因子（PIF）
黑色素细胞刺激素释放因子（MRH）	促甲状腺激素释放激素（TRH）
黑色素细胞刺激素抑制因子（MIF）	促性腺激素释放激素（Gn-RH）
促肾上腺皮质激素释放激素（CRH）	

（2）垂体分泌激素　见表 7-2。

表 7-2 垂体分泌激素

垂体部位	分泌激素	去向
腺垂体（垂体前叶）	促甲状腺激素（TSH）	作用靶腺
	促肾上腺皮质激素（ACTH）	
	黄体生成激素（LH）	
	卵泡刺激素（PSH）	
	生长激素（GH）	直接入血
	泌乳素（PRL）	
	黑色素细胞刺激素（MSH）	
神经垂体（垂体后叶）	抗利尿激素（ADH）	
	催产素（OXT）	

（3）器官分泌激素　见表 7-3。

表 7-3 器官分泌激素

器官	激素
甲状腺	甲状腺激素（T_3、T_4）
胰岛	胰岛素、胰高血糖素
肾上腺皮质	糖皮质激素、盐皮质激素、性激素
肾脏	前列腺素、红细胞生成素、肾素、1-羟化酶
甲状旁腺	甲状旁腺激素（PTH）
性腺	雌激素、雄激素、孕激素
肾上腺髓质	肾上腺素、去甲肾上腺素
胃肠道	胃蛋白酶、促胰液素、肠抑素

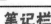

2.弥散性神经-内分泌细胞系统　包括除神经组织外其他组织的神经内分泌细胞。这些细胞主要分布于胃、肠、胰和肾上腺髓质,主要合成、分泌肽类与胺类旁分泌激素。

3.组织的激素分泌细胞　绝大多数组织均含有合成和分泌激素的细胞。

(二)激素及激素的作用机制

激素是内分泌细胞分泌的微量活性物质,由血液输送到远处组织器官并通过受体而发挥调节作用的化学信使。目前,已将激素的范围扩展到有局部调节作用的旁分泌和自分泌物质。分子结构清楚者称为激素,结构尚不明确者称为因子。激素根据化学结构分为4类:肽类激素和蛋白质激素、胺类激素、氨基酸类激素、类固醇类激素。

免疫系统的免疫应答、免疫调节和免疫监视等功能均与神经-内分泌系统有密切联系。一方面,神经-内分泌系统调控着免疫功能;另一方面,免疫应答的信息和免疫效应物(抗体、细胞因子等)又对神经-内分泌系统有明显影响。许多内分泌疾病的病因与自身免疫反应有关,一些激素对靶细胞的效应常需细胞因子的介导。

二、内分泌系统的常见疾病

各种病因引起内分泌腺的病变,以病理生理分类,可表现功能亢进、功能减退或功能正常;根据其病变发生部位在下丘脑、垂体或周围靶腺,可分原发性和继发性;内分泌腺或靶组织对激素的敏感性或应答反应降低也可导致疾病。非内分泌组织恶性肿瘤如异常地产生过多激素,或治疗过程应用激素和某些药物,也可导致内分泌疾病。

三、护理评估

(一)病史

1.患病及治疗经过

(1)患病经过　详细了解患者患病的起始时间,有无明显病因及诱因,发病的缓急,主要症状等。评估患者时应多注意重点询问既往有无颅脑手术及外伤史,有无结核感染、肿瘤及自身免疫性疾病,有无产后大出血及激素类药物服药史。对有营养障碍及代谢异常的患者应评估其有无进食或营养异常,有无排泄功能异常和体力减退等。①进食或营养障碍:如糖尿病患者多食、多饮、消瘦,甲状腺功能亢进症患者可出现食欲亢进和体重减轻、怕热多汗等。②排泄异常:糖尿病患者常有多尿,甲状腺功能亢进症患者排便次数增多。③疼痛:腰背部疼痛多见于骨质疏松症患者,全身受累关节红肿热痛见于痛风急性期患者。④其他:评估患者有无失眠、嗜睡、记忆力下降,注意力不集中,有无畏寒、手足抽搐、四肢感觉异常或麻痹等。

(2)既往检查、治疗经过及效果　评估患者既往检查结果的动态变化,是否遵从医嘱治疗,用药种类、剂量及治疗效果。有无与内分泌与代谢性疾病相关疾病,如冠心病、高血压等,是否已进行积极的治疗。

2.生活史及家族史

(1)生活史　了解患者的出生地及生活环境,如单纯性甲状腺肿常与居住地缺碘有关。患者的年龄、性别常与有些疾病的发生和预后有关。评估患者的婚姻状况及生育情况,日常生活是否规律,有无酗酒嗜好、特殊的饮食喜好或禁忌。

笔记栏

（2）家族史 许多内分泌与代谢性疾病有家族倾向性,如甲状腺疾病、糖尿病、肥胖症等,应询问患者家族中有无类似疾病的发生。

3.心理-社会状况 许多内分泌疾病不易根治,需要长期药物治疗或重新安排工作生活方式,因此患者常可出现焦虑、性格改变、应对能力下降、工作和家庭中人际关系紧张、社交障碍、自我概念紊乱等心理社会功能失调。护士应注意评估患者患病后的精神、心理变化,患病对日常生活、学习及工作、家庭的影响,是否适应患者角色转变;患者对疾病的性质、发展过程、预后及防治知识的认知程度;社会支持系统,如家庭成员组成、家庭经济状况、文化和教育情况,患者的医疗费用来源和支付方式等;社区卫生保健系统是否健全,能否满足患者出院后的医疗需求等,以便有针对性地给予心理疏导和支持。

（二）身体状况

1.一般状况 包括精神、意识状态、生命体征、身高、体重、体型、营养状态等有无异常。①甲状腺功能亢进症患者常有烦躁、易激动、脉搏增快,而甲状腺功能减退的患者常有精神淡漠、脉搏减慢;糖尿病酮症酸中毒、高渗性昏迷时常有意识改变。②血压变化:增高见于皮质醇增多症、糖尿病,血压降低见于肾上腺功能减退。③身高体重变化:巨人症体格可异常高大,侏儒症体格可异常矮小,皮质醇增多症可出现向心性肥胖,呆小症病儿身高不能随年龄增加而长高,上半身与下半身的比例失调等。

2.皮肤黏膜 有无皮肤黏膜色素沉着、干燥、粗糙、潮热、多汗、水肿、感染、溃疡;有无毛发稀疏、脱落、多毛、痤疮等。如肾上腺皮质疾病患者可表现为皮肤、黏膜色素沉着,尤以摩擦处、掌纹、乳晕、瘢痕处明显;腺垂体功能减退症患者可出现皮肤干燥、粗糙、毛发脱落,重者出现黏液性水肿;皮质醇增多症患者可出现痤疮、多毛。

3.头颈部检查 有无头颅及面容改变、突眼、眼球运动障碍、视力或视野异常、甲状腺肿大等改变。肢端肥大症表现为头颅耳鼻增大、眉弓隆起;甲状腺功能亢进症可有突眼、甲状腺肿大;垂体瘤可出现头痛伴视力减退或视野缺损等。

4.胸腹部检查 有无乳房溢乳、腹部皮肤紫纹。如垂体瘤患者常有闭经溢乳;皮质醇增多症患者多有腹部紫纹。

5.四肢、脊柱、骨关节检查 有无疼痛、畸形、肌力、腱反射有无异常。

6.外生殖器检查 腺垂体疾病可导致外生殖器发育异常。

（三）实验室及其他检查

1.功能检查

（1）血液和尿生化测定 血糖、血清钠、钾、氯、钙、镁、磷和血脂浓度,可判断患者有无内分泌代谢性疾病所引起的水、电解质及代谢紊乱。

（2）激素及其代谢产物测定 测定尿中的激素代谢产物可推断激素在血中的水平。如测24 h尿17-羟、17-酮皮质类固醇以判断皮质醇和肾上腺雄激素分泌量;测定24 h尿中香草基杏仁酸(VMA)、去甲肾上腺素、甲氧肾上腺素能判断体内去甲肾上腺素和肾上腺素的生成量;测定尿碘排出量能了解体内是否缺碘。

（3）激素分泌动态试验 此类试验可进一步探讨内分泌功能状态及病变的性质。在临床上,当某一内分泌功能减退时,可选用兴奋试验,相反则选用抑制试验或阻滞试验来明确诊断。①兴奋试验:多用于内分泌功能减退的情况,如 ACTH、TSH、TRH、

【比较】
呆小症与侏儒症的差别是什么?

HCG、CRH 兴奋试验等,以及胰岛素低血糖试验和组胺激发试验等,可判断内分泌腺的功能及储备能力。②抑制试验:多适用于内分泌功能亢进的情况,观察其正常反馈调节是否消失,有无自主性激素分泌过多,是否有功能性肿瘤存在,如地塞米松抑制试验。

2.定位与定性检查 ①X 射线检查、CT 和 MRI:对某些内分泌疾病有定位价值。②同位素检查:甲状腺能浓集碘,甲状腺摄^{131}I 率可用于评价甲状腺功能。③选择性动脉造影:对于病灶直径较小,不能用 CT 和 MRI 等方法作出定位时采用此方法。④B 超检查:可用于甲状腺、肾上腺、胰腺、性腺和甲状旁腺肿瘤的定位。⑤细胞学检查:细针穿刺细胞病理活检、免疫细胞化学技术、精液检查、激素受体检测。⑥静脉导管检查:选择性静脉导管在不同部位取血测定激素以明确垂体、甲状腺、肾上腺、胰岛病变部位。⑦血氨基酸分析:测定氨基酸含量以明确是否由先天代谢性疾病引起。

3.病因检查 自身抗体检测,如血清 TSH 受体抗体、抗甲状腺球蛋白抗体及抗微粒体抗体测定,分别有助于 Graves 病和桥本甲状腺炎的病因分析。也可做 HLA 鉴定、白细胞染色体鉴定等检查。

第二节　内分泌与代谢性疾病常见症状与体征的护理

【想一想】
肢端肥大症、巨人症的病因是什么?侏儒症和呆小症的病因分别是什么?

一、身体外形的改变

身体外形的改变多与脑垂体、甲状腺、甲状旁腺、肾上腺或部分代谢性疾病有关。

(一)身材过高与矮小身材

身材过高见于由腺垂体(垂体前叶)功能亢进引起的肢端肥大症(成年后发病)、巨人症(成年前发病);身材矮小见于由腺垂体功能减退引起的侏儒症、甲状腺功能减退引起的呆小症(新生儿期发病)。

1.肥胖与消瘦 体重受诸多因素的影响,如遗传因素、神经精神因素、躯体疾病、营养状况、代谢疾病等。肥胖无明显诱因者称单纯性肥胖,与遗传、营养物质摄入过多或消耗过少有关。有明显诱因者称为继发性肥胖,常见的疾病有下丘脑、垂体功能不全、胰岛素瘤、甲状腺功能减退、皮质醇增多症等。而消瘦的常见原因是营养物质分解代谢增强、胃肠道功能紊乱、甲状腺功能亢进、内分泌腺的恶性肿瘤、神经性厌食等。

2.毛发的改变 引起全身性毛发增多的原因见于先天性肾上腺皮质增生、Cushing 病等。引起毛发增多的激素主要是糖皮质激素。睾丸功能减退、甲状腺功能减退、肾上腺皮质功能及卵巢功能减退等均可导致毛发脱落。

3.面容的变化 眼球突出、满月脸、皮肤粗糙、颈部增粗等。

4.皮肤黏膜色素沉着 由于表皮基底层黑色素增多,以致皮肤色泽加深称为色素沉着。肾上腺皮质疾病患者可表现为皮肤黏膜色素沉着,尤以摩擦处、掌纹、乳晕、瘢痕处明显。

5.皮肤紫纹和痤疮 紫纹是库欣综合征的特征之一。病理性痤疮见于库欣综合征、先天性肾上腺皮质增生症等。

（二）护理评估

1.病史

（1）既往史　评估患者引起身体外形改变的原因,发生改变的时间,有无伴随症状;发生肥胖的年龄,患者治疗及用药情况;身体外形改变是否导致患者出现心理障碍,如焦虑、自卑、抑郁等心理变化。

（2）家族史　许多内分泌与代谢性疾病具有家族倾向性,应询问家族中有无类似疾病以及有无糖尿病、甲状腺疾病、高血压、肥胖、生长发育异常等疾病史。

2.身体评估　包括评估患者体型的胖瘦、高矮,毛发的浓密、稀疏,有无满月脸、皮肤紫纹、痤疮等,有无突眼,甲状腺是否肿大,其大小是否对称、质地及表面有无结节。患者的全身情况,如生命体征和营养状况等有无异常改变。

3.实验室及其他检查　包括垂体功能、甲状腺功能、甲状旁腺功能和肾上腺皮质功能有无异常,胰岛素水平是否变化等。

4.心理-社会资料　心理社会因素可影响内分泌代谢性疾病的患者对疾病的态度和求医行为,所以心理社会因素在疾病的转归中起重要作用。常见的心理问题可表现为精神兴奋、情感不稳定、易激惹或情绪淡漠、抑郁、失眠、自我贬低等症状。

评估时应重点询问患者的职业、经济和婚姻状况、发病前有无过度紧张或精神创伤,发病后有无自我概念、精神或情绪状态的改变及其程度,对疾病的了解情况,家庭及人际关系处理方式等,全面了解患者的心理社会状况,为制订护理计划做好充分的准备。

（三）常见护理问题

自我形象紊乱　与疾病导致的身体外形的改变等因素有关。

（四）护理措施

1.病情观察　观察患者形象的变化,如肥胖、消瘦、满月脸、痤疮等以及变化程度,了解患者及家属社会心理反应。

2.提供心理支持　①多与患者接触和交流,鼓励患者表达其感受,交谈时语言要温和,耐心倾听;②讲解疾病的有关知识,给患者提供有关疾病的资料,向患者说明身体外形的改变是疾病发展过程中的表现,只要积极配合检查和治疗,部分改变可恢复正常。使其明确治疗效果,消除紧张情绪,树立自信心;③必要时安排心理医生给予心理疏导;④鼓励患者听慢节奏、轻松愉快的音乐,使其心境平和;⑤鼓励患者参加正常的社会交往活动。

3.指导适当修饰　指导患者改善自身形象,如甲亢突眼的患者外出可戴深色眼镜,以保护眼睛免受伤害。肥胖、侏儒和巨人症患者可指导其选择合身的衣服;毛发稀疏的患者外出可戴帽子。

4.家庭支持　鼓励家属主动与患者沟通,促进其表达内心的感受,以减轻患者内心的抑郁感。

二、性生活型态改变

性功能异常:男性表现在生殖器官发育迟缓或发育过早,性欲亢进、减退或丧失,男性生殖器小,睾丸细小,勃起功能障碍;女性表现在因雄激素产生过多以及雄激素和皮质醇对垂体促性腺激素的抑制作用而导致的月经紊乱、溢乳、闭经或不孕、乳房不发育、性早熟。儿童期生长激素缺乏或性激素分泌不足可导致性器官发育不良。

（一）护理评估

1. 病史　评估患者出现性功能异常的起始时间、过程、主要的症状及其程度，女性患者应了解月经及生育史，有无不育、流产、早产、死胎、巨大儿等。既往有无治疗其效果如何，是否遵医嘱服用药物。

2. 身体评估　外生殖器发育有无异常，有无男性女性化或女性男性化表现，如男性乳房发育，女性皮肤干燥、粗糙、毛发增多等。

3. 实验室及其他检查　测定性激素的水平有无变化。

4. 心理-社会资料　评估性功能异常对患者心理的影响，有无焦虑、抑郁、自卑等。评估家庭及社会支持系统如何，特别是配偶的支持程度。

（二）常见护理问题

性功能障碍　与内分泌功能紊乱有关。

（三）护理措施

1. 倾听患者主诉　提供一个隐蔽舒适的环境和适当的时间，鼓励患者描述目前的性功能、性活动与性生活型态，使患者可开放讨论该问题。

2. 提供专业指导　①接受患者对性功能异常所表现的不良情绪。②给患者讲解所患疾病及用药治疗对性功能的影响，使患者积极配合治疗。③提供专业医生、心理咨询师、性咨询门诊等信息咨询服务。④鼓励患者与配偶多交流彼此关于性的感受，并一起参加性健康教育等活动。⑤女性患者若有性交疼痛，可建议使用润滑剂。

第三节　腺垂体功能减退症

腺垂体功能减退症，是指腺垂体激素分泌减少或缺乏所致的复合症群，可以是单种激素减少也可以是多种激素同时缺乏。由于腺垂体分泌细胞是在下丘脑各种激素直接影响之下，腺垂体功能减退可原发于垂体病变，或继发于下丘脑病变，表现为甲状腺、肾上腺、性腺等功能减退和（或）蝶鞍区占位性病变。临床表现变化较大，容易造成诊断延误，但补充所缺乏的激素治疗后症状可迅速缓解。

（一）病因及发病机制

本病可分为两大组，由垂体本身病变引起者称为原发性腺垂体功能减退症；由下丘脑以上神经病变或垂体门脉系统障碍引起者称为继发性腺垂体功能减退。

1. 垂体瘤　为成人最常见的原因，多数属于良性肿瘤。腺瘤增大压迫正常垂体组织，使其功能减退。各种转移瘤、淋巴瘤、白血病可直接破坏下丘脑、垂体门脉系统，引起腺垂体功能减退。

2. 下丘脑病变　如肿瘤、炎症、肉芽肿等可直接破坏下丘脑神经分泌细胞，使释放激素分泌减少，从而减少腺垂体分泌各种促靶腺激素、生长素和催乳素等。

3. 垂体缺血性坏死　妊娠期腺垂体增生肥大、血供丰富、代谢旺盛，对缺血、缺氧极为敏感，若因前置胎盘、胎盘早期剥离、胎盘滞留、子宫收缩无力等引起大出血、休

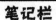

【议一议】
　　希恩综合征的临床表现有哪些?

克,使垂体大部分缺血坏死和纤维化,临床称为希恩综合征。

　　4.感染和炎症　病毒、细菌、真菌、感染引起脑炎、脑膜炎、流行性出血热、结核等,都可引起下丘脑-垂体损伤而导致功能减退。

　　5.蝶鞍区手术、治疗和创伤　垂体瘤切除时可损伤正常垂体组织,术后治疗更加重垂体损伤。严重的头部损伤可引起颅底骨折,损害垂体柄和垂体门脉血液供应。鼻咽癌治疗也可损害下丘脑和垂体,引起腺垂体功能减退。

　　6.糖皮质激素　突然停用糖皮质激素后可出现医源性腺垂体功能减退症,表现为肾上腺皮质功能减退。

　　7.垂体卒中　可见于垂体瘤内突然出血、瘤体突然增大,压迫正常垂体组织和邻近神经组织,呈现急症危象。

　　8.其他　动脉硬化引起垂体坏死、淋巴细胞性垂体炎、空泡蝶鞍、海绵窦处颈内动脉瘤也可压迫垂体引起本病。

(二)临床表现

　　临床表现取决于垂体受累程度,一般垂体破坏50%以上才有症状,75%时症状明显,95%时症状严重。一般以促性腺激素和催乳素首先受累且较严重,其次为促甲状腺激素,再次为促肾上腺皮质激素。

　　1.性腺功能减退　常最早出现。女性有产后大出血、休克、昏迷病史及产后无乳、乳房萎缩、闭经、不孕、性器官萎缩与毛发脱落(以阴毛、腋毛明显)、性欲减退或消失;男性胡须减少、性欲减退、女性化、骨质疏松。

　　2.甲状腺功能减退　患者怕冷、嗜睡、思维迟钝、精神淡漠、食欲减退、皮肤干燥变粗、苍白、少汗、弹性差、心率缓慢,严重者可出现黏液性水肿。

　　3.肾上腺皮质功能减退　患者常有明显疲乏、软弱无力、纳差、恶心、呕吐、体重减轻,血压偏低。因黑色素细胞刺激素减少可有皮肤色素减退,面色苍白,乳晕色素浅淡等。

　　4.生长激素不足　成人一般无症状,儿童可引起生长障碍,如侏儒症。

　　5.肿瘤压迫综合征　垂体内或其附近肿瘤压迫,除了垂体功能减退外,还伴有占位性病变的体征如头痛、偏盲甚至失明。

　　6.垂体危象　在甲状腺、肾上腺激素不足的基础上,各种应激,如感染、败血症、腹泻、呕吐、失水、饥饿、寒冷、手术、外伤、脑血管意外或使用镇静剂、降糖药等都可诱发垂体危象。临床表现有:①高热型(体温>40℃);②低温型(体温<30℃);③低血糖型;④低血压循环衰竭型;⑤水中毒型;⑥混合型。各种类型可有相应的症状,主要表现为消化系统、循环系统和神经精神方面的症状,如高热、循环衰竭、休克、恶心、呕吐、神志不清、谵妄、抽搐、昏迷等。

(三)实验室及其他检查

　　1.性腺激素测定　女性有血雌二醇水平降低,没有排卵及基础体温改变,阴道涂片未见雌激素作用的周期性变化;男性见血睾酮水平降低或正常低值,精子数量减少、形态改变、活动度差、精液量少。

　　2.甲状腺功能测定　TT_4、FT_4均降低,TT_3、FT_3正常或降低。

　　3.肾上腺皮质功能测定　24 h尿17-羟皮质类固醇及游离皮质醇排量减少,血浆皮质醇浓度降低,但节律正常,葡萄糖耐量试验示血糖呈低平曲线改变。

4.腺垂体激素测定 FSH、LH、TSH、ACTH、PRL 及 GH 血浆水平低于正常低限。

5.垂体储备功能测定 可做 TRH、PRL、LRH 兴奋试验,垂体功能减退者常无增加,延迟上升者可能为下丘脑病变。

6.其他 X 射线、CT、MRI 了解病变部位、大小、性质等。

(四)诊断要点

根据病史、症状、体征结合实验室检查和影像学发现,可作出诊断。

(五)治疗要点

1.一般治疗 注意营养,进食高热量、高蛋白、高维生素饮食;预防感染,避免过度劳累,注意生活规律。

2.病因治疗 垂体功能减退症可有多种病因引起,应针对病因治疗。肿瘤患者可通过手术、化疗或放疗等措施治疗。对于出血、休克而引起缺血性垂体坏死,关键在于预防。

3.**激素替代治疗**

(1)糖皮质激素 最为重要,应先于甲状腺激素的治疗以提高机体应激性,并可避免诱发肾上腺皮质危象。首选氢化可的松,剂量视病情而定。

(2)甲状腺激素 小剂量开始,逐渐加量,以免增加代谢率加重肾上腺皮质负担而诱发危象。

(3)性激素 育龄妇女病情较轻者可行人工月经周期治疗,以维持第二性征。男性患者用睾酮治疗,可改善性功能,增强体质。

(4)垂体危象处理 ①先给50%葡萄糖注射液40~60 mL 静脉注射,继以10%葡萄糖盐水静脉滴注以纠正低血糖及脱水,同时液体内加氢化可的松200~300 mg。②纠正循环衰竭,控制感染。③高温者降温,低温者保暖升温;水中毒者口服泼尼松10~20 mg,以后每6 h 泼尼松5~10 mg,不能口服者用氢化可的松25 mg 加入50%葡萄糖注射液中缓慢静脉注射。

(六)护理

1.**护理评估**

(1)病史 询问患者分娩、生育史。有无产后大出血,有无肿瘤病史及自身免疫疾病。

(2)身体评估 评估患者有无第二性征退化,皮肤是否干燥、粗糙、苍白或蜡黄等。

(3)实验室及其他检查 评估腺垂体、肾上腺、甲状腺功能是否正常。

(4)心理-社会资料 评估患者因外貌改变、第二性征减退、性功能障碍而产生抑郁、自卑、焦虑等不良心理反应;评估患者家属因对疾病不了解而产生的一些不良影响等。

2.**常见护理问题**

(1)性功能障碍 与促性腺激素分泌不足有关。护理措施参见本章第一节"性功能障碍"的护理。

(2)潜在并发症:垂体危象。

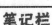

（3）自我形象紊乱　与激素分泌异常有关。

3.护理措施　护理措施参见本章第一节"身体外形的改变"的护理。

（1）避免诱因　避免感染、失水、饥饿、寒冷、外伤、手术、不恰当用药等诱因。

（2）病情监测　密切观察患者的意识状态、生命体征的变化，注意有无低血糖、低血压、低体温等情况。评估患者神经系统体征以及瞳孔大小、对光反射的变化。

【讨论】

垂体危象有哪些类型？主要表现是什么？如何处理？

（3）紧急处理配合　一旦发生垂体危象，立即报告医生并协助抢救。主要措施有：①迅速建立静脉通路，补充适当的水分，保证激素类药及时准确使用，同时注意观察药物的疗效和不良反应。②保持呼吸道通畅，给予氧气吸入。③低温者应保暖，高热型患者给予降温处理。④做好口腔护理、皮肤护理，保持患者尿路通畅，防止尿路感染。

（4）心理护理　向患者介绍激素替代治疗可以补充、恢复所丧失的各种功能，鼓励患者树立战胜疾病的信心，积极配合治疗，争取早日康复。

（七）健康指导

1.避免诱因　指导患者保持情绪稳定，注意生活规律，避免过度劳累。冬天注意保暖，变换体位时动作应缓慢，以免发生晕厥。平时注意皮肤的清洁，预防外伤，少到公共场所或人多之处，以防发生感染。

2.饮食指导　指导患者进食高热量、高蛋白、高维生素，易消化的饮食，少量多餐、增强机体抵抗力。

3.用药指导　向患者讲解激素替代治疗的作用、意义及长期用药的必要性，教会患者认识所服药物的种类、剂量及不良反应。服甲状腺激素应注意心率、心律及体重的变化等。按时按量用药，不能随意增减剂量。

4.观察指导　指导患者识别垂体危象的征兆，若有感染、发热、外伤、腹泻、呕吐、头痛等情况发生时，应立即就医。外出时随身携带识别卡，以防意外发生。

5.心理指导　指导患者保持心情愉快，生活规律。

6.知识指导　有发生危象或昏迷可能的内分泌疾病者，外出时要携带写有姓名、地址、家庭电话、所患疾病、可能发生的意外、如何救治等内容的卡片以备急需。

（八）预后

本病采用靶腺激素长期替代治疗，可适应日常生活。

第四节　甲状腺疾病

一、单纯性甲状腺肿

【想一想】

地方性甲状腺肿的原因是什么？

单纯性甲状腺肿是由于多种原因引起的非炎症性和非肿瘤性甲状腺肿大，不伴有甲状腺功能亢进或功能减退表现。当人群单纯性甲状腺肿的患病率超过10%时，称为地方性甲状腺肿，多因缺碘所致。散发性分布者主要由于甲状腺激素合成障碍或致甲状腺肿物质引起，称为散发性甲状腺肿，女性发病率是男性的2～3倍。

笔记栏

（一）病因及发病机制

1. 病因

（1）碘缺乏　是地方性甲状腺肿的主要原因。碘是甲状腺合成甲状腺激素（TH）的重要原料之一，海拔高的山区、高原和内陆由于土壤中的碘和饮食中碘含量不足，不能满足机体对碘的需要，导致 TH 的合成减少。

（2）TH 合成或分泌障碍　如摄碘过多、多食致甲状腺肿食物或药物：食物如卷心菜、萝卜、菠菜、核桃等；某些药物如硫脲类药物、保泰松、碳酸锂等，可阻碍 TH 合成引起甲状腺肿、先天性 TH 合成障碍。

（3）TH 需要量增加　在青春发育、妊娠、哺乳期，机体对 TH 需要量增加，可出现相对性缺碘而致生理性甲状腺肿。

（4）高碘　如常年饮用含碘高的水或药物等，使甲状腺中碘的有机化障碍，从而抑制 TH 的合成和释放。

2. 发病机制　甲状腺肿大的机制至今未明。一般认为，由于上述一种或多种因素阻碍 TH 合成，血液中甲状腺激素含量减少，反馈性作用于垂体，使垂体分泌促甲状腺激素（TSH）增多，TSH 刺激甲状腺导致其代偿性增生肥大，从而用以增加甲状腺激素的合成与分泌，满足机体的需要，使基础代谢率维持正常，故患者通常无甲状腺激素不足的表现。但如致病因素长期存在，甲状腺代偿性增生亦不能满足机体对甲状腺激素的需求时，即可出现甲状腺功能减退的表现。

（二）临床表现

1. 症状　主要表现为甲状腺肿大，多无其他症状。本病起病缓慢，地方性甲状腺肿多在 10～30 岁发病，女性高于男性。甲状腺显著肿大时可引起压迫症状，如压迫气管出现呼吸困难，压迫食管引起吞咽困难，压迫喉返神经引起声音嘶哑。胸骨后甲状腺肿可引起上腔静脉回流受阻，出现面部青紫、肿胀、颈胸部浅静脉扩张等。病程较长者，甲状腺内形成的结节可有自主 TH 分泌功能，并可出现自主性功能亢进。在地方性甲状腺肿流行地区，如严重缺碘，可出现地方性呆小病。

2. 体征　早期甲状腺呈轻度或中度弥漫性肿大，表面光滑、质地较软、无压痛。随着病情缓慢发展，甲状腺进一步肿大常形成多发性结节（图 7 -1）。

（三）实验室及其他检查

1. 血液检查　甲状腺功能检查血清 T_4 正常或稍低，T_3 正常或略高，TSH 偏高或正常。甲状腺摄碘率多增高，但高峰不前移，并可被 T_3 抑制。

2. 甲状腺摄 ^{131}I 率及 T_3 抑制试验。

3. 甲状腺扫描　可见弥漫性甲状腺肿，常呈均匀分布。

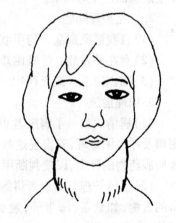

图 7-1　单纯甲状腺肿大

【讨论】
　单纯性甲状腺肿患者的临床表现。

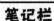

（四）诊断要点

甲状腺肿大而甲状腺功能基本正常是本病主要诊断依据。地方性甲状腺肿区域的流行病史有助于诊断。

（五）治疗要点

本病的治疗主要取决于病因,如生理性肿大者无需治疗。其他治疗措施如下:

1. 缺碘者　应补充碘剂。多食含碘丰富的食物,在地方性甲状腺肿流行地区可采用碘化食盐防治。40岁以上特别是结节性甲状腺肿患者应避免大剂量碘治疗,以避免大剂量碘所致碘甲亢。

2. 无明显诱因的单纯甲状腺肿患者　可采用甲状腺制剂治疗,以补充内源性甲状腺激素不足,抑制促甲状腺激素(TSH)的分泌,缓解甲状腺增生。一般用左甲状腺片60~180 mg/d。分次口服3~6个月可使甲状腺肿明显缩小或消失,但停药后易复发,应长期使用。

3. 手术治疗　有压迫症状经内科治疗无效或疑有癌变时可行甲状腺次全切除术,但术后需长期服用甲状腺激素替代治疗。

（六）护理

1. 护理评估

(1)病史　询问甲状腺肿大的时间、过程,有无地区性,是否长期服用硫脲类及含碘药物。

(2)身体评估　甲状腺肿大的程度,伴随的身心状况,有无压迫症状。

(3)实验室及其他检查　甲状腺功能测定、放射性核素扫描等。

(4)心理-社会资料　评估患者是否因甲状腺肿大影响外观而产生自卑心理或因压迫症状而产生恐惧等。

2. 常见护理问题

(1)自我形象紊乱　与甲状腺肿大,颈部增粗有关。

(2)潜在并发症　呼吸困难、声音嘶哑与甲状腺肿大压迫有关。

(3)知识缺乏　缺乏药物的使用及正确的饮食方法等。

3. 护理措施

(1)病情观察　了解患者甲状腺肿大的程度、质地及有无伴随的声音嘶哑、吞咽困难及呼吸困难等,若出现这些压迫症状应立即通知医生做相应的处理。了解以往患者所服药物的种类,以便判断甲状腺肿大的原因。

(2)生活护理　为患者讲解碘与本病的关系。摄取加碘的食盐,适当补充含碘丰富的食物,如紫菜、海带等,避免进食大量阻碍TH合成的食物,如卷心菜、花生、菠菜等。

(3)用药护理　观察甲状腺药物的治疗效果及不良反应,如患者出现心动过速、食欲亢进、腹泻、出汗、呼吸急促等,应及时处理。结节性甲状腺肿患者,应避免大剂量碘的使用,以免发生碘甲状腺功能亢进症。

(4)心理护理　与患者交谈时语言要温和,态度要亲切,特别对甲状腺肿大明显并有情绪反应者,应给予特别的关心、体谅,鼓励患者表达自己的感受。告诉患者本病治疗的有效性,并积极与患者家属沟通,使家属给予患者心理支持,消除自卑。帮助患者提高审美观进行恰当的修饰打扮,改善其自我形象。

(七)健康指导

1.指导患者知道碘与本病的关系,对于妊娠、哺乳、青春期发育者,多摄取含碘高的食物,如海带、紫菜等海产品,强调食用加碘盐的必要性。

2.生理性甲状腺肿大属暂时的生理现象,无须治疗,而使用甲状腺制剂治疗的患者应坚持长期用药,以免停药后复发,并学会观察药物不良反应,如心动过速、食欲增高、腹泻、出汗、呼吸急促等,一旦出现,及时与医生联系。

3.在地方性甲状腺流行地区的居住的居民增加碘的摄入可预防和治疗本病。

(八)预后

本病预后良好。

二、甲状腺功能亢进症

甲状腺功能亢进症,简称甲亢,是多种病因导致甲状腺功能增强,甲状腺激素(TH)分泌过多所致的临床综合征,为常见的内分泌疾病。甲亢的主要分类如下。

1.甲状腺性甲亢 ①毒性弥漫性甲状腺肿(Graves' disease)。②自主性高功能甲状腺结节或腺瘤(Plummer 病)。③多结节性甲状腺肿伴甲亢。④滤泡性甲状腺癌。⑤碘甲亢。⑥新生儿甲亢。

2.垂体性甲亢(TSH 甲亢)。

3.伴肿瘤甲亢(异源性 TSH 综合征) ①绒毛膜上皮癌伴甲亢。②肺癌和胃肠道癌伴甲亢。③葡萄胎伴甲亢。

4.卵巢甲状腺肿伴甲亢。

5.仅有甲亢症状而甲状腺功能不增高。

(1)甲状腺炎甲亢 ①亚急性甲状腺炎。②慢性淋巴细胞性甲状腺炎(桥本甲状腺炎)。③放射性甲状腺炎。

(2)药源性甲亢。

在各种病因所致的甲亢中,以 Graves 病最常见,本节主要阐述 Graves 病。Graves 病(简称 GD),又称毒性弥漫性甲状腺肿或 Basedow 病,是指由多种病因导致甲状腺激素分泌过多所致的临床综合征。临床表现除甲状腺肿大和高代谢综合征外,还有突眼、胫前黏液水肿以及指端粗厚等;其发病率为 15/10 万～50/10 万,女性显著高发,男女之比为 1∶(4～6),高发年龄为 40～50 岁。

(一)病因及发病机制

本病病因及发病机制尚未完全阐明。目前认为是在遗传的基础上,因感染、精神创伤等应激因素而诱发,属于抑制性 T 淋巴细胞(Ts 细胞)功能缺陷所导致的一种自身免疫性疾病。

1.遗传因素 GD 有一定的遗传倾向。

2.免疫因素 患者的血清中存在甲状腺细胞 TSH 受体的特异性自身抗体,即 TSH 受体抗体(TRAB)。

3.环境因素 如细菌感染、性激素、应激和锂剂的应用。

(二)临床表现

本病起病缓慢,少数有明确精神创伤或感染后可急剧起病;可发生于任何年龄,但以20～40岁女性最多见;典型表现为TH分泌过多所致高代谢综合征、甲状腺肿及眼征。老年人和小儿表现多不典型。

1. 甲状腺激素分泌过多综合征

(1)高代谢综合征 由于甲状腺激素释放增加,促进物质代谢,使产热、散热明显增加,患者基础代谢率也明显增加,临床表现为疲乏无力、怕热多汗、消瘦、低热;蛋白质分解加速导致负氮平衡,可有消瘦、尿肌酸排出增多;糖、脂肪分解加速致糖耐量异常,血总胆固醇降低。

(2)精神、神经系统 中枢神经系统兴奋性增高、患者急躁易怒,注意力不集中,记忆力减退,偶有幻觉甚至精神分裂症表现。有时表现为寡言、淡漠,也可表现为手、眼睑和舌震颤及腱反射亢进,偶尔表现为淡漠、寡言。

(3)心血管系统表现 心悸、气短、胸闷,严重者可发生甲亢性心脏病,常见的体征有窦性心动过速(90～120次/min),休息和睡眠时心率仍快,心尖部第一心音亢进,有Ⅰ～Ⅱ级收缩期杂音,心律失常以房性期前收缩多见,心脏增大,心房颤动或心脏负荷增加时易发生心力衰竭;收缩压增高,舒张压降低导致脉压增宽,可出现水冲脉、毛细血管搏动征。

(4)消化系统 食欲亢进、多食消瘦,因TH刺激肠蠕动增快,导致排便次数增多,粪便多呈糊状并含不消化食物。病情严重者可有肝大及肝功能损害,而老年人可有食欲减退。

(5)肌肉骨骼系统 呈慢性甲亢性肌病,表现为不同程度的肌无力和肌萎缩,部分患者伴周期性麻痹、重症肌无力,多见于青年男性。甲状腺功能亢进可影响骨骼脱钙而发生骨质疏松,尿钙增多,血钙正常。还可发生指(趾)端粗厚,形似杵状指(趾)。

(6)生殖系统 女性月经减少或闭经;男性阳痿,偶有乳腺发育。

(7)造血系统 周围血循环中白细胞计数减少,淋巴细胞绝对值和百分比及单核细胞增多,血小板寿命缩短,可出现血小板减少性紫癜,血容量增大,可出现轻度贫血。

(8)胫前黏液性水肿 占5%,多与浸润性突眼同时或之后发生。

2. 甲状腺肿 甲状腺呈弥漫性对称性肿大,质软,无压痛,随吞咽上下活动,久病者质地较韧。左右叶上下极可扪及震颤,闻及血管杂音,为本病重要体征,但甲状腺肿大程度与甲亢无明显关系。

3. 眼征 有25%～50%患者伴有眼征,其中突眼为重要而特异的体征之一。按病因分为单纯性突眼和浸润性突眼两类。

(1)单纯性突眼(良性突眼) 与甲状腺毒症所致的交感神经兴奋性增高及TH的β肾上腺能样作用致眼外肌、提上睑肌张力增高有关。①轻度突眼:突眼度不超过18 mm。②Stellwag征:瞬目减少,眼神炯炯发亮。③上眼挛缩,睑裂增宽。④Von Graefe征:双眼向下看时,由于上眼睑不能随眼球下落,出现白色巩膜。⑤Joffroy征:眼球向上看时,前额皮肤不能皱起。⑥Mobius征:两眼看近物时,眼球辐辏不良(图7-2)。

(2)浸润性突眼(恶性突眼) 与眶后组织的自身免疫性炎症有关,约占5%。可单独存在或与甲亢并存。由于球后组织水肿和浸润,眼球高度突出,突眼度一般在

【想一想】
人体的基础代谢率如何计算?

19 mm 以上,双侧可不对称。患者自诉视力下降、异物感、畏光、复视、斜视、眼部胀痛、刺痛、流泪。严重突眼者眼睑闭合困难,球结膜充血水肿,角膜暴露,易感染形成角膜溃疡或全眼球炎而导致失明(图7-3)。

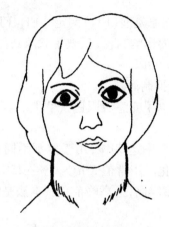
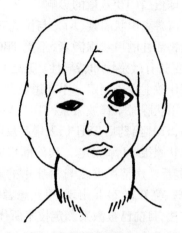

图7-2 甲状腺肿大(单纯性突眼)   图7-3 甲状腺肿大(浸润性突眼)

4.特殊类型及其临床表现

(1)淡漠型甲亢 多见于老年人。起病隐匿,无明显高代谢综合征、甲状腺肿及眼征。患者表现为嗜睡、反应迟钝、明显消瘦、心动过缓、厌食、腹泻;或以慢性肌病、甲亢性心脏病表现为主。可因长期未能确认与治疗而发生甲状腺危象。

(2)甲状腺危象 指甲亢病情急剧地致命性加重,病死率较高,发病原因未明,可能和交感神经兴奋、垂体-肾上腺皮质轴应激反应减弱、大量 T_3、T_4 释放入血有关,是甲状腺毒症急性加重的一个综合征,属甲亢恶化的严重表现。

(3)胫前黏液性水肿 与浸润性突眼同属自身免疫性病变,约见于5%的患者。多见于胫骨前下 1/3 的部位,也见于足背、踝关节、肩部、手背或手术瘢痕处,偶尔见于面部。皮损为对称性,早期皮肤增厚、变粗,有广泛大小不等的棕红色或红褐色或暗紫红色突起不平的斑块或结节,边界清楚,直径 5 ~ 30 mm 大小不等。皮损周围的表皮可有感觉过敏或减退,或痒感。后期皮肤粗厚如橘皮或树皮样,严重时呈橡皮腿。

(4)甲状腺功能亢进性心脏病 简称甲亢性心脏病,发生率为10%~22%,多见于男性结节性甲状腺肿伴甲亢患者,随年龄增长而多见,主要表现为心脏增大、心房颤动和心力衰竭,经有效的抗甲状腺治疗可使病情明显缓解。

(5)妊娠期甲状腺功能亢进症 主要有两种临床情况。①妊娠合并甲亢:妊娠期甲亢患者,其高代谢症状较一般孕妇明显。②HCG 相关性甲亢:由大量 HCG(或 HCG 类似物)刺激 TSH 受体而出现甲亢,妊娠中止或分娩后消失。

(6)Graves 眼病 甲状腺功能正常型 Graves 眼病,约占5%以下,以双侧或单侧突眼为主,无甲亢的临床表现,也不伴胫前黏液性水肿,其中大多数患者实验室检查可有甲状腺功能紊乱的表现。

(三)实验室及其他检查

1.血清总甲状腺素(TT_4)测定 是判断甲状腺功能最基本的筛选指标。一般高于正常值。

2.血清总三碘甲状腺原氨酸(TT_3)测定 为诊断的敏感指标。对本病初期、治疗中疗效观察与治疗后复发先兆较为敏感,分析结果时应注意 TT_4 与 TT_3 均受血中甲状腺素结合球蛋白(TBG)量的影响。

3.血清游离甲状腺素(FT_4)与游离三碘甲腺原氨酸(FT_3)测定 FT_4、FT_3 是血清中具有生物活性的甲状腺激素,不受 TBG 变化的影响,直接反映甲状腺功能状况,较 TT_4、TT_3 更具有敏感性和特异性。现已广泛用于临床。

4.TSH 放射免疫测定 甲亢患者因 TSH 受抑制而减少。

5.促甲状腺激素释放激素(TRH)兴奋试验 甲亢患者因血清中 T_4、T_3 增高,TSH 明显抑制,TRH 给药后 TSH 仍无增高反应。

6.甲状腺摄[131]I 率测定 其诊断甲亢的符合率达90%,用于鉴别不同病因的甲亢,但不能反映病情严重度与治疗中的病情变化。正常值 3 h 为 5% ~ 25%,24 h 为 20% ~ 45%,高峰在 24 h 出现,甲亢患者摄[131]I 率增高,且高峰前移。本法是诊断甲亢的传统方法,目前已被激素测定技术所代替。

7.三碘甲状腺原氨酸抑制试验(T_3 抑制试验) 用于鉴别单纯性甲状腺肿和甲亢。

8.甲状腺刺激性抗体(TSAb)测定 患者血中 TSAb 阳性率为80% ~ 95%,对本病有早期诊断意义,可作为判断病情活动、复发及治疗停药的重要指标。

9.影像学检查 超声、放射线核素扫描、CT、MRI 等有助于甲状腺、异位甲状腺肿和球后病变性质的诊断,可根据需要选用。

(四)诊断要点

典型病例具有高代谢综合征、甲状腺肿和突眼等临床表现,即可拟诊。早期症状较轻,小儿或老年人症状不典型者应结合实验室检查方可确诊。还要排除其他原因所致的甲亢。

(五)治疗要点

目前尚不能对 GD 进行病因治疗,主要治疗方法包括抗甲状腺药物(ATD)、放射性碘及手术治疗3种。其余一般措施有一般生活调护、有效预防疾病恶化。

1.一般治疗 休息及合理饮食。精神紧张及失眠者可给予地西泮类镇静剂,还可酌情给予 β 肾上腺素能受体阻滞剂。

2.抗甲状腺药物 适用于轻症、20 岁以下、孕妇或合并严重心、肝、肾疾病不宜手术者;或手术准备;也可用于放射性[131]I 治疗前后的辅助治疗。

常用的药物为硫脲类(甲基硫氧嘧啶、丙基硫氧嘧啶)及咪唑类(他巴唑、甲亢平)药物。作用机制为抑制甲状腺细胞内过氧化酶的活性,阻断甲状腺激素的合成,并有轻度的抑制免疫作用。丙基硫氧嘧啶还可抑制 T_4 转变为活性更强的 T_3,故首先用于严重病例或甲状腺危象。

一般初始剂量:硫脲类为 300 ~ 450 mg/d,或咪唑类 30 ~ 40 mg/d,分 2 ~ 3 次口服,至症状缓解、T_3、T_4 恢复正常即可减量;每 2 ~ 4 周减量 1 次,至最小维持量,硫脲类 50 ~ 100 mg/d,或咪唑类 5 ~ 10 mg/d,继续服用 1 年至 2 年,无反复可考虑停药。

该类药物的主要不良反应为粒细胞减少与药疹,重者可致粒细胞缺乏症,以甲硫

【思考】
常用的抗甲状腺药物有哪些?甲状腺危象治疗首选什么药物?

氧嘧啶最多见,丙硫氧嘧啶最少见。用药中应定期复查白细胞计数和分类。

3.放射性^{131}I治疗 ^{131}I被甲状腺摄取后释放 β 射线,破坏甲状腺组织细胞。β 射线在组织内的射程仅有 2 mm,不会累及邻近组织。

(1)适应证 中度甲亢;年龄在 25 岁以上者;经抗甲状腺药治疗无效或对其过敏者;合并心、肝、肾等疾病不宜手术或不愿手术者。

【想一想】
放射性^{131}I的主要作用是什么?使用放射性^{131}I应注意什么?

(2)禁忌证 妊娠、哺乳期妇女;年龄在 25 岁以下者;严重心、肝、肾功能衰竭或活动性肺结核者;外周血白细胞在 $3×10^9$/L 以下或中性粒细胞低于 $1.5×10^9$/L 者;重症浸润性突眼;甲状腺危象。

(3)并发症 ①甲状腺功能减退;②放射性甲状腺炎;③甲状腺危象;④加重浸润性突眼。

治疗前和治疗后 1 个月内忌用含碘的食物或药物,以便使甲状腺吸收更多的放射性碘。病情严重者治疗前先给予抗甲状腺药物治疗半个月,症状减轻后停药 3~5 d,然后一次或分次口服^{131}I。

4.手术治疗 手术治疗适用于甲状腺较大有压迫症状者,胸骨后甲状腺肿伴甲亢者,结节性甲状腺肿伴甲亢者,怀疑恶变或不愿长期用药者。术前需用抗甲状腺药物、碘剂充分准备,以免诱发甲状腺危象,严重心、肝、肾疾病,浸润性突眼不适宜手术治疗。手术可致永久性甲状腺功能减退、声带麻痹、甲状旁腺功能减退和突眼加剧。

5.甲状腺危象的防治 防治感染和术前准备是防治甲状腺危象的关键。

(1)抑制 TH 合成 首选丙硫氧嘧啶(PTU),首次剂量 600 mg,口服或胃管注入;以后每 6 h 给予 PTU 250 mg 口服,待症状缓解后减至一般治疗剂量。

(2)抑制 TH 释放 服 PTU 后 1 h 再加用复方碘口服溶液 5 滴,以后每 8 h 一次,或碘化钠 1.0 g 加入 10% 葡萄糖注射液中静脉滴注 24 h,以后视病情逐渐减量,一般使用 3~7 d 停药。

(3)普萘洛尔 20~40 mg,每 6~8 h 口服 1 次,或 1 mg 经稀释后缓慢静脉注射。普萘洛尔有抑制外周组织 T_4 转换为 T_3 的作用。

(4)氢化可的松 50~100 mg 加入 5%~10% 葡萄糖注射液中静脉滴注,每 6~8 h 一次。

(5)降低和清除血浆 TH 上述治疗效果不满意时,可选用血液透析、腹膜透析或血浆置换等措施,迅速降低血浆 TH 浓度。

(6)针对诱因和对症支持治疗 监护心、脑、肾功能;纠正水、电解质和酸碱平衡紊乱;降温、给氧、防治感染;积极治疗各种并发症。

6.浸润性突眼的防治 ①保护眼睛,防治结膜炎、角膜炎。②甲状腺制剂可与抗甲状腺药物同服。③利尿剂可减轻眼周及球后水肿。④糖皮质激素及免疫抑制剂可消除局部炎症及抑制免疫反应,口服或球后及结膜下注射。其他免疫抑制剂,如环磷酰胺,环孢素也可酌情使用。⑤局部治疗,如高枕、低盐饮食,局部滴眼药等。⑥球后放射治疗可减轻眶内或球后浸润。

7.胫前黏液性水肿的防治 轻型病例不需治疗,重者可用倍他米松软膏等局部外用,每晚 1 次,疗程 1 年左右,疗效较好,但停药后易复发。

8.妊娠期甲状腺功能亢进症的防治 妊娠可加重甲亢,故宜于甲亢治愈后再妊娠。如甲亢患者欲维持妊娠,应积极治疗甲亢,及早使甲状腺功能恢复正常,以免引发早产或死胎。①ATD 治疗：首选 PTU。②禁用 ^{131}I 治疗。③产后一般不宜哺乳。④慎用普萘洛尔。⑤妊娠期不宜做甲状腺次全切除术，必须手术者应在妊娠中期进行。

9. 甲状腺功能亢进性心脏病的治疗　首选放射碘治疗，不适合放射碘治疗的患者使用 ATD 治疗。β 受体阻滞剂普萘洛尔有减慢心率、缩小脉压、减少心排血量的作用，对于控制心房颤动的心室率有明显效果。由于甲亢所致的代谢率增加，普萘洛尔应用剂量要相对增大，可用 40～60 mg，每 6～8 h 1 次。对不能使用 β 受体阻滞剂者，可给予地高辛和(或)利尿药进行抗心力衰竭治疗。

(六)护理

1. 护理评估

(1)病史　询问患者的家族发病史及发病前有无感染及精神刺激、创伤等诱因；患病的时间，有无乏力、多食、消瘦、怕热、多汗、急躁易怒及排便次数增多等异常改变；有无心悸、气促、下肢水肿等甲亢性心脏病的表现。女患者注意询问月经有无异常。详细询问既往及目前的检查治疗经过，用药情况等。

(2)身体评估

1)一般状态　①生命体征：观察有无体温升高、脉搏加快、脉压增加等表现。②意识精神状态：观察患者有无兴奋易怒、失眠不安等表现或神志淡漠、嗜睡、反应迟钝等。③营养状况：评估患者有无消瘦、体重下降、贫血等营养状况改变。

2)皮肤黏膜　观察皮肤是否湿润、多汗，有无皮肤紫癜。胫骨前皮肤有无增厚、变粗及大小不等的红色斑块和结节。

3)眼征　观察和测量突眼度，评估有无眼球突出、眼裂增宽等表现，有无视力疲劳、畏光、复视、视力减退、视野变小。角膜有无溃疡。

4)甲状腺　了解甲状腺肿大程度，是否呈弥漫性、对称性肿大，有无震颤和血管杂音。

5)心脏、血管　有无心尖搏动位置变化、搏动增强、心率增快、心尖部收缩期杂音、心律失常等。有无周围血管征。

6)消化系统　有无腹胀、肠鸣音增强等。

7)骨骼肌肉　是否有肌无力、肌萎缩和杵状指等。

(3)实验室及其他检查　血清甲状腺激素有无升高；甲状腺摄碘率是否增高；血中甲状腺刺激性抗体是否阳性。

(4)心理-社会资料　几乎所有甲亢患者都有不同的情绪改变，因此要观察患者有无急躁易怒、焦虑等精神症状。还要观察患者有无因突眼、甲状腺肿大致外形改变而产生的抑郁、自卑心理及家属对患者的理解程度。

2. 常用护理问题

(1)营养失调：低于机体需要量　与代谢增高、消化不良性腹泻及吸收差有关。

(2)活动无耐力　与蛋白质、脂肪代谢增加及甲亢性心脏病、肌无力或肌萎缩有关。

(3)焦虑　与甲亢所致神经系统兴奋、外观改变及对本病知识缺乏有关。

(4)有受伤的危险　与浸润性突眼有关。

(5)潜在并发症：甲状腺危象。

笔记栏

3.护理措施

（1）病情观察　定时测量患者生命体征的变化,注意体重变化、神志及精神状态、食欲、腹泻量及次数并记录出入量,观察甲状腺肿大及突眼的程度。若患者原有症状加重,体温升高,心率增高达 120 次/min 以上,焦虑不安、大汗淋漓、厌食、恶心、呕吐、腹泻及严重乏力要警惕甲状腺危象的发生,应立即与医生联系。

（2）生活护理　应保持环境安静、清爽、舒适,室温保持在 20℃左右,避免强光和噪声的刺激。指导患者多进饮料以补充丢失的水分,但避免给浓茶、咖啡等兴奋性饮料。向家属说明疾病的性质,协调同病室患者之间的关系,避免有精神刺激的言语。在饮食上给予高热量、高蛋白、高脂肪、高维生素、低纤维素食物。

（3）用药护理　遵医嘱用药,不可自行减量或停服,并注意观察药物的疗效及不良反应。服用碘剂时,掌握准确剂量,并观察中毒及过敏反应,如出现口腔黏膜发炎、腹泻、恶心、鼻出血等症状,应立即停药并立即通知医生处理。警惕粒细胞缺乏症,定期复查血象,在用药第 1 个月,应每周查 1 次白细胞,1 个月后每 2 周查 1 次白细胞。如伴有发热、咽痛、皮疹等疑有粒细胞缺乏症时,须立即停药。此外,药物疹比较常见,可用抗组胺药控制,不必停药,但需严密观察病情变化。

（4）对症护理　患者皮肤湿润、多汗,应勤洗澡、擦拭与更衣,以保持清洁、舒适。腹泻较重者,注意保护肛周皮肤突眼较重者,可以常滴眼药水以防发生角膜炎,外出时带茶色眼镜,以避免强光与灰尘的刺激。睡觉或休息要抬高头部,以减轻球后组织水肿。体温过高者给予乙醇擦浴,躁动不安者应使用床护栏保护患者安全。昏迷者应加强皮肤、口腔护理,定时翻身,预防褥疮的发生。

甲状腺危象的护理保持病室环境安静,严格按规定的时间和剂量给予抢救药物;密切观察生命体征的变化并记录;高温者给予物理降温,寻找和去除诱发甲状腺危象的各种刺激因素。

【讨论】
甲亢危象的护理措施有哪些?

（5）心理护理　指导患者学会自我调节情绪的方法,如缓慢的深呼吸,转移注意力,全身肌肉放松等,鼓励家属与患者沟通,使其理解敏感、急躁易怒是甲亢临床表现的一部分,可因治疗而得到改变,来减轻患者的压力,使患者情绪保持在最佳状态,增强战胜疾病的信心。

（七）健康指导

1.向患者及家属介绍甲亢疾病的基本知识和防治要点,避免精神刺激,过度劳累及各种应激事件的发生。

2.向患者解释长期用药的重要性,指导患者按时服药,定期到医院复查。如服用抗甲状腺药物应每周查血象 1 次,每隔 1～2 个月做甲状腺功能测定等,密切观察体重、脉压、脉率、体温的变化。观察咽部有无感染,如出现高热、恶心、呕吐、腹泻、突眼加重应及时就诊。

3.妊娠期甲亢患者,在妊娠期与产后力争在对母亲及胎儿无影响的条件下,使甲状腺功能恢复正常。妊娠期不宜用放射性碘和手术治疗,抗甲状腺药物的剂量也不宜过大。由于抗甲状腺药物可从乳汁分泌,产后如继续服药,则不宜哺乳。

（八）预后

本病病程较长,经积极治疗预后良好,少数患者可自行缓解。单纯抗甲状腺药物治疗的患者,复发率较高。部分放射性碘治疗、甲状腺手术所致甲减者需 TH 终身替代治疗。

三、甲状腺功能减退症

甲状腺功能减退症,本节以下简称甲减,是各种原因引起的甲状腺激素分泌及合成不足或周围组织对甲状腺激素缺乏反应所引起的临床综合征,其病理特征是黏多糖在组织和皮肤堆积,表现为黏液性水肿。根据起病年龄分 3 型:呆小病(克汀病)、幼年型与成年型甲减。因甲减程度不同而症状有异。在婴儿及儿童时期以明显的智力及生长发育障碍为主要表现。成人则以全身代谢缓慢,器官功能降低特别是黏液性水肿为主要表现。本病多见于中年女性,男女之比为 1:(5~10),普通人群患病率为 0.8%~1.0%。本节主要介绍成年性甲减。

(一)病因及发病机制

1. 原发性甲状腺肿　由甲状腺本身病变所致,约占 90% 以上。原因有:①先天性,见于甲状腺生长发育异常,激素合成酶系缺乏,孕妇缺碘、口服过量抗甲状腺药物等;②获得性,见于桥本甲状腺炎,甲亢^{131}I 治疗,甲状腺大部或全部手术切除后,缺碘。少数高碘地区也可发生甲状腺肿和甲减。过量摄入抗甲状腺药物、服用保泰松与硫脲类药物,进食甘蓝和木薯等食物所致甲状腺激素合成异常,以及甲状腺癌广泛转移至腺体内所致甲状腺组织破坏。临床上所见甲减多属获得性。

2. 垂体性甲减　因垂体肿瘤、手术、放疗或产后垂体坏死所致垂体分泌不足而引起继发性甲状腺功能减退。

3. 下丘脑性甲减　下丘脑肿瘤,慢性炎症和放疗等导致 TRH 分泌减少,TSH 及 TH 也相继减少,从而引起继发性甲减。

4. 甲状腺激素抵抗综合征　因甲状腺受体缺陷,体内靶组织器官对 TH 反应性降低或丧失而产生的一系列病理生理变化。患者垂体和甲状腺的分泌活动基本正常,而仅有外周组织器官选择性的对 TH 不敏感。

(二)临床表现

本病女性多见。除手术切除或放疗损害腺体外,大多数起病隐匿,发展缓慢,早期缺乏特征性表现,有时长达 10 余年后始有典型表现。

1. 全身表现　畏寒、乏力、少汗、少言懒动、动作缓慢,食欲减退而体重无明显减轻;重者出现典型黏液性水肿,表现为表情淡漠、面色苍白、眼睑水肿、唇舌厚大,皮肤干燥、增厚、粗糙脱屑,毛发脱落。踝部呈非凹陷性水肿。少数患者指甲厚而脆、多裂纹。

2. 精神、神经系统　表现为精神抑郁,记忆力减退,智力低下,反应迟钝,嗜睡;严重者发展为猜疑型精神病,后期多痴呆、幻觉、木僵等,重者可惊厥。

3. 心血管系统　表现心动过缓,可有心包积液的症状和体征,病程长者因血胆固醇增高,易发生冠状动脉粥样硬化性心脏病。

4. 消化系统　表现患者常有便秘、腹胀、厌食等。由于胃酸缺乏或维生素 B_{12} 吸收异常,可导致缺铁性贫血或恶性贫血。

5. 肌肉、骨骼系统　表现肌肉松弛无力,痉挛疼痛。黏液性水肿患者可伴关节

【想一想】
　甲状腺功能减退症按病因分类有哪些?

病变。

6.内分泌系统　表现男性性欲减退、阳痿;女性月经过多,病久闭经不育,约1/3患者可有溢乳。

7.黏液性水肿昏迷　病情严重者可因寒冷、感染、手术、麻醉剂及镇静剂、心力衰竭、肺水肿等因素而诱发。临床表现为进行性无力、嗜睡、低体温($<35℃$)、呼吸减慢、心动过缓、血压下降、四肢肌肉松弛、反射减弱或消失,甚至出现昏迷、休克与心、肾功能不全而危及患者生命。

【思考】
黏液性水肿昏迷的诱因是什么?有哪些表现?

(三)实验室及其他检查

1.甲状腺摄碘率低于正常。

2.TT_4、TT_3、FT_4、FT_3降低。

3.促甲状腺激素(TSH)增高,是成人甲减最敏感的指标。

4.其他,可有贫血,血中可检出抗甲状腺球蛋白抗体,抗甲状腺微粒体抗体。X射线显示蝶鞍增大,心影增大等。

(四)诊断要点

除临床表现外,主要依靠检测总T_4或FT_4、TSH以及TRH兴奋试验,诊断并不困难。早期、轻型甲减症状不典型者,需与贫血、特发性水肿、肾病综合征、肾炎及冠心病相鉴别。

(五)治疗要点

1.替代治疗　甲状腺片或左旋甲状腺素片小剂量开始每日晨服,以后逐渐加至维持量,使血清T_4在正常范围,TSH正常或稍高于正常。

2.对症治疗　有贫血者补充铁剂、维生素B_{12}、叶酸等,胃酸低者补充稀盐酸,并与TH合用,才能取得疗效。

3.黏液水肿昏迷的治疗　立即静脉注射L-三碘甲腺原氨酸($L \sim T_3$)$40 \sim 120 \mu g$,以后每6 h用$5 \sim 15 \mu g$,至患者清醒后改口服。氢化可的松$200 \sim 300$ mg静脉滴注,同时补液,维持电解质及酸碱平衡。保持呼吸道通畅、吸氧、保暖。控制感染、救治休克。昏迷者按昏迷患者护理。

(六)护理

1.护理评估

(1)病史　询问患者近期是否有感染、手术及使用抗甲状腺药物、碘摄入过量或碘缺乏等诱因。

(2)身体评估　观察患者外貌是否异常,有无面色苍白及鼻、唇、舌增厚肥大,毛发干燥、皮肤粗糙、肌肉松弛无力、心脏扩大、厌食、便秘、腹胀等。

(3)实验室及其他检查　甲状腺摄碘率是否正常,TT_4、TT_3、FT_4、FT_3、TSH是否正常。

(4)心理-社会评估　评估患者因神经系统的症状或长期服药或生活自理能力降低而产生悲观心理,评估患者家属因对疾病知识了解的缺乏而产生一些不良的影响。

2.常见护理问题

(1)体温过低　与机体新陈代谢率降低有关。

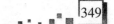

（2）便秘　与代谢率降低使胃肠蠕动减慢、活动量减少有关。

（3）活动无耐力　与肌肉松弛有关。

（4）潜在并发症：黏液水肿性昏迷。

3.护理措施

（1）病情观察　经常观察患者身体及精神变化；定时测量生命体征，观察患者有无寒战、皮肤苍白等体温过低现象；观察胃肠道症状以及精神、动作、语言状态等。

（2）生活护理　调节室温在22~23℃之间，注意保暖。给予高糖、高蛋白、高维生素、低脂饮食，多食蔬菜、水果；便秘严重时可给予缓泻剂；每日温水擦洗皮肤并涂以润滑剂，以防皮肤干裂。

（3）用药护理　甲状腺制剂应从小剂量开始，逐渐增加，中间不可随意停药或改变剂量，以防组织需氧量突然增加，加重心脏负担，诱发心力衰竭或心肌梗死。用药前后分别测脉搏，以便观察药物疗效，服药过程中出现心动过速、心律失常、多汗、兴奋及体重明显减轻，提示药物剂量过大，应及时调整剂量。对于有心脏病、肾炎、高血压患者，应特别注意剂量的调整。同时服用利尿剂时，应注意记录液体出入量。

（4）对症护理　患者已发生黏液水肿昏迷，要监测动脉血气分析的变化，保持呼吸道通畅，吸氧，必要时气管插管或气管切开，建立静脉通道，遵医嘱正确用药。

（5）心理护理　护士多与患者交谈，让患者倾诉自己的想法；协助患者的生活，关心、体贴患者；帮助患者认识不良心态对疾病的影响，让患者参与治疗和护理；嘱患者家属亲友给予物质支持和精神鼓励，增加战胜疾病的信心。

（七）健康指导

1.告知患者发病原因及注意事项。如地方性缺碘者经补碘及临床治疗，发病率可明显下降。由药物引起者应及时调整剂量，避免皮肤破损，感染和创伤。

2.给患者讲解黏液水肿昏迷的表现，如低血压、心动过缓、体温低于35℃以下等，使患者学会自我观察。告诉患者慎用安眠、镇静、止痛、麻醉药，避免各种应激情况，以免发生黏液性水肿昏迷等严重并发症。

3.永久性甲减者需终生服药。向患者解释按时服药的重要性，不可随意停药和变更剂量。其严重后果可导致心肌缺血、心肌梗死或充血性心力衰竭。指导患者定时到医院复查，以便调整药物剂量。

（八）预后

永久性甲减者坚持治疗可如常人生活，不及时治疗或中断治疗可因严重并发症而死亡。

第五节　皮质醇增多症

皮质醇增多症，又称库欣综合征，是由于各种原因所致肾上腺皮质分泌过量的糖皮质激素所致，其中以垂体促肾上腺皮质激素（ACTH）分泌亢进所引起者最为多见。主要临床表现有向心性肥胖、多血质外貌、满月脸、皮肤紫纹、痤疮、糖尿病倾向、高血压和骨质疏松等。本病多见于女性，男女之比为1:（2~3）。以20~40岁居多，约占

2/3。

（一）病因及发病机制

1. 原发性肾上腺皮质肿瘤　包括腺瘤或腺癌,肿瘤分泌大量皮质醇引起本病。

2. 垂体分泌过多ACTH　约占本病的70%,最常见为垂体微腺瘤。少数患者垂体无腺瘤,而呈ACTH细胞增生。ACTH过多刺激双侧肾上腺皮质弥漫性增生,分泌大量皮质醇而致病。

3. 异位ACTH综合征　是指垂体以外的肿瘤产生ACTH,刺激肾上腺皮质增生,分泌过量皮质醇。最常见的是肺癌,其次是胸腺癌和胰腺癌。

4. 医源性皮质醇增多症　由于长期大剂量使用糖皮质激素,抑制自身下丘脑-垂体-肾上腺轴,致使腺体萎缩,分泌功能低下,而临床表现类似皮质醇增多症,称为类库欣综合征。

【思考】
　皮质醇增多症的病因有哪些?

（二）临床表现

本病的临床表现主要由于皮质醇分泌过多,引起代谢紊乱和多器官功能障碍,以及对感染抵抗力降低所致。

1. 脂肪代谢障碍　特征性的表现为:满月脸、水牛背、腹大隆起似球形、四肢相对瘦小。主要由于皮质醇可促进脂肪的动员和合成,引起脂肪代谢紊乱及脂肪重新分布,导致患者面部和躯干脂肪堆积。由于四肢对皮质醇的脂肪动员作用较面颈部和躯干部敏感,加之蛋白质分解使四肢肌肉萎缩,形成典型的向心性肥胖。

2. 蛋白质代谢障碍　大量皮质醇促进蛋白质分解,抑制蛋白质合成,从而出现蛋白质过度消耗的表现:如皮肤菲薄,毛细血管脆性增加,轻微损伤即可引起瘀斑;由于肥胖、皮肤薄、皮肤弹力纤维断裂等原因,患者下腹两侧、大腿外侧等处可出现典型的皮肤紫纹;久病者出现肌肉萎缩。儿童可致生长发育停滞。

3. 糖代谢障碍　大量皮质醇促进肝糖原异生,减少外周组织对葡萄糖的利用,并拮抗胰岛素的作用,使血糖升高,葡萄糖耐量降低,部分患者可出现继发性糖尿病,成为类固醇性糖尿病。

4. 电解质紊乱　大量皮质醇有潴钠、排钾作用,潴钠可导致患者轻度水肿,低钾使患者乏力加重,并引起肾浓缩功能障碍。但明显低钾低氯性碱中毒主要见于肾上腺皮质癌和异位ACTH综合征。在这些患者中,除皮质醇大量分泌外,具有盐皮质激素作用的脱氧皮质酮分泌也增多,加重低血钾。由于皮质醇有排钙作用,病程长者可出现骨质疏松,脊椎压缩畸形,身材变矮,有时呈佝偻、骨折。儿童患者生长发育受到抑制。

5. 感染　长期皮质醇增多使机体免疫功能减弱,患者容易发生各种感染,肺部感染多见;化脓性细菌感染不容易局限化,可发展成蜂窝织炎、菌血症、败血症。同时皮质醇增多使发热等机体防御反应被抑制,患者在感染后,炎症反应往往不显著,发热不明显,易于漏诊造成严重后果。

6. 心血管病变　高血压在本病中常见。同时,患者常伴有动脉硬化和肾小动脉硬化,可能是高血压的后果,又可加重高血压,使部分患者治疗后血压仍不能降至正常。长期高血压可并发左心室肥大,心力衰竭和脑血管意外。患者脂肪代谢紊乱,对心血管系统产生不利影响,是冠心病发病的独立危险因素。

7. 造血系统及血液改变　皮质醇刺激骨髓,使红细胞和血红蛋白含量偏高,且患者皮肤菲薄而呈多血质面容。大量皮质醇使白细胞计数及中性粒细胞增多,且促使淋巴组织萎缩、淋巴细胞和嗜酸性粒细胞的再分布,这两种细胞的绝对值和白细胞分类中的百分率均减少。

8. 性功能障碍　女性患者因肾上腺产生雄激素过多,可出现月经减少、不规则或停经,多伴不孕、痤疮、多毛等。如有明显男性化应警惕肾上腺癌的可能。男性因大量皮质醇对垂体促性腺激素的抑制作用,表现为性功能低下、性欲减退、阴茎缩小、睾丸变软、男性性征改变等。

9. 神经、精神障碍　皮质醇兴奋大脑皮质,引起中枢神经系统功能紊乱,患者常有情绪不稳定、失眠、妄想、狂躁甚至出现精神病。

10. 皮肤色素沉着　异位 ACTH 综合征患者,因肿瘤产生大量 ACTH 等,内含促黑色素细胞活性的肽段,使皮肤颜色明显加深。

（三）实验室及其他检查

1. 血浆皮质醇增高,昼夜节律消失。24 h 尿 17-羟皮质类固醇增高。

2. 地塞米松抑制试验　①小剂量地塞米松抑制试验,指尿 17-羟皮质类固醇不能被抑制到对照值的 50% 以下;②大剂量地塞米松抑制试验,可被大剂量地塞米松抑制到对照值 50% 以下者表示病变大多在下丘脑或垂体,不能被抑制可能为原发性肾上腺皮质肿瘤或异位 ACTH 综合征。

3. ACTH 测定　库欣病和异位性 ACTH 综合征者增高,原发性肾上腺皮质肿瘤者因 ACTH 被反馈抑制而降低。

4. 影像学检查　肾上腺 B 型超声波、蝶鞍 X 射线断层摄片、CT 扫描、磁共振成像等定位检查,可见病变部位影像学改变。

（四）诊断要点

典型症状者,从外观及临床表现即可作出临床诊断,早期症状不典型者,则有赖于实验室检查及影像学检查。本病应与单纯性肥胖及 2 型糖尿病相鉴别。

（五）治疗要点

根据不同病因作相应治疗。

1. 库欣病　本病治疗有手术、放射、药物 3 种方法。经蝶窦切除垂体微腺瘤为近年治疗本病的首选方法,腺瘤摘除后可治愈,仅少数患者术后复发。如经蝶窦手术未发现垂体微腺瘤,或因某种原因不宜做垂体手术,病情严重者,宜做一侧肾上腺全切,另侧肾上腺大部分或全切除术,术后做垂体治疗,最后用直线加速器治疗。对于垂体大腺瘤患者需做开颅手术,尽可能切除腺瘤,为避免复发,可在手术后辅以放射治疗。

2. 肾上腺肿瘤　经检查明确腺瘤部位后,手术切除可根治。肾上腺腺瘤的治疗多不满意,应尽可能早期手术治疗,未能根治或已有转移者用药物治疗,以减少肾上腺皮质激素的产生。

3. 不依赖 ACTH 小结节性或大结节性双侧肾上腺增生　做双侧肾上腺切除术,术后作激素替代治疗。

4. 异位 ACTH 综合征　应治疗原发性癌肿,根据具体病情做手术、放疗和化疗。

(六)护理

1. 护理评估

(1)病史 询问患者有无肾上腺糖皮质激素的用药史;询问患者体态改变特别是肥胖及其他伴随症状开始的时间,发展的速度;有无肺癌、胸腺癌、胰腺癌等恶性肿瘤的原发症状。

(2)身体评估 观察患者是否有满月脸、水牛背、向心性肥胖、痤疮、多毛等异常表现,有无肌肉萎缩、皮肤粗糙及精神异常等表现。

(3)实验室及其他检查 血浆皮质醇是否升高,24 h 尿 17-羟皮质醇、游离皮质醇是否升高。肾上腺 B 超、CT 扫描、磁共振成像是否异常。

(4)心理-社会资料 患者因体态外貌改变,肢体软弱无力而感自卑、无助,表现为沉默寡言、焦虑不安。由于激素的作用亦可导致烦躁易怒、失眠、情绪不稳定、注意力不集中,而家属对疾病认识的缺乏都可对患者产生不良的心理反应。

2. 常见护理问题

(1)活动无耐力 与蛋白质代谢障碍引起肌肉萎缩有关。

(2)体液过多 与糖皮质激素过多引起钠水潴留有关。

(3)有感染的危险 与机体免疫功能减弱,抵抗力下降有关。

(4)自我形象紊乱 与皮质醇增多导致外形改变有关。

(5)有受伤危险 与代谢异常引起的皮肤菲薄、骨质疏松有关。

3. 护理措施

(1)病情观察 观察患者外形的改变情况;有无咽痛、发热等感染现象;有无高血压、糖尿病、电解质紊乱、月经紊乱、精神障碍等症状。如患者出现恶心、呕吐、腹胀、乏力、心律失常等现象,应考虑低钾血症,及时测血钾和描记心电图,与医生联系给予处理。

(2)生活护理 指导患者摄取高蛋白、高钾低钠、低脂肪饮食,如奶制品、鱼等,多吃橘子、香蕉等含钾高的食物。当出现糖耐量降低或有糖尿病症状时应限制进食量,按糖尿病饮食进行护理。有高血压患者应限制盐的摄入。

(3)用药护理 患者不能手术时,常使用皮质醇合成酶抑制剂治疗。此类药物的主要副作用可引起食欲减退、恶心、呕吐、嗜睡等。在治疗过程中应注意观察疗效及副作用。

(4)对症护理 有高血压、糖尿病者定期测血压、血糖和尿糖。有骨质疏松和骨痛者,应嘱其休息,保持地面干燥,无障碍物,以减少摔倒受伤的危险。保持皮肤、口腔、会阴部的清洁卫生,预防感染。

(5)心理护理 做好患者心理护理,患者因病情特殊和体态、外貌的变化,往往产生困扰和悲观情绪,应耐心倾听患者的倾诉,安慰患者,鼓励患者家属多给予关心支持。对有明显精神症状者,避免一些刺激性言行,尽量避免患者的情绪波动,应多给予照顾,以防意外事故发生。

(七)健康指导

1. 向患者及其家属进行病情介绍,使其了解体态、外貌变化的原因和治疗过程,效果,以利患者接受现实,配合治疗。

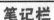

笔记栏

2.指导患者进食高蛋白饮食,多食苹果、香蕉、橘子、西瓜等含钾高的食物。如有高血压和糖尿病,则介绍特殊的饮食注意事项。

3.指导患者正确用药,定期随访,糖皮质激素替代治疗者应强调长期服药的重要性和必要性,不可随便停药或减量,可在医生的指导下根据病情适当地调整药物剂量。

4.教会患者进行自我护理,增加自信心和自尊,说服患者和家属,使患者力所能及地照顾自己的生活。教会患者如何观察病情、药物治疗效果及不良反应,以期发生变化及时就医。

5.指导患者避免感染、不适当的活动方式等各种可能导致病情加重或并发症发生的因素。

(八)预后

皮质醇增多症患者若不及时治疗,除极个别病例可自愈外,一般病程不超过5年。其致死原因有感染、心血管疾病、尿毒症、消化道出血、糖尿病昏迷、癌症转移等。双侧肾上腺增生行双侧肾上腺手术或垂体肿瘤摘除术后的5年存活率均可达95%,但仅作垂体放疗或一侧肾上腺手术则效果较差。腺瘤摘除的疗效最佳。肾上腺癌预后甚差,广泛手术后5年存活率仅10%。

第六节 糖 尿 病

糖尿病是一种常见的内分泌代谢病。因胰岛素绝对或相对不足以及靶细胞对胰岛素敏感性降低,引起糖、蛋白质、脂肪和水、电解质紊乱,以及高血糖为主要临床特征。患者表现为多饮、多尿、多食和消瘦,即典型的"三多一少"症状。常伴发心血管、肾、眼及神经病变。随着人们生活水平的提高,糖尿病已成为发展中国家继心血管疾病、肿瘤之后的第三大非传染性疾病。糖尿病的临床类型主要包括非胰岛素依赖型糖尿病(NIDDM,2型)和胰岛素依赖型糖尿病(IDDM,1型)。其中2型糖尿病例约占90%。目前我国糖尿病患者约4 500万,其中绝大部分为2型糖尿病。由于生活方式的不同,城乡患病率差别很大,城市人口2型糖尿病患病率平均为4.8%,但并发症控制率不足20%。据世界卫生组织流行病学调查资料统计,到2025年全世界糖尿病患者将达到3亿,其中发达国家为7 200万,增长率为42%,而在发展中国家为2.3亿,增长率达到了170%,也就预示着在发展中国家糖尿病将成为社会巨大的负担。

一、病因及发病机制

(一)病因

糖尿病的病因目前尚不清楚,可能与下列因素有关:

1.遗传因素 不论1型或2型糖尿病均与遗传因素有关,有家族性。

2.病毒感染 脑炎、心肌炎病毒、腮腺炎病毒、风疹病毒可直接损伤或通过触发自身免疫反应破坏胰岛细胞,引起1型糖尿病。

3.自身免疫 目前发现1型糖尿病患者体内存在多种胰岛细胞自身抗体(ICA)。

4.诱发因素 肥胖、体力活动减少、饮食改变、感染、创伤、精神刺激、多次妊娠和分娩等都是 2 型糖尿病诱发因素。1 型糖尿病易发生在青少年,起病急、病情重;2 型糖尿病多见于 40 岁以上,体型肥胖的成人,起病缓慢,病情较轻。

(二)发病机制

糖尿病的发病机制为不同病因导致导致胰岛 B 细胞分泌胰岛素缺陷和(或)外周组织胰岛素利用不足,引起糖、脂肪及蛋白质等物质代谢紊乱。

二、临床表现

(一)症　状

1. 多尿　由于血糖升高引起渗透性利尿作用,一日尿量常在 2 ~ 3 L。

2. 多饮　因多尿丢失大量水分而口渴、多饮。

3. 多食　因胰岛素不足,体内葡萄糖不能充分利用,能量来源减少而易饥饿,进食量明显增加。

4. 消瘦　机体不能有效的利用葡萄糖而导致蛋白质、脂肪消耗增加,引起消瘦、疲乏无力。

(二)糖尿病急性并发症

糖尿病酮症酸中毒(DKA):糖尿病代谢紊乱加重时,脂肪分解加速,产生大量脂肪分解产物酮体,引起血酮体水平升高及尿酮体出现,临床上称为酮症。这些酮体为较强的有机酸,大量消耗体内的贮备碱,若代谢紊乱进一步加剧,血酮继续升高,便发生代谢性酸中毒。多见于 1 型糖尿病,2 型糖尿病在某些诱因下也可发生。

临床表现:早期酮症阶段仅有多饮、多尿、疲乏等,当酸中毒出现时,表现为食欲减退、恶心、呕吐、极度口渴、尿量显著增多,常伴头痛、嗜睡、烦躁、呼吸深快(Kussmaul 呼吸),有烂苹果味(丙酮);后期严重脱水、尿量减少、皮肤黏膜干燥、眼球下陷、脉搏细速、血压下降、昏迷甚至死亡。

(三)糖尿病慢性并发症

1. 血管病变　①微血管病变主要引起肾小球硬化和视网膜血管病变,前者表现为糖尿病肾病而出现蛋白尿、水肿、高血压和肾功能不全,是糖尿病患者死亡的主要原因;后者有视网膜出血和水肿甚至视网膜剥离。②大血管病变主要表现为大、中动脉粥样硬化,从而引起冠心病、出血性或缺血性脑血管病、肢体动脉硬化引起的肢端坏疽等。

2. 感染　本病易于感染,以皮肤、胆道、泌尿道部位最常受累。皮肤疖、痈、癣,肾盂肾炎、膀胱炎等也多见,可致败血症或脓毒血症,合并肺结核的发生率也比较高。

3. 神经病变　以周围神经病变最常见。表现为对称性感觉异常、麻木、烧灼、针刺感,呈手套、袜套样分布,晚期累及运动系统,可有肌力减弱以至肌肉萎缩和瘫痪。

4. 眼部病变　除视网膜病变外,白内障、青光眼均易发生,严重时也可致盲。

三、实验室及其他检查

1. 血糖　为诊断糖尿病的主要依据,空腹血糖≥7.0 mmol/L 或餐后 2 h 血糖≥11.1 mmol/L。

2. 尿糖　尿糖阳性为诊断糖尿病的最重要线索。

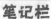

笔记栏

3. 葡萄糖耐量试验（OGTT） 对诊断有疑问者可进行。

4. 糖化血红蛋白（GHbA） 可测定 4～12 周血糖总的水平。是目前糖尿病监测的"金标准"。糖化血红蛋白可以稳定可靠地反映出检测前 120 d 内的平均血糖水平，且受抽血时间，是否空腹，是否使用胰岛素等因素干扰不大。因此，国际糖尿病联盟推出了新版的亚太糖尿病防治指南，明确规定糖化血红蛋白是国际公认的糖尿病监控"金标准"。如果空腹血糖或餐后血糖控制不好，糖化血红蛋白就不可能达标。

5. 其他 糖尿病控制不良者可有三酰甘油、胆固醇升高，高密度脂蛋白降低；血、尿酮体测定，可及时发现酮症。

四、诊断要点

根据家族史，临床表现，血糖、尿糖测定，即可作出诊断。但需排除继发性糖尿病以及对糖尿病类型及并发症作出估计。诊断标准为：

1. 有糖尿病症状，若随机血糖≥11.1 mmol/L 或（和）空腹血糖≥7.8 mmol/L 可诊断为糖尿病，若随机血糖≤7.0 mmol/L 及空腹血糖≤5.6 mmol/L，可排除糖尿病。

2. 若血糖介于两者之间，应做 OGTT。2 h 血糖≥11.1 mmol/L，可诊断为糖尿病；若≤7.0 mmol/L，可排除糖尿病；血糖在≥7.0 mmol/L≤11.1 mmol/L 之间为糖耐量异常。

3. 若无糖尿病症状，除上述 2 项标准外，还需另加一项标准以明确诊断，即口服葡萄糖后 1 h 血糖也≥11.1 mmol/L，或另一次 OGTT 2 h 血糖也≥11.1 mmol/L，或再一次空腹血糖≥7.0 mmol/L。

五、治疗要点

糖尿病的治疗原则为早期治疗、长期治疗、综合治疗、治疗措施个体化。综合防治主要包括五个方面，即饮食治疗、运动疗法、药物疗法（口服降糖药胰岛素）、血糖监测、健康教育。治疗的目的使血糖达到或接近正常水平，纠正代谢紊乱，消除糖尿病症状，防止并发症，维持良好的健康和劳动能力，延长寿命，降低病死率。具体措施是以饮食治疗和合适体育锻炼再加上药物控制。

（一）饮食治疗

饮食治疗是各种类型及各种程度糖尿病的最基本治疗措施，对少数轻症患者可能是一种主要的治疗方法。目的在于减轻胰岛负担，控制和保持理想体重，使血糖、血脂达到或接近正常水平，以防止或延缓各种并发症的发生。应以控制总热量为原则，实行低糖、低脂、适当蛋白质、高纤维素、高维生素饮食。饮食治疗应特别强调定时、定量。

（二）体育锻炼

体育锻炼有助于减轻体重，提高胰岛素的敏感性，促进肌肉和组织对糖的利用，改善脂质代谢。对 2 型糖尿病患者（尤其是肥胖患者）应鼓励运动和适当的体力活动。

（三）口服药物治疗

1. 磺脲类药物 此类药物的作用机制是刺激胰岛素 β 细胞释放胰岛素，使胰岛

【议一议】
糖尿病综合防治包括哪几方面？最基本的治疗是什么？

素与受体的结合率增加。用于经饮食控制不能降低血糖的 2 型糖尿病患者,也可配合胰岛素用于 1 型患者。第一代药物有甲苯磺丁脲(D860)、氯磺丙脲、妥拉磺脲等;第二代药物有格列本脲(优降糖)、格列吡嗪(美吡达)、格列齐特(达美康)、格列喹酮(糖适平)等。治疗应从小剂量开始,甲苯磺丁脲常用量为 0.5~1.5 g,每日 3 次,餐前半小时口服,最大剂量为每天 3 g。格列本脲常用量为 2.5~10 mg,分 1~2 次餐前半小时口服,最大剂量不超过每日 20 mg。

2. 双胍类药物 此类药物的作用机制为促进外周组织(如肌肉)对葡萄糖的摄取和利用,抑制肠道对葡萄糖的吸收,减少肝糖原异生,促进糖的无氧酵解,对血糖在正常范围者无降血糖作用,与磺脲类药物联合使用可增强降血糖作用。常用药物有甲福明(二甲双胍)每日剂量 500~1 500 mg,分 2~3 次口服。由于双胍类药物促进糖无氧酵解,产生乳酸,在肝肾功能不全、低血容量休克或心力衰竭等缺氧情况下,易诱发乳酸性酸中毒,应忌用。

3. 葡萄糖苷酶抑制剂 作用机制是抑制小肠 α-葡萄糖苷酶活性,延缓糖类的吸收,降低餐后血糖。常用阿卡波糖(拜糖平)100~300 mg,分 3 次与餐同服。

(四)胰岛素治疗

1. 适应证 ①1 型糖尿病。②糖尿病酮症酸中毒伴高渗性昏迷。③重症感染、消耗性疾病、视网膜病变、肾脏病变、神经病变、心脑血管急症。④妊娠、分娩手术。⑤经饮食及口服降糖药治疗未获得良好控制的 2 型糖尿病。⑥全胰腺切除引起的继发性糖尿病。⑦糖尿病合并结核。

2. 制剂类型 按起效作用快慢和维持时间,胰岛素可分为速效、中效、长效 3 类。速效胰岛素包括普通胰岛素、速效胰岛素锌混悬液;中效胰岛素有慢胰岛素锌混悬液、中性鱼精蛋白锌胰岛素;长效有鱼精蛋白锌胰岛素、特慢胰岛素锌悬液。各类胰岛素均为皮下注射,仅速效制剂还可静脉注射。

3. 用法和用量 无论哪种类型的糖尿病,胰岛素治疗应在一般治疗和饮食治疗的基础上进行,而且胰岛素用量因个体差异,各个剂量差异也很大,需按患者治疗反应情况适当调整。2 型糖尿病患者可选用中效胰岛素,每天早餐前使用,开始剂量为 4~8 U,根据尿糖和血糖测定结果,每隔数日调整剂量或剂型,如午餐前尿糖仍为强阳性,可用中效与速效胰岛素混合使用;早晨空腹血糖下降不理想,可每日 2 次注射中效胰岛素,直到血糖得到良好控制。1 型糖尿病患者需强化胰岛素治疗,每日多次注射胰岛素,可采用早晚前注射中效和速效胰岛素,晚餐前注射速效胰岛素,夜宵前注射中效胰岛素;或早、午、晚餐前同时注射速效胰岛素,夜宵注射速效胰岛素。另一种强化胰岛素治疗方法为持续皮下胰岛素输注,用可调程序的微型计算机控制胰岛素输注的剂量和时间。强化胰岛素治疗时,低血糖症发生率可增加,要引起注意。

(五)胰腺和胰岛移植

大多为 1 型糖尿病患者,可解除对胰岛素的依赖,改善生活质量。胰腺移植因其复杂的外分泌处理和严重并发症而受到限制。胰岛移植尚处在临床实验阶段。

(六)糖尿病合并妊娠治疗

无论妊娠期糖尿病或在妊娠前已患糖尿病,妊娠对糖尿病及糖尿病对孕妇和胎儿均有复杂的相互影响。饮食治疗原则同非妊娠者。总热量每日每千克体重 159 kJ

笔记栏

(38 kcal)左右,蛋白质每日每千克体重1.5~2.0 g。在妊娠过程中严密监测血糖水平,胎儿的生长发育及成熟情况。应选用短效和中效胰岛素,忌用口服降糖药。通常在孕36周前早产婴儿死亡率较高,38周后胎儿宫内死亡率增高,故在妊娠32~36周时宜住院治疗直至分娩。产后注意新生儿低血糖症的预防和处理。

(七)糖尿病酮症酸中毒(DKA)治疗

1. 输液 是抢救DKA首要的措施。DKA时患者常有重度失水,可达体重10%以上,只有在有效组织灌注改善、恢复后,胰岛素才能发挥其生物效应。通常使用生理盐水,如无心力衰竭,最初2 h应快速输入1 000~2 000 mL,以迅速补充血容量,改善周围循环和肾功能,以后根据血压、心率、尿量、末梢循环状况及中心静脉压等决定输液速度和量,从第2至第6小时继续输入1 000~2 000 mL,当血糖降至13.9 mmol/L左右时改输5%葡萄糖注射液,并加入速效胰岛素。第1天总量4 000~5 000 mL,严重失水者6 000~8 000 mL,如患者清醒,可鼓励饮水。

2. 胰岛素治疗 小剂量胰岛素每小时每千克体重0.1 U持续静脉滴注,同样剂量亦可采用间歇静脉注射或间歇肌内注射,当血糖降至13.9 mmol/L时改为5%葡萄糖注射液加速效胰岛素(按每3~4 g葡萄糖加1 U胰岛素计算)继续静脉滴注。尿酮体消失后,根据血糖、尿糖及进食情况调整胰岛素剂量,然后逐渐恢复平时的治疗。

3. 纠正电解质及酸碱平衡失调 轻症患者经输液和注射胰岛素后,酸中毒可逐渐纠正,不必补碱。严重酸中毒(血pH值<7.1时),可给予5%碳酸氢钠84 mL经注射用水稀释至1.25%等渗溶液后静脉滴注,此外,应根据治疗前血钾水平及尿量决定补钾量和速度。

4. 治疗诱因和并发症 如休克、严重感染、心功能衰竭、肾功能衰竭、脑水肿等。

六、护理

(一)护理评估

1. 健康史 询问患者家族中有无类似疾病,女患者有无巨大胎儿生育史,有无胰腺炎、胰腺切除史及内分泌系统疾病、病毒感染史等。

2. 身体评估 观察患者精神神志,有无消瘦、肥胖,皮肤有无发绀或缺血性溃疡或其他感染;有无青光眼、白内障、视力减退失明;有无心力衰竭或心源性休克体征;有无水肿及高血压,有无麻木、疼痛等肢端感觉异常。

3. 实验室检查 检查尿糖、血糖是否正常,葡萄糖耐量是否正常,糖化血红蛋白是否正常,三酰甘油、胆固醇是否正常。

4. 心理及社会资料 糖尿病为终生疾病,病程漫长,可造成多器官功能障碍,易使患者产生焦虑、抑郁等情绪,对疾病治疗缺乏信心或对疾病抱无所谓的态度而不予重视,家庭经济状况如何,家属对患者的态度及对疾病的认识程度都会对患者产生重要的影响,应予重视。

(二)常见护理问题

1. 营养失调:低于机体需要量 与胰岛素分泌不足所致糖、脂肪、蛋白质代谢异常有关。

2. 有感染的危险 与血糖升高、脂肪代谢紊乱、营养不良和微循环障碍有关。

3.潜在并发症　酮症酸中毒、低血糖反应。

4.知识缺乏　糖尿病的饮食、用药和自我护理知识　与健康状况不佳、哮喘发作时伴濒死感有关。

（三）护理措施

1.病情观察　了解患者的饮食情况,密切观察血糖、尿糖变化;观察患者有无皮肤瘙痒、感觉异常、感染及破损,特别注意检查下肢及足部情况;观察生命体征有无异常,有无咳嗽、咳痰,有无腹痛及排尿异常等。监测各种实验检查结果,观察有无酮症酸中毒、低血糖,了解患者及其家属对疾病的认识程度。

2.生活护理　饮食护理护理人员应向患者介绍饮食治疗的目的、意义及具体措施,使患者意识到饮食控制的重要性,积极配合,以取得最佳效果。

（1）每日热量计算　按患者年龄、性别、身高查表或计算理想体重[理想体重(kg)=身高(cm)-105],然后参照理想体重和活动强度计算每日所需总热量。

（2）计算每日总热量　成人休息者每日每千克标准体重给予热量105～125 kJ(25～30 kcal);中体力劳动者146～167 kJ(35～40 kcal);重体力劳动者167 kJ(40 kcal)以上。儿童、孕妇、乳母、营养不良或消耗性疾病者应在此基础上酌加,肥胖者酌减,使体重恢复至理想体重的±5%左右。

（3）蛋白质、脂肪、糖类分配蛋白质含量　成人按每日每千克标准体重0.8～1.2 g计算,儿童、孕妇、乳母、营养不良或有消耗性疾病可增至每日每千克体重1.2～1.5 g;脂肪每日每千克标准体重0.6～1.0 g;其余为糖类。按上述计算蛋白质量占总热量的12%～15%,脂肪约占30%,糖类占50%～60%。

（4）热量分配　三餐热量分配一般为1/5,2/5,2/5或1/3,1/3,1/3或四餐1/7,2/7,2/7,2/7。三餐饮食内容要搭配均用,每餐均有糖类、脂肪和蛋白质,且要定时。可按患者生活习惯、病情及配合治疗的需要来调整。

（5）食用纤维　纤维素有助于大肠杆菌合成多种维生素;还可加速食物通过肠道,抑制糖类食物在肠道吸收,使餐后血糖下降,同时增加肠蠕动,有利于大便通畅;纤维素体积大,进食后可增加饱食感,有利于减肥。含纤维素高的食物有豆类、蔬菜、粗谷物、含糖低的水果等。每日饮食中食用纤维含量不少于40 g为宜。

为了调整患者口味,近年来多采用食品交换法,此法将食品分为谷类、奶类、肉类、脂肪、水果和蔬菜共6类,以每80 kcal热量为1个单位,如谷类大米25 g、生面条30 g、绿豆25 g各为1个单位;奶类淡牛奶110 mL、奶粉15 g、豆浆200 mL各为1个单位;肉类瘦猪肉25 g、瘦牛肉25 g、鸡蛋55 g、鲳鱼50 g各为1个单位;脂肪类豆油9 g、花生米15 g各为1个单位;水果类苹果200 g、西瓜750 g各为1个单位;蔬菜类菠菜500～750 g、萝卜350 g各为1个单位。每类食品中等值食品可互换,营养价值基本相等。患者可根据不同热量交换内容制订食谱。

3.用药护理

（1）口服降糖药护理　遵医嘱定时、定量用药,不可随意加减剂量。观察药物不良反应:磺脲类药物应餐前半小时服用,其主要不良反应是低血糖,特别是对肝、肾功能不全和老年人,其他不良反应有胃肠道反应、皮肤瘙痒、贫血、白细胞减少、皮疹等;双胍类药物应餐前或餐中口服,其不良反应主要是腹部不适、口中金属味、恶心、纳差,因双胍类药物促进无氧糖酵解,产生乳酸,在肝、肾功能不全、休克或心力衰竭时可诱

【议一议】
　2型糖尿病患者,在计算患者饮食总热量时,需考虑患者的什么?

【思考】
　糖尿病治疗常用药物有哪些?主要有哪些不良反应?

笔记栏

【议一议】
　　糖尿病患者低血糖反应有哪些表现？如何处理？使用胰岛素治疗有哪些注意事项？

发乳酸性酸中毒。观察患者血糖、糖化血红蛋白、果糖胺、尿糖和体重的变化,评价药物疗效和调整药物剂量。

（2）胰岛素治疗的护理　观察和预防胰岛素不良反应。

低血糖反应与胰岛素使用剂量过大、饮食失调或运动过量有关,多见于 1 型糖尿病患者。临床表现为头昏、心悸、多汗、强烈的饥饿、无力感甚至昏迷。对低血糖反应者,应及时检测血糖,根据病情进食糖类食物、含糖饮料或静脉注射 25% 葡萄糖注射液 20～30 mL。确保胰岛素的有效使用剂量和时间,定时定量进食及适量运动是预防低血糖的关键,包括胰岛素贮存温度不可<2 ℃或>30 ℃,避免剧烈晃动,一般以 1 mL 注射器抽取药液以保证剂量的准确。普通胰岛素于饭前 0.5 h 皮下注射,鱼精蛋白锌胰岛素在早餐前 1 h 皮下注射;长、短效胰岛素混合使用时,应先抽短效胰岛素,再抽长效胰岛素,然后混匀,不可反向操作,以免将长效胰岛素混入短效内,影响其速效性。患者应学会按规定的时间和量进餐,并合理安排每日的运动时间和运动量,若就餐时间推迟,可先进食些饼干。

胰岛素过敏:主要表现为注射部位瘙痒、荨麻疹;而全身性皮疹、血清病、过敏性休克比较少见。注射部位皮下脂肪萎缩或增生可致胰岛素吸收不良。停止该部位注射后可缓慢吸收。因此要经常更换注射部位,避免 2 周内在同一部位注射 2 次,每次注射至少要离开上次注射部位 3 cm。

4.饮食护理

（1）严格按照医生制订的食谱,避免随意增减。主食提倡用粗制米、面和适量杂粮,忌食糖果、点心、小食品、水果及各种酒类。

（2）食用含不饱和脂肪酸的植物油,忌食动物脂肪以减少饱和脂肪酸的摄入;少食胆固醇含量高的食物,如动物内脏、鱼子、蛋黄等。

（3）患者生活若不规律,经常出差,应随身携带一些方便食品,如奶粉、方便面、咸饼干等,外出吃饭不可暴饮暴食以免加重病情。

（4）长时间的运动应根据需要增加热量的摄入,以预防发生低血糖。

5.体育锻炼　运动可促进糖代谢及提高胰岛素在周围组织中的敏感性,增加组织和肌肉利用葡萄糖,使血糖下降,还可预防冠心病、动脉硬化等并发症的发生。应根据患者年龄、体力、病情及有无并发症,指导患者进行有规律的长期体育锻炼。

（1）运动的方式　可根据患者的爱好加以选择。如散步、慢跑、骑自行车、健身操、太极拳、球类等需氧活动,活动时间每次 20～40 min,可逐步延长,每日 1 次。肥胖患者可适当增加活动次数及时间。

（2）体育锻炼的不良反应　①低血糖:其发生与活动强度、时间、活动前进餐时间、食品种类、活动前血糖水平及用药有关。单纯饮食控制的 2 型糖尿病患者一般无低血糖发生。②高血糖和酮症:用胰岛素治疗的糖尿病患者如血糖水平较高（>13.3 mmol/L）,在开始活动时因运动所致交感神经过度兴奋及儿茶酚胺释放增加,血糖浓度可急剧上升,当胰岛素不足时,可引起酮症或酮症酸中毒。③诱发性心血管意外:活动可增加心脑负担,使血浆容量减少,血管收缩,有诱发心绞痛、心肌梗死和心律失常的危险。④运动系统损伤:包括骨、关节、肌肉或皮肤损伤、足部皮肤破溃甚至缺血和坏疽。

（3）体育锻炼的注意事项　①糖尿病患者的运动以不感到疲劳为度,逐渐增加活动量及活动时间,当血糖>13.3 mmol/L 或尿酮体阳性者,不宜做上述活动。② 2 型糖尿病有严重的心、脑血管疾患或微血管病变者应避免剧烈的活动,按具体情况妥善安排,收缩压>180 mmHg 时停止活动。未注射胰岛素或口服降糖药物的 2 型糖尿病患者,在运动前不需要补充食物,有利于减轻体重、提高对胰岛素的敏感性。③ 1 型糖尿病患者活动时,应把握好胰岛素剂量、饮食与活动三者之间的相互关系,因其在接受胰岛素治疗时,常波动于相对不足和过多之间。前者可因活动时肝糖输出明显增多而葡萄糖利用不增加导致血糖升高、游离脂肪酸和酮体生成增加;后者易造成低血糖。一般可在活动前少量补充额外食物或减少胰岛素用量,活动量不宜大,时间不宜过长,以 15 ~ 30 min 为宜,活动时随身携带甜点及写有姓名、家庭住址和病情的卡片以应急需。

6. 对症护理

(1)皮肤护理 糖尿病患者因皮肤抵抗力低,易受感染,如有外伤,伤口不易愈合。应鼓励并协助患者勤洗澡、勤换衣服,保持皮肤清洁并施以皮肤按摩促进局部血液循环;护理操作时应严格无菌技术操作;指导患者选择质地柔软、宽松的衣服,避免使用松紧带和各种约束带。

(2)呼吸道护理 保持口腔清洁卫生,早、晚 2 次刷牙,饭后要漱口;避免和呼吸道感染者接触,如感冒、肺结核患者等;对重症患者,护士应每天进行口腔护理。

(3)泌尿系统护理 患者因局部尿糖的刺激,会阴部常有瘙痒现象,特别是女患者,小便后,最好用温水清洗会阴部,洗后擦干,以减少瘙痒和湿疹的发生。如有自主神经紊乱造成的尿潴留,尽量避免插入导尿管以免感染,可采用人工诱导方法排尿,膀胱区按摩或热敷等方法,无效时,在严格无菌操作下行导尿术。

7. 并发症护理

(1)酮症酸中毒 严密观察患者生命体征的变化并记录,记录液体出入量。在原有糖尿病基础上出现显著软弱无力、极度口渴、尿量增多伴纳差、呕吐、头痛及意识改变应警惕酮症酸中毒的发生。一旦发生,应准确执行医嘱,确保液体和胰岛素的输入,胰岛素的用量必须准确和及时;患者应绝对卧床休息,注意保暖,昏迷患者按昏迷护理;在输液和胰岛治疗过程中,需 1 ~ 2 h 留标本送检尿糖、血糖、尿酮、血酮、血钾、血钠、二氧化碳结合力。

(2)低血糖 低血糖发生时患者常有饥饿感,伴软弱无力、出汗、恶心、心悸、面色苍白,重者可昏迷,睡眠中发生低血糖时,患者可突然觉醒,皮肤潮湿多汗。紧急处理包括进食含糖食物,如方糖、饼干、果汁、含糖饮料等,一般 15 min 后可很快缓解;必要时,可静脉注射50% 葡萄糖注射液 40 ~ 60 mL。

护士在护理患者的过程中,要及时观察患者的心理变化,如抑郁、焦虑、恐惧、悲哀等。对患者的焦虑和消极情绪,应予理解和关心,并将糖尿病的基本知识和预后告知患者和家属,使他们了解糖尿病虽不能根治,但是通过饮食控制、有规律的生活、适当的体育锻炼、合理的用药等综合措施,就能最大限度地避免并发症的发生,就能达到控制疾病的目的。

七、健康指导

1. 多学 为患者及其家属讲解糖尿病的有关知识,使其认识到糖尿病是一种慢性

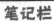

终身疾病,其预后取决于血糖控制与否及有无并发症的发生;鼓励患者多看有关糖尿病的书籍、报刊、电视节目,多听有关糖尿病的讲座和广播,增加自己对糖尿病的基本知识和糖尿病防治方法的了解。学会胰岛素的注射方法,为患者示范注射部位及方法,嘱其有计划的轮流使用注射部位。学会尿糖定性试验,会根据尿糖试纸的颜色变化来判断尿糖水平,若有异常,应及时就医调整药物剂量。了解1型糖尿病患者多死于肾功能衰竭,2型糖尿病患者多死于心脑血管疾病。

2.少吃 让患者了解饮食治疗在控制病情、防止并发症中的重要作用,掌握饮食治疗的具体要求和措施,长期坚持。就是减少每天的热量摄取,特别是避免大吃大喝、吸烟喝酒等。

3.勤动 让患者了解体育锻炼的意义,掌握体育锻炼的具体方法、不良反应及注意事项,增加自己的体力活动时间和运动量,保持体形的健美,避免肥胖的发生;但要注意运动不可过度,以防诱发低血糖。运动中如感到头晕、无力、出汗应立即停止运动。

4.严格 应用降糖药物时,要严格掌握用药时间与进食配合,了解药物不良反应。

5.规律 生活规律,情绪稳定,注意保持清洁卫生,防止皮肤损伤及感染,特别是足部护理;随身携带疾病卡,并带糖果,以备低血糖时迅速食用。

6.放松 就是力求做到开朗、豁达、乐观、劳逸结合,避免过度紧张劳累。

7.复查 一般每2~3个月复查GHb,每3周复查FA,以了解病情控制情况,及时调整药物剂量,每年定期全身检查,了解血糖、尿糖及血压、血脂、肾功能及眼底情况,以尽早防止慢性并发症。

八、预后

糖尿病为终身疾病,目前尚不能根治,并发大血管病变和微血管病变可使患者致死、致残。早期和积极治疗可使死亡率下降5%以下。老年人和有慢性并发症者死亡率仍很高。主要致死原因为心肌梗死、肠坏死、心力衰竭、休克和肾功能衰竭等。如代谢控制良好,可减少和延迟并发症的发生和发展,提高生活质量。

第七节　痛　风　症

痛风是由于遗传性或获得性病因导致嘌呤代谢障碍和血清尿酸持续升高所引起的疾病。目前,世界各地均有痛风病例报道,国内自从1948年首次报道以来,随着人民生活水平的提高和饮食结构的改变,本病逐渐增多,在高原游牧地区和青海、西藏更为多见。痛风的临床特点有:高尿酸血症、反复发作的急性单关节炎、慢性关节炎、关节畸形及功能障碍、痛风石、间质性肾炎、尿酸性泌尿系结石,常伴发心脑血管疾病而危及生命。

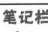

一、病因及发病机制

(一)病因

痛风发病的先决条件是高尿酸血症。在血液 pH 值 7.4 情况下,血中尿酸以尿酸钠离子形式存在,故高尿酸血症即高尿酸钠血症。痛风的一切临床表现,皆由其钠盐从超饱和的细胞外液析出并沉积于组织引起。痛风的肾脏病变除尿酸盐结晶作用外,尚有少数病例是由于尿酸本身的结晶沉淀所致,如急性尿酸性肾病。许多尿酸性肾结石,亦系尿酸结晶所致。

1. 以原发、继发区分

(1)原发性(遗传性) ①特发性:病因未明,代谢综合征(肥胖)。②酶异常:PRS 活性亢进症、HGPRT、APRT 部分缺乏症、黄嘌呤氧化酶活性增强。③不明原因的分子缺陷致肾排尿酸降低。

(2)继发性 肾脏病、血液病、高嘌呤饮食;药物(阿司匹林、利尿剂、糖皮质激素、左旋多巴等)。

2. 以血尿酸区分

(1)尿酸生成过多 占 10%,特发性,酶异常,药物,溶血,骨髓增生性疾病,横纹肌溶解,剧烈运动,高嘌呤饮食,饮酒等。

(2)尿酸排出减少 占 70%,原发性(不明原因的分子缺陷导致肾脏排尿酸下降),肾功不全,代谢综合征(肥胖),酸中毒,药物。

(3)混合因素 占 20%。

(二)发病机制

痛风关节炎的急性发作主要是由于血尿酸(尿酸)值迅速波动所致,即尿酸钠盐结晶引起的炎症反应。①血尿酸突然上升:尿酸结晶在滑液中沉淀形成针状尿酸盐。②血尿酸突然下降:痛风石表面溶解,并释放出不溶性针状结晶(血尿酸可不高)。

尿酸盐微结晶可趋化白细胞,吞噬后释放炎性因子(如 IL-1 等)和水解酶,导致细胞坏死,释放出更多的炎性因子,从而引起关节软骨溶解和软组织损伤,导致痛风的急性发作(红肿热痛)。

二、临床表现

(一)症状

痛风多见于 40 岁左右,95% 为男性,也可见于女性绝经期后。通常可分为无症状高尿酸血症期、急性痛风性关节炎期、发作间歇期、痛风石形成期(慢性痛风性关节炎)期和肾脏病变。其临床表现具有许多特征,熟悉这些特征,即能对大多数患者作出临床诊断。痛风在首次关节炎发作后,经过数周以至更久的无症状间歇期,出现第二次发作。其后,多数患者急性发作逐渐频繁。若不及时治疗,势必出现关节和肾脏等组织和器官的慢性病变,且痛风患者常伴有冠心病、脑血管和高血压等疾病,约 25% 的痛风患者死于心脏和血管意外。

1. 无症状高尿酸血症期 很多患者在首次痛风发作前很多年就会出现血尿酸水

笔记栏

平增高。尿酸在血清中的溶解度为 7 mg/mL,尿酸水平越高,痛风发作的危险越大,但有些患者痛风发作时血尿酸水平却"正常",还有患者虽然血尿酸水平很高,但从未发作过痛风。

2. 急性痛风性关节炎期　多起病急骤,首次发作常始于凌晨,通常只累及外周个别关节,约50%病例第一跖趾关节为首发关节。在整个病程中,约90%以上患者均有第一跖趾关节受累。关节局部疼痛、皮色潮红,甚至发亮,有时可见静脉扩张和瘀斑,活动受限。局部症状迅速加重,数小时内可达高峰,以至患者辗转反侧,难以忍受。常常伴有全身不适,甚至恶寒战栗,体温升高。高热者可达 39℃,伴心动过速,肝大,明显多尿等症状。初次发作后,轻者在数小时或 1~2 d 内自行缓解,重者持续数日或数周后消退。炎症消退后,局部皮肤呈暗红、偏微紫色,皮肤皱缩,伴有脱屑和轻度瘙痒,以后逐渐恢复。

除跖趾关节外,四肢关节均可受累,但大多数为下肢关节,越是肢体远端关节受损,其症状也愈典型。关节受累的分布及其组成比,依次为第一跖趾(58.7%)、跖趾(11.7%)、掌指、指间(8.9%)、踝(8.7%)、膝(3.9%)、腕(2.8%),其他关节少见。约85%急性发作有下列诱因存在受寒、劳累、酗酒、高嘌呤饮食、感染、创伤、情绪激素或精神刺激等。急性痛风性关节炎缓解后,常在 1 年内复发,且复发频度个别差异较大。

3. 发作间歇期　痛风间歇期一般为 6 个月~2 年,此期通常无明显症状,仅表现为血尿酸水平增高。随着时间的推移,痛风发作会愈加频繁,且持续时间更长,症状更重。

4. 痛风石形成期(慢性痛风性关节炎期)　如果痛风不进行治疗,将会失去行动能力。现在大多数患者因早期的诊断和治疗而幸免于此。从最初发病至慢性关节炎形成平均为 10 年左右。也有少数病例,没有急性发作,呈潜行慢性病变。慢性痛风性关节炎可侵犯各部关节,并使许多关节同时受累,但很少侵及脊柱关节和肋软骨,即使侵犯也症状轻微,有时表现为胸痛、腰背痛、肋间神经痛等。

(1)关节痛及关节畸形　由于尿酸盐在关节及其周围组织中沉积引起慢性炎症反应,受累关节呈非对称性不规则肿胀和进行性强直、僵硬,以致受累关节持续性疼痛,广泛破坏并有较大皮下结节形成,终致病变关节畸形而丧失功能。

(2)痛风结节　痛风结节又称痛风石,是尿酸钠沉积于组织所致。由于尿酸盐不易透过血脑屏障,故除中枢神经系统外,几乎在所有组织中均可形成痛风结节,但以关节软骨及关节周围组织多见,是本期最常见的特征性改变。体表痛风结节的好发部位是外耳,尤其以耳轮和对耳轮多见;其次为尺骨鹰嘴、膝关节囊和肌腱;少数见于指、掌、脚、眼睑、鼻软骨、角膜或巩膜。

痛风结节的特征　①突出皮表呈淡黄色或白色圆形或椭圆形结节;②数目 1~10 余个不等;③大者如鸡蛋,小者只有米粒大小;④质地硬韧或较柔软;⑤随体积增大,表皮变薄或损伤而破溃,可流出白色尿酸盐结晶。

5. 肾脏病变　肾脏损害是痛风的第 2 个常见临床表现,20%~40% 痛风患者伴有肾脏病变。肾脏病变包括:泌尿系尿酸盐结石和痛风性肾病(尿酸盐肾病)即肾间质损害。但痛风的肾脏损害与痛风关节炎的严重程度无关。多数患者可有肾绞痛、血尿及尿路感染症状。肾脏损害又可分为:

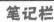

(1)慢性高尿酸血症肾病　早期蛋白尿和镜下血尿,逐渐出现夜尿增多,尿相对密度下降。最终由氮质血症发展为尿毒症。

(2)急性高尿酸肾病　短期内出现血尿酸浓度迅速增高,最高可达 4 760 μmol/L(80 mg/dL),尿中可见泥沙样或结石状尿石排出,尿沉渣检查有大量尿酸结晶、血尿、白细胞尿,尿 pH 值明显降低,最终出现少尿、无尿,急性肾功衰竭死亡。

(3)尿酸性结石　在正常人群中,尿酸性结石的发生率为 0.01%,原发性痛风患者为 20%~25%,继发痛风则高达 40%。出现结石的平均年龄为 44 岁左右,40% 患者尿路结石先于痛风性关节炎出于出现,其中超过 10 年以上者达 14%。结石成分 84% 是纯尿酸而不是尿酸钠盐,4% 为尿酸与草酸钙混合结石。纯尿酸结石通常较小,呈圆形,质软,易碎,呈黄红或棕色,光滑而无光泽。X 射线片不显影,若>2.0 cm 质地不纯,显示为不透光的淡阴影,造影摄片较易发现。在部分尿酸结石以肾绞痛、镜检血尿为主要表现,部分患者陈诉有浑浊结晶尿或有砂石尿排出。

6. 心脏病变　尿酸盐可在心脏内膜、外膜、瓣膜、心肌、心肌间质和传导系统中沉积,甚至形成结石,引起心肌损害,冠状动脉供血不足、心律失常和心功能不全。对此,有人称之"痛风性"心脏病。

(二)并发症

痛风常合并下列并发症与伴随症。

1. 高脂血症　痛风患者中有 75%~84% 合并高三酰甘油血症。三酰甘油升高程度与血清尿酸含量升高呈正相关。

2. 肥胖　痛风患者平均超重 18%~30%,新近研究发现,血清尿酸盐含量随着人体体表面积的增加而升高。痛风与肥胖并存与摄食超量有一定联系,普查资料证实,高尿酸血症与肥胖亦呈正相关。

3. 高血压病　痛风患者有 40%~50% 合并高血压病,更多患者则伴有波动性高血压。通常多在急性痛风性关节炎发作后血压开始升高,年龄常在 40 岁以后。高血压患者中高尿酸血症发病率显著高于一般人群,在未治疗的高血压患者中约占 58%。

4. 糖尿病　痛风合并显性糖尿病占 3%~35%,糖耐量降低占 21%~73%。反之,在糖尿病患者中有 1%~9% 患有痛风性关节炎,2%~50% 患者有高尿酸血症。

三、实验室及其他检查

实验室检查,对于痛风诊断具有重要意义,特别是尿酸盐的发现,是确诊的依据。

1. 血、尿常规和红细胞沉降率　急性发作期,外周血白细胞计数升高,通常为$(10~20)\times10^9/L$,很少超过 $20\times10^9/L$。中性白细胞相应升高。肾功能下降者,可有轻、中度贫血。红细胞沉降率增快,通常小于 60 mm/h。病程早期一般无改变,累及肾脏者,可有蛋白尿、血尿、脓尿,偶尔见管型尿;并发肾结石者,可见明显血尿,亦可见酸性尿石排出。

2. 血尿酸测定　急性发作期绝大多数患者血清尿酸含量升高。一般认为采用尿酸酶法测定,男性 416 μmol/L(7 mg/dL),女性>357 μmol/L(6 mg/dL),具有诊断价值。若已用排尿酸药或肾上腺皮质激素,则血清尿酸含量可以不高。缓解期间可以正常。有 2%~3% 患者呈典型痛风发作而血清尿酸含量小于上述水平。

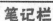

3.尿尿酸含量测定　在无嘌呤饮食及未服影响尿酸排泄药物的情况下,正常男性成人24 h尿尿酸总量不超过3.54 mmol/(600 mg/24 h)。原发性痛风患者90%尿尿酸排出小于3.54 mmol/24 h。故尿尿酸排泄正常,不能排除痛风,而尿尿酸大于750 mg/24 h,提示尿酸产生过多,尤其是非肾源性继发性痛风,血尿酸升高,尿尿酸亦同时明显升高。

4.关节腔穿刺检查　急性痛风性关节炎发作时,肿胀关节腔内可有积液,以注射针抽取滑液检查,具有极其重要诊断意义。即使在无症状期,亦可在许多关节找到尿酸钠结晶。约95%以上急性痛风性关节炎滑液中可发现尿酸盐结晶。

5.痛风结节内容物检查　对于痛风结节进行活检或穿刺吸取其内容物,或从皮肤溃疡处采取白垩状黏稠物质涂片,查到特异性尿酸盐的阳性率极高。

6.X射线摄片检查　尿酸盐易于在小关节内及其附近沉积,引起慢性炎症反应和软骨、骨皮质破坏。这些部位摄片,可见关节面或骨端皮质有透光性缺损阴影,呈穿凿样、虫蚀样、蜂窝状或囊状,病变周边骨质密度正常或增生,界限清晰,有利于与其他关节病变鉴别。

总之,实验室检查是确诊痛风和观察病情演变不可缺少的方法,尤其是发现尿酸盐结晶,是提高痛风诊断质量的关键。

四、诊断要点

1.具备以下证据确诊(前三项最重要)　①高尿酸血症;②关节液白细胞内有尿酸盐结晶;③痛风结节针吸或活检有尿酸盐结晶;④受累关节骨质穿凿样透亮缺损。

2.诊断性治疗　秋水仙碱特效具有特征性诊断意义,用秋水仙碱治疗关节炎可迅速缓解。总之,急性痛风根据典型临床表现,实验室检查和治疗反应不难诊断。慢性痛风性关节炎的诊断,需要认真进行鉴别,并应尽可能取得尿酸盐结晶作为依据。

五、治疗要点

痛风治疗的总体目标是急性期迅速控制痛风性关节炎的急性发作,预防急性关节炎的再次复发;急性发作期过后,纠正高尿酸血症,以预防尿酸沉积对关节、肾造成损害。应使血尿酸维持在理想目标值:297~357 μmol/L(5~6 mg/dL)。

(一)饮食治疗

1.保持理想体重　流行病学调查发现,血清尿酸盐水平与肥胖程度、体表面积和体重指数呈正相关。临床观察表明,肥胖患者体重降低后,血清尿酸盐水平降低,尿排出减少,痛风发作减轻。

2.限制食物嘌呤摄取量　有学者建议,每日嘌呤摄取量应在100 mg以下,尤其应该限制摄取富含嘌呤的食物。由于蛋白质在体内具有特殊作用,摄食过多蛋白质,也可使内生性尿酸增加,故亦应适当限制。

3.鼓励选食碱性食品　含有较多钠、钾、钙、镁等元素的食物,在体内氧化生成碱性氧化物,如蔬菜、马铃薯、甘薯、奶类等,生理上称为碱性食物。水果如柑橘等,经体内代谢后留下丰富的碱性元素钾故亦为碱性食品。增加碱性食品摄取,可以降低血清和尿酸的酸度,甚至使尿液呈碱性,从而增加尿酸在尿中的可溶性。

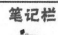

4.保障尿量充沛 如患者心肺功能正常,应维持尿量2 000 mL/d左右,以促进尿酸排泄。因此,患者每日液体摄入总量,应为2 500～3 000 mL。饮料当以普通开水、茶水、矿泉水、汽水和果汁等为宜。但浓茶、咖啡、可可等饮料,有兴奋自主神经系统作用,可能引起痛风发作,故应避免,为了防止夜间尿液浓缩,能在睡前或夜半适当饮水,当更适宜。

5.限制乙醇(尤其啤酒) 饮酒易使体内乳酸堆积,乳酸对尿酸的排泄有竞争性抑制作用。故虽1次大量饮酒,亦可使血清尿酸含量明显升高,诱使痛风发作。慢性少量饮酒,会刺激嘌呤合成增加,升高血清和尿液尿酸水平。啤酒中也含有乙醇的成分,故应避免饮用。

(二)药物治疗

目前,对痛风仍无根治药物。药物治疗的目的限于:①尽快终止急性发作和预防急性关节炎复发;②预防和治疗尿酸盐在关节、肾脏等组织中沉积;③预防尿酸性肾结石;④治疗高血压、高脂血症、糖尿病等并发症。

1.抗炎止痛类药物

(1)秋水仙碱 90%有效,是急性发作特效药。首次剂量为1 mg,以后每2～3 h 0.5 mg,直至:①疼痛缓解;②出现恶心、呕吐或腹泻;③24 h总量达6 mg。以后改0.5 mg每天3次维持。目前建议:0.5 mg,每天2次。不良反应:骨髓抑制、肝肾功能损害、脱发、抑郁。

(2)非甾体抗炎药(NSAID) 口服传统NSAID:萘普生、瑞力芬、吲哚美辛、莫比可、芬必得、罗丁、双氯酚酸、乐松、尼美舒利、优妥;肌内注射:可塞风。传统NSAID有胃肠损害,无症状不能排除溃疡。因此要识别高危人群,并采取预防措施;尽可能选用胃肠安全性高的NSAID。

(3)皮质激素 迅速有效、停药复发,一般在上述两种方法无效或禁忌时使用。口服的药物有糖皮质激素10 mg,每日1次或每日3次;肌内注射的药物有得宝松,关节腔内注射。

【想一想】
治疗急性痛风、关节炎的特效药是什么?

2.降尿酸药物 此类降尿酸药物的使用原则:小剂量开始,逐渐加大剂量;根据血尿酸水平调整剂量;血尿酸水平控制目标值<5 mg/dL(<300 mmol/l);开始加用降尿酸药时预防性使用秋水仙碱或NSAID;具体降尿酸药的选择要考虑尿酸排泄量、肾功能及有无肾结石等因素。

(1)苯溴马隆(痛风利仙,立加利仙) 此类药物通过抑制尿酸在肾小管重吸收,促进尿酸排泄,毒性作用轻微、对肝肾功能无影响。开始剂量50 mg每天1次,逐渐加量至100 mg每天1次。此类药物主要有丙磺舒、苯磺唑酮、苯溴马隆。适用于年龄<60岁,肾功能正常,常规饮食下24 h尿尿酸排泄<700 mg,无肾结石的患者。

(2)别嘌呤醇 此类药物通过抑制黄嘌呤氧化酶,抑制尿酸生成。可单用或与促尿酸排泄药联合使用。50～300 mg/d,每日1次晨服。肾功能不全者需调整剂量。其不良反应较大,轻度过敏反应:2%,皮疹及瘙痒、别嘌呤醇过敏综合征,非常少见,但一旦出现可致死亡,死亡率可高达20%。临床表现为发热、嗜酸性粒细胞增多、皮疹、肝功能异常、肾功能不全及血管炎,呈明显的剂量依赖性,多发生在有肾功能不全、服用别嘌呤醇的剂量在200～400 mg/d的患者。

六、护理

(一)护理评估

1. 健康史　询问患者家族中有无类似疾病,女患者有无巨大胎儿生育史,有无胰腺炎、胰腺切除史及内分泌系统疾病、病毒感染等。

2. 身体评估　观察患者精神,有无消瘦、肥胖,皮肤有无发绀或缺血性溃疡或其他感染;有无青光眼、白内障、视力减退、失明;有无心力衰竭或心源性休克体征;有无水肿及高血压,有无麻木、疼痛等肢端感觉异常。

3. 实验室检查　检查尿糖、血糖是否正常,葡萄糖耐量是否正常,糖化血红蛋白是否正常,三酰甘油、胆固醇是否正常。

4. 心理-社会资料　病程漫长,可造成多器官功能障碍,对患者的身心产生的压力易使患者产生焦虑、抑郁等情绪对疾病治疗缺乏信心或对疾病抱无所谓的态度而不予重视,家庭经济状况如何,家属对患者的态度及对疾病的认识程度都会对患者产生重要的影响,应予重视。

(二)常见护理问题

1. 疼痛:关节痛　与尿酸盐结晶、沉积在关节引起炎症反应有关。
2. 躯体移动障碍　与关节受累、关节畸形有关。
3. 知识缺乏　缺乏与痛风有关的饮食知识。

(三)护理措施

1. 病情观察　观察疼痛部位、性质、间隔时间,有无午夜因剧痛而惊醒。受累的关节有无红、肿、热和功能障碍。有无过度疲劳、寒冷、潮湿、紧张、饮酒、饱餐、脚扭伤等诱发因素。有无痛风石的体征,了解结石的部位及有无症状。监测血、尿尿酸水平变化。

2. 休息与卧位

(1)注意休息,避免过度劳累。当痛风性关节炎急性发作时,要绝对卧床休息,抬高患肢,避免受累关节负重,可在病床上安放支架支托盖被,减少患部受压,疼痛缓解72 h后方可恢复活动。

(2)若手、腕或肘关节受侵犯时以夹板固定制动,可减轻疼痛,也可在受累关节给予冰敷或25%硫酸镁湿敷,消除关节的肿胀和疼痛。

(3)注意患部的皮肤保护。因痛风石严重时可能导致溃疡发生,故要注意维持患部皮肤清洁,避免感染发生。

3. 饮食护理

(1)制订膳食治疗卡　限制嘌呤类食物的摄取,以减少外源性的核蛋白,降低血清尿酸水平,对于防止或减轻痛风急性发作,减轻尿酸盐在体内的沉积,预防尿酸结石形成具有重要意义。将患者经常食用的食物种类列入卡内,供患者参考。具体内容根据食物含嘌呤的多少将食物分为3类:第1类为含嘌呤高的食物,每100 g食物含嘌呤100～1 000 mg。如肝、肾、心、脑、胰等动物内脏、肉馅、肉汤;鲤鱼、鲭鱼、鱼卵、小虾、蚝、沙丁鱼、鹅、鹧鸪,此外还有酵母。以上食物在急性期与缓解期禁用。第2类为含嘌呤中等量的食物,每100 g食物含嘌呤90～100 mg。如牛、猪及绵羊肉、菠菜、豌豆、蘑菇、干豆类、扁豆、芦笋、花生等。第 3 类为含微量嘌呤的食品,如牛奶、鸡蛋、精白面、米、糖、咖啡、可可及除第 2 类所列菜类以外的蔬菜及水果类。

(2)鼓励选食碱性食品　增加碱性食品摄取,可以降低血清尿酸的浓度,甚至使尿液呈碱性,从而增加尿酸在尿中的可溶性,促进尿酸的排出。应鼓励患者选食蔬菜和水果等碱性食物,既能促进排出尿酸又能供给丰富的维生素和无机盐,以利于痛风的恢复。如蔬菜、马铃薯、甘薯、奶类、柑橘等。

(3)鼓励患者多饮水　由于尿 pH 值 6.0 以下时,需服碱性药物,以碱化尿液,利于尿酸的离子化、溶解和排泄。因此,要多饮水稀释尿液,每日液体摄入总量为 2 500 ~ 3 000 mL,使排尿量每日达 2 000 mL,防止结石的形成。为防止尿液浓缩,让患者在睡前或半夜饮水。准确记录患者的饮水量和尿量。

(4)戒烟、限酒及饮料　饮用饮料及酒易使体内乳酸堆积,乳酸对尿酸的排泄有竞争性抑制作用。故虽 1 次大量饮酒,亦可使血清尿酸含量明显升高,诱使痛风发作。慢性少量饮酒,会刺激嘌呤合成增加,升高血清和尿液尿酸水平。啤酒中也含有乙醇的成分,故应避免饮用。茶叶碱或咖啡因在体内代谢成甲基尿酸盐,不是尿酸盐,不沉积在痛风石里,不能生成痛风结石,所以对咖啡、可可、茶不严格限制,可适量选用,酸奶因含乳酸较多,对痛风患者不利,故不宜饮用。应尽量少食蔗糖或甜菜糖,因为它们分解代谢后一半成为果糖,而果糖能增加尿酸生成,蜂蜜含果糖亦较高,不宜食用。应禁止吸烟。

(5)注意食品烹调方法　合理的烹调方法,可以减少食品中含有的嘌呤量,如将肉食先煮,弃汤后再行烹调。此外,辣椒、咖喱、胡椒、芥末、生姜等食品调料,均能兴奋自主神经,诱使痛风急性发作,应尽量避免应用。

4. 用药护理　指导患者正确用药,观察药物疗效,及时处理不良反应。秋水仙减少或终止因白细胞和滑膜内皮细胞吞噬尿酸盐所分泌的化学趋化因子,对于控制炎症、止痛有特效。但其毒性大,常见不良反应有恶心、呕吐、腹泻、肝细胞损害、骨髓抑制、脱发、呼吸抑制等,若患者出现不良反应应及时停药;有骨髓抑制、肝肾功能不全、白细胞减少者禁用;孕妇及哺乳期间不可使用;治疗无效者,不可再用。

5. 心理护理　患者由于疼痛影响进食和睡眠,疾病反复发作导致关节畸形和肾功能损害,时常思想负担重,担心丧失劳动能力,因而出现焦虑、抑郁等情绪,消除应激状态,紧张、过度疲劳、焦虑、强烈的精神创伤时易诱发痛风。告知患者要劳逸结合,保证睡眠,生活要有规律,以消除各种心理压力。护士应向其讲解痛风的有关知识,讲解饮食与疾病的关系,并给予精神上的安慰和鼓励,使之能配合治疗。

6. 功能锻炼护理　适当运动可预防痛风发作,减少内脏脂肪,减轻胰岛素抵抗性。通过活动关节,避免出现僵直挛缩,防止肌肉萎缩,恢复关节功能,即所谓"以动防残"。通过锻炼还能促进机体血液循环,改善局部营养状态,振奋精神,增强体质,促进早日康复。因此如何指导风湿病患者适当休息和进行必要的锻炼也是风湿病护理工作中的重要一环。

运动量一般以中等运动量为宜。50 岁左右的患者运动后心率能达到 110 ~ 120 次/min,少量出汗为宜。每日早晚各 30 min,每周 3 ~ 5 次。运动种类以散步、打网球、健身运动等耗氧量大的有氧运动为好。

关节肿痛消除后,必须将功能锻炼放在恢复关节功能方面,按照病变关节的生理

【思考】
高嘌呤的食物有哪些?碱性食物有哪些?痛风患者为什么要严格戒酒?

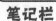

功能进行锻炼,开始时先从被动活动逐步转为主动活动,或两者结合进行,以主动活动为主促进关节功能恢复。亦可借助于各种简单的工具与器械,如手捏核桃、弹力健身圈锻炼手指功能;两手握转环练习旋转功能,锻炼手腕功能;脚步踏自行车锻炼关节;滚圆木、踏空缝纫机以锻炼踝关节;滑轮拉绳活动锻炼肩关节等。

七、健康指导

1.生活指导　指导患者保持心情愉快,避免情绪紧张,生活要有规律,肥胖者应减轻体重。

2.饮食指导　教导患者严格控制饮食,避免进食高嘌呤的食物,勿饮酒,每天至少饮 2 000 mL 的水,有助于尿酸由尿液排出。

3.活动指导　鼓励患者定期且适度的运动,并教导患者保护关节的技巧:①运动后疼痛超过 1~2 h,应暂时停止此项运动;②使用大块肌肉,如能用肩部负重者不用手提,能用手者不要用手指;③交替完成轻、重不同的工作,不要长时间持续进行重的工作;④经常改变姿势,保持受累关节舒适,若有局部温热和肿胀,尽可能避免其活动。

4.自我监测　教导患者自我检查,如平时用手触摸耳轮及手足关节处是否产生痛风石。

5.定期复查　嘱患者定期复查血尿酸,门诊随诊。

八、预后

本病为终身性疾病,轻者经有效的治疗可维持正常的生活与工作,如病情反复发作可导致关节僵硬、畸形、肾结石和肾功能衰竭,致使患者生活质量下降。

本章小结

甲状腺疾病包含了三种疾病,分别是单纯性甲状腺肿、甲状腺功能亢进、甲状腺功能减退。重度甲状腺肿可引起压迫症状,主要针对病因治疗、碘剂、甲状腺制剂、必要时方可行手术治疗。甲亢患者典型表现是 TH 分泌增多综合征、甲状腺肿和眼征,治疗主要是抗甲状腺药物、放射性[131]I 及手术治疗。甲减典型症状是黏液性水肿面容,治疗需 TH 替代治疗,永久性甲减者需终身服用。

糖尿病是由于胰岛素分泌和(或)作用缺陷,引起的以慢性高血糖为特征,伴糖、蛋白质、脂肪代谢紊乱的疾病,典型的临床表现是"三多一少",即多饮、多食、体重减轻。临床治疗的 5 个要点:糖尿病教育、饮食治疗、运动疗法、血糖监测和药物治疗,其中饮食治疗是最基础的治疗。

原发性痛风常有阳性家族史,属多基因遗传缺陷,多见于 40 岁以上的男性。急性关节炎通常是痛风的首发症状。目前尚无根治原发性痛风的方法,临床上主要是控制高尿酸血症,迅速终止急性关节炎发作,防止尿酸结石形成和肾功能损害。

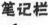

病案讨论

病例摘要一 患者,18岁,患甲亢2年,一直服用丙硫氧嘧啶治疗。最近由于高考失败,突然出现烦躁不安,四肢无力,心慌气短,多汗。入院查体:T 40.2 ℃,HR 150次/min,嗜睡。

讨论:

1. 该患者可能出现了什么?

2. 患者目前首要处理的护理问题是什么?

3. 针对该患者,具体的护理措施有哪些?

病例摘要二 女性60岁,退休在家,身高160 cm,体重80 kg,糖尿病3年左右。经口服降糖药物血糖保持在10 mmol/L左右,尿糖+ ~ ++,BP 180/110 mmHg,饮食控制尚可。近来家务劳动比较重,感胸闷、头晕、乏力,心电图显示冠心病,查血脂、胆固醇升高。患者感到恐惧,担心病情进一步发展。

讨论:

1. 该患者存在哪些护理诊断?

2. 如何解除患者的恐怖心理?

3. 潜在的并发症是什么?

病例摘要三 男,33岁,因多食大闸蟹,又食烧鸡、酱肉,又喝酒,半夜突被足部剧痛痛醒,在脚外踝关节和拇趾内侧又红又肿,疼痛剧烈,且逐渐加重,令人难以忍受,大汗淋漓。

讨论:

1. 该患者诊断是什么疾病?存在哪些护理诊断?

2. 如何解除患者的疼痛症状?潜在的并发症是什么?

3. 该患者饮食上需注意什么?

同步练习

一、单选题

1. 甲状腺功能亢进症患者消化系统一般不出现的身体状况为( )

    A. 易饥多食   B. 肝大

    C. 体重锐减   D. 营养不良

    E. 大便秘结

2. 关于甲状腺功能亢进症的护理评估,错误的选项为( )

    A. 食欲亢进   B. 心率增快

    C. 多语多动   D. 可出现躁狂抑郁症

    E. 脉压缩小

3. 内分泌系统疾病患者的护理诊断,下列哪项错误( )

    A. 焦虑/恐惧   B. 营养失调

    C. 知识缺乏   D. 糖尿病

    E. 自我形象紊乱

4. 抗甲状腺药物治疗甲亢的总疗程通常是( )

    A. 1 ~ 2周   B. 3 ~ 4周

    C. 1 ~ 2个月   D. 3 ~ 4个月

    E. 1 ~ 2年

5.硫脲类抗甲状腺药物最常见的不良反应是( )

    A.胃肠反应   B.白细胞减少

    C.肾脏损害   D.肝脏损害

    E.皮疹

6.甲亢危象最常见的诱发因素是( )

    A.外科手术   B.精神创伤

    C.感染   D.妊娠

    E.中断治疗

7.下列哪项符合淡漠型甲亢( )

    A.心悸、多食、多汗、无力明显   B.突眼征明显

    C.甲状腺肿大明显   D.T_4不增高,而只有T_3增高

    E.常见于老年人,易发生甲亢危象

8.甲亢性心脏病心律失常最常见的是( )

    A.房性期前收缩   B.室性期前收缩

    C.交界性期间收缩   D.阵发性房颤

    E.房室传导阻滞

9.甲亢危象的治疗,哪项是错误的( )

    A.口服复方碘或静脉滴注碘化钠,停用抗甲状腺药

    B.利血平或心得安

    C.纠正水电解质失衡,物理降温

    D.地塞米松静脉滴注

    E.防治感染

10.甲状腺功能亢进症患者,休息的环境要求( )

    A.光线充足   B.环境安静,室温凉爽

    C.室温宜高   D.普通病室即可

    E.双人房间

11.甲状腺功能亢进患者的饮食宜给予( )

    A.高热量、高蛋白、高维生素   B.高热量、高蛋白、低维生素

    C.高热量、高蛋白、高盐   D.高热量、低蛋白、低盐

    E.低热量、低蛋白、低盐

12.甲状腺功能亢进症的一般护理措施应除外( )

    A.充分休息   B.心理疏导

    C.多进饮料   D.避免劳累

    E.控制感染

13.糖尿病的基本病理变化是( )

    A.生长激素分泌过多   B.甲状腺素分泌过多

    C.胰升糖素分泌过多   D.糖皮质激素分泌过多

    E.胰岛素绝对或相对不足

14.1型糖尿病死亡的主要原因是( )

    A.肾病变   B.心血管并发症

    C.酮症酸中毒   D.多发性神经炎

    E.感染

15.糖尿病患者体育锻炼时应注意( )

    A.运动宜在空腹进行   B.在胰岛素注射后进行

C. 运动量及方式根据具体情况而定　　D. 每1~2个月一次

E. 持续时间越长越好

16. 下列哪项不是低血糖反应的表现(　　)

　　A. 饥饿感　　　　　　　　　　　B. 高热

　　C. 心悸　　　　　　　　　　　　D. 软弱,出汗

　　E. 面色苍白

17. 皮下注射普通胰岛素的时间是在餐前(　　)

　　A. 30 min　　　　　　　　　　　B. 1~2 h

　　C. 2~4 h　　　　　　　　　　　D. 4~6 h

　　E. 6~8 h

18. 糖尿病酮症酸中毒的特征性表现为(　　)

　　A. 极度口渴　　　　　　　　　　B. 厌食恶心

　　C. 呼吸加速　　　　　　　　　　D. 眼球下陷

　　E. 呼气有烂苹果味

19. 注射过量胰岛素常可引起(　　)

　　A. 高血糖　　　　　　　　　　　B. 低血糖反应

　　C. 胰岛素瘤　　　　　　　　　　D. 酮症酸中毒

　　E. 高渗性昏迷

20. 与糖尿病周围神经病变的表现不符的是(　　)

　　A. 四肢麻木　　　　　　　　　　B. 关节酸痛

　　C. 感觉过敏　　　　　　　　　　D. 皮肤蚁走感

　　E. 舞蹈症

二、填空题

1. 甲亢、糖尿病导致消瘦原因是内分泌代谢紊乱引起代谢率_____及糖原利用_____有关。

2. 诊断糖尿病主要依据是空腹血糖≥_____和(或)餐后2 h≥_____。

3. 口服葡萄糖耐量试验,按世界卫生组织推荐成人口服葡萄糖_____,之后于_____小时、_____小时及2 h、3 h分别静脉取血测血糖及尿糖各1次。

4. 糖尿病的典型表现,即代谢紊乱引起的"三多一少,指_____、_____、_____、_____。

5. 甲亢的特征性表现之一是休息和睡眠时_____。

6. 长短效胰岛素混合使用时,应先抽吸_____,再抽吸_____,然后混匀。

7. 常用的抗甲状腺药物分为_____、_____两类,其都是阻断_____的合成。

三、名词解释

1. 痛风　　2. 甲状腺功能亢进症　　3. 糖尿病

四、简答题

1. 叙述甲亢危象的临床表现。

2. 简述甲状腺功能亢进症合并突眼的护理。

3. 糖尿病患者出现低血糖反应时应如何处理?

第八章

风湿性疾病患者的护理

◆学习目标

◆阐述系统性红斑狼疮和类风湿关节炎的病因及临床表现。

◆熟记晨僵的概念。

◆比较系统性红斑狼疮、类风湿关节炎关节受累的异同点。

◆掌握风湿性疾病常见症状的护理措施。

◆熟悉风湿性疾病的治疗要点及检查方法。

第一节 概 述

风湿性疾病是泛指病变累及骨、关节及其周围软组织,包括肌肉、肌腱、滑膜、韧带、神经等的一组疾病,其病因复杂,与感染、免疫、代谢、内分泌、退行性变、环境、遗传、肿瘤等因素有关。风湿性疾病种类繁多,依据其发病机制及病理特点进行分类:①弥漫性结缔组织病,如类风湿关节炎、系统性红斑狼疮、多发性肌炎和皮肌炎、原发性干燥综合征等;②脊柱关节病,如强直性脊柱炎、银屑病性关节炎等;③退行性变,如骨关节炎(原发性和继发性);④代谢和内分泌因素所致的疾病,如痛风、肢端肥大症;⑤和感染相关的风湿病,如反应性关节炎、风湿热等;⑥肿瘤相关性风湿病,如滑膜肉瘤等;⑦神经血管疾病,如神经性关节病;⑧骨与软骨病变,如骨质疏松、肥大性骨关节病;⑨非关节性风湿病,如椎间盘病变;⑩其他,如周期性风湿病等。近年来,由于人口老龄化和环境变化等原因,风湿病的患病率呈逐年上升趋势。其病理改变包括炎症性反应及非炎症性反应。主要临床表现是关节疼痛、肿胀、活动功能障碍、病情进展缓慢,发作与缓解交替出现,部分患者可发生脏器功能损害,甚至功能衰竭。

【思考】

常见的风湿性疾病有哪些?主要的临床特点是什么?

(一)临床特点

常见的有系统性红斑狼疮、类风湿关节炎等。

1. 呈发作与缓解相交替的慢性病程 如系统性红斑狼疮、类风湿关节炎等都是病程漫长、病情时好时坏。反复发作可造成严重损害。

2.同病不同症,其临床表现个体差异大　如系统性红斑狼疮患者,有的以皮肤损害为主,出现典型的蝶形红斑;有的发生狼疮性肾炎,甚至肾功能衰竭,却始终无典型皮肤损害。

3.免疫学异常或生化改变　患者多有生化、免疫检查方面的异常,如系统性红斑狼疮患者抗双链 DNA 抗体阳性;类风湿关节炎患者类风湿因子多呈阳性。

4.疗效个体差异较大　不同患者对抗风湿病的耐受量、疗效及不良反应等都有较大差异。

(二)护理评估

在全面收集患者临床资料的基础上,对风湿病患者进行护理评估并注意以下内容:

1.病史

(1)发病及诊疗经过

1)风湿病多病程迁延,病情反复。应仔细询问患者发病的时间,起病急缓,有无明显诱因,主要症状及其特点。如对关节疼痛者应询问关节疼痛的初发时间、起病特点,有无晨僵,疼痛的部位、性质、疼痛时间、诱因与活动的关系、伴随症状等。既往有无特殊药物摄入史,如普鲁卡因胺、异烟肼、氯丙嗪、甲基多巴等,因这些药物与系统性红斑狼疮的发生关系密切。

2)既往就医情况,是否正规治疗,疗效如何;进行过何种检查,结果如何;目前服用药物情况,包括药物的种类、剂量及用法,有无不良反应等。

3)目前主要临床表现,如关节疼痛、肿胀、活动障碍,是否呈进行性加重;体重、营养状况、食欲、睡眠及大小便等一般情况有无异常。

(2)心理-社会资料

1)评估患者日常生活、工作是否受到患病影响。如系统性红斑狼疮常因疾病反复发作,长期不愈,并有皮肤损害、关节疼痛、活动受限或肾脏等脏器功能受损,使患者的生活、工作或学习受到影响。

2)患者对疾病的性质、过程、预后及防治知识的了解程度。

3)心理状态的评估,如有无敏感、多疑、易激动、性格幼稚化、自我中心、焦虑、抑郁、偏执和悲观等心理反应及其程度。

4)社会支持系统的评估,患者家庭结构、经济状况,文化、教育背景,亲属对患者所患疾病的认识和态度,对患者的关心及支持程度,患者出院后的继续就医条件,单位以及社区所能提供的支持以及提供的医疗服务等。

(3)生活史与家族史　询问患者的出生地以及年龄、职业、工作环境等与风湿病的发生有密切关系的因素,如是否长期生活工作在寒冷、阴暗、潮湿环境中者。询问患者亲属中是否有类似疾病的发生。

2.身体评估

(1)全身情况　精神状态、营养状况、有无消瘦、发热等。

(2)皮肤黏膜　皮肤有无红斑、皮疹等皮肤损害,其颜色、面积大小、形态及分布如何,有无皮下结节、雷诺现象和口腔黏膜溃疡等。

(3)肌肉、关节、脊柱　肌力是否正常,有无肌肉萎缩,关节有无红、肿、热、痛、活动受限以及畸形等。

笔记栏

（4）其他　心率和心律是否正常,有无肝脾肿大,有无发音困难、眼部疾病等。

3.实验室及其他检查

（1）自身抗体检测　对风湿病的诊断和鉴别尤其是结缔组织病的早期诊断至关重要。

（2）关节积液检查　在一定程度上反应关节滑膜炎症的程度。

（3）影像学检查　有助于关节病变的诊断和病程分期。

（4）其他　如关节镜、肌电图、活组织检查,对不同病因的风湿病具有一定的诊断价值。

第二节　风湿性疾病常见症状与体征的护理

一、关节疼痛与肿胀

（一）疼痛是风湿性疾病最常见的症状

1.关节疼痛的性质及与关节活动的关系　痛风的关节疼痛剧烈难忍,常固定于少数关节;风湿热的关节疼痛多为游走性。同为膝关节疼痛,骨关节炎所致者关节活动后疼痛加剧,而类风湿关节炎则于活动后有所减轻。

2.关节疼痛的部位　骨关节炎常累及远端指间关节,很少影响腕和掌指关节;类风湿关节炎则多影响腕、掌指及近端指间关节。类风湿关节炎受侵犯关节对称性很强,为多关节炎;而痛风发作则多不对称,少数或单一关节炎受累。

3.关节疼痛预后　风湿热所致关节炎虽有红肿热痛,但治疗后恢复良好,无骨关节的破坏;而类风湿关节炎随着病情进展,常出现程度不同的关节损伤,甚至关节畸形强直。退化性关节炎一般无全身症状;而免疫性关节炎如类风湿关节炎常有发热、乏力、体重减轻、贫血等表现;系统性红斑狼疮除关节表现外,常有多系统脏器损害的表现。

（二）护理评估

1.病史　询问起病的年龄、职业及工作环境等,关节疼痛发生的部位（单关节还是多关节）、时间（是否有晨僵）、性质（游走性还是疼痛部位固定）、程度及与活动的关系,有无诱发因素。观察患者的精神状态,有无焦虑、抑郁、悲观等不良心理反应及其程度。询问以往使用的减轻疼痛的措施及效果。

2.身体评估　评估关节病变情况、全身营养状况及明确引起疼痛加重的因素。

3.实验室及其他检查　了解特异性自身抗体测定有无阳性结果,红细胞沉降率是否增快,X 射线检查关节、骨质有无破坏。活组织检查有助于明确关节疼痛的病因。

（三）常见护理问题

1.疼痛　与免疫复合物沉积于关节、肌肉组织引起的炎性反应有关。

2.焦虑　与疼痛反复发作,病情迁延不愈有关。

（四）护理措施

1.病情观察　注意观察患者的疼痛部位、性质及情绪变化,并及时给予帮助指导,

【思考】
类风湿关节炎与痛风性关节炎的不同点?

使患者保持稳定积极的情绪状态。

2.生活护理

（1）休息　在疾病的活动期,关节肿痛或伴发热明显时应卧床休息,减少活动,以利炎症消退和减轻关节损伤。

（2）体位　帮助患者保持舒适的体位,尽可能保持关节的功能位,正确的体位有助于疼痛的减轻,并能最大限度地保持关节功能。

3.用药护理　疼痛剧烈时,按医嘱应用消炎止痛剂,如非甾体抗炎药或糖皮质激素,观察药物的疗效和不良反应。

4.对症护理

（1）松弛疗法　教会患者运用松弛疗法,如听音乐、全身肌肉放松等方法,分散注意力,以减轻疼痛的强度。

（2）物理疗法　根据病情可使用热敷、按摩、超短波、红外线等方法,以减轻疼痛、缓解肌肉挛缩、改善血液循环。

5.心理护理

（1）鼓励患者说出焦虑的心理感受,和患者一起分析产生焦虑的原因,并评估患者焦虑的程度。

（2）加强与患者沟通,耐心听取患者的诉说,鼓励引导患者提出所关心的问题,给予热忱和满意的解释。

（3）给患者创造清洁、整齐、舒适、安静的病室环境,避免不良的声光刺激,以利于患者休息。

二、关节僵硬

关节僵硬是指经过一段时间的静止或休息后,患者试图再活动某一关节时,感到局部不适、难以达到平时关节活动范围的现象。由于常在晨起时表现最明显,故又称为晨僵。晨僵是判断滑膜关节炎症活动性的客观指标,其持续时间与炎症的严重程度相一致。早期关节活动受限主要由肿胀、疼痛引起,晚期则主要由于关节骨质破坏、纤维骨质粘连和关节半脱位引起,此时关节活动严重障碍。

（一）护理评估

1.病史　询问患者关节僵硬与活动功能障碍的发生及持续时间、受累关节的部位及缓解方式,活动受限是突发的或是渐进性加重。观察患者关节病变所致的活动受限对生活自理的影响程度,是否伴有紧张、恐惧等不良心理反应。

2.身体评估　评估患者的全身状况,病变关节的分布,僵硬与活动受限的程度以及影响日常活动与生活自理的程度。有无关节畸形和功能障碍。

3.实验室及其他检查　自身抗体测定、关节影像学及关节镜等。

（二）常见护理问题

1.躯体移动障碍　与关节疼痛、僵硬、强直畸形、功能障碍有关。

2.有废用综合征的危险　与关节疼痛、关节骨质破坏有关。

（三）护理措施

1.病情观察　注意患肢的情况和关节运动功能改善情况。

【思考】
患者为什么会出现关节僵硬?什么是晨僵?

2.生活护理 根据患者活动受限的程度,协助患者洗漱、进食、大小便及个人卫生等;鼓励患者使用健侧肢体从事自我照顾的活动。患者夜间睡眠时注意病变关节的保暖,预防或减轻晨僵。

3.对症护理 关节僵硬严重患者,可用局部理疗、按摩等缓解症状,改善关节功能。缓解期鼓励患者从事力所能及的自理活动和工作,或按功能锻炼计划进行关节功能锻炼,避免长时间不活动而致关节僵硬,指导患者进行有效的肢体功能锻炼。

(1)尽早锻炼 鼓励缓解期患者尽早进行功能恢复锻炼。由被动活动向主动活动过渡。防止肌肉萎缩和关节强直,促进关节功能恢复。

(2)适度锻炼 鼓励患者坚持不懈,定时做全身和局部相结合的活动,如转颈、握拳、肢体伸屈、提举、挺胸、伸腰、摇动关节及散步等动作,不断锻炼关节功能。活动度以患者能承受为限,若活动后出现疼痛或不适持续 2 h 以上,应减少活动量。锻炼过程中要注意循序渐进,不可操之过急。

(3)必要时指导使用辅助工具 如拐杖、助行器、轮椅等。

(4)注意安全,避免损伤 使用坐面较高的床、凳、轮椅、马桶、便器等,以免跌倒。穿防滑鞋,在光线好、地面平整、不滑处行走。物品放置在易于取放之处。

(5)锻炼生活自理能力 尽可能发挥健康肢体功能,辅以适当的工具,反复训练患者行、走、坐、吃、喝、睡及穿衣、洗浴等日常生活行为。条件允许时还可训练患者从事家务、社会交往、恢复工作的能力。

(6)配合物理治疗 理疗、按摩、推拿、热敷都可以增加局部血液循环,松弛肌肉。一方面有利于减轻疼痛,另一方面有利于关节的功能锻炼,加速关节功能恢复。

4.心理护理 帮助患者接受活动受限的现实,鼓励患者表达自己的感受,注意疏导、关心、理解和支持患者。

三、皮肤受损

风湿性疾病患者多数伴有皮肤受损,常见的皮肤损害呈多样多形性,多由血管炎性反应引起。

系统性红斑狼疮患者最具特征性的是面颊和鼻梁部蝶形红斑;类风湿血管炎的皮肤损害表现为甲床裂片样出血及下肢皮肤慢性溃疡;皮肌炎患者的皮肤损害常为眼睑及眶周的水肿性紫红色斑;部分患者可因寒冷、情绪等的刺激导致指(趾)末端发作性苍白、青紫、潮红的三项反应,伴局部麻木、疼痛,遇温暖后迅速缓解,称为雷诺现象。

(一)护理评估

1.病史 询问患者皮肤损害的起始时间,受累皮肤损害的部位及演变过程,有无日光过敏、口眼干燥、病毒感染、精神创伤等。评估患者皮肤损害对生活方式的影响程度,是否伴有紧张、自卑、恐惧等不良心理反应。

2.身体评估 评估患者的全身状况,皮肤损害的部位、性质、程度,有无口鼻黏膜或皮肤溃疡。

3.实验室及其他检查 特异性自身抗体测定及皮肤狼疮试验有无阳性结果。

(二)常见护理问题

1.皮肤完整性受损 与自身免疫性反应及免疫抑制剂的不良反应有关。

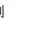

2.有感染的危险　与皮肤、黏膜完整性受损、免疫功能低下及应用免疫抑制剂有关。

(三)护理措施

1.病情观察　观察皮损的部位及程度,观察患者全身状态是否有感染的危险。

2.生活护理　病室应保持空气清新、温度适宜,限制探视人员,减少交叉感染的机会。指导患者养成良好的个人卫生习惯,预防口腔及皮肤感染。必要时遵医嘱应用抗生素。

3.用药护理遵医嘱使用药物　①皮疹或红斑处可使用皮质激素霜或软膏涂擦,有感染者选择敏感抗生素;②肾上腺糖皮质激素及免疫抑制剂,必须严格按医嘱服药,不可自行减量或停药。密切观察患者用药后效果及可能出现的不良反应。

4.对症护理

(1)告诫患者避免搔抓皮肤,有躯体移动障碍的患者应定时翻身,预防受压而发生褥疮。观察患者皮肤、黏膜的变化。

(2)指导患者实施自我防护的方法:①衣裤要柔软、宽松、清洁;②避免皮肤直接暴露于阳光下,外出时采取遮阳措施;③皮肤损害处,每日用30 ℃左右温水清洗;④忌用碱性肥皂,避免使用化妆品。

(3)向患者及家属解释发生感染的危险因素及预防措施。指导患者认识感染的症状和体征,包括皮肤发红、疼痛、局部肿胀,甚至体温升高、咳嗽、咳痰等。

第三节　系统性红斑狼疮

系统性红斑狼疮是一种多因素参与的、特异性身免疫性结缔组织病。患者体内可产生多种自身抗体,通过免疫复合物等途径,损害各个系统、脏器和组织。本病病程迁延,病情反复发作,临床表现变化多端,多数患者有皮肤、关节和肾脏损害。与过去相比,系统性红斑狼疮的预后已有显著改善。5 年和 10 年生存率分别可达到 85% 和75% 。药物的不良反应,特别是长期使用糖皮质激素和免疫抑制剂,使得近年来死于感染的患者有上升趋势。

系统性红斑狼疮以女性多见,患病年龄以 20 ~ 40 岁最多。系统性红斑狼疮的发病率随地区、种族、性别、年龄而异。女性较男性多,不同年龄组男女患病率不同。系统性红斑狼疮好发于黑人和亚洲人。我国患病率约为 70/10 万。

一、病因及发病机制

1.病因　本病病因尚不明确,可能与性激素、遗传及环境因素有关。

2.发病机制　系统性红斑狼疮的发病机制尚未明确。目前认为可能是病毒、性激素、环境因素等作用于具有遗传易感基因的个体,促发了异常的免疫应答,持续产生多种自身抗体,引起体液和细胞免疫紊乱,如 DNA 与抗 DNA 抗体结合所形成的免疫复合物,沉积在各个器官的血管壁,引起血管炎从而导致器官发生病变。自身抗体及免疫复合物的多样性以及靶细胞的部位及损伤程度,构成系统性红斑狼疮临床表现多种

笔记栏

多样的病理基础。

二、病　理

受损器官的特征性改变为：

1. 狼疮小体（苏木紫小体）　是由于细胞核受抗体作用变性为嗜酸性团块，为诊断系统性红斑狼疮的特征性依据。

2. "洋葱皮样"病变　即小动脉周围有显著向心性纤维组织增生，尤以脾脏中央动脉为明显。

3. 狼疮性肾炎　几乎所有的系统性红斑狼疮患者均有肾脏损伤，称狼疮性肾炎。

三、临床表现

起病形式变化多端，可急可缓，开始常为单一器官受累，以后逐步侵犯多个器官，但亦可多个系统同时受累，而使临床表现复杂多变。大多数患者起病隐匿，表现不典型，容易误诊。病程迁延，呈缓解与发作交替过程，常因日光照射、感染、妊娠、分娩等而诱发或加重病情。

1. 全身表现　约90%的患者在病程中有不同程度的发热，以长期低、中度热最为常见，常伴有全身不适、乏力、体重下降等。

2. 皮肤、黏膜损害　80%的患者有皮肤损害。蝶形红斑是系统性红斑狼疮最具特征性的皮肤改变，约40%患者可见，表现为鼻梁和双颧颊部呈蝶形分布的鲜红色或紫红色蝶形红斑，边缘清楚或模糊，表面光滑，有时可见鳞屑。疾病缓解时红斑可消退，留有棕黑色色素沉着。亦可为其他皮疹，如盘状红斑、红点、丘疹、紫癜或紫斑、水疱等。活动期患者可有口腔黏膜溃疡和脱发。少数患者有雷诺现象。

3. 关节、肌肉疼痛　约85%患者有关节痛，最常见于近端指间关节、腕、足、膝和踝关节，呈对称性分布，但很少引起畸形。常见表现为不对称的多关节痛，呈间歇性。关节X射线片大多正常。

4. 内脏损害　几乎所有系统性红斑狼疮患者均有肾脏损害，表现为肾小球肾炎或肾病综合征，可有血尿、蛋白尿、管型尿、高血压以及肾功能不全等表现，晚期发生尿毒症，是系统性红斑狼疮死亡的常见原因；部分患者可有肺部病变，表现为胸膜炎、狼疮性肺炎；心脏损害有心包炎、心肌炎；消化系统症状有腹泻、消化道出血、急性腹膜炎、胰腺炎、肝大、黄疸等；神经系统受累可出现精神症状，如抽搐、偏瘫、昏迷等，出现中枢神经损害者常提示病变活动、病情危重、预后不良；血液系统常出现正细胞正色素性贫血，部分患者为溶血性贫血，也可出现白细胞及血小板减少；眼部症状可有视盘水肿、出血等。

【想一想】
　　系统性红斑狼疮最具特征性的皮肤损害是什么？几乎所有系统性红斑狼疮患者都会出现的脏器损害是哪里？

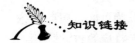
……知识链接

　　系统性红斑狼疮病情的严重程度主要依据于受累器官的部位和受累程度，如出现脑受累表明病情严重；出现肾病变者，其严重程度又高于仅有发热、皮疹的患者；有肾功能不全者又比仅有蛋白尿的狼疮肾炎严重。狼疮危象是指急性的危及生命的重症 SLE,包括急进性狼疮性肾炎、严重的中枢神经系统损害、严重的溶血性贫血、血小板减少性紫癜、粒细胞缺乏症、严重的心脏损害、严重狼疮性肺炎、严重狼疮性肝炎和严重的血管炎等。

四、实验室及其他检查

(一)一般检查

血液检查多数患者有轻至中度贫血,约50%的患者血白细胞总数减少,1/3的患者有血小板减少,红细胞沉降率常增快。尿液检查尿中可有蛋白、红细胞、管型等。

(二)免疫学检查

抗核抗体谱:当细胞核的一些成分经过细胞凋亡、坏死或其他原因被暴露而不能被消灭时,它们可以被淋巴细胞所识别再产生相应的自身抗体。这些自身抗体就是抗核抗体。又因为机体产生的抗核抗体不止一种,所以又将这个系列的自身抗体称为抗核抗体谱。主要包括抗双链 DNA(ds-DNA)抗体、抗核抗体(ANA)、抗 Sm 抗体等。

(三)其他

肾穿刺活组织检查对狼疮肾炎的诊断、治疗和预后均有重要价值。

五、诊断要点

目前普遍采用美国风湿病学会1997年推荐的系统性红斑狼疮分类标准该分类标准中的 11 项,符合其中 4 条或 4 条以上者,在除外感染、肿瘤及其他结缔组织疾病后即可诊断:①蝶形红斑;②盘状红斑;③日光过敏;④口腔溃疡;⑤非畸形性关节炎或关节痛;⑥浆膜炎(胸膜炎或心包炎);⑦肾炎(蛋白尿>0.5 g/d 或细胞管型尿);⑧神经系统损伤(抽搐或精神症状);⑨血象异常(白细胞<4×10^9/L 或血小板<80×10^9/L)或溶血性贫血;⑩免疫学异常(狼疮细胞抗体或抗双链 DNA 抗体阳性;抗 Sm 抗体阳性);⑪抗核抗体阳性。

六、治疗要点

目前仍无根治方法,治疗目的在于控制病情及维持临床缓解。

1.轻型病例 一般无明显脏器损伤,如以关节肌肉疼痛为主要症状,可用非甾体抗炎药,如阿司匹林、吲哚美辛等。如以皮疹为主要表现可用抗疟药,如氯喹,也可用小剂量糖皮质激素治疗。该类药物可损伤肝细胞,使肾小球滤过率降低,血肌酐上升,对肾炎患者需慎用。

2.重型病例 病情较严重,常有明显脏器损伤及实验室检查异常,可应用下述药物治疗。

(1)肾上腺糖皮质激素 是目前治疗重症系统性红斑狼疮的主要药物,常用泼尼松,剂量为每天 1 mg/kg,晨起顿服,若服药有效,1 周后逐渐减量,一直至最小剂量作维持治疗,多数患者需长期服用维持剂量 5～15 mg/d 的肾上腺糖皮质激素。对急性暴发性系统性红斑狼疮患者,可采用大剂量激素冲击疗法,如甲基泼尼松龙 1 g,溶于葡萄糖液中静脉滴注,连用 3 d,然后使用大剂量泼尼松 100 mg/d,3～4 周内逐渐减至维持量,该疗法能迅速控制系统性红斑狼疮的危重症状。由于用药量大,除应严密观察药物的不良反应外,在皮疹处还可用含有糖皮质激素的软膏给予局部治疗。

(2)免疫抑制剂　对重型病例及单用糖皮质激素无效或剂量较大不能耐受的患者宜加用免疫抑制剂。常用药物有环磷酰胺和硫唑嘌呤。

(3)其他中医药的应用　如雷公藤对狼疮肾炎有一定疗效。环孢菌素 A 具有免疫抑制及免疫调节作用,适用于经其他药物治疗无效的患者。

七、护理

(一)护理评估

1.病史

(1)询问与本病有关的病因及诱因,如有无病毒感染、日光过敏、妊娠、药物、精神刺激等。以及家族中是否有类似现象发生过。

(2)了解起病的时间、病程及病情变化的情况。重点了解患者皮疹出现的时间及变化情况,有无关节和肌肉疼痛及其部位、性质、特点等。

2.身体评估

(1)患者的生命体征、神志等变化。

(2)皮肤、黏膜受损情况,如面颊部有无蝶形红斑,手掌和甲周有无红斑,皮肤有无斑丘疹、网状红斑及毛细血管扩张现象。

(3)全身大小关节尤其是指关节是否出现肿胀、压痛和僵直现象,有无关节畸形及功能障碍.

(4)有内脏损害的患者,应进行全身各系统器官的评估,如有无肾脏损害的相应表现(如水肿、高血压、尿液改变等)。

3.实验室及其他检查

(1)检查尿液成分有无改变,包括有无白细胞尿、红细胞尿、蛋白尿、管型尿等。检查红细胞沉降率是否增快,全血细胞有无减少。

(2)抗核抗体、抗 Sm 抗体和抗双链 DNA 抗体以及其他自身抗体是否阳性。血补体含量有无降低。

(3)皮肤狼疮带试验、肾穿刺活组织检查的结果如何,对估计预后有一定意义。

(4)心理-社会资料:观察患者有无因面部皮疹、鼻溃疡、脱发及糖皮质激素治疗引起的容貌改变,而出现的孤僻、自卑等不良心理反应;或由于病情迁延,治疗效果不明显,而出现激动、抑郁及悲观失望的情绪。患者可表现出渴望从家庭、社会及医护人员处获得支持和理解的愿望。部分患者因学习、工作、婚姻等受挫折感到前途渺茫,对生活和未来缺乏信心,甚至产生轻生的念头。

(二)常见护理问题

1.皮肤完整性受损　与血管炎性反应及药物(激素、免疫抑制剂等)不良反应有关。

2. 口腔黏膜受损　与自身免疫性反应及药物（激素、免疫抑制剂等）不良反应有关。

3. 疼痛　与自身免疫性反应有关。

4. 焦虑　与病情反复发作、多脏器受损有关。

（三）护理措施

1. 病情观察

（1）观察患者皮肤及口腔黏膜损害的范围、性质及程度。了解诱发或加重皮肤、黏膜损害的危险因素，并向患者及家属解释避免这些因素的重要性。

（2）观察患者受累关节、肌肉的部位及疼痛的性质和程度。指导患者使用缓解疼痛的方法，如放松、分散注意力或局部按摩、热敷等。

（3）监测患者的体温变化，听诊肺部呼吸音并予以记录。若有体温升高达 38 ℃，局部皮肤、黏膜红肿，咳嗽、咳痰、胸痛等征象应报告医生，并协助处理。

2. 生活护理

（1）休息　疾病活动期应卧床休息，肌肉和关节疼痛明显者，应采取舒适体位，让关节处于功能位，不要用摇床或枕头支起膝部，头下不要垫高枕。病室应舒适、温度适宜，悬挂较厚的深色窗帘，避免阳光直射床位，病室进行紫外线消毒时，应安排患者回避。

（2）饮食　指导患者进高蛋白、营养丰富、易消化的饮食，避免刺激性食物，忌食含有补骨脂素的食物，如芹菜、无花果、香菜等。有水肿的患者应进低盐饮食，并记录 24 h 出入液量。

3. 用药护理

（1）尽管糖皮质激素长期应用有不少不良反应，但仍是治疗本病的主要药物，所以，应指导患者必须按医嘱服药，不得随意增减剂量或停药。为减轻消化道反应宜饭后服用，密切观察药物的不良反应。

（2）非甾体抗炎药，均为口服药，有阿司匹林、吲哚美辛、布洛芬等，胃肠道反应较多，宜饭后服用，有肾炎者慎用；氯喹服用半年以上可引起视网膜退行性病变，应定期检查眼底；免疫抑制剂适用于一些病情易于复发而又因严重不良反应不能用激素者，本类药物可导致胃肠道不适、脱发、肝病、神经炎、白细胞减少等不良反应，甚至骨髓抑制等不良反应，需注意血象变化。

（3）避免使用可引起药物性红斑狼疮综合征的药物，如普鲁卡因酰胺、苯妥英钠等。本病几乎都有肾脏损害，尽量避免使用对肾脏有毒性作用的药物。

（4）本病患者易引起药物过敏，用药前必须仔细询问有无药物过敏史，用药后密切观察。

4. 对症护理

（1）皮肤损害处可用清水冲洗，用 30 ℃ 左右温水湿敷红斑处，每天 3 次，每次 30 min，可促进局部血液循环，有利于鳞屑脱落。忌用碱性肥皂，避免化妆品或其他化学药品，防止对局部皮肤刺激引起过敏。

（2）有口腔溃疡的患者，漱口后可用中药冰硼散或锡类散等涂敷。有口腔感染的患者，针对不同的病因，选用合适的漱口液，如细菌性感染可用 1∶5 000 呋喃西林液漱口，局部涂以碘甘油；如有真菌感染可用 1%~4% 碳酸氢钠漱口液。

（3）脱发患者应指导其避免引起脱发加重的因素,如染发、烫发、卷发。减少洗发次数,一般为每周温水洗头 2 次,边洗边按摩,也可用梅花针轻刺头皮,每天 2 次,每次 15 min 左右,可有生发效果。建议患者脱发时剪成短发,并说明脱发不是永久的。如果脱发影响患者的生活方式,鼓励患者采取一定的方法掩盖脱发(如用头巾、帽子、假发等)。

5.心理护理　由于病程冗长以及疾病引起的面貌改变,使患者思想负担很重,极为痛苦,可因神经系统损害和长期应用激素而产生精神行为异常。

（1）护士应加强与患者沟通,鼓励患者倾诉悲哀的心情,并给予同情、理解以及正确的疏导,指导患者面对现实,强调心情舒畅对预后的影响。同时应加强心理护理,观察患者的情感、行为有无异常的表现,严防患者自伤或伤人等意外。

（2）适时告诉患者,目前由于早期诊断和治疗方法的进步,大部分患者能长期生存,并介绍治疗成功的患者与其交谈,以增强患者战胜疾病的信心。

（3）鼓励患者亲属和朋友多陪伴患者,给予亲情和温暖,使患者获得情感支持。对疾病或化疗后引起的容貌改变,应与患者家属共同商讨,及时给予疏导,并采取相应的措施,如准备好假发以便在脱发期间使用。

八、健康指导

1.解释说明　向患者及家属介绍有关本病的基本知识,使患者及家属了解本病并非"不治之症",正确地对待疾病,保持乐观情绪,但也要做好长期疗养的思想准备。

2.用药指导　告诉患者有关药物治疗方面的知识,以及泼尼松和免疫抑制剂的不良反应,应按医嘱服药,不可自行减量或停药。

3.皮肤护理　避免皮肤直接暴露于阳光下,外出时最好穿长袖衫和长裤,戴宽边帽或撑伞。同时要注意避免其他诱因,如感染、过度疲劳、预防接种及服用诱发本病的各种药物等。

4.适量活动　在疾病的缓解期患者应逐步增加活动,待病情稳定后,可参加一定的社会活动和力所能及的工作,以体现生活价值,增强战胜疾病的信心。

5.生育指导　育龄女性患者应避孕,含激素的避孕药可使疾病复发,不宜使用。病情稳定而且肾功能正常者可允许怀孕,但妊娠前 3 个月停用除激素外的免疫抑制剂。妊娠过程中监测病情变化,妊娠期间有较高的流产、早产和死亡率,应按病情需要给予肾上腺糖皮质激素,以免妊娠和分娩时病情恶化。

九、预后

近年来,系统性红斑狼疮预后已明显改善,5 年生存率达 85%,10 年生存率达 75%,少数患者无症状,长期处于缓解状态。系统性红斑狼疮急性期主要死于感染和多脏器严重损害,远期死亡的主要原因是冠状动脉硬化性心脏病等。

第四节　类风湿关节炎

类风湿关节炎又称类风湿,类风湿关节炎是一种自身免疫性疾病,以对称性的多关节慢性炎症为特征。临床特征为多发性、对称性、慢性手足小关节炎,呈发作与缓解交替进行,晚期关节结构破坏,导致关节畸形和功能障碍。

此病起病缓慢、隐匿。我国人群中的患病率为 0.32%~0.36%,发病年龄以 20~45 岁女性最多,男女性比例为(2~4):1,是造成我国人群丧失劳动力与致残的主要病因之一。

一、病因及发病机制

本病病因和发病机制尚未明确。目前认为类风湿关节炎是一种自身免疫性疾病。发病与感染因素(如支原体、病毒、细菌等)和遗传因素[具有人类白细胞抗原(HLA)-DR_4 和 DW_4]相关。部分患者病前有寒冷、潮湿、疲劳、创伤及精神刺激等诱因。侵入易感机体的感染因子,被巨噬细胞吞噬后形成免疫复合物,通过免疫应答,使 B 淋巴细胞和浆细胞被过度激活,分泌大量免疫球蛋白和类风湿因子(RF)。RF 是一种自身抗体,包括 IgG、IgM、IgA 型,它又可与变性的免疫球蛋白形成免疫复合物,并沉积在滑膜组织上,同时激活补体,产生多种过敏毒素,引起关节滑膜炎症,也可侵犯脉管系统,累及全身多个脏器。病理上类风湿关节炎的基本病变是慢性滑膜炎,初期滑膜充血、水肿及渗出,随后增生变厚,表面产生绒毛样的富含血管的肉芽组织,形成血管翳。血管翳侵蚀关节软骨,引起关节软骨变性、破坏,关节间隙变窄,软骨下骨质破坏,最后纤维化或骨性强直。而类风湿关节炎的关节外表现主要与血管炎有关,它可累及中、小动脉和(或)静脉,导致血管腔狭窄或堵塞,类风湿结节就是血管炎的一种表现。

二、临床表现

多数患者起病缓慢,关节发病前数周内可有疲倦、乏力、低热、食欲减退、手足发冷等全身性前驱症状。以后渐出现关节症状。少数患者则在数天内出现多个关节症状,呈急性起病。

(一)关节症状

1. 大多数呈对称性的多关节炎表现　受累的关节以双手小关节(尤其近端指间关节及掌指关节)、腕和足关节最为常见,其次是趾、脚、踝、肘等关节。

2. 关节肿痛　关节疼痛是最早的关节症状,多呈对称性、持续性,但时轻时重。急性发作期,由于滑液增加和关节外软组织的肿胀,使关节肿胀呈梭形,特别是近端指间关节,称为梭状指。

3. 晨僵　病变关节在晨起或静止不动后出现较长时间(30 min 以上)的僵硬,如胶黏着样的感觉,适度活动后逐渐减轻,称为晨僵。出现晨僵的原因在于睡眠或活动减少时,受累关节组织渗液或充血水肿,引起关节周围肌肉组织紧张,而使关节僵硬不适。随着肌肉的收缩,水肿液被淋巴管和小静脉所吸收,晨僵也随之缓解。病情缓解时,晨僵持续时间缩短、程度减轻。因此,晨僵是作为判断病情活动性及严重程度的一个很好指标。有些人常在久坐或卧床后感到关节僵硬,常发生在午后,称为"午后僵硬感",其意义与晨僵一样,具有类风湿关节炎早期信号的价值。

4. 关节畸形　疾病后期关节软骨、软骨下骨质结构破坏,肌腱、韧带受损,病变关节僵硬畸形,出现关节半脱位,如屈曲畸形、天鹅颈样畸形等。关节附近肌肉萎缩和痉挛使畸形更为加重。患者活动受限,生活不能自理。

类风湿关节炎关节肿痛和结构破坏都可引起关节的活动障碍。据其程度可分级如下。Ⅰ级:照常进行日常生活与工作。Ⅱ级:能进行一般的生活和某种职业的工作,其他活动受限。Ⅲ级:可进行一般的日常生活,但参与某种职业工作或其他项目的活动受限。Ⅳ级:日常生活的自理和参与工作的能力均受限。

(二)关节外表现

1.类风湿结节 是本病较常见的关节外表现,出现在 20%~30% 的患者,多位于关节隆突部及经常受压处的皮下,如上肢的鹰嘴突、腕部及下肢的踝部等处。结节直径自数毫米至数厘米不等,可黏附于骨膜、肌腱,坚硬如象皮,呈对称性分布。类风湿结节的出现常提示疾病处于活动期。深部结节可出现在肺部,有时可液化,咳出后形成空洞。

2.类风湿血管炎 可发生于机体的任何系统,是类风湿关节炎关节外表现的主要病理基础。其病变基础是免疫复合物及补体在血管壁的沉积及淋巴细胞浸润,是一种重症类风湿关节炎的表现。类风湿血管炎主要发生在皮肤及周围血管,可见到皮疹、皮肤小片状损害或紫癜,甲床有瘀点或瘀斑;肌肉可因血管炎而导致局灶性肌炎、肌萎缩和变性;若发生在眼部则可引起巩膜炎、虹膜睫状体炎和视网膜炎;累及血管可引起亚急性或坏死性小动脉炎、大动脉炎、脏器和肢体末端的供血不足、缺血性坏死和微血栓梗死病变,以及指(趾)坏疽;累及神经血管则引起急性对称性多发神经炎。

3.其他多系统损害 以侵犯肺部出现肺间质性病变、胸膜炎最常见。其次侵犯心脏出现心包炎,神经系统受损出现脊髓受压、周围神经炎等表现。30%~40% 的患者可出现干燥综合征。

三、实验室及其他检查

1.一般检查 有轻至中度贫血,白细胞及分类多正常。活动期红细胞沉降率增快,C 反应蛋白增高。

2.免疫学检查 70% 的患者血清中类风湿因子(RF)阳性,其数量与本病的活动性和严重性呈正相关,类风湿因子也可见于多种自身免疫性疾病及一些与免疫有关的慢性感染性疾病,因此类风湿因子阳性患者必须结合临床才能诊断本病。大多数患者血清中可出现各种不同类型的免疫复合物,尤其是活动期和类风湿因子阳性患者,血清补体常增高,合并血管炎者补体降低。

3.关节滑液检查 有炎症的关节腔内的滑液量增多,滑液中的白细胞明显增多,可达 $(2\,000\sim7\,500)\times10^6/L$,以中性粒细胞为主。

4.关节 X 射线检查 以手指及腕关节的 X 射线片最有价值。早期表现为关节周围软组织肿胀,关节端的骨质疏松;稍后关节腔变窄,关节面出现虫蚀样破坏性改变;晚期可见关节半脱位或骨性强直畸形。

【思一思】
类风湿关节炎 X 射线检查哪个部位最有诊断价值?检查结果如何分期?

四、诊断要点

目前沿用 1987 年美国风湿学会关于本病的诊断标准:①晨僵持续至少 1 h,病程至少持续 6 周;②至少同时有 3 个关节区软组织肿或积液,病程至少持续 6 周;③腕、掌指、近端指间关节区中,至少有一个关节区肿胀,病程至少持续 6 周;④对称性关节炎,病程至少持续 6 周;⑤有类风湿结节;⑥手部 X 射线片改变(至少有骨质疏松和关节间隙的狭窄);⑦类风湿因子阳性(所用方法正常人群中不超过 5% 阳性)。符合其中 4 项或 4 项以上标准即可诊断为类风湿关节炎。

五、治疗要点

治疗原则:目前对类风湿关节炎尚无特殊疗法。现行治疗的目的在于控制炎症,缓解症状;控制疾病的发展,防止或减少骨关节的破坏,保持受累关节的功能以及促进关节功能的恢复。

1. 非甾体抗炎药 具有镇痛消肿的作用,是改善关节症状的常用药,但不能控制病情,必须与改变病情的抗风湿药同服。

2. 改变病情抗风湿药 抗风湿药起效时间长,发挥作用慢,通过调节免疫机制影响疾病的活动性和进展,多与非甾体抗炎药联合应用。常用药物有甲氨蝶呤、金制剂、雷公藤、青霉胺、环磷酰胺、环孢菌素等。

3. 糖皮质激素 适用于有关节外症状或关节炎明显者,而非甾体抗炎药不能控制或抗风湿药尚未起效的患者。常用的药物有泼尼松每天 30 ~ 40 mg,症状控制后递减为每天 10 mg 或低于 10 mg 维持。糖皮质激素抗炎作用虽较强,且缓解症状迅速,但停药后易复发,长期用药不良反应多,因此不作为首选药物。

4. 外科手术治疗 对晚期关节畸形并失去关节功能的患者,可行关节置换术。滑膜切除术也可以使病变关节的功能得到一定的改善。

六、护理

(一)护理评估

1. 健康史 询问患者家族中有无本病或其他风湿性疾病的患者,近期是否有病毒或某些细菌感染,有无下列诱发因素,如过度劳累、情感挫折,或暴露于寒冷、潮湿的环境中及代谢紊乱、免疫功能障碍等。

2. 身体评估 对患者全身状况进行评估,重点观察全身小关节病理改变,包括受累关节有无肿胀及僵硬、是否为对称性,近端指间关节是否有梭状肿胀等。晚期关节病变是否有强直和屈曲畸形,有无形成特征性尺侧偏向畸形,关节附近有无大小不一、质韧有压痛的类风湿结节等。

3. 实验室及其他检查 血清类风湿因子是否为阳性,血清补体增高与否,红细胞沉降率是否增快,X 射线检查关节有无骨质破坏及半脱位或强直、屈曲畸形。

4. 心理-社会资料 由于关节疼痛顽固,关节畸形与功能障碍逐渐加重,患者生活自理能力逐渐丧失,自体形象不佳,治疗效果不明显等,使患者产生沮丧、愤怒等负面情绪,常有孤独、忧虑、悲哀等不良心理反应,甚至失去生活信心。故应重点评估患者的精神状态,有无抑郁、悲哀及其程度,观察患者关节功能障碍对生活自理的影响程度,评估家属对疾病的认知及对患者的态度。

(二)常见护理问题

1. 疼痛 与关节滑膜炎症致关节肿胀、肌肉痉挛有关。

2.自理缺陷　与肢体关节疼痛、强直、畸形、肌肉萎缩、全身状况恶化有关。

3.有废用综合征的危险　与关节炎症反复发作、疼痛和关节骨质破坏、活动减少等有关。

4.知识缺乏　缺乏疾病的治疗、预后和自我保健知识。

5.功能障碍性悲哀　与关节功能丧失、疾病久治不愈、成为家庭依赖者或缺乏亲友支持和理解有关。

（三）护理措施

1.病情观察

（1）询问发病前的前驱症状，明确诱发关节病变加重的因素，在护理过程中尽量避免或去除这些因素。

（2）观察患者关节肿痛的部位，晨僵发作的程度和持续时间，关节活动受限或畸形的严重程度，是否有关节外症状及脏器受累表现。在治疗过程中，应注意观察患者关节活动功能的改善情况，评估疗效。

（3）观察患者日常生活能力，如进行个人卫生、穿衣、如厕、进食等，评估自理缺陷对患者生活的影响，根据自理缺陷促成因素的不同，制订适宜患者的护理及生活自理训练方法。

（4）观察患者及其家属心理-社会方面的反应。

2.生活护理

（1）休息与体位　急性活动期或关节肿胀明显时，应卧床保证充分的休息。限制受累关节活动，但应保持关节于伸展位，如踝下放置一平枕，使膝关节保持伸直位；足下放护足板，避免垂足。休息时患者体位不要长时间维持抬高头部和膝部的姿势，以免屈曲姿势造成关节挛缩而致残。疼痛减轻后，应指导患者尽早下床活动，或在床上做各种主动或被动锻炼，但应避免突然移动和负重。

（2）活动护理　鼓励患者自理，缓解期加强肢体功能锻炼，可采用日常生活活动训练，如穿衣、系鞋带、进食、如厕等，保护或改善日常生活自理能力。

（3）饮食护理　给予高蛋白质及丰富维生素及易消化的饮食，避免辛辣等食物刺激。

3.用药护理

（1）类风湿关节炎是一种慢性疾病，药物疗程较长，不良反应较多，应指导患者遵守治疗方案，按时服药，不可随意停药或增减用量。为减轻药物消化道反应，应在饭后服用。

（2）用药期间密切观察药物不良反应，如恶心、呕吐等胃肠道反应、消化道出血、白细胞减少等。应用金制剂和青霉胺还应观察有无皮疹、蛋白尿、血尿，在服药期间应定期做血、尿一般检查。

4.对症护理

（1）鼓励晨僵患者早晨起床后行温水浴，或用热水浸泡僵硬的关节，而后活动关节。夜间睡眠时戴手套保暖可减轻晨僵的程度。晨僵持续长且疼痛明显者，可按医嘱应用非甾体抗炎药。

（2）疼痛剧烈时，遵医嘱使用消炎止痛药物，在其作用的时间段内安排所需的活动，如护理、肢体活动等。也可运用松弛疗法，如听音乐或进行游戏活动，分散患者注意力,以减轻疼痛强度。

(3)肌肉挛缩可用物理治疗如热敷、热水浴、红外线、按摩等改善血液循环,缓解肌肉挛缩及疼痛。

5.心理护理

(1)以开朗乐观的态度与患者交流、鼓励患者倾诉情感,帮助患者认清不良心态对身体的危害。针对患者困扰、悲哀的原因,介绍疾病的基本知识,强调虽然病程较长,但进展缓慢,合理的治疗及功能锻炼可避免或延缓致残。

(2)介绍治疗有效的患者与其交谈,鼓励患者自尊自强,消除自卑心理。指导患者自我进行心理调整,如放松疗法,使患者保持积极乐观、轻松愉悦的心情。

(3)主动关心患者的生活,使其感到温暖和亲切,从而消除孤独感。督促其家庭成员关怀体贴、尊重患者,生活上多照顾患者,相互理解,建立融洽和谐的关系,使患者获得情感上的支持和生活需求的满足,以增强战胜疾病的信心。

(4)指导家属协助患者完成肢体功能锻炼,改善患者生活自理能力,使患者身心处于对生活充满希望的最佳状态,以利心理康复。

七、健康指导

1.避免诱因　向患者及家属介绍类风湿关节炎的诱因等基本知识及防治措施,增强自我保健意识。避免各种诱因,如寒冷、潮湿、过度疲劳、精神刺激、感染等。

2.康复锻炼　向患者及家属解释适当休息和活动对维持关节功能,保持日常生活自理能力的重要性,指导患者安全的使用冷热治疗及运动方法。根据患者的病情制订康复锻炼计划,渐进性地让患者独立自主处理日常活动。

3.用药指导　指导患者按医嘱服药,注意观察药物的疗效及不良反应,定期复查血象、肝肾功能。若病情有变化,应及早就医,以免重要脏器受损。

八、预后

多数类风湿关节炎患者病程迁延,病程早期的2~3年内致残率较高,如未及时诊断治疗,3年内关节破坏可达70%。若早期治疗可使80%的患者病情缓解。10%的患者病情较轻,能自行缓解。类风湿关节炎引起直接死亡少见,主要是致残率高,影响生活质量。

本章小结

系统性红斑狼疮是累及多系统、多器官的自身免疫性疾病。最常累及的组织器官是皮肤、关节、肾,蝶形红斑是 SLE 典型症状。抗核抗体、抗双链 DNA 抗体、抗 Sm 抗体是重要的免疫学检查指标。系统性红斑狼疮的治疗首选糖皮质激素。最主要的护理是做好皮肤护理和饮食指导。

类风湿关节炎是以对称性的多关节慢性炎症为特征的自身免疫性疾病,临床主要以多发性、对称性、慢性手足小关节炎为主要表现,常呈发作与缓解交替出现,晚期常伴有关节结构的破坏,导致关节畸形和功能障碍。目前治疗和护理的重点主要为控制炎症,防止或减少骨的破坏,保持受累关节的功能以及促进关节功能的恢复。

 病案讨论

病例摘要一 患者,女,32岁。关节痛2年,下肢水肿半年,发热、全身水肿伴尿量明显减少2个月。检查:T 38.1 ℃,P 112次/min,R 28次/min,BP 100/60 mmHg,面部有蝶形红斑,双侧手掌、足底可见片状红斑,肾功能检查异常,抗核抗体阳性,抗双链DNA抗体阳性,抗Sm抗体阳性。初步诊断为:系统性红斑狼疮。

讨论:

1.目前该患者治疗首选哪种药物?

2.该患者存在哪些主要的护理问题?

3.应对患者采取哪些主要护理措施?

病例摘要二 患者,女,35岁。5年前开始两手关节肿胀疼痛伴晨起僵硬。近1年来指关节、腕关节均变形。检查:生命体征正常。实验室检查:血红蛋白100 g/L。红细胞沉降率加快。类风湿因子阳性(滴度>1:20)。X射线胸片示:胸腔积液,X射线关节片示:指关节、腕关节骨质疏松,关节间隙变窄。初步诊断为:类风湿关节炎、胸腔积液。

讨论:

1.患者诊断为类风湿关节炎的主要依据是什么?

2.如何对该患者进行护理?

 同步练习

一、选择题

1.类风湿关节炎最常受累的关节是( )

  A.腕掌指关节,近端指间关节   B.远端指间关节

  C.颞颌关节   D.膝、髋、踝关节

  E.颈椎小关节

2.系统性红斑狼疮最常见的皮肤损害部位是( )

  A.颈部   B.暴露部位

  C.胸部   D.腹部

  E.下肢

3.系统性红斑狼疮患者皮肤护理哪一项是错误的( )

  A.常用清水清洗   B.忌用碱性皂液

  C.忌用化妆品   D.避免阳光照射

  E.10 ℃冷水湿敷

4.鼓励类风湿关节炎患者缓解期进行关节功能锻炼的目的是( )

  A.保持关节功能位   B.防治疾病活动

  C.延缓关节破坏   D.减少晨僵发生

  E.避免肌肉萎缩、关节废用

5.邢女士,22岁,患系统性红斑狼疮2年,鼻梁及面颊两侧呈蝶形水肿性红斑。不正确的护理措施是( )

  A.患者床位安置在没有阳光直射的地方   B.外出穿长袖衣裤,打伞遮阳

  C.适当使用化妆品掩饰红斑   D.忌用碱性肥皂清洗面部

笔记栏

E. 避免服用普鲁卡因酰胺等药物

6. 刘女士,32 岁。有类风湿关节炎病史,病情时轻时重。近日出现关节肿胀,疼痛明显。护理措施不正确的是(　　)

A. 注意关节保暖　　　　　　　　B. 关节疼痛缓解后尽量不活动

C. 受累关节制动　　　　　　　　D. 使用非甾体类抗炎药

E. 应用改变病情的抗风湿药

7. 某患者面有红斑,全身关节、肌肉痛,查血抗 Sm 抗体(+),该患者可能的诊断是(　　)

A. 退化性关节炎　　　　　　　　B. 痛风

C. 风湿　　　　　　　　　　　　D. 类风湿

E. 系统性红斑狼疮

8. 患者女,因发热、各关节痛、面部有蝶形红斑及血中抗 Sm 抗体(+),确诊为系统性红斑狼疮,医嘱不能食用含有补骨脂素的芹菜、香菜、无花果,何故(　　)

A. 可增强雌激素作用　　　　　　B. 可损害肾小球

C. 可加重表皮细胞损害　　　　　D. 增强对紫外线敏感

E. 可加重关节滑膜炎

9. 对口服非甾体类抗炎药的患者,重点观察的不良反应是(　　)

A. 肝损害　　　　　　　　　　　B. 胃肠道反应

C. 骨髓抑制　　　　　　　　　　D. 皮疹

E. 口腔炎

10. 系统性红斑狼疮是一种(　　)

A. 感染性疾病　　　　　　　　　B. 自身免疫性疾病

C. 传染性疾病　　　　　　　　　D. 遗传性疾病

E. 以上都不是

二、填空题

1. 风湿性疾病的特点是均呈现_____和_____交替的_____病程。

2. _____是目前治疗系统性红斑狼疮的首选药物。

3. 对于类风湿关节炎患者,要及时指导患者保护关节_____和保持关节_____位。

4. 系统性红斑狼疮患者应忌食含有_____的食物,如芹菜、无花果。

5. 类风湿关节炎特异性的皮肤表现是_____,常提示病情活动。

三、名词解释

1. 类风湿关节炎　2. 系统性红斑狼疮

四、简答题

1. 如何对晨僵患者进行护理?

2. 简述系统性红斑狼疮患者的皮肤护理。

第九章

神经系统疾病患者的护理

学习目标

◆ 阐述三叉神经痛、特发性面神经麻痹、吉兰-巴雷综合征、急性脊髓炎、癫痫、帕金森病等疾病病因及临床表现。

◆ 熟记共济失调、吉兰-巴雷综合征、脑栓塞、癫痫、帕金森病的概念。

◆ 比较缺血性脑血管疾病和出血性脑血管疾病临床表现、分类及体征。

◆ 说出脑血管疾病的三级预防措施。

◆ 列出感觉障碍刺激性症状的种类、瘫痪程度分级及瘫痪类型。

◆ 熟悉腰椎穿刺术、脑血管造影及磁共振成像检查的护理配合。

◆ 掌握脑出血、脑栓塞、吉兰-巴雷综合征、癫痫的护理措施;掌握各项诊疗技术的适应证和禁忌证。

第一节　概　述

神经系统由中枢神经系统和周围神经系统两大部分组成。中枢神经系统由脑及脊髓组成,分别位于颅腔和椎管内,两者在结构和功能上紧密联系,综合分析体内外环境传来的信息。周围神经系统由 12 对脑神经及 31 对脊神经组成,分布于全身,把脑和脊髓与全身其他器官联系起来,传递神经冲动,使中枢神经系统既能感受内外环境的变化(通过传入神经传输感觉信息)、又能调节体内各种功能(通过传出神经传达调节指令),以保证人体的完整统一及其对环境的适应。神经系统按神经系统功能的不同,又可以分为躯体神经系统和自主神经系统,前者主要功能是调整人体适应外界变化,后者具有稳定内环境的功能。两者相互配合,完成机体的统一整体活动,以保持内环境稳定及与外环境的相适应。

神经系统疾病是指神经系统由于感染、血管病变、变性、肿瘤、外伤、中毒、免疫障碍、遗传、先天发育异常、营养缺陷、代谢障碍等引起的疾病。大多数都有明确的病理变化。神经系统病变时可出现意识、认知、运动、感觉、反射等神经功能异常,也可出现其他器官的症状,病情复杂,发病率高,致残率高,死亡率高。患者常因丧失生活自理能力,易发生多种并发症,且病程长,行动不便而与社会隔绝。此种精神上的创伤使患者易产生依赖心理,心情抑郁。故除了及时正确诊断及治疗外,体贴关怀,精神鼓励及科学细致的专科护理也十分重要,它不仅能协同医生挽救患者生命,预防并发症,减轻患者痛苦,并能促进康复,大大降低病残率。

一、常见病因

急性或亚急性起病造成神经系统损害的病因可有外伤、血管病变、感染、中毒性疾病。缓慢起病造成神经系统损害的病因可有肿瘤、退行性变性、遗传代谢病等。

1. 感染　各种病因均可引起神经系统疾病。许多神经系统疾病的病因仍不清楚。包括细菌感染,如化脓性脑膜炎、脑脓肿,由各种化脓菌引起;病毒感染,如流行性乙型脑炎病毒引起的流行性乙型脑炎、B型库克萨基病毒引起的流行性胸痛、脊髓灰质炎病毒引起的脊髓灰质炎,库鲁病或属慢病毒感染而亚急性硬化性全脑炎可能由麻疹病毒的突变株引起;寄生虫侵染,如脑型疟疾、脑型并殖吸虫病、脑型囊虫病;真菌感染,如白色念珠菌性、隐球菌性脑膜炎;钩端螺旋体亦可致脑膜脑炎。一部分癫痫的病因是脑膜或大脑皮质感染后局部瘢痕形成病灶。

2. 中毒　包括金属中毒,如铅中毒可致外周运动神经麻痹、铅中毒性脑病,汞、砷、铊中毒亦影响神经系统;有机物中毒,如乙醇中毒、巴比妥类中毒可抑制中枢神经系统,有机磷中毒使胆碱能神经过度兴奋;细菌毒素中毒,如肉毒中毒可致脑神经麻痹和四肢无力,白喉毒素可致神经麻痹,破伤风毒素可致全身骨骼肌强直性痉挛;动物毒(腔肠动物、贝类、毒蚊、蜘蛛、河豚等所含毒素)亦可致神经症状(肌肉软弱、瘫痪、抽搐、共济失调等)。

3. 遗传缺陷　许多影响神经系统的代谢病(如苯丙酸尿症、糖原贮积病、黏多糖病、脂质贮积病)、变性病(如脑白质营养不良、帕金森病、肌萎缩侧索硬化、遗传性视神经萎缩等)和肌病(如进行性肌营养不良)是遗传病。多为常染色体隐性遗传。而高、低血钾性周期性瘫痪为常染色体显性遗传。

4. 营养障碍　夸希奥科病(蛋白质热能营养不良的一个类型)患者可有震颤、运动缓慢、肌阵挛等神经症状。维生素A缺乏或中毒均可致颅内高压症。维生素B族缺乏可影响神经系统,如维生素B_1缺乏症(脚气病)表现为多数周围神经损害,维生素B_{12}缺乏可致亚急性联合性退行性变。

5. 免疫损伤　预防接种后脑炎可能是疫苗中所含蛋白质抗原引起的变态反应所致。感染性多发性神经根神经炎、面神经麻痹、感染后外展神经麻痹、感染后舌咽神经麻痹等可能为周围神经的变态反应性疾病。

6. 代谢紊乱　除上述遗传代谢病(如糖原贮积症等)可影响神经系统外,后天获得性代谢病,如缺氧、高钠血症、低钠血症、低钙血症、尿毒症、低血糖、肝性脑病等,均可伴神经系统症状。

7. 内分泌紊乱　甲状腺激素能促进脑的髓鞘化,刺激RNA和蛋白质合成,克汀病患儿脑发育迟滞,并可有小脑性共济失调。甲状腺功能亢进可伴震颤及腱反射亢进。糖尿病时胰岛素分泌不足,致周围神经脱髓鞘,出现神经障碍。

8. 先天畸形　由病毒或毒素等致畸因子引起,或为遗传性。如脊柱裂、先天性脑积水、脑穿通畸形等。

9.血液循环障碍 血管疾患、血液成分改变、血流动力学紊乱或栓子等可引起脑血管疾病。此外,组织异常增生可形成肿瘤。可见于中枢神经及周围神经。许多神经系统疾病原因不明、未找到病因的疾病常被称为"原发性"。

二、分 类

神经系统疾病中有许多病因不明,分类也很混乱、重叠现象,因此大致可按病因、部位、病理等分类。

1.按病因分类 如上所述,但许多疾病病因不明,难以归入病因明确的类别。

2.按部位分类 分为中枢神经疾病、周围神经疾病、自主神经疾病以及肌病等。各部位疾病又可按病因、病理变化而分为细类。

3.按病理变化分类 可分为变性病、脱髓鞘疾病、炎症性疾病、畸形、出血。

4.按病程分类 分为急性(如流行性乙型脑炎、化脓性脑膜炎)、慢性(占大多数)。

三、临床表现

神经系统疾病的症状可分为缺失症状、释放症状、刺激症状及休克症状。神经系统遭受损伤时正常功能丧失,此即缺失症状。例如大脑内囊出血时运动及感觉传导束损伤,对侧肢体瘫痪,感觉消失。正常情况下,高级中枢能抑制下级中枢的活动,高级中枢损伤后,对低级中枢的抑制解除,其功能活动便增加,此即释放症状。如内囊出血后,大脑皮质对皮质下运动中枢的抑制解除,皮质下中枢活动增加,引起瘫痪肢体的肌张力增高(痉挛性瘫痪)。锥体外系疾病时的不自主运动(舞蹈样动作、手足徐动)也是释放症状。刺激症状指神经系统局部病变或全身性病变促使神经细胞活动剧烈增加,如周围神经损伤后产生的灼性神经痛,大脑缺氧时皮质细胞活动过度可致惊厥发作。休克症状指中枢神经系统急性病变时的暂时性功能缺失,如内囊出血时突然神志昏迷(脑休克),脊椎骨折后出现弛缓性截瘫(脊髓休克)。休克期过后,逐渐出现缺失症状或释放症状。

【思考】
上运动神经元位于大脑皮层躯体运动中枢还是位于脊髓前角运动神经元内?上运动神经元对下运动神经元是兴奋还是抑制作用?

神经系统疾病的症状体征可表现为意识障碍、感知觉障碍、运动障碍(如瘫痪、不自主运动、步态异常、共济失调等)、肌张力异常(肌张力增高见于锥体束病变、锥体外系疾病、僵人综合征、破伤风、手足搐搦症等,锥体外系时的肌张力增高称肌僵直;肌张力减低见于进行性肌营养不良,肌炎,周围神经病变,脊髓后根、后索、前角灰质病变,肌萎缩侧索硬化,小脑病变等),头痛、头晕、眩晕、反射异常、肌萎缩以及排尿、排粪、性功能障碍等。神经系统疾病时除有各种异常体征外,脑脊液亦常有异常。而且不同部位的病损可表现不同的病变综合征。

四、诊断要点

神经系统疾病的诊断要包括定位诊断、定性诊断和病因诊断,往往要先做出定位诊断即指出病损在神经系统具体部位。不同部位的病变综合征是定位诊断的依据。定位诊断往往有助于疾病性质的决定。许多疾病病因不明,因此难以做出病因诊断。在神经系统疾病的诊断方面,病史和体格检查十分重要,脑脊液检查和其他实验室检查、肌电图、脑电图也往往能提供重要线索。神经系统影像学检查在一些疾病的诊断上起重要作用,尤其是电子计算机断层成像术(CT)和磁共振成像术应用后,气脑造影、脑室造影、脑血管造影等的应用大为减少。正电子发射断层扫描、单光子发射计算机断层扫描、经颅多普勒超声检查、定量脑电图、神经系统诱发电位、数字减影脑血管造影、眼震图等新技术均有助于神经系统疾病的诊断。

五、神经检查及辅助检查

神经科检查能查出脑、神经、肌肉和脊髓疾病。神经科检查包括病史、精神状态评估、体格检查和实验室诊断性检查四大部分(详见其护理评估)。

六、治疗要点

病因明确、病原体可消除的疾病可采取适当的治疗措施治愈。有些免疫性疾病可用免疫抑制药治疗。有些畸形可用手术治疗。许多变性病、代谢病无特殊治疗,多对症治疗。

七、护理评估

(一)病史

1. 患病治疗经过　包括起病、主要症状、伴随症状、并发症等。

(1)发病情况　了解起病方式,注意是突发性还是渐进性,是发作性还是持续性,有无明显的致病或诱发因素;每种症状发生的起始时间、前后顺序及严重程度;病情如何演变发展及有无伴随症状。

(2)检查治疗的经过及效果　是否遵从医嘱治疗;目前用药情况,包括药物的名称、剂量、用法疗效或不良反应;有无特殊饮食及遵从情况。

2. 目前病情与一般状况

(1)目前的主要表现　有无头痛、抽搐、瘫痪、麻木、复视、眩晕及其他脑神经损害的表现;有无意识、精神、言语等障碍,有无睡眠异常、营养失调及括约肌功能障碍。

(2)既往史　有无高血压、糖尿病、高脂血症等神经系统相关性疾病,有无外伤、感染、中毒史。

3. 心理-社会资料　①评估患者对疾病的性质、进展、预防给予后知识的了解程度。②评估患者的心理状态、人际关系与环境适应能力,了解有无焦虑、恐惧、抑郁、孤独、自尊等心理障碍及其程度。③评估社会支持系统。

4. 生活史、家族史

(1)了解患者的生长发育史和主要经历,包括出生地、居住地、职业、工种和工作能力,有无疫水接触史和地方病史,有无动物喂养史。

(2)了解患者的性格特点和生活方式,包括工作、学习、活动、休息、日常生活与睡眠是否规律,生活自理能力及其依赖程度,是否需要提供辅助及辅助程度。

(3)了解患者的饮食习惯,询问有无烟酒嗜好,有无生食螃蟹史。

(4)了解家族发病情况。

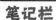

（二）身体评估

1.一般状况　包括面容、身体发育、营养状况,有无消瘦、恶病质、肥胖或水肿。

2.精神状况　有无认知、情感和意志方面的异常如错觉、兴奋、躁动等,有无智障、计算力、理解力、记忆力是否减退。

3.全身体格检查　意识是否清楚,生命体征是否稳定。头颅大小、形状。面部有无血管痣和口眼歪斜,额纹和鼻唇沟是否对称,伸舌是否居中,眼睑有无肿胀、下垂,有无突眼、复视和眼震。有无吞咽困难、饮水呛咳、声嘶及语言障碍。颈有无抵抗、压痛、颈动脉搏动是否对称,有无痉挛性斜颈及强迫头位;脊柱有无畸形、压痛、叩击痛;皮肤的颜色、质地,有无破损和水肿;肌肉有无萎缩、肥大和压痛;是否异常。

（三）症状和体征的评估（详见第二节《常见症状与体征的护理》）

1.头痛　可评估头痛的部位、性质与程度。头痛发生与持续的时间。诱发、加重或缓解的因素。了解相关病史,有无外伤、食物药物中毒及类似发作史。伴随症状和体征。头痛时的身体反应,即生命体征及面色的变化。头痛时的心理社会反应,包括社交是否受限,有无焦虑恐惧、愤怒等情绪反应。

2.意识障碍　可评估意识障碍的程度:通过与患者交谈了解其思维反应、情感活动、定向力等,必要时做痛觉试验,观察角膜反射、瞳孔对光反射,判断其意识障碍程度,格拉斯哥昏迷评分。评估意识障碍的身体状态:体温、脉搏、呼吸、血压及瞳孔的变化,评估营养状态,有无大小便失禁,有无口腔炎症、角膜炎症,有无褥疮形成,有无肢体肌肉萎缩、关节僵硬、肢体畸形及活动受限。

3.语言障碍　通过提问,让患者陈述病史、重述、阅读、书写、命名等检测语言表达及对文字符号的理解,发现患者存在语言障碍,则对其进行分类。提问、复述、自发性语言、命名。阅读:诵读词句或一段文字或默读一个故事让其说出大意,评价其读音和阅读理解程度。书写:自发性书写、默写、抄写。

4.感觉障碍　被评估者意识清楚,合作,能配合闭目测试。注意左右侧、远近端的比较。浅感觉检查:主要有痛觉触觉,检查方法略。评价结果为感觉正常、感觉过敏、感觉减退或消失。深感觉检查:包括关节觉、震动觉。复合感觉检查:包括皮肤定位觉,两点辨别觉,实物辨别觉,体表图形觉。

5.运动障碍　有无随意运动,随意运动功能丧失为瘫痪,进行瘫痪分类;肌力检查;肌张力检查;不随意运动检查:有无手震颤、摸空症、手足搐搦;共济运动检查。

（四）实验室及其他检查

1.血液检查　①血常规、血脂、血糖、血钾。②乙酰胆碱受体抗体测定、血清肌酶检测。③其他:如铜蓝蛋白测定等。

2.脑脊液检查　包括压力测定、压颈试验、脑脊液生化、常规、细胞及免疫学检查。

3.活体组织检查　包括肌肉活检、神经活检及脑组织活检。

4.影像学检查　包括 CT 、MRI 、脑血管造影、X 射线等。

（1）计算机体层摄影（CT）　CT 是用增强的计算机扫描技术分析 X 射线片,产生二维、高分辨图像,这些图像类似于脑或其他所摄影器官的解剖切片。借助于 CT,医生可以广泛地探测脑和脊柱的疾病。CT 不但用于神经系统疾病的诊断,也用于监测治疗效果。

（2）磁共振成像（MRI）　MRI 是将患者头或整个身体置于一个强大均匀的磁场中，以获取患者受检查部位的清晰解剖图像。MRI 无 X 射线，非常安全。MRI 对陈旧性脑卒中、大多数脑瘤，脑干和小脑疾病及多发性硬化的诊断优于 CT 检查。经静脉用对比剂强化成像能得到更清晰的图像。新型 MRI 的计算机程序可以测定脑的功能。MRI 的最大不利是昂贵且需较长时间（10～45 min），而且对用人工呼吸机、有严重幽闭症倾向、携带心脏起搏器或其他金属物品（如义齿）的患者不适用。

（3）脑血管造影（DSA）　脑血管造影是把血管对比剂（一种 X 射线可见的物质）注射入供应脑血液的血管中，显示出脑血流图像，以检查动脉瘤、动脉炎、动静脉畸形、脑血管阻塞等脑血管异常疾病。改进的 MRI 图像也能显示颈部和脑底部的血供状态，但其图像不如脑血管造影显示的详细清晰。

5. 其他　脑电图、肌电图、诱发电位、经颅多普勒、单光子发射计算机体层摄影、正电子发射体层摄影等。

（1）脑电图（EEG）　EEG 检查简单无痛。EEG 是把 20 根导线安置在头皮上检测记录脑电活动。各种波型的脑电记录帮助诊断癫痫和一些少见的脑代谢性疾病。对一些难于检测出的癫痫，采用 24 h 记录。但是这种检查并不提供明显的特异性资料。

（2）肌电图（EMG）　肌电图检查是用细小的针插入肌肉记录其电活动。肌电活动显示在示波器上并可通过扬声器听到。用很小的电荷刺激运动神经可引发一次神经冲动，神经冲动沿神经传递，最后到达肌肉引起肌肉收缩，通过测量神经冲动到达肌肉所用的时间，就可计算出神经冲动传导速度。

类似的检查方法用于检查感觉神经。如果肌力软弱是肌肉疾病所致，神经冲动传导速度保持正常。如果肌肉软弱是神经源性疾病所致，神经传导速度通常减慢。重症肌无力患者肌肉无力是神经冲动通过突触传递到肌肉不足所致。反复的神经冲动沿神经纤维传递到肌肉导致突触对神经递质的耐受性增加，结果造成反应进行性减弱。

（3）诱发反应　诱发反应是大脑对某些刺激发生反应的特征。视觉、听觉和触觉刺激都可激活脑的特异区域。比如闪光刺激就可以引起感受视觉的脑后部发生反应。正常情况下，脑对单一刺激的反应很小，EEG 上无明显改变。但对一系列的刺激通过计算机处理后，可显示出脑已接受到刺激。脑诱发电位反应特别适用于检查不能交谈的患者。例如，医生可检测脑对声音刺激的反应来检查婴儿的听力。脑诱发反应能揭示多发性硬化患者的轻度视神经损害。癫痫患者可以用深、快呼吸和闪光刺激法诱发异常放电。

（4）多普勒超声扫描　多普勒超声扫描通过测量颈动脉和颅底动脉的血流量来评估脑卒中的危险。不同的脑血流量用不同的颜色显示在监视器上。这种技术的优点是无痛，可在床旁检查，且相对便宜。

（5）单光子发射计算机体层摄影（SPECT）　SPECT 利用放射性核素了解脑的血供变化及代谢功能。一旦注射或吸入的放射核素经血入脑组织，其在大脑不同部位的强度就反映出脑的供血情况或能摄取此放射核素的神经递质感受器的功能。这种技术的精确性和特异性比 PET 差。

（6）正电子发射体层摄影（PET）　PET 是通过显示特殊放射性核素在体内分布状态而获得大脑的内层结构和功能状态图像。把放射核素示踪剂经血液传送到脑组织，即可测定大脑的功能。例如，当被检查者在进行数学计算时，PET 可显示脑的某一部分功能最活跃,PET 同样适用于检查癫痫、脑肿瘤和脑卒中。PET 多用于研究。

目前,神经系统疾病已成为危害人们健康的主要疾病之一。尤其是脑血管病,在世界和我国都已成为三大死亡原因之一,具有发病率高,致残率高和病死率高的"三高"特点。在美国,将近 1 000 万人患有神经系统疾病,占急诊住院病例的 20%。根据这些患者所患疾病类型及严重程度的不同,对疾病诊断、治疗和护理的选择也有极大的差异。对大多数患者来说,一旦患有神经系统疾病就意味着他们的人生将发生巨大的变化。神经系统疾病包括脑血管病、帕金森病、癫痫及获得性脊髓病变等疾病。这些疾病通常会引起躯体、情感、行为及认知功能的障碍,这使护理工作更加复杂,需要给予长期的护理。英国为患神经系统疾病患者的长期护理工作制订了新的服务质量标准,旨在提高患者对神经系统疾病的早期认识,增加其自我管理及独立生活的能力,减少辅助的程度,以帮助患者重返家庭和工作。新的国家服务标准(NSF)已于 2005年开始实施,该标准旨在改进针对神经系统疾病患者的护理工作,提高患者的生活质量,取得最佳疗效,在更高层次上满足患者与社会的需要。

第二节　神经系统疾病常见症状与体征的护理

一、头　痛

头痛为神经系统常见的临床症状,各种原因刺激颅内外的疼痛敏感结构都可引起头痛。颅内的血管、神经和脑膜以及颅外的骨膜、血管、头皮、颈肌、韧带等均为疼痛的敏感结构,这些敏感结构受挤压、牵拉、移位、炎症、血管的扩张或痉挛、肌肉的紧张性收缩等均可引起头痛。

(一)分类

1.偏头痛　由颅内外血管舒缩功能障碍引起,常为一侧或双侧颞部搏动性头痛,反复发作,伴恶心、呕吐。典型偏头痛在头痛发生前可有视物模糊、眼前闪光等视觉先兆,但多数无先兆。在服止痛药、安静休息、睡眠后头痛缓解,但常反复发作,患者多有偏头痛家族史。

2.高颅压性头痛　颅内肿瘤、血肿、囊肿、脓肿等占位性病变使颅内压增高,刺激、挤压颅内血管、神经及脑膜等疼痛敏感结构而出现头痛。常为整个头部的持续性胀痛,阵发性加剧,伴有喷射性呕吐及视力障碍。

3.颅外局部因素所致头痛　此种头痛可以是急性发作,也可以是慢性持续性头痛。常见的局部因素有:

(1)眼源性头痛　因青光眼、虹膜炎、视神经炎、眶内肿瘤等眼部疾病以及屈光不正而引起头痛,常位于眼眶周围及前额,一旦眼部疾病治愈,头痛也将缓解。

(2)耳源性头痛　因急性中耳炎、外耳道疖肿、乳突炎等引起,表现为单侧颞部持续性或搏动性头痛,常伴有乳突压痛。

(3)鼻源性头痛　鼻窦炎常引起前额部头痛,可伴有发热、鼻腔脓性分泌物等。

4.神经性头痛　神经性头痛亦称精神性头痛或紧张性头痛,其部位不固定,表现

【思考】
根据病因不同头痛可分几类?高颅压性头痛有什么特点?

为持续性闷痛,常伴有心悸、多梦、紧张、失眠等症状。

(二)护理评估

1.病史　询问患者头痛起始时间、部位、性质、频率、诱发因素以及伴随症状,了解患者有无高血压、头部外伤、发热史及家族史等。有些头痛可能是严重疾病信号,如突发剧烈头痛伴恶心、呕吐,可能为颅内出血,发热伴剧烈头痛,可能为颅内炎症。女性患者在经前期或经期情绪紧张、饥饿、睡眠不足、噪声、强光、气候变化等也可诱发头痛。

2.身体评估　观察头部是否有伤疤,测血压、体温,检查是否有颈项强直、克尼格(Kernig)征、布鲁津斯基(Brudzinski)征等。

3.实验室及其他检查　脑电图、脑脊液等检查有无异常。

4.心理-社会资料　长期反复发作性头痛的患者可能会存在焦虑、紧张,对于典型的偏头痛患者,头痛常为数小时至数天,患者可能有焦虑、绝望的心理。

(三)常见护理问题

疼痛:头痛　与颅内外血管收缩功能障碍或脑部器质性病变等因素有关。

(四)护理措施

1.避免诱因　与患者进行交谈,告知患者可能引起头痛的诱因或加重疼痛的因素,如情绪紧张、饥饿、失眠、噪声、强光和气候的变化。偏头痛患者吃奶酪、熏鱼、酒类、巧克力也可诱发头痛。女性患者服避孕药可加重头痛。使患者尽量避免各种诱因。

2.指导减轻头痛的方法　指导患者减轻头痛的方法,如精神放松、听轻音乐或者指导式想象。气功疗法,通过自我意识,集中精力使全身各部分的肌肉放松,从而达到增强患者对疼痛的耐受性。充分休息,保持环境安静、舒适,光线柔和,避免各种刺激;还可用皮肤刺激疗法减轻头痛,如冷敷或热敷。另外理疗、按摩、加压等方法均可减轻头痛,如偏头痛可用手指压迫颈总动脉或单侧头部动脉等,可短暂性地控制血管的扩张而缓解头痛。

3.用药护理　告知止痛药物的作用及不良反应,让患者了解药物的依赖性或成瘾性的特点。指导患者按医嘱正确服药。

4.心理护理　长期反复发作的头痛,可使患者有焦虑紧张心理,应帮助患者找出诱因或减少诱因,安慰患者,消除紧张情绪,以减少发作次数。

二、意识障碍

意识是机体对外界环境及自身状态的识别和观察能力。意识障碍是对外界环境刺激缺乏反应的一种精神状态。临床上可通过患者的言语反应、对疼痛的刺激反应、瞳孔对光反射、吞咽反射、角膜反射等来判断意识障碍的程度。

(一)护理评估

1.病史　详细了解患者的发病方式;既往健康状况如有无高血压、心脏病、癫痫等病史,有无受凉、感染、外伤或急性中毒;评估患者的家庭背景、家属的精神状态、心理承受能力、对患者的关心程度及对预后的期望。

笔记栏

【讨论】
　　怎样评价意识障碍程度? 昏迷患者如何护理?

　　2. 身体评估　　①了解有无意识障碍及其类型:观察患者的自发活动和身体姿势,是否有牵拉衣服、自发咀嚼、眨眼或打哈欠,是否有对外界的注视或视觉追随。②判断意识障碍的程度:通过语言、针刺及压迫眶上神经等刺激,检查患者能否回答问题,有无睁眼动作和肢体反应情况。为了较准确地评价意识障碍的程度,国际通用格拉斯哥昏迷评定量表(表9-1)。最高得分为15分,最低得分为3分,分数越低病情越重,通常在8分以上恢复机会较大,7分以下预后较差,3~5分并伴有脑干反射消失的患者有死亡的危险。③全身情况评估:检查瞳孔是否等大等圆,光反射是否灵敏;观察生命体征变化,尤其注意有无呼吸节律与频率的改变;评估有无肢体瘫痪、头颅外伤;耳、鼻、结膜有无出血或渗液;皮肤有无破损、发绀、出血、水肿、多汗;脑膜刺激征是否阳性。

　　3. 实验室及其他检查　　EEG是否提示脑功能受损,血液生化检查血糖、血脂、电解质及血常规是否正常,头部CT、磁共振检查有无异常发现。

表9-1　格拉斯哥昏迷评定量表

项目	临床表现	评分	项目	临床表现	评分	项目	临床表现	评分
A. 睁眼 反应	自动睁眼	4	B. 语言 反应	定向正常	5	C. 运动 反应	能按指令动作	6
	呼之睁眼	3		答应错误	4		对针痛能反应	5
	疼痛引起睁眼	2		言语错乱	3		对针痛能躲避	4
	不睁眼	1		言语难辨	2		刺痛肢体屈曲反应	3
				不语	1		刺痛肢体过伸反应	2
							无动作	1

(二)常见护理问题

　　1. 意识障碍　　与脑组织受损、功能障碍有关。

　　2. 有皮肤完整性受损的危险　　与长期卧床、自理能力缺陷有关。

(三)护理措施

　　1. 病情观察　　严密监测并记录生命体征及意识、瞳孔变化,观察有无恶心、呕吐及吐出物的性状与量,准确记录出入水量,预防消化道出血和脑疝发生。

　　2. 生活护理　　卧气垫床或按摩床,保持床单整洁、干燥,减少皮肤的机械性刺激,定时给予翻身、拍背,按摩骨突受压处,预防褥疮;做好大小便的护理,保持外阴皮肤清洁,预防尿路感染;注意口腔卫生,不能自口进食者应每天口腔护理2~3次,口止腔感染;谵妄躁动者加床栏,必要时作适当的约束,防止坠床和自伤、伤人;慎用热水袋防止烫伤。给予高维生素、高热量饮食,补充足够的水分;遵医嘱鼻饲流质应定时喂食,保证足够的营养供给;喂食前后抬高床头防止食物反流。

　　3. 保持呼吸道通畅　　平卧头侧位或侧卧位,开放气道,取下活动性义齿,及时清除鼻分泌物和吸痰,防止舌根后坠、窒息、误吸或肺部感染。

三、言语障碍

　　言语障碍可分为失语症和构音障碍。失语症是由于大脑皮质与语言功能有关的区域受损害所致,是优势大脑半球损害的重要症状之一。构音障碍则是由于神经肌肉的器质性病变,造成发音器官的肌无力及运动不协调所致,为发音含糊不清而用词正确,是一种纯言语障碍,表现为发声困难,发音不清,声音、音调及语速异常。

(一)护理评估

1. 病史　评估患者的职业、文化水平与语言背景,如出生地、生长地及方言等;以往和目前的语言能力;患者的意识水平、精神状态及行为表现,是否意识清楚、检查配合,有无定向力、注意力、记忆力和计算力等智能障碍。

2. 身体评估　评估言语障碍的程度和残存能力,障碍的类型和可以接受的方法;有无听觉和视觉缺损;患者是右利手还是左利手,能否自动书写或听写、抄写;患者能否按照检查者指令执行有目的的动作;能否对话、看图说话、跟读、物体命名等。评估口、咽、喉等发音器官有无肌肉瘫痪及共济运动障碍,有无面部表情改变、流涎或口腔滞留食物等。

3. 实验室及其他检查　头部 CT、MRI 检查有无异常,新斯的明试验是否为阳性反应等。

(二)常见护理问题

语言沟通障碍　与大脑语言中枢病变或发音器官的神经肌肉受损有关。

(三)护理措施

1. 心理护理　患者常因无法表达自己的需要和感情而烦躁、自卑,护士应耐心解释不能说话或说话吐词不清的原因,关心、体贴、尊重患者,避免挫伤其自尊心的言行;鼓励家属与患者交谈,并耐心、缓慢、清楚地解释每一个问题,直至患者理解、满意;营造一种和谐的亲情氛围和轻松、安静的语言交流环境。

2. 沟通方法指导　鼓励患者采取任何方式向医护人员或家属表达自己的需要,可借助卡片、笔、本、图片、表情或手势等提供简单而有效的双向沟通方式。

3. 语言康复训练　脑卒中所致失语症的患者,由卒中单元制订个体化的全面语言康复计划,并组织实施。构音障碍的康复以发音训练为主,遵循由易到难的原则。护士可以在专业语言治疗师指导下,协助患者进行床旁训练。

四、感觉障碍

感觉是各种形式的刺激作用于各种感受器后在人脑中的直接反映。感觉障碍是指机体对各种刺激(痛、温、触、压、位置、振动等)的无感知、感知减退或异常的一组综合征。人体感觉通常分为浅感觉(痛、温、触觉)、深感觉(运动觉、位置觉和振动觉)和复合感觉(实体觉、图形觉、两点辨别觉)等。

(一)临床表现

根据病变的性质,临床上将感觉障碍分为抑制性症状和刺激性症状两大类。

1. 抑制性症状　感觉传导径路被破坏或功能受抑制时,出现感觉缺失或感觉减退。在同一部位各种感觉均缺失,称为完全性感觉缺失。如果在同一部位只有某种感觉障碍而其他感觉保存者,称为分离性感觉障碍。

2. 刺激性症状　感觉传导径路受到刺激或兴奋性增高时出现刺激性症状。有以

下几种表现:

(1)感觉过敏 感觉过敏是指轻微刺激引起强烈的感觉,如一个轻的疼痛刺激引起较强的疼痛感受。

(2)感觉过度 多发生在感觉障碍的基础上,感觉的刺激阈增高,反应剧烈,时间延长。一个轻微的刺激而引起强烈难以耐受的感觉。

(3)感觉倒错 感觉倒错指非疼痛性刺激而诱发出疼痛感觉,如轻划皮肤而有痛感,冷觉刺激当作热觉刺激。

(4)感觉异常 没有外界任何刺激而发生的感觉,常见的感觉异常有麻感、痒感、发重感、针刺感、冷热感、蚁行感、肿胀感、电击感、紧束感等。感觉异常出现的范围也有定位价值。

(5)疼痛 疼痛为临床上最常见的症状,可分为局部疼痛、放射性疼痛、灼性神经痛、扩散性疼痛、牵涉性疼痛等。

(二)定位诊断

不同解剖部位的损伤产生不同类型的感觉障碍,而典型的感觉障碍具有特殊的定位诊断的价值。

1.末梢型感觉障碍 表现为袜子或手套型痛、温触觉减退,见于各种原因引起的多发性周围神经病。

2.节段性感觉障碍 脊髓某些节段的病变产生受累节段的感觉缺失或感觉分离,如脊髓空洞症时的痛觉消失,触觉存在。

3.传导束型感觉障碍 感觉传导束损害引起病变以下部位的感觉障碍,其性质可为感觉缺乏(内囊病变的偏身感觉缺失或减退和脊髓横贯性损害的截瘫型或四瘫型感觉缺失),感觉分离(脊髓半切综合征)。

4.交叉型感觉障碍 延髓外侧和脑桥病变时,常产生病变同侧的面部和对侧身体的感觉缺乏,为交叉性感觉障碍。

5.皮质型感觉障碍 病变损害大脑皮质的感觉中枢某一部分,常常产生对侧的一个上肢或一个下肢分布的感觉障碍,称为单肢感觉缺乏。皮质型感觉障碍的特点为精细性感觉(形体觉、两点区别觉、定位觉、图形觉等)障碍。

(三)护理

1.护理评估

(1)病史 评估患者的意识状态与精神状况,注意有无认知、情感或意识行为方面的异常;有无智能障碍,是否疲劳或注意力不集中;了解感觉障碍出现的时间、发展的过程、传播的方式、加重或缓解的因素,是否有麻木感、冷热感、潮湿感、重压感、针刺感、振动感或自发疼痛。

(2)身体评估

1)浅感觉检查 ①痛觉:用大头针轻刺皮肤,询问是否疼痛。②触觉:用棉签或软纸片轻触皮肤,询问有无感觉。③温度觉:用装冷水(0～10℃)和热水(40～50℃)的玻璃试管,分别轻触皮肤,辨别冷热感。

2)深感觉检查 ①位置觉:患者闭目,检查者将其肢体摆成某一姿势,让患者描述该姿势或用对侧肢体模仿。②运动觉:检查时嘱患者闭目,检查者用手指轻轻夹住患者手指或脚趾两侧,上下移动5°左右,让患者辨别是"向上"还是"向下"移动。③振动觉:将C128 Hz音叉柄置于手指、足趾及骨隆突处,如桡尺骨茎突、鹰嘴、锁骨、膝、内外踝等处,询问有无振动感和持续时间,并进行两侧对比。

3)复合感觉检查　检查时嘱患者闭目。①定位觉:用手指或棉签轻触患者皮肤后,让其指出受触的部位。②图形觉:用竹签在患者的皮肤上画各种简单图形,如圆形、方形、三角形等请患者说出所画图形。③实体觉:将患者熟悉的常用物体,如钢笔、钥匙、纽扣、硬币、手表等放在患者手中让其触摸或感受后说出物体的大小、形状和名称。④两点辨别觉:用分开一定距离的钝双脚规接触皮肤,当患者感觉为两点时再缩小间距,直至感觉为一点止,正常身体各处能够辨别的两点间最小距离不同,指尖为2~4 mm、手背2~3 cm、躯干6~7 cm。

4)全身评估　评估患者感觉障碍的部位、类型、范围及性质;检查有无肢体运动障碍及类型,肌力情况如何;观察患者的全身情况及伴随症状,注意相应区域的皮肤颜色、毛发分布,有无烫伤或外伤瘢痕、皮疹、出汗等。如肢体末梢型感觉障碍为周围性神经病,部分肢体或躯干分布区域受累提示一个神经或神经根损害,大脑半球病变可伴失语和视野缺损等。

（3）实验室及其他检查　EMG、诱发电位及MRI检查有无异常,可以帮助诊断。

2.常见护理问题

（1）感知紊乱　与感觉传导通路及周围神经受损有关。

（2）有皮肤完整性受损的危险　与感觉障碍有关。

3.护理措施

（1）生活护理　保持床单整洁、干燥、无渣屑,防止感觉障碍的部位受压或机械刺激。避免高温或过冷刺激,慎用热水袋和冰袋,防止烫伤或冻伤。肢体保暖使用热水袋时,应外包毛巾,水温不宜超过50℃,且每30 min查看、更换一次部位,对感觉过敏的患者尽量避免不必要的刺激。

（2）心理护理　感觉障碍常常是患者缺乏正确的判断而产生紧张心理或烦躁情绪,严重影响患者的运动能力和兴趣,应关心体贴患者,多与患者沟通,取得患者的信任,使其积极配合治疗和训练。

（3）感觉训练　感觉训练可进行肢体的拍打、按摩、理疗、针灸、被动运动和各种冷、热、电的刺激,以促进血液循环;被动活动关节时反复适度地挤压关节、牵拉肌肉、韧带,让患者注视患肢并认真体会其位置、方向和运动感觉,让患者闭目寻找停滞在不同位置的患肢的不同部位,多次重复直至找准,这些方法可促进患者本体感觉的恢复。

五、运动障碍

人体的运动可分为"随意"运动和"不随意"运动两类。随意运动是指有意识,能随着自己的意志而执行的动作,由锥体系统及其所支配的下运动神经元来完成。不随意运动是不受意志控制而"自发"的动作,由锥体外系及小脑所控制。当运动系统中任何部位受损,都可引起运动障碍(如瘫痪、共济失调、僵硬、不随意运动等)。共济失调是由本体感觉、前庭迷路、小脑系统病变引起的机体维持平衡和协调不良所产生的临床综合征。肢体因肌力下降而出现的运动障碍称为瘫痪。

上运动神经元受损引起的瘫痪为上运动神经元性瘫痪(中枢性瘫痪、硬瘫);下运

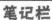

笔记栏

动神经元受损引起的瘫痪为下运动神经元性瘫痪(周围性瘫痪、软瘫)。两者的区别见表9-2。

表9-2　上、下运动神经元性瘫痪的区别

体征	上运动神经元性瘫痪	下运动神经元性瘫痪
瘫痪分布	以整个肢体为主(如单瘫、偏瘫、截瘫)	以肌群为主
肌张力	增高	减低
腱反射	增强	减弱或消失
病理反射	有	无
肌萎缩	无或轻度失用性萎缩	明显
肌束颤动	无	有
肌电图		
神经传导	正常	异常
失神经电位	无	有

【讨论】
　　瘫痪患者肌力的等级应如何划分?根据临床表现瘫痪可分为几类?

(一)瘫痪程度

患者肌力可以反映瘫痪的程度。肌力是受试者主动运动时肌肉产生的收缩力。肌力下降的程度按0~5级的分级法进行评价。

0级:肌肉无任何收缩(完全瘫痪)。

1级:肌肉可轻微收缩,但不能产生动作(不能活动关节)。

2级:肌肉可引起关节活动,但不能抵抗地心引力,即不能抬起。

3级:肢体能抗地心引力而抬离床面,但不能抗阻力。

4级:肢体能作抗阻力的运动,但未达到正常。

5级:正常肌力。

(二)瘫痪类型

按瘫痪的临床表现可分为偏瘫、交叉性瘫痪、四肢瘫痪、截瘫、单瘫、局限性瘫痪等。

1.单瘫　单个肢体的运动不能或运动无力,可表现为一个上肢或一个下肢。病变部位为大脑半球、脊髓前角细胞、周围神经和肌肉等。

2.偏瘫　一侧面部和肢体瘫痪,常伴瘫痪侧肌张力增高、腱反射亢进和锥体束征阳性等体征。常见于一侧大脑半球病变,如内囊出血,半球肿瘤、脑梗死等。

3.交叉性瘫痪　为病变侧脑神经麻痹和对侧肢体的瘫痪。中脑病变时出现病侧动眼神经麻痹,对侧肢体瘫痪;脑桥病变时出现病侧外展、面神经麻痹和对侧肢体瘫痪;延脑病变时出现病侧舌下神经麻痹和对侧肢体瘫痪。此种交叉性瘫痪常见于脑干肿瘤、炎症和血管性病变。

4.截瘫　双下肢瘫痪称为截瘫,常见于脊髓胸腰段的炎症、外伤、肿瘤等引起的脊髓横贯性损害。

5.四肢瘫痪　四肢不能运动或肌力减退,见于高颈段脊髓病变和周围神经病变(吉兰-巴雷综合征)等。

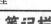
6.局限性瘫痪　指某一神经根支配区或某些肌群的无力,如单神经病变、局限性肌病、肌炎等。

(三)护理

1.护理评估

(1)病史　了解患者起病的缓急,运动障碍的性质、分布、程度及伴发症状;注意有无发热、抽搐或疼痛,是否继发损伤;饮食和食欲情况,是否饱餐或酗酒;过去有无类似发作病史。

(2)身体评估

1)肌肉容积　检查肌肉的外形、体积,有无萎缩、肥大及其部位、范围和分布,确定是全身性、偏侧性、对称性还是局限性。

2)肌张力　肌张力是指肌肉在静止松弛状态下的紧张度。检查主要触摸肌肉的硬度和被动活动时有无阻力。如有无关节僵硬、活动受限和不自主运动,被动活动时的阻力是否均匀一致等。

3)肌力　检查肌力主要采用两种方法:①嘱患者随意活动各关节,观察活动的速度、幅度和耐久度,并施以阻力与其对抗;②让患者维持某种姿势,检查者施力使其改变。

4)共济运动和不自主运动　观察患者穿衣、扣纽扣、取物、写字和步态的准确性以及言语是否流畅;注意患者有无不能随意控制的痉挛发作、抽动、震颤、舞蹈样动作、手足徐动等,观察不自主运动的形式、部位、程度、规律和过程。

5)姿势和步态　观察患者坐、卧、立、行的姿势,注意起步、抬足、落足、步幅、步基、方向、节律、停步和协调动作的情况,腱反射是否亢进、减退或消失。患者卧床时是否被动或强迫体位,有无慌张步态、醉汉步态等。

(3)实验室及其他检查　CT、MRI、肌电图等可有助于诊断。

2.常见护理问题

(1)躯体移动障碍　与运动神经元受损引起瘫痪或协调能力异常有关。

(2)有废用综合征的危险　与肢体瘫痪而不能活动、长期卧床有关。

3.护理措施

(1)躯体移动障碍

1)生活护理　帮助患者建立舒适的卧位,向患者及家属讲明翻身、拍背的重要性,协助定时翻身、拍背,按摩。鼓励患者摄取足够的水分和均衡的饮食,养成定时排便的习惯,注意口腔卫生,保持口腔清洁。增进患者的舒适感和满足其基本生活需要。

2)安全护理　运动障碍的患者要防止跌倒,确保安全。床铺要有保护性床栏;走廊、厕所要装扶手,以方便患者起坐、扶行;地面要保持平整、干燥,去除门槛;行走不稳者,选用三角手杖等合适的辅助工具,并由人陪伴,防止受伤。

3)心理护理　鼓励患者做力所能及的事情,关心、尊重患者,多与患者沟通交流;避免任何不良刺激和伤害患者自尊的言行;正确对待康复训练过程中患者所出现的悲观情绪、急于求成心理等现象,增强自我照顾能力与自信心;营造一种和谐的亲情氛围和舒适的休养环境。

(2)有废用综合征的危险

1)早期康复干预　告知患者及家属早期康复的重要性、训练内容和开始时间。

 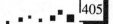

早期康复有助于抑制和减轻肢体痉挛姿势的出现与发展,能预防并发症、促进康复、减轻致残程度和提高生活质量。重视患侧刺激;保持良好的肢体位置;定时翻身;床上主动、被动运动训练。

2)恢复期康复训练　主要包括转移动作训练、坐位训练、站立训练、步行和实用步行训练、平衡共济训练、日常生活活动训练等。

3)综合康复治疗　根据病情,指导患者合理选用针灸、理疗、按摩等辅助治疗,以促进运动功能的恢复。

第三节　周围神经系统疾病

周围神经系统由除嗅神经与视神经以外的 10 对脑神经和 31 对脊神经及周围自主神经系统组成。周围神经疾病是指周围运动、感觉和自主神经的结构改变或功能障碍。临床上较常见,1982 年中国六城市居民中的患病率 824.4/10 万,占神经系统疾病的 15.3%。其症状学特点为感觉障碍、运动障碍、自主神经障碍、腱反射减弱或消失等。

一、三叉神经痛

(一)病因与发病机制

三叉神经痛是一种原因未明的三叉神经分布区内短暂的、反复发作的、难以忍受的阵发性剧痛,分为原发性三叉神经痛和继发性三叉神经痛。原发性三叉神经痛的病因目前仍不清楚,可能是三叉神经脱骨髓鞘产生异位冲动或伪突触传递所致。继发性三叉神经痛常见于多发性硬化、延髓空洞症、原发性或转移性颅底肿瘤等。

(二)临床表现

本病70%～80%的病例发生于40岁以上,女性稍多于男性,多为一侧发作。以面部三叉神经分布区内突发的短暂剧痛为特点,似触电、刀割、火烫样疼痛。可固定累及某一分支,尤以第2、第3支多见,也可同时累及两支,三支同时受累少见。以面颊部、上下颌或舌部疼痛最明显;口角、鼻翼、颊部和舌等处最敏感,轻触即可诱发,故有"触发点"或"扳机点"之称。严重者洗脸、刷牙、说话、咀嚼都可诱发,以致不敢做这些动作。每次发作时间数秒到 1～2 min 不等,其发作来去突然,间歇期完全正常。重症患者常因疼痛难忍而以手掌用力按擦面部,企图减轻疼痛,患侧多出现面部皮肤粗糙,色素沉着、眉毛脱落等现象。神经系统检查多无阳性体征。

原发性三叉神经痛者起始时发作次数较少,间歇期长,随病程进展而使发作逐渐频繁,间歇期缩短,甚至终日疼痛不止。本病可缓解,但极少自愈。继发性三叉神经痛者,常伴有其他脑神经和脑干受损的症状和体征。

(三)诊断要点

短暂剧痛和疼痛的分布范围即可做出诊断,但应注意与牙痛、偏头痛等相鉴别。

(四)治疗要点

1.药物治疗　本病的首选药物为卡马西平,开始为 0.1 g,2 次/d,以后每天增加

【议一议】
三叉神经痛有"天下第一痛"之称,为什么?

【说一说】
三叉神经痛最明显的疼痛部位在何处?治疗首选的药物是什么?

0.1 g,直至疼痛消失,然后再逐渐减量,最小有效维持剂量常为 0.6～0.8 g/d。其次可选用苯妥英钠、氯硝西泮、氯丙嗪、氟哌啶醇。轻者亦可服用解热镇痛药物。

2.射频电凝治疗　采用射频电凝治疗对大多数患者有效,可缓解疼痛数月至数年。但可致面部感觉异常、角膜炎、复视、咀嚼无力等并发症。

3.封闭治疗　药物治疗无效者可行三叉神经纯乙醇或甘油封闭治疗。

4.手术治疗　以上治疗长达数年仍无效且又能耐受开颅手术者可考虑三叉神经终末支或半月神经节内感觉支切断术,或行微血管减压术。只有经过上述治疗后仍无效且剧痛难忍者才考虑手术治疗。

5.γ射线刀治疗　近年来有报道γ射线刀治疗三叉神经痛有效。

(五)护理

1.护理评估

(1)病史　应重点询问既往发作史及发作的诱因等。

(2)身体评估　重点评估面部表现和神经系统体征。

(3)心理-社会资料　由于面部剧烈疼痛或终日疼痛不止,评估患者有无烦躁、焦虑等情况。

2.常见护理问题

(1)疼痛　与三叉神经损害有关。

(2)焦虑　与疾病造成的疼痛不安有关。

3.护理措施

(1)病情观察　注意观察疼痛的部位、性质、程度、每次发作的持续时间及发作的诱因等。

(2)生活护理　生活有规律,保证充分的休息,鼓励患者参加一些娱乐活动,如看电影、看杂志、听音乐、跳交谊舞等,以减轻疼痛和消除紧张情绪。指导患者运用想象、分散注意力、放松、适当按摩疼痛部位等技巧减轻疼痛。尽可能减少刺激因素,如洗脸、刷牙、刮胡子、咀嚼等。

(3)用药护理　按时服药,并将药物不良反应向患者说明,使之更好合作。如用卡马西平可致眩晕、嗜睡、恶心、行走不稳,多在数天后消失;偶尔有皮疹、白细胞减少,需停药。

(4)心理护理　帮助患者树立与疾病做斗争的信心。应有同情心去关心理解和体谅患者,做好解释工作,向患者解释疾病过程、治疗及预后等。

(六)健康指导

1.疾病知识指导　本病可为周期性发作,病程长,且发作间期趋向随病程延长而缩短,应帮助患者及家属掌握本病相关知识与自我护理方法,以减少发作频率,减轻患者痛苦。

2.避免诱因　指导患者建立良好生活规律,保持情绪稳定和愉快心情,培养多种兴趣爱好,适当分散注意力;保持正常作息和睡眠;洗脸、刷牙动作宜轻柔,食物宜软,忌生硬、油炸食物。

3.用药与就诊指导　遵医嘱合理用药,服用卡马西平者每1～2个月检查1次肝功能和血常规,出现眩晕、行走不稳或皮疹时及时就医。

(七)预后

很少自愈,病程呈周期性,每次发作时间可持续数天、数周、数月甚至数年,可随着病程推移而缩短。

二、特发性面神经麻痹

特发性面神经麻痹是一种急性非化脓性的茎乳突孔内的面神经炎,又称面神经炎或称贝尔麻痹,是一种最常见的面神经瘫痪疾病。

特发性面神经麻痹的病因与发病机制尚未完全阐明。受凉、感染、中耳炎、茎乳孔周围水肿及面神经在面神经管出口处受压、缺血、水肿等均可引起发病。面神经管内的骨膜水肿,也可使面神经受压迫导致功能障碍。其病理改变除局部神经水肿外,严重者并发髓鞘脱失、轴突变性。

(一)临床表现

任何年龄均可发病,20~40岁多见,男性略多。通常急性发病,于数小时或1~3 d内达高峰。常于起床后刷牙时,从病侧口角漏水而发现。病初可有麻痹侧下颌角或耳后疼痛。主要症状为一侧面部表情肌瘫痪,额纹消失,不能皱额蹙眉,眼裂闭合不能或闭合不完全,病侧鼻唇沟浅,口角歪向健侧,不能吹口哨,不能鼓腮等。少数患者可有乳突和茎乳孔附近压痛。若面神经味觉纤维受累,则舌前2/3味觉发生障碍。起病1~2周后开始恢复,1~2个月内明显好转。本病多数预后良好,罕有不能恢复者。

(二)实验室及其他检查

面神经传导检查对早期(起病后5~7 d)完全瘫痪者预后判断是一项有用的检查方法。如受累侧诱发的肌电动作电位 MJ 波波幅为对侧正常的30%或以上者,则在2个月内可望完全恢复;如为10%~29%者则需2~8个月恢复,且可有一定程度的并发症;如仅为10%以下者则需8个月到1年才能恢复,且常伴有并发症(面肌痉挛);如病后10 d中出现失神经电位,恢复时间将延长。

(三)诊断要点

根据急性起病的周围性面瘫的表现可以做出诊断。

(四)治疗要点

改善局部血液循环,减轻面神经水肿,促进功能恢复是本病治疗的主要措施。

1. 急性期 急性期应尽早使用糖皮质激素,可用泼尼松30 mg 口服,1 次/d,或地塞米松静脉滴注10mg/d,疗程1周左右,并用大剂量维生素 B_1、维生素 B_{12} 肌内注射,还可采用红外线照射或超短波透热疗法。若为带状疱疹引起者,可口服无环鸟苷7~10 d。

2. 恢复期 可进行面肌的被动或主动运动训练,也可采用碘离子透入理疗、针灸、高压氧等治疗。

2~3个月后,对自愈较差的高危患者可行面神经减压手术,以争取恢复的机会。发病后1年以上仍未恢复者,可考虑整容手术或面-舌下神经或面-副神经吻合术。

笔记栏

（五）护理

1.护理评估

（1）病史　询问患者既往有无发作史,病前有无面部疼痛等表现。

（2）身体评估　重点评估面部瘫痪的情况。

（3）实验室及其他检查　评估面神经传导检查的结果。

（4）心理-社会资料　患者因突然出现口角歪斜,可能出现烦躁、焦虑和自尊紊乱等不良的心理反应。

2.常见护理问题

（1）自我形象紊乱　与面神经麻痹而致口角歪斜有关。

（2）疼痛　与面神经炎有关。

3.护理措施

（1）生活护理　急性期注意休息,防风、防寒,尤其患侧耳后茎乳孔周围应予保护,预防诱发。外出时可戴口罩,系围巾,或使用其他改善自身形象的恰当修饰。进食清淡饮食,避免粗糙、干硬、辛辣食物,有味觉障碍的患者应注意食物的冷热度,以防烫伤口腔黏膜;指导患者饭后及时漱口,清除口腔患侧滞留食物,保持口腔清洁,预防口腔感染。

（2）心理护理　因患者口角歪斜,尤其是在说话时面神经抽搐加剧,造成心理负担重,应鼓励患者表达自身的感受,给予正确指导。护士在与患者接触时要表现出自信和平静,热情和耐心。鼓励患者尽早治疗,消除心理障碍,告诉患者疾病的过程、治疗手段及预后,以增强患者的信心。病情观察重点观察面部瘫痪的性质、范围及变化情况。

（3）预防眼部并发症　因麻痹侧眼睑不能闭合,易受外界刺激角膜引起溃疡,故需用纱布做眼罩保护患眼。

（4）功能锻炼　加强瘫痪面肌的主动和被动运动,如做按摩疗法、推拿运动、理疗、针灸等治疗。只要患侧面部能活动,就可对着镜子做皱眉、举额、闭眼、露齿、鼓腮和吹口哨等动作,每天数次,每次 5～15 min,以促进早日康复。

（六）健康指导

1.疾病知识指导　帮助患者和家属掌握本病相关知识与自我护理方法,消除诱因和不利康复的因素。按医生处方服药。

2.日常生活指导　鼓励患者保持心情愉快,消除自尊紊乱心理。防止受凉、感冒,注意保暖。

3.预防并发症发生　指导患者进软食,保持口腔清洁,预防口腔感染。保护角膜,防止角膜溃疡。

4.功能锻炼　指导患者掌握面肌功能锻炼的方法,坚持每天数次面部按摩和运动。

（七）预后

预后取决于病情的严重程度与处理是否及时恰当。75%的患者在 2～3 个月内恢复。轻型患者在 1～2 个月内恢复;部分患者在 3～6 个月内恢复;若 6 个月以上未恢复则恢复可能性较小。

三、急性炎症性脱髓鞘性多发性神经病

急性炎症性脱髓鞘性多发性神经病又称吉兰-巴雷综合征,为急性或亚急性起病的大多可恢复的多发性脊神经根(可伴脑神经)受累的一组疾病。其神经系统病变范围弥散而广泛,主要侵犯周围神经(包括脑神经与脊神经)及脊髓。临床上以迅速出现两下肢或四肢弛缓性瘫痪及脑脊液蛋白-细胞分离现象为特点。本病病因及发病机制尚未完全阐明。可见于任何年龄,男性略高于女性,一年四季均有发病。一般认为属于一种迟发性过敏的自身免疫性疾病。支持自身免疫学说的理由有:①本病发生前多有上呼吸道、肠道病毒感染或疫苗接种史,患者中 60% 在病前有空肠弯曲菌感染;②试验性变态反应性神经病的临床症状与本病极为类似,其免疫致病因子可能为存在于患者血液中的抗周围神经髓鞘抗体或对髓鞘有毒性的细胞因子等。

(一)临床表现

1. 多数患者病前 1~4 周有上呼吸道或消化道感染症状,少数有疫苗接种史。

2. 多为急性或亚急性起病,首发症状常为四肢对称性无力,3~15 d 内病情达高峰。病变从双下肢开始,并逐渐加重和向上发展至四肢,一般下肢重于上肢,并可累及躯干,严重病例可因累及肋间肌及膈肌而致呼吸肌麻痹。瘫痪为弛缓性,腱反射降低或消失,病理反射阴性。脑神经损害以双侧面瘫多见,尤其在成人;延髓麻痹以儿童多见。偶尔可见视盘水肿。早期肌肉萎缩可不明显,但病变严重者因继发性而可出现肌肉萎缩,一般以肢体远端较明显。

3. 感觉障碍比运动障碍轻,表现为肢体远端感觉异常和(或)手套、袜套形感觉减退。

4. 自主神经功能障碍,可有多汗、皮肤潮红、手足肿胀及营养障碍;严重病例可有心动过速、直立性低血压,括约肌功能一般不受影响。

(二)实验室及其他检查

典型的脑脊液改变为细胞数正常,而蛋白质明显增高(为神经根的广泛炎症所致),称为蛋白-细胞分离现象,为本病的重要特点。蛋白质增高在起病后 3 周最明显。

(三)诊断要点

急性或亚急性起病,病前 1~4 周有感染史,四肢对称性弛缓性瘫痪,有脑神经损害,可诊断本病。

(四)治疗要点

1. 辅助呼吸 呼吸肌麻痹是本病的主要危险,呼吸肌麻痹的抢救是增加本病的治愈率、降低病死率的关键,而呼吸机的正确使用是成功抢救呼吸麻痹的保证。因此,应严密观察病情,对有呼吸困难者及时气管切开和人工辅助呼吸。

2. 血浆置换疗法 在发病后 2 周内接受此疗法,可缩短患者的临床症状,缩短使用呼吸机的时间,降低合并症发生率,迅速降低抗周围神经髓鞘抗体滴度。适应证是不能独立行走、肺活量明显减少或延髓麻痹等病情较严重的患者,但本法只能在具有一定条件和经验的医疗中心进行,且费用昂贵。

3. 免疫球蛋白　应用大剂量的免疫球蛋白治疗急性期病例,可获得与血浆置换治疗相接近的效果,且安全。但有部分病例症状可复发,再治疗仍然有效。

4. 糖皮质激素　曾长期广泛地用于本病治疗,但近年来的临床研究未发现其效果优于一般治疗,且有可能发生并发症,现多已不主张应用。但慢性型对激素有良好的反应。

（五）护理

1. 护理评估

（1）病史　询问患者病前有无呼吸道或肠道感染症状或预防接种史。了解既往健康状况。

（2）身体评估　观察患者的生命体征、吞咽情况及营养状况。重点评估运动障碍和感觉障碍的程度及分布范围,以及自主神经功能紊乱的情况。

（3）实验室及其他检查　评估脑脊液检查有无蛋白-细胞分离现象。

（4）心理-社会资料　因病情凶险、突发且进展迅速、肢体运动障碍和皮肤感觉异常等使患者情绪紧张、焦虑不安。当病情加重,由于呼吸困难、吞咽障碍,可导致患者极度恐惧、悲观失望。

2. 常见护理问题

（1）低效性呼吸型态　与呼吸无力、神经肌肉受累、呼吸不完全有关。

（2）躯体移动障碍　与进行性瘫痪有关。

（3）焦虑　与健康状态改变、语言交流困难、运动量下降有关。

（4）吞咽困难　与神经肌肉损伤有关。

（5）清理呼吸道无效　与呼吸肌麻痹、肺部感染致分泌物增多有关。

（6）潜在并发症:深静脉血栓形成。

3. 护理措施

（1）病情观察　给予心电监护,动态观察生命体征和病情变化。床头备气管切开包及机械通气设备。持续低流量吸氧,并保持呼吸道通畅。密切观察有无呼吸肌麻痹,如出现呼吸无力、吞咽困难应及时通知医生。若发生呼吸肌麻痹出现缺氧症状,如呼吸困难、烦躁、出汗、指（趾）甲及口唇发绀,肺活量降至正常的 25% ~ 30%,血氧饱和度降低,动脉血氧分压低于 70 mmHg 时,宜及早使用呼吸机。一般先用气管内插管,如 1 d 以上无好转,则行气管切开(用外面围有气囊的"Y"导管插管),外接呼吸机。护士应熟悉血气分析的正常值,随时调整呼吸机各种指标。

（2）生活护理　保持床单平整、干燥,帮助患者建立舒适卧位。向患者及家属讲明翻身及肢体运动的重要性,使之能接受 1 次/2 ~ 3 h 的翻身。保证肢体轻度伸展,帮助患者被动运动,防止肌萎缩,维持运动功能及正常功能位置。防止足下垂、爪形手等后遗症。必要时用"T"形板固定双足。如有吞咽困难,给予插胃管,以高蛋白、高维生素、高热量且易消化的鼻饲流质,保证机体足够的营养,维持正氮平衡。注意保持呼吸道畅通,及时排出呼吸道分泌物,鼓励患者咳嗽、深呼吸,帮助患者翻身拍背或体位引流,必要时吸痰。

（3）用药护理　护士应熟悉患者所用的药物,药物的使用时间、方法及不良反应应向患者解释清楚。根据患者的血、痰培养结果合理使用抗生素。在使用激素时,应防止应激性溃疡导致消化道出血。不轻易使用安眠、镇静药。

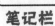

（4）呼吸机的管理　详见第二章第十四节"机械通气"的护理。

（5）心理护理　本病发病急，病情进展快，恢复期较长，加之长期活动受限，患者常产生焦虑、恐惧、失望等情绪。长期情绪低落给疾病的康复带来不利。护士应及时了解患者的心理状况，积极主动地关心患者，认真倾听患者的诉说，了解其苦闷、烦恼并加以分析和解释，取得患者的信任，告诉患者本病经积极治疗和康复锻炼，绝大多数可以恢复，以增强患者与疾病斗争的信心。

（六）健康指导

1. 疾病知识指导　帮助患者和家属掌握本病相关知识与自我护理方法，鼓励患者保持心情愉快和情绪稳定。出院后要按时服药。

2. 避免诱因　加强营养，增强体质和机体抵抗力，避免淋雨、受凉、疲劳和创伤，防止复发。

3. 运动指导　加强肢体功能锻炼和日常生活活动训练，减少并发症，促进康复。肢体被动和主动运动均应保持关节的最大活动度；督促患者坚持运动锻炼，以加强机体抵抗力。

4. 病情观察　告知患者消化道出血、营养失调、褥疮及深静脉血栓形成的表现以及预防窒息的方法，当出现胃部不适、腹痛、柏油样大便，肢体肿胀疼痛，以及咳嗽、发热、外伤等情况时立即就诊。

（七）预后

预后多数良好，通常在病情稳定后 2～4 周开始恢复，70%～75% 的病例完全或接近完全康复；25% 的患者可遗留轻微神经功能受损；死亡率为 5%；主要死于呼吸衰竭、心力衰竭和肺部感染；2% 的病例可痊愈后再发。

第四节　脊髓疾病

脊髓是脑干向下的延伸部分，上端与延髓相连，下端以终丝终止于第一尾椎的骨膜。成人脊髓全长 40～45 cm，相当于椎管长度的 2/3。因此，脊髓节段的位置比相应的脊椎高。颈髓节段比颈椎高 1 节椎骨，上中胸髓节段比相应胸椎高 2 节椎骨，下胸髓则高 3 节椎骨，腰髓相当于 $T_{10～12}$ 水平，骶髓相当于 T_{12} 和 L_1 水平。此种关系对判断脊髓病变与 X 射线照片所见椎骨的位置有重要意义（图 9-1）。脊髓自上而下共有 31 对脊神经：颈段 8 对，胸段 12 对，腰段 5 对，骶段 5 对，尾段 1 对。

以脊神经前、后根，腹侧沟，背正中裂将白质分为前索、侧索和后索。后索主要为上行纤维，传递本体感觉、触觉的信息至脑干和大脑；前索主要为下行纤维，传递精细运动的神经冲动，从中枢至脊髓前角运动神经元以及骨骼肌；侧索的上行纤维传递痛、温、触觉至丘脑，其下行纤维传递大脑皮质运动区的冲动至其所组成的锥体束的纤维以及脊髓前角运动神经元。脊髓损害的临床表现为三大主要症状：运动障碍、感觉障碍和自主神经功能障碍。由于脊髓灰、白质的功能结构特征，组成了不同部位脊髓损害的特征表现。

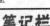
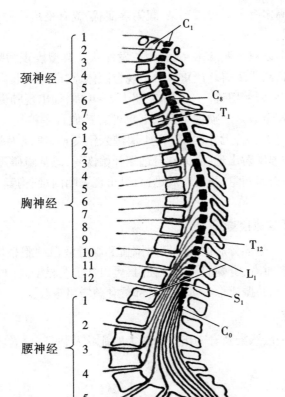

图9-1 脊髓、脊神经节段与脊柱的关系

（图中标注：颈神经 1 2 3 4 5 6 7 8；胸神经 1 2 3 4 5 6 7 8 9 10 11 12；腰神经 1 2 3 4 5；骶神经 1 2 3 4 5；尾神经；C_1、C_8、T_1、T_{12}、L_1、S_1、C_0）

一、急性脊髓炎

急性脊髓炎是脊髓白质脱髓鞘或坏死所致的急性脊髓横贯性损害。多为感染后或疫苗接种后发病。临床特征为病变水平以下肢体瘫痪，各种感觉缺失和自主神经功能障碍。若病变迅速上升波及高颈段脊髓或延髓，称为上升性脊髓炎；若脊髓内有两个以上散在病灶，称为播散性脊髓炎。

（一）病因及发病机制

本病病因未明，多数为病毒感染或疫苗接种后引起自身免疫反应。脊髓血管缺血和病毒感染后，抗病毒抗体所形成的免疫复合物在脊髓血管内沉积也可能是本病的发病原因。可累及脊髓全长，以上胸段最多见，病变也较重，可能与胸段脊髓血供较差有关。多呈横贯性脊髓损害。急性期病变的脊髓肿胀发软、充血，灰、白质分界不清。显微镜下可见软膜和脊髓血管扩张、充血，炎症细胞浸润，灰质内神经细胞肿胀，胶质细胞增生等。

（二）临床表现

1. 以青壮年多见，无性别差异。

2. 病前1~2周多有上呼吸道感染、腹泻等症状,或有疫苗接种史。受凉、疲劳、外伤等常为发病诱因。

3. 起病较急,多以双下肢麻木、无力为首发症状。典型表现为病变水平以下肢体瘫痪,感觉缺失和括约肌障碍。严重者常出现脊髓休克,即瘫痪肢体肌张力低,腱反射消失,病理征引不出,尿潴留等。一般休克期为2~4周,如出现肺炎、尿路感染或褥疮等并发症,则可延长至数月。损害平面以下也可有其他自主神经功能障碍,如多汗或少汗、皮肤营养障碍等。若无并发症,3~4周进入恢复期,表现为瘫痪肢体肌张力增高,腱反射亢进,病理反射出现,肌力常自远端开始恢复,感觉障碍逐渐好转。

4. 上升性脊髓炎起病急,病情发展迅速,可出现吞咽困难、构音不清、呼吸肌瘫痪,甚至死亡。

(三)实验室及其他检查

1. 脑脊液检查　除部分病例急性期周围血和脑脊液白细胞稍增高外均无特殊改变,少数脊髓水肿严重者,脊髓腔可部分梗阻,蛋白含量明显增高(可高达2 g/L)。

2. 脊髓造影或磁共振成像　可见病变部位脊髓增粗等改变。

(四)诊断要点

起病急骤,有一般感染及脊髓横贯性损害的症状及体征,脑脊液中蛋白及细胞增加,可作出诊断。

(五)治疗要点

急性脊髓炎的治疗原则为急性期的药物治疗,减轻症状,防治并发症;加强功能训练,促进康复。

1. 药物治疗　急性期糖皮质激素可用地塞米松10~20 mg静脉滴注或氢化可的松100~200 mg静脉滴注,1次/d,7~10 d为一疗程,以后改用波尼松口服,40~60 mg/d,1个月后剂量逐渐递减,直至停药。B族维生素有助于神经功能的恢复。选用适当的抗生素预防感染。

2. 康复治疗　早期宜进行被动活动、按摩、针灸、理疗等康复治疗。部分肌力恢复时,应鼓励患者主动活动。

(六)护理

1. 护理评估

(1)病史　询问患者发病前有无上呼吸道感染的表现,或过度劳累、负重或扭伤等诱因。

(2)身体评估　重点评估运动障碍和感觉障碍的部位、性质、范围和发展变化情况。另外,也要评估自主神经功能障碍的情况。

(3)实验室查及其他检查　脑脊液等检查有无异常。

(4)心理-社会资料　由于发病急、病情进展快,出现截瘫或四肢瘫,甚至发生呼吸肌麻痹等,患者常产生焦虑、恐惧、悲观等情绪。

2. 常见护理问题

(1)躯体移动障碍　与脊髓病变所致截瘫有关。

(2)尿潴留　与脊髓损伤所致自主神经功能障碍有关。

(3)低效性呼吸型态　与脊髓高位病变所致呼吸机麻痹有关。

【思考】
急性脊髓炎主要临床表现是什么?急性脊髓炎与急性炎症性脱髓鞘性多发性神经病患者脑脊液检查有何不同?

(4)感知紊乱　与脊髓病变水平以下感觉缺失有关。

(5)生活自理缺陷　与神经肌肉损伤所致运动障碍有关。

(6)有感染的危险　与留置导尿管和机械性呼吸有关。

3.护理措施

(1)病情观察　观察运动障碍和感觉障碍的部位、性质、范围和发展变化情况。注意观察有无上升性脊髓炎以及褥疮、肺炎、尿路感染等并发症的发生。观察患者是否存在呼吸费力、吞咽困难和构音障碍。

(2)生活护理　饮食给予高营养易消化的食物,多食蔬菜、水果,多饮水,以刺激肠蠕动增加,减轻便秘及肠胀气。向患者及家属讲解功能锻炼的重要性,指导和协助患者及家属进行主动和(或)被动运动,运动量逐进性增加。在日常生活中,发挥患者最大限度的活动水平,逐步增加生活自理能力,协助患者做好各项生活护理。保持关节功能位置,每天给予肢体按摩,防止关节变形及肌肉萎缩。长期卧床患者每2～3 h翻身1次。对于排便失禁或尿失禁者,及时清理排泄物,保持床单清洁、干燥。操作时动作轻柔,注意保暖,忌用热水袋,防止烫伤。

(3)用药护理　大剂量使用激素时,注意有无消化道出血倾向,观察大便颜色,必要时作大便隐血试验。

(4)对症护理　出现尿潴留时应鼓励患者多喝水、训练患者自行排尿;给予针灸及双侧足三里穴位封闭注射,促使膀胱肌收缩。若排尿困难,可留置导尿管,注意无菌操作,每4 h放尿1次,以训练膀胱排尿功能。定期更换导尿管及无菌接尿袋。保持会阴部清洁。活动锻炼时取坐位,以利于膀胱功能恢复,并注意尿液的性质和量。

(5)安全护理和康复护理　与患者及家属共同制订康复训练计划,提供必要的康复器械和安全防护设施,直到患者早期康复训练,详见本章第一节"运动障碍"的护理。

(6)心理护理　应多和患者交流沟通,对患者关心体贴和精心护理,给予精神上的安慰,使患者安心配合治疗。

(七)健康指导

1.疾病知识指导　帮助患者和家属掌握疾病康复知识与自我护理方法,帮助分析和去除对疾病治疗和康复不利的因素。鼓励患者树立信心,持之以恒地进行康复锻炼。

2.饮食指导　加强营养,给予高蛋白、高纤维素的食物,保持大便通畅。

3.生活与康复指导　卧床期间应定时翻身,防止褥疮;鼓励患者进行日常生活动作训练,做力所能及的家务和劳动;患者运动锻炼过程中应予保护,防止受伤。

(八)预后

如无并发症通常在3～6个月内恢复,如有并发症则影响预后,会留有不同程度的并发症,上升性脊髓炎如果治疗不当,常于短期内死于呼吸衰竭。

二、脊髓压迫症

脊髓压迫症是各种病变引起脊髓或供应脊髓的血管受压所出现的受累脊髓以下脊髓功能障碍的一组病症。病变呈进行性发展,最后导致不同程度的脊髓横贯性损害

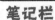

和椎管阻塞。

（一）病因与发病机制

1.病因 引起脊髓压迫症的病因按其解剖部位可分为以下几个方面：

（1）脊膜病变 脊膜病变是脊髓压迫症最常见的原因，其他部位的化脓性病灶，血行播散引起硬膜外脓肿，脊髓血管畸形可出现硬膜外或硬膜下血肿，蛛网膜粘连导致神经根、脊髓血管或脊髓本身受压。神经鞘膜瘤、脊膜瘤、蛛网膜囊肿、髓内恶性胶质瘤等疾病均可造成脊髓受压。

（2）脊髓和神经根病变 最常见为肿瘤，如神经纤维瘤、脊髓胶质瘤、室管膜瘤等疾病。

（3）脊柱病变 最常见的为脊椎外伤和脊柱结核，其次是肿瘤和椎间盘脱出。

2.发病机制 脊髓压迫症的发病机制有以下几个方面：

（1）脊髓机械受压 脊柱骨折、肿瘤等硬性结构直接压迫脊髓或脊神经根，出现脊髓受压、移位和神经根刺激或麻痹等症状。脊髓内的占位性病变直接侵犯神经组织，其压迫症状出现较早。脊髓外硬膜内占位性病变，症状进展缓慢。硬膜外占位性病变，由于硬膜的阻挡作用，对脊髓的压迫作用轻，脊髓腔明显梗阻之后才出现症状。

（2）浸润性改变 脊柱和脊髓的转移癌、脓肿、白血病等浸润脊膜、脊神经根和脊髓，引起脊髓充血、水肿、肿胀，出现脊髓受压。

（3）缺血性改变 供应脊髓的血管被肿瘤占位性病变所挤压，引起相应节段脊髓缺血性改变，使脊髓肿胀、坏死、软化等病理变化，从而出现脊髓的压迫症状。

（二）临床表现

脊髓压迫症的病因多种多样，故其发病形式、临床表现差别较大。急性脊髓压迫症常表现为脊髓横贯性损害，多伴有脊髓休克。慢性脊髓压迫症的症状是进行性的，典型的临床进程可分为刺激期、脊髓部分受压期和脊髓完全横贯性损害三期。

1.刺激期 病变早期，多从一侧神经根受刺激开始，表现为根性疼痛，如刀割样、针刺样、电击或火烙样等疼痛，常有束带感。局部皮肤感觉过敏或痛觉、温度觉缺失与减退。夜间症状加重，白天减轻；咳嗽时加重，活动时减轻。

2.脊髓部分受压期 随着病变的发展，可出现脊髓部分受压现象。从神经根、脊髓后角受压出现节段性受压症状，逐渐发展至脊髓侧索受压，表现为病变同侧病损以下脊髓的上运动神经元性瘫痪。半侧受压时，其表现为病侧下肢肌张力增高，腱反射亢进，锥体束征阳性和病变对侧肢体的痛觉、温度觉缺失或减退。

3.脊髓完全横贯性损害 先为脊髓一侧病变的直接压迫，病变逐渐向对侧移位受压，致使两侧脊髓同时受压，而出现脊髓横贯性损害。临床上表现的运动、感觉和自主神经功能障碍与急性脊髓炎的症状一致。

（三）实验室及其他检查

1.腰椎穿刺 脑脊液检查蛋白质含量增高。

2. Queckenstedt 试验（奎肯试验） 又称压颈试验，可显示椎管部分或完全阻塞。

3.影像学检查 X 射线照片、CT 和 MRI 可见骨质破坏，椎间孔扩大、骨质吸收。

（四）诊断要点

慢性脊髓压迫症的特点是病灶从脊髓一侧开始，早期为单侧神经根刺激症状，逐

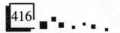

渐出现脊髓部分受压症状,最终发展为脊髓横贯性损害症状。急性压迫常表现为脊髓横贯性损害。

(五)治疗要点

脊髓压迫症的治疗原则为早期诊断,早期手术,以去除病因。急性脊髓压迫症的手术治疗尤其需要抓紧时机,及早手术,一般应争取在发病 6 h 内减压。硬膜外脓肿应紧急手术并给予足量抗生素。脊柱结核可在手术的同时施行抗结核治疗。对某些恶性肿瘤或转移癌手术后需采取放疗、化疗等措施,对不宜手术治疗者也可考虑放疗和(或)化疗。

(六)护理

参见本节"急性脊髓炎患者的护理"。

(七)健康指导

加强营养、加强锻炼、防止意外发生。参见本节"急性脊髓炎患者的护理"。

(八)预后

预后取决于病变性质、解除压迫的可能性与程度,并与脊髓受压时间的长短及功能障碍的程度有关。受压时间越短,压迫解除越快,脊髓损害功能越小,恢复的可能性越大;慢性压迫者因脊髓发挥其代偿功能,预后较急性好。

第五节　脑血管疾病

一、概　述

脑血管疾病是一组由于局部脑血管病变所致的脑局部血液循环障碍性疾病,又称中风、卒中,以急性脑功能损害为主要临床特征。通常包括脑出血、脑梗死、蛛网膜下隙出血。临床上以脑梗死最常见,以脑出血病情最严重。高年龄、高血脂、不良饮食习惯(高盐、高脂、缺钙)、精神紧张、酗酒及吸烟等是本病的危险因素。当代流行病学调查研究表明,脑血管疾病是中老年人主要的致死、致残性常见病。

(一)脑血管疾病的分类

根据神经功能缺失持续时间,不足 24 h 称短暂性脑缺血发作,超过 24 h 称脑卒中;根据病理性质可分为缺血性卒中和出血性卒中;前者又称为脑梗死,包括脑血栓形成和脑栓塞;后者包括脑出血和蛛网膜下隙出血。

(二)脑的血液供应

脑部的血液供应由颈内动脉系统(前循环)和椎-基底动脉系统(后循环)组成,两者之间由大脑动脉环(Willis 环)连通。

1. 颈内动脉系统　颈内动脉有 5 个重要分支,包括眼动脉、后交通动脉、脉络膜前动脉、大脑前动脉和大脑中动脉。这些动脉供应眼部和大脑半球前 3/5 部分的血液。

2. 椎-基底动脉系统　两侧椎动脉经枕骨大孔入颅汇合成为基底动脉。基底动脉在脑干头端腹侧面分为两条大脑后动脉,供给大脑半球后部 2/5 的血液。椎基底动

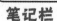

脉在颅内依次分出小脑下后动脉、小脑下前动脉、脑桥动脉、迷路动脉、小脑上动脉等。主要供给小脑和脑干的血液。

3. 脑底动脉环　脑底动脉环又称为 Willis 环,由前交通动脉、两侧大脑前动脉、颈内动脉、后交通动脉与大脑后动脉组成,使两侧大脑半球、一侧大脑半球的前后部形成丰富的侧支循环。当此环内某一处血管狭窄或闭塞时,可通过此环调节血液供应。此外,颈内动脉还可通过眼动脉与颈外动脉的面动脉及颞浅动脉分支和脑膜中动脉末梢支吻合,以沟通颈内、外动脉血流。椎动脉与颈外动脉的分支之间以及大脑表面的软脑膜动脉间亦有多处吻合。

(三)脑血液循环的生理和病理

1. 脑部代谢的特点　脑是人体中最重要和最精密的生命器官,不但为生命中枢所在,而且也控制和调节全身各系统,因此其代谢十分旺盛,在任何环境下都需要丰富的能量。成人脑的平均重量约为 1 400 g,占体重的 2%~3%,而脑血流量却占全身血流量的 15%~20%。脑组织几乎无葡萄糖和糖原的储备,需要血液循环连续不断地供应所需的氧和葡萄糖,这足以说明脑血液循环的重要性。

2. 脑血流量的调节　脑血管具有自动调节功能,脑血液供应在平均动脉压 60~160 mmHg 范围变化时仍可维持恒定。血压升高时,小动脉管腔内压力增高,小动脉管腔收缩,血流量减少;血压下降时,小动脉管腔扩张,血流量增加,这种自动调节称为 Bayliss 效应。但当超越自行调节范围或脑血管发生病变时,自动调节功能受到损害,脑血流随血压升降而增减。脑血流量与脑动脉的灌注压呈正比,与脑血管的阻力呈反比。

(四)脑血管疾病的病因和危险因素

1. 病因

(1)血管壁病变　血管壁病变如动脉粥样硬化、动脉炎(风湿、结核、梅毒等)、发育异常(先天性脑动脉瘤、脑动静脉畸形)、外伤等引起血管壁变厚、变性,使血管腔形成斑块、狭窄、闭塞等,其中以动脉硬化最多见。

(2)血液流变学异常及血液成分改变　①血液黏滞度增高:如高脂血症、高糖血症、高蛋白血症、白血病、红细胞增多症等;②凝血机制异常:如血小板减少性紫癜、血友病、DIC 等。此外妊娠、产后及术后也可出血液流变学异常。

(3)血流动力学改变　如高血压、低血压以及心脏功能障碍等。

(4)其他　颈椎疾病如颈椎病、肿瘤等压迫邻近的大血管,影响供血;颅外形成的各种栓子(如空气、脂肪、肿瘤等)引起脑栓塞。

2. 危险因素

(1)年龄、性别、种族和家族遗传性等无法干预的因素。随着年龄的增长,脑卒中的危险因素持续增加,男性发病率高于女性。

(2)高血压、心脏病、糖尿病已为多数学者认为是脑血管病发病的最重要危险因素。高脂血症、血黏度增高、无症状性颈动脉杂音、吸烟、酗酒、肥胖、口服避孕药、饮食因素(盐摄入量、肉类和含饱和脂肪酸的动物油食用量)等与脑血管病发病有关。若对以上因素进行积极的干预可以减少脑血管病的发生。

笔记栏

(五)脑血管疾病的三级预防

不论是出血性脑血管病还是缺血性脑血管病,迄今仍缺乏有效的治疗方法,因此预防脑血管病的发生、降低再次发生卒中的危险性非常重要。脑血管病的预防分为三级,故称三级预防。内容如下:

1.一级预防 为发病前的预防,即对有卒中倾向、尚无卒中病史的个体预防脑卒中发生为一级预防。如在社区人群中首先筛选上述可干预的危险因素,找出高危人群,提倡合理饮食,适当运动,积极治疗相关疾病,如高血压、心脏病、糖尿病、高脂血症等,进行治疗和护理干预。

【说一说】
　　脑血管疾病的三级预防内容有哪些?有何临床意义?

2.二级预防 针对发生过卒中或有短暂性缺血发作(TIA)病史的个体,通过寻找意外事件发生的原因,治疗可逆性病因,纠正所有可干预的危险因素,预防脑卒中复发,为二级预防。如对 TIA、可逆性缺血性神经功能缺失(也称可逆性脑缺血发作)早期诊断,早期治疗,防止发展成为完全性卒中。

3.三级预防 脑卒中发生后积极治疗,防治并发症,减少致残,提高脑卒中患者的生活质量,预防复发为三级预防。

二、短暂性脑缺血发作

短暂性脑缺血发作(TIA)是指颅内血管病变引起的一过性或短暂性、局灶性脑或视网膜功能障碍,症状一般持续 5～10 min,多在 1 h 内恢复,最长不超过 24 h,可反复发作,不遗留神经功能缺损的症状和体征。根据我国六城市调查资料,短暂性脑缺血发作的患病率为 180/10 万。

(一)病因及发病机制

关于本病的病因与发病机制,目前仍有争论。多数认为:虽然短暂性脑缺血发作是一种多病因的综合征,但绝大多数病因是动脉粥样硬化。这种反复发作主要是供应脑部的小动脉中发生微栓塞所致;也可能由于血流动力学障碍、血液成分异常等触发因素所引起。短暂性脑缺血发作的发病机制有多种学说,尚无一种能解释所有的病例,很可能不同的病例有不同的发病机制。

(二)临床表现

短暂性脑缺血发作发作好发于老年人,男性多于女性。临床特征:起病突然,为脑某一局部的神经功能缺失,历时 5～10 min,多在 1 h 内恢复,并在 24 h 内完全恢复而无后遗症。可有反复发作。短暂性脑缺血发作的症状取决于受累血管的分布,可分为颈动脉系统和椎-基底动脉系统两类。

1.颈动脉系统短暂性脑缺血发作 常见症状为对侧单肢无力或不完全性偏瘫,对侧感觉异常或减退,短暂的单眼失明是颈内动脉分支眼动脉缺血的特征性症状,优势半球(通常为左侧)缺血时可有失语,对侧同向偏盲较少见。

2.椎-基底动脉系统短暂性脑缺血发作 以阵发性眩晕最常见,一般不伴有明显的耳鸣。可发生复视、眼球震颤、构音障碍、吞咽困难、共济失调。一侧脑神经麻痹、对侧肢体瘫痪或感觉障碍为椎-基底动脉短暂性脑缺血发作的典型表现。

(三)实验室及其他检查

血液检查包括血糖、血脂、血液流变学等。

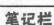

（四）诊断要点

诊断主要根据病史。中年以上突发局部脑缺血征象,持续时间短暂,在24 h内完全恢复;间歇期正常,可反复发作。

（五）治疗要点

1.病因治疗　确诊短暂性脑缺血发作后针对病因进行治疗。如控制血压、治疗心律失常、心肌病变,稳定心脏功能,治疗脑动脉炎,纠正血液成分的异常等。注意防止颈部活动过度等诱因。

2.药物治疗　①抗血小板聚集剂:已证明使用抗血小板聚集剂对预防复发有一定的疗效。常用的药物有:阿司匹林、双嘧达莫、噻氯吡啶(抵克力得)、氯吡格雷和奥扎格雷等。②抗凝治疗:对频繁发作的短暂性脑缺血发作,或发作持续时间长,每次发作症状逐渐加重,同时又无明显的抗凝治疗禁忌者(无出血倾向、无严重高血压、无肝肾疾病、无溃疡病等),可及早进行抗凝治疗。常用药有肝素、华法林等。③钙通道阻滞剂:可扩张血管,防止脑动脉痉挛。常用的药物如尼莫地平等。④中医药治疗:常用川芎、丹参、红花等药。

3.外科手术和血管内介入治疗　经血管造影证实有颈部血管动脉硬化斑块引起明显狭窄或闭塞者,可考虑选用外科手术治疗。

（六）护理

1.护理评估

(1)病史　询问患者本次发作的主要症状及持续时间,既往有无类似发作史及发作次数,平日饮食习惯及有无烟酒嗜好等。

(2)身体评估　评估患者有无瘫痪、感觉障碍、失明、失语、共济失调等。

(3)心理-社会资料　评估患者及其家属有无焦虑、恐惧等心理。

2.常见护理问题

(1)焦虑　与突发眩晕和单侧肢体活动障碍有关。

(2)有受伤的危险　与眩晕、复视、平衡失调有关。

(3)潜在并发症:脑血栓形成。

(4)知识缺乏　缺乏本病防治知识。

3.护理措施

(1)病情观察　频繁发作的短暂性脑缺血的患者,护士应注意观察和记录每次发作的持续时间、间隔时间和伴随症状,观察患者肢体无力或麻木是否减轻或加重,有无头痛、头晕或其他脑功能受损的表现。

(2)安全指导　无论颈内动脉系统还是椎-基底动脉系统短暂性脑缺血发作,发作时患者因为一过性失明或眩晕,容易跌倒和受伤,应指导患者采取适当的防护措施。发作时卧床休息,注意枕头不宜太高(以15°~20°为宜),以免影响头部的血液供应;仰头或头部转动时应缓慢、动作轻柔,转动幅度不要太大,防止因颈部活动过度或过急导致发作而跌伤。频繁发作的患者应避免重体力劳动,外出活动时应有家人陪伴。

(3)运动指导　规律的体育锻炼可以改善心脏功能、增加脑血流量、改善微循环,也可以降低已升高的血压,控制血糖水平和降低体重。因此,应鼓励患者保持适当的体育运动,如散步、慢跑、踩脚踏车等,指导患者注意运动量和运动方式。

(4)用药护理　指导患者遵医嘱正确服药。告知患者药物的作用机制、不良反应观察及用药注意事项。如肝素抗凝治疗时可出现皮肤出血点及青紫斑，个别患者甚至可诱发消化道出血，应密切观察有无出血倾向；使用阿司匹林、氯吡格雷或奥扎格雷等抗血小板聚集剂治疗时，可出现食欲不振、皮疹或白细胞减少等不良反应。如发现异常情况应及时报告医生处理。

（七）健康指导

1.疾病知识指导　本病为脑卒中的一种先兆表现或警示，如未经正确治疗而任其自然发展，约1/3的患者在数年内会发展成为脑卒中。护士应评估患者及家属对脑血管疾病的认识程度；帮助患者及家属了解脑血管病的基本病因、危害、主要危险因素；指导患者掌握本病的防治措施和自我护理方法；帮助寻找和去除自身的危险因素，改变不健康的生活方式。定期体检，了解自己的心脏功能、血糖、血脂水平和血压高低。出现肢体麻木无力、头晕、头痛、复视或突然跌倒时应引起高度重视，及时就医。积极治疗相关疾病，如高血压、动脉硬化、心脏病、糖尿病、高脂血症和肥胖症等，遵医嘱服药及调整药物剂量。

2.饮食指导　指导患者了解肥胖、吸烟、酗酒及饮食因素与脑血管病的关系。指导患者改变不合理的饮食习惯和饮食结构。选择低盐、低脂、充足蛋白质和丰富维生素的饮食，多食谷类和鱼类、新鲜蔬菜、水果、豆类、坚果；少吃糖类和甜食；限制钠盐（<6 g/d）和动物油的摄入；忌辛辣、油炸食物和暴饮暴食；注意粗细搭配、荤素搭配；戒烟、限酒；控制食物热量，保持理想体重。

3.心理调节　长期精神紧张不利于控制血压和改善脑部的血液供应，甚至还可以诱发某些心脑血管病。应鼓励患者积极调整心态、稳定情绪，多参加有益身心的社交活动。

（八）预后

病因不同预后不同。伴有大脑半球症状的短暂脑缺血和伴有颈动脉狭窄的短暂脑缺血的患者70%预后不佳，2年内发生卒中的概率为40%。

三、脑梗死

脑梗死又称缺血性脑卒中，包脑血栓形成、腔隙性梗死和脑栓塞等，是指因脑部血液循环障碍，缺血、缺氧所致的局限性脑组织的缺血性坏死或软化。脑梗死发病率为110/10万，占全部脑卒中的60%～80%。引起脑梗死的主要原因是供应脑部血液的颅内或颅外动脉发生闭塞性病变而未能得到及时、充分的侧支循环供血，使局部脑组织发生缺血、缺氧所致。临床上最常见的有脑血栓形成和脑栓塞。

（一）脑血栓形成

脑血栓形成是脑血管疾病中最常见的一种，指颅内外供应脑组织的动脉血管壁发生病理改变，血管腔变狭窄或在此基础上形成血栓，最终完全闭塞，引起某一血管供血范围内的脑梗死，造成脑局部进行血流中断，脑组织缺血、缺氧、软化坏死，出现相应的神经系统症状与体征，常出现偏瘫、失语。

1.病因及发病机制

(1)病因　最常见的病因为脑动脉粥样硬化，常伴有高血压。少见的病因有各种动脉炎、先天性血管狭窄、血液高凝状态等。

（2）发病机制　在颅内血管病变的基础上，如动脉内膜损害破裂或形成溃疡，当处于睡眠、失水、心力衰竭、心律失常、红细胞增多症等情况时，引起血压下降、血流缓慢，胆固醇易沉积于内膜下层，引起血管壁脂肪透明变性，进一步纤维增生，动脉变硬、迂曲、管壁厚薄不匀，血小板及纤维素等血中有形的成分黏附、聚集、沉着，形成血栓。血栓逐渐增大，使动脉管腔变狭窄，最终使动脉完全闭塞。受累血管供应区的脑组织则缺血、水肿软化、坏死。任何血管均可发生血栓，但以颈内动脉、大脑中动脉为多见，基底动脉和椎动脉分支次之(图9-2)。

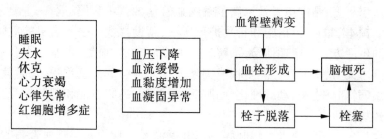

图9-2　脑梗死发病机制

2.临床表现

（1）症状　本病好发于中年以后，多见于50岁以上患有动脉粥样硬化者，多伴有高血压、冠心病或糖尿病。病前可有头昏、头痛前驱症状;约有1/4的患者病前曾有TIA史。常在睡眠或安静休息时发病。神经系统局灶性症状多在发病后10 h以后或1~3 d内达到高峰。患者通常意识清楚，少数患者可有不同程度的意识障碍，持续时间较短，生命体征一般无明显改变。

（2）体征　神经系统体征视脑血管闭塞的部位及梗死的范围而定。①颈内动脉系血栓形成的共同点三偏征（病变对侧偏瘫、偏身感觉障碍和对侧同向偏盲）、失语（优势半球受累）等。②椎-基底动脉系血栓形成的共同点多有交叉瘫、共济失调、吞咽及发音困难等。

（3）临床类型

3.实验室及其他检查

（1）血液检查　血糖、血脂、血液流变学、心电图等检查。

（2）影像学检查　①CT检查:发病当天多正常，24 h以后梗死区出现低密度灶。②MRI检查:可以早期显示缺血组织的大小、部位，甚至可以显示皮质下、脑干和小脑的小梗死灶。③放射性核素检查:可显示有无脑局部的血流灌注异常。④数字减影脑血管造影:脑血管造影可显示血栓形成的部位、程度及侧支循环，但不作为脑梗死的常规检查。

4.诊断要点　中老年患者，有高血压、动脉硬化等病史;病前有TIA，在安静休息时发病;症状逐渐加重;发病时意识清醒，而偏瘫、失语等神经系统局灶体征明显等，结合头部CT及MRI检查，可明确诊断。

5.治疗要点

（1）急性期治疗　①早期溶栓:在发病12 h内通过溶栓来尽快恢复血供。常用的溶栓药有尿激酶、链激酶、组织型纤溶酶原激活剂（t-PA）、乙酰化纤溶酶激活剂复合物（APSAC）等。溶栓治疗必须在发病后 6 h 内超早期给予，若能在发病后 3 h 内用药更为理想。②控制血压：脑血栓形成患者急性期的血压应维持在比患者病前稍高的水平，除非血压过高（收缩压大于 220 mmHg），一般不使用降压药。血压低者可补液或给予适量药物如多巴胺、间羟胺等以升高血压。③防止脑水肿：抗脑水肿、降低颅内压常用的药物为甘露醇、10% 复方甘油、地塞米松等。④抗凝治疗：对临床表现为进展型脑梗死患者，可选择应用抗凝治疗。对出血梗死或有高血压者均禁用。⑤血管扩张剂：一般主张在脑血栓形成亚急性期（发病 2～4 周）脑水肿已基本消退时，可适当应用血管扩张剂，如尼莫地平、尼卡地平、盐酸氟桂利嗪（西比灵）等。⑥高压氧治疗：脑血栓形成患者若呼吸道没有明显的分泌物，呼吸和血压正常，无抽搐，以尽早配合高压氧治疗。⑦抗血小板聚集剂治疗：见本节的短暂性脑缺血发作。⑧脑保护治疗和中药治疗：脑保护治疗常用的药物包括胞二磷胆碱、脑复康、γ-氨酪酸、都可喜、心脑通等药物降低脑代谢。中药治疗一般采用活血化瘀、通经活络的治则，可用丹参、川芎、红花等。⑨对大面积梗死出现颅内高压危象，内科治疗困难时，可行开颅切除坏死组织和去颅骨减压；对急性小脑梗死产生明显肿胀及脑积水患者，可行脑室引流术或去除坏死组织以挽救生命。⑩血管内介入治疗：颈动脉支架放置术治疗颈动脉粥样硬化狭窄性疾病是近年新问世的技术，目前还缺乏长期随访结果，应慎重选择。

（2）恢复期治疗　康复治疗和护理应贯穿于起病至恢复期的全程，要求患者、医护人员、家属均应积极参与，系统地为患者进行肢体运动和语言功能的康复训练，以促进神经功能恢复。

6. 护理

（1）护理评估

1）病史　询问患者的患病时间，有无明显诱因，主要症状的特点，有无伴随症状及并发症等。多数脑血栓形成患者来就诊时，常有头晕、头痛等，也有部分患者有短暂性脑缺血发作病史。常有各种类型的失语、偏瘫；询问患者有无脑动脉硬化、高血压、高脂血症及糖尿病等；目前治疗及用药情况；日常生活方式和饮食习惯。

2）身体评估　评估患者的意识与精神状态，对人、物、地点的定向判断能力；有无肢体功能障碍，如握物、走路；语言表达能力、吐字是否清楚。

3）实验室及其他检查　血糖、血脂、血液流变学和凝血功能检查是否正常；头部CT 和 MRI 检查有无异常改变；有无脑局部的血流灌注异常；TCD 检查有无大血管的闭塞及血管弹性改变。

4）心理-社会资料　评估患者对平时的头痛、头昏、高血压、糖尿病和冠心病是否予以重视。对突发失语、偏瘫有无自卑、恐惧感。

（2）常见护理问题

1）躯体移动障碍　与偏瘫或平衡能力降低有关。

2）生活自理缺陷　与偏瘫、认识障碍、体力不支有关。

3）语言沟通障碍　与大脑语言中枢功能受损有关。

4）吞咽困难　与神经肌肉损伤有关。

5）焦虑　与脑部病变导致偏瘫、失语或缺少社会支持等有关。

（3）护理措施

1）病情观察　严密观察病情变化,如血压、脉搏、呼吸、神志、瞳孔和意识的变化,并做好详细记录。如有异常及时通知医生。

2）生活护理、安全护理及康复护理　详见本章第一节"运动障碍"的护理。

3）用药护理　使用低分子右旋糖酐,可有过敏反应,如发热、皮疹等,应注意观察。用溶栓、抗凝药物时严格注意药物剂量,有无出血倾向;使用扩血管药尤其是尼莫地平等钙通道阻滞剂时,可导致患者头部胀痛、颜面部发红、血压降低等,应监测血压变化、减慢输液滴速(一般小于 30 滴/min),指导患者和家属不要随意自行调节输液速度,出现上述症状应及时报告医护人员;使用溶栓抗凝药物时应严格把握药物剂量,密切观察意识和血压变化,定期进行神经功能评估,监测出凝血时间、凝血酶原时间,观察有无皮肤及消化道出血倾向,如黑便、牙龈出血、皮肤青紫瘀斑等。如果患者出现严重的头痛、急性血压增高、恶心或呕吐,应考虑是否并发颅内出血,立即停用溶栓、抗凝药物,协助紧急头颅 CT 检查。

4）对症护理　对瘫痪患者应每 2～3 h 翻身 1 次,教会患者保持关节功能位置,翻身时做一些主动或被动活动锻炼,逐渐增加肢体活动量。指导失语患者简单而有效的交流技巧,加强其语言功能训练。

5）心理护理　因偏瘫常常使患者产生自卑、消极的心理。因失语生活不能自理,患者可变的性情急躁,甚至发脾气,这样常常会使血压升高、病情加重。护士应主动关心患者,教会患者简单的哑语,从思想上开导患者。嘱家属要给予患者物质和精神上的支持,鼓励或组织病友之间养生经验的交流,树立患者战胜疾病的信心。

7. 健康指导

·（1）疾病知识指导　应指导患者和家属了解本病的基本病因、主要危险因素和危害,告知本病的早期症状和就诊时机。

（2）康复指导　指导患者和家属掌握本病的康复治疗知识与自我护理方法,帮助分析和消除不利于疾病康复的因素。因偏瘫康复和语言康复都需要较长的时间,应鼓励循序渐进,坚持锻炼,患者树立信心。康复过程中应经常和康复治疗师联系,以便及时调整训练方案。家属应关心体贴患者,给予精神支持和生活照顾,但要避免养成患者的依赖心理,鼓励和督促患者坚持锻炼,增强自我照顾的能力。

（3）合理饮食　指导进食高蛋白、低盐、低脂、低热量的清淡饮食,改变不良饮食习惯,多吃新鲜蔬菜、水果、谷类、鱼类和豆类,使能量的摄入和需要达到平衡,戒烟、限酒。

（4）日常生活指导　①改变不良生活方式,适当运动与休息,合理娱乐。日常生活不要依赖家人,尽量做力所能及的家务等;②患者起床、起坐或低头系鞋带等体位变换时动作宜缓慢,转头不宜过猛过急,洗澡时间不宜过长。

（5）预防复发　遵医嘱正确服用降压、降糖和降脂药物;定期门诊检查,动态了解血压、血糖、血脂变化和心脏功能情况;预防并发症和脑卒中复发。

8. 预后　本病的病死率约为 10%,致残率为 50% 以上。存活者中 50% 以上可复发,且复发次数越多病死率和致残率越高。

（二）脑栓塞

脑栓塞是由于各种栓子(血流中异常的固体、液体、气体)沿血液循环进入脑动脉,造成血流中断而引起相应供血区脑组织的缺血、坏死而致脑功能障碍。据我国六个城市调查,脑栓塞的患病率为 13/10 万,年发病率为 6/10 万。只要产生栓子的病因不消除,脑栓塞就有复发可能。2/3 的复发均发生在第一次发病后的 1 年之内。

1. 病因及发病机制

(1)心源性　为脑栓塞最常见的原因。在发生脑栓塞的患者中约一半以上为风湿性心脏病二尖瓣狭窄合并心房颤动。在风湿性心脏病患者中有 14%～48% 的患者发生脑栓塞。

(2)非心源性　主动脉弓及其发出的大血管的动脉粥样硬化斑块和附着物脱落,也是脑栓塞的重要原因。还有肺部感染性脓栓、癌性栓子、寄生虫虫卵栓子、脂肪栓子、气体栓子、异物栓子等均可引起脑栓塞。

2. 临床表现　任何年龄均可发病,风湿性心脏病引起者以中青年为多,冠心病及大动脉病变引者以中老年居多。通常发病无明显诱因,安静与活动时均可发病,以活动中发病多见。起病急骤是本病的主要特征。在数秒或很短的时间内症状发展至高峰。多属完全性卒中,个别患者可在数天内呈阶梯式进行性恶化,为反复栓塞所致。常见的临床症状为局限性抽搐、偏盲、偏瘫、偏身感觉障碍、失语等,意识障碍较轻且很快恢复。严重者可突起昏迷、全身抽搐,可因脑水肿或颅内压增高,继发脑疝而死亡。

3. 实验室及其他检查　见本节"脑血栓形成"。

4. 诊断要点　急骤发病,一过性意识障碍可伴有抽搐或有其他部位栓塞,有心脏病史者,诊断不难。若无心脏病史,临床表现像脑栓塞者,应注意查找非心源性栓子的来源,以明确诊断。中老年人应与脑出血等相鉴别。

5. 治疗要点　脑栓塞治疗包括脑部病变及引起栓塞的原发病两方面。脑部病变的治疗与脑血栓形成相同。由于心源性脑栓塞的充血性梗死区极易出血,故抗凝治疗必须慎用。原发病的治疗在于根除栓子来源,防止脑栓塞复发。防治心脏病等各种原发病是预防脑栓塞发生的一个重要环节。

6. 护理　见本节"脑血栓形成"。

7. 预后　脑栓塞预后与被栓塞血管大小、栓子数目及栓子性质有关。脑栓塞急性期病死率与脑血栓形成大致接近,死因多为严重脑水肿、脑疝、肺部感染和心力衰竭。10%～20% 的脑栓塞患者可能在病后 1～2 周内再发,再发病死率高。约有 2/3 的患者留有偏瘫、失语等不同程度的神经功能缺损。

【比较】
　脑血栓形成与脑栓塞有何异同点?

四、脑出血

脑出血是指原发性非外伤性脑实质内出血,占急性脑血管病的 20%～30%。在脑出血中大脑半球出血占 80%,脑干和小脑出血占 20%,是死亡率最高的疾病之一。根据对我国 6 个城市的调查,脑出血的患病率为 112/10 万人口,年发病率为 81/10 万人口。

(一)病因及发病机制

1. 病因　最常见的病因是高血压并发细小动脉硬化。另外,颅内动脉瘤、动静脉畸形、脑动脉炎、血液病、抗凝治疗或溶栓治疗等均可引起出血。

2. 发病机制　高血压及动脉硬化造成管壁缺氧,纤维样坏死形成微动脉脑瘤和夹层动脉瘤。此外,脑血管自身在解剖结构上的薄弱特点,在兴奋、激动、用力等诱因下,造成血压波动升高,致使血管破裂出血。出血不仅引起病侧组织的破坏及周围脑组织严重水肿,体积增大,同时血液流入蛛网膜下隙,导致颅内压增高,严重者脑组织移动,脑疝形成。以大脑中动脉深部分支豆纹动脉区最易出血。

(二)临床表现

高血压性脑出血常发生于50岁以上。发病前常无预感,少数有头晕、头痛、肢体麻木和口齿不清等前驱症状;多在白天情绪激动、过分兴奋、劳累、用力排便或脑力紧张活动时发病。起病突然,往往在数分钟至数小时内病情发展到高峰。血压常明显升高,并出现头痛、呕吐、偏瘫、失语、意识障碍、大小便失禁等。呼吸深沉带有鼾声,重则呈潮式呼吸或不规则呼吸。深昏迷时四肢呈弛缓状态,局灶性神经体征不易确定;若昏迷不深,体查时可能发现轻度脑膜刺激征以及局灶性神经受损体征。由于出血部位和出血量不同,临床表现各异,分述如下:

1. 内囊出血 最常见。有典型的"三偏征",即出血灶对侧偏瘫(92%)、偏身感觉障碍(42%)和对侧同向偏盲。优势半球出血可伴有失语。内囊出血的患者常有头和眼转向出血病灶侧,呈"凝视病灶"状。出血量小(<30 mL)时,临床症状轻,预后较好。出血量大(>30 mL)时,临床症状较重,可出现意识障碍和占位效应,也可引起脑疝,破坏下丘脑和脑干,出现相应的症状,甚至死亡。

2. 脑桥出血 常突然起病,剧烈头痛、头昏、眼花、复视、呕吐,一侧面部发麻等症状。一侧出血表现为交叉性瘫痪,头和眼转向非出血侧。脑桥出血多迅速波及双侧,出现双侧面瘫和四肢瘫,瞳孔缩小呈针尖样,交感神经纤维受损所致,故对光反射存在。由于破坏了联系下丘脑部调节体温的纤维出现中枢性持续高热,同时呼吸不规则。病情常迅速恶化,多数在24~48 h内死亡。

3. 小脑出血 约占脑出血的10%,多见于一侧半球,尤以齿状核处出血多见。常开始为一侧枕部头痛、眩晕、频繁呕吐、共济失调、眼球震颤等,可有脑神经麻痹、眼球震颤、两眼向病变对侧同向凝视,可无肢体瘫痪。

4. 脑室出血 占脑出血的3%~5%,多为继发性。丘脑出血后破入侧脑室,小脑出血和脑桥出血破入第四脑室。突然头痛、呕吐,昏迷多呈深昏迷,双侧瞳孔缩小,四肢肌张力增高,早期出现去大脑强直,脑膜刺激正阳性。脑室出血是脑出血最严重的类型,预后不良。若出血量小,仅部分脑室有血,表现酷似蛛网膜下隙出血,患者意识清楚或仅有轻度意识障碍,预后良好。

(三)实验室及其他检查

1. 血液检查 可有白细胞计数增高,超过10×10^9/L者占60%~80%,重症脑出血急性期白细胞可增高至$(15 \sim 20) \times 10^9$/L;并可出现蛋白尿、尿糖、血液尿素氮和血糖升高。

2. 影像学检查 脑CT、MRI扫描脑出血呈高密度出血影,可显示脑出血的部位、范围。

3. 脑脊液检查 脑脊液压力一般均增高,多为均匀血性。有明显颅内压增高者禁忌腰穿,以免诱发脑疝。

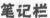

笔记栏

(四)诊断要点

对于 50 岁以上有高血压史的患者,在情绪激动或体力活动时突然发病,迅速出现不同程度的意识障碍及颅内压增高症状,伴偏瘫、失语等体征,脑脊液呈血性即可诊断。CT 等检查可以明确诊断。

(五)治疗要点

急性期治疗的主要原则是防止再出血、控制脑水肿、降低颅内压、维持生理功能和防治并发症。

1. 一般治疗　患者绝对卧床休息,保持呼吸道通畅,吸氧,鼻饲,预防感染等。

2. 控制血压　急性期脑出血患者的血压一般比平时高,是由于脑出血后颅内压增高,为保证脑组织供血的代偿性反应。当颅内压下降时血压也随之下降。因此,脑出血急性期一般不应用降压药物降血压。当收缩压超过 200 mmHg 或舒张压超过 110 mmHg 时,可适当给予作用温和的降压药物如硫酸镁等。急性期后,血压仍持续过高时可系统地应用降压药。

3. 控制脑水肿　脑出血后,由于脑实质内突然出现了血肿的占位效应,颅内压急剧增高时,可出现脑疝,危及生命。因此,控制脑水肿,降低颅内压是脑出血急性期处理的一个重要环节。可选用的药物有:20% 甘露醇 125～250 mL,快速静脉滴注;静脉注射呋塞米;必要时短期使用肾上腺糖皮质激素。

4. 止血药和凝血药　常用药物有:6-氨基己酸、对羟基苄胺(抗血纤溶芳酸)、氨甲环酸(止血环酸)、卡巴克络(安络血)、酚磺乙胺(止血敏)、仙鹤草素等药物。并发消化道出血时,尚可经胃管饲或口服云南白药、三七粉、氢氧化铝凝胶或冰盐水等。

5. 手术治疗　对大脑半球出血量在 30 mL 以上和小脑出血量在 10 mL 以上,均可考虑手术治疗。开颅清除血肿,对破入脑室者可行脑室穿刺引流。经皮颅骨钻孔,血肿穿刺抽吸亦为治疗方法。

6. 早期康复治疗　脑出血病情稳定后宜尽早进行康复治疗,见本章第一节"运动障碍"的护理。有条件的医院应建立卒中单元(stroke unit,SU),卒中患者均应收入 SU 进行康复治疗。

(六)护理

1. 护理评估

(1)病史　询问患者既往有无高血压或动脉粥样硬化史。起病前有无明显的诱因,如情绪激动、过分兴奋、劳累、用力排便或脑力紧张等。病后主要症状的特点,如头痛、舌麻或手脚不灵便,严重脑出血患者神志不清等。目前的治疗和用药情况,了解是否遵医嘱使用抗凝、降压等药物。

(2)身体评估　评估生命体征、瞳孔大小及对光反射有无异常意识障碍及其程度、血压升高、瞳孔不等大等;有无肢体瘫痪及其分布、性质与程度;有无失语及其类型;有无吞咽困难和饮水反呛;有无排便、排尿障碍;有无脱水征和营养失调;有无颈部抵抗和病理反射。

(3)实验室及其他检查　血液检查一般检查有无白细胞增高。腰穿时脑脊液压力是否增高,是否为均匀血性。查阅 CT、MRI 检查了解,脑出血的部位、出血量是否破入脑室等情况。

（4）心理-社会资料　脑出血患者如神志清楚,面对突然发生的感觉障碍、肢体瘫痪、失语、构音困难以及担心预后,评估患者是否表现出情绪沮丧、心情烦躁、悲观绝望。由于本病发病急,评估患者家属有无紧张、恐惧等情况。

2. 常见护理问题

（1）意识障碍　与脑出血、脑水肿所致大脑功能受损有关。

（2）生活自理缺陷　与脑出血所致偏瘫、共济失调或医源性限制（绝对卧床）有关。

（3）有皮肤完整性受损的危险　与长期卧床、意识障碍、运动功能受损有关。

（4）潜在并发症:脑疝、消化道出血。

3. 护理措施

（1）病情观察　严密观察病情变化,如血压、脉搏、呼吸、神志、瞳孔的变化,并做好详细记录。如患者出现剧烈头痛、频繁呕吐、极度烦躁、血压升高、脉搏变慢、呼吸不规则、瞳孔改变、意识障碍加重等,提示有脑疝的可能,应及时通知医生,配合抢救。使用脱水降颅压药物时注意监测尿量与水电解质的变化,防止低钾血症和肾功能受损。注意观察患者有无呕血、便血、血压下降、脉搏增快、面色苍白等。若患者有呃逆、腹部饱胀、胃液呈咖啡色或有黑便,应考虑发生消化道出血,立即通知医生,协助医生积极止血处理。

（2）生活护理　急性期绝对卧床休息,保持环境安静,避免各种刺激。除进食、排泄外,其他活动应严格禁止。集中进行各项诊疗操作,动作轻柔。急性脑出血患者在发病 24 h 内应禁食。发病 3 d 后,如神志不清楚,不能进食者,应鼻饲流质,以保证营养供给。

（3）用药护理　注意观察止血、降低颅内压等药物的疗效和不良反应。脑疝患者输液量不宜过快过多。

（4）对症护理　中枢性高热者给予物理降温,对不宜降温者可行人工冬眠,高热惊厥者按医嘱给予抗惊厥药。昏迷者按昏迷的护理常规做好气道及皮肤等护理。便秘、大小便失禁及尿潴留者做好大小便的相应护理。

（5）心理护理　急性期尽量避免任何精神干扰,应减少病室声光刺激,限制探视,医护人员动作要轻,保证患者休息。对已恢复神志的脑出血患者应多关心体贴、精心护理、给予精神上的安慰,使患者安心配合治疗。

（七）健康指导

1. 稳血压　教会患者及家属测量血压的方法,发现血压异常波动应及时就诊。早期发现并及时治疗高血压,定期检查,确诊后就应坚持服药治疗,以降低及稳定血压,防止反跳及过度波动。

2. 调情绪　保持乐观情绪,避免过于激动。做到心境平静,淡泊名利,知足常乐。

3. 戒烟酒　酒和烟都能使血管收缩、血压上升。有高血压病、冠心病、脑动脉硬化症的人,尤应戒烟酒。

4. 择饮食　饮食要注意低脂、低盐、低糖。少吃动物的脑、内脏,多吃蔬菜、水果、豆制品,配适量瘦肉、鱼、蛋品。

5. 避劳累　体力劳动和脑力劳动不要过于劳累,超负荷工作可诱发脑出血。

6. 防便秘　大便燥结,排便用力,不但腹压升高,血压和颅内压也同时上升,极易

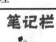

使脆弱的小血管破裂而引发脑出血。多吃一些富含纤维的食物,如青菜、芹菜、韭菜及水果等。适当运动及早晨起床前腹部自我保健按摩,或用适宜的药物如麻仁丸、蜂蜜口服或开塞露、甘油外用。

7.不蹲便　蹲便时,下肢血管会发生严重屈曲,加上屏气排便,腹内压力增高,可使血压升高,就有可能发生脑血管意外。

8.行动慎　老年人多有脑动脉硬化,血管壁较脆弱。跌倒时可有发生颅内血管破裂的危险。因此,行动宜谨慎小心。

9.动左手　日常生活中,尽量多用左上肢及左下肢,尤其多用左手,可减轻大脑左半球的负担,又能锻炼大脑的右半球,以加强大脑右半球的协调功能。医学研究表明,脑出血最容易发生在血管比较脆弱的右大脑半球,所以防范脑出血的发生,最好的办法是在早晚时分,用左手转动两个健身球,帮助右脑半球的发达。

10.饮足水　要维持体内有充足的水液,使血液稀释,保持血容量。

11.适寒冷　冬天是脑中风好发季节,血管收缩,血压容易上升,要注意保暖,使身体适应气候变化。还要根据自己的健康状况,进行一些适宜的体育锻炼,如散步,做广播体操等,以促进血液循环。

12.重先兆　如无诱因的剧烈头痛、头晕、晕厥,有的突感体麻木、乏力或一时性失视,语言交流困难等症状,应及时就医检查治疗。

(八)预后

取决于出血的部位、出血的量及是否发生并发症,轻型患者治疗后可明显好转;中至大量的脑出血,发病后1个月内死亡率为30%~35%。

五、蛛网膜下隙出血

蛛网膜下隙出血是指脑表面血管破裂后,血液流入蛛网膜下隙引起相应临床症状的一种脑卒中,又称为原发性蛛网膜下隙出血。脑实质出血,血液穿破脑组织流入蛛网膜下隙者,称为继发性蛛网膜下隙出血。根据对我国六个城市调查,本病患病率为31/10万,年发病率为4/10万。

(一)病因及发病机制

1.原因　蛛网膜下隙出血最常见的病因是先天性颅内动脉瘤,其次是脑血管畸形、动脉硬化、血液病、脑基底异常血管网病、脑动脉炎等。

2.发病机制　由于蛛网膜下隙出血的病因不同,其发病机制也不一样。一般来说,脑动脉瘤好发于动脉分叉处,80%位于基底动脉环前部,特别是颈内动脉与后交通动脉、大脑前动脉与前交通动脉分叉处最为多见。由于该处动脉内弹力层和肌层的先天性缺陷,在血液涡流的冲击下渐向外突出而形成动脉瘤;脑血管畸形的血管壁常为先天性发育不全、变性、厚薄不一;脑动脉硬化时,脑动脉中纤维组织替代了肌层,内弹力层变性断裂和胆固醇沉积于内膜,加上血流的冲击,逐渐扩张而形成动脉瘤。因此,在脑血管发生了上述病变的基础上,当重体力劳动、情绪激动以及饮酒、特别是酗酒时,脑表面及脑底部血管发生破裂,血液流入蛛网膜下隙。

(二)临床表现

1.症状　好发于青壮年,多于用力或情绪激动时起病,表现为突然发生的剧烈头

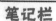

痛、恶心、呕吐、烦躁不安、短暂意识丧失,声、光等外界刺激可使症状加重。部分患者伴有局灶性或全身性癫痫发作。重症患者起病后迅即陷入深昏迷,或因脑疝形成而导致死亡。老年人蛛网膜下隙出血临床表现常不典型,头痛、呕吐、脑膜刺激征等都可不明显而精神症状及意识障碍较重。个别重症患者可很快进入深昏迷,出现去大脑强直,因脑疝形成而迅速死亡。

2.体征 最具特征性的体征为脑膜刺激征(颈项强直、克尼格征、布鲁津斯基征)阳性。脑神经损害以一侧动眼神经麻痹常见,提示该侧动脉瘤破裂。少数患者可有局限性神经体征,如偏瘫、偏盲、失语等。眼底检查可见玻璃体下片状出血,约10%的病例可见视盘水肿。

(三)实验室及其他检查

1.脑脊液检查 压力增高,外观呈均匀血性。

2.CT查 颅脑CT是确诊蛛网膜下隙出的首选诊断方法。CT检查可见蛛网膜下隙高密度出血征象,CT检查安全、敏感,可早期诊断,提供出血部位的线索。

3.脑血管造影 有病因诊断价值。目前多采用数字减影法全脑血管造影(DSA)。

4.TCD检查 可监测蛛网膜下隙出血后脑血管有无痉挛。

(四)诊断要点

在活动中或情绪激动时突然出现的剧烈头痛、呕吐、脑膜刺激征阳性的患者,若脑脊液检查压力升高、呈均匀一致血性,可基本确诊。

(五)治疗要点

蛛网膜下隙出血的治疗原则是去除引起蛛网膜下隙出血的病因,防治继发性脑血管痉挛,制止继续出血和预防复发。

1.安静休息 应严格绝对卧床休息4~6周,一切可能使患者的血压和颅内压增高的因素均应尽量避免,包括用力排便、情绪激动等。对头痛和躁动不安者应用足量的止痛、镇静剂,以保持患者安静休息,如索米痛片、异丙嗪、可待因等。

2.止血药物应用 常用的止血剂有6-氨基己酸、抗血纤溶芳酸、氨甲环酸、凝血质等药物,防治再出血。

3.降低颅内压 常用的药物如20%甘露醇溶液、激素等药物,防止脑积水。

4.防止脑血管痉挛 脑血管痉挛是死亡和伤残的重要原因。能扩张血管,解除蛛网膜下隙出血引起血管痉挛常用的药物有尼莫地平,能使血管平滑肌松弛;解除血管痉挛的常用药物有异丙肾上腺素和盐酸利多卡因。

5.手术治疗 对颅内动脉瘤、颅内动静脉畸形,可采用手术切除、血管内介入治疗。

(六)护理

1.护理评估

(1)病史 询问患者起病的时间,有无明显诱因、是否有头痛、恶心等不适,有无呕吐,呕吐物的性质、量,有无意识障碍。既往是否有动脉硬化或高血压病史。

(2)身体评估 应注意评估患者生命体征、意识状态、有无偏瘫、偏盲、失语,有无脑膜刺激征和病理反射等。

(3)实验室及其他检查 应注意脑脊液的改变,如腰穿时脑脊液压力是否增高,外观是否呈均匀血性。CT 检查等是否符合本病的特征性改变。

（4）心理-社会资料　评估患者有无焦虑、紧张、恐惧、绝望的心理。

2. 常见护理问题

（1）疼痛　头痛与蛛网膜下隙出血所致颅内压增高有关。

（2）焦虑　与突然发疾病而造成头痛、做 DSA 检查及手术有关。

（3）生活自理缺陷　与长期卧床（医源性限制）有关。

（4）潜在并发症：再出血、脑血管痉挛、肺积水。

3. 护理措施

（1）病情观察　蛛网膜下隙出血再发率较高，以 5～11 d 为高峰，81% 发生在首次出血后 1 个月内。再出血的临床特点为：首次出血后病情稳定好转的情况下，突然再次出现剧烈头痛、恶心呕吐、意识障碍加重、原有局灶症状和体征重新出现等。应密切观察血压、脉搏、呼吸、神志、瞳孔、头痛等，并做好详细记录。如患者出现脑疝的先兆，及时通知医生，配合抢救。

（2）生活护理　严格绝对卧床休息 4～6 周，限制探视，应减少病室声光刺激，以保证充分的休息。避免剧烈活动和用力排便，多食水果蔬菜，保持大便通畅，以免诱发再出血。保持情绪稳定，避免精神刺激。

（3）用药护理　按医嘱用药。在使用 20% 甘露醇脱水时，一定要注意快速滴入，切勿漏入组织中，以防组织坏死。在使用抗血纤溶芳酸时，静脉滴注速度应缓慢，以免导致血压下降。在尼莫地平治疗过程中可能出现头晕、头痛、胃肠不适、皮肤发红、多汗、心动过缓或过速等，少数患者可出现失眠、不安、激动、易激怒等中枢神经系统过敏反应，调节控制好输液速度，密切观察，如有异常及时报告医生处理。

（4）对症护理　指导头痛患者使用放松术，如缓慢的深呼吸、全身肌肉放松、冥想等，必要时遵医嘱用止痛药物。

（5）心理护理　耐心向患者解释头痛的原因是因为出血、脑水肿致颅内压增高，血液刺激脑膜或脑血管痉挛所致，随着出血停止、血肿吸收，头痛会逐渐缓解。解释 DSA 检查的目的与安全性等相关知识以解除患者的顾虑。说明休息及避免各种诱因的重要性以及心情平静、勿烦躁、少活动能减轻出血、减轻疼痛。应减少病室声光刺激，如挂窗帘，室内灯光应较暗等均可减轻患者烦躁情绪。指导患者消除紧张、恐惧、焦虑心理，增强战胜疾病的信心，配合治疗和检查。

（七）健康指导

1. 避免诱因　女性患者 1～2 年内应避免妊娠及分娩，保持稳定的情绪，避免剧烈活动及从事重体力劳动。使患者明白再次出血的危害性。

2. 检查指导　配合医生及早做好脑血管造影或必要时手术治疗。

3. 合理饮食　多食维生素丰富的食物，如蔬菜、水果，养成良好排便的习惯。

（八）预后

脑蛛网膜下隙出血的预后取决于其病因、病情、血压情况、年龄及神经系统体征。动脉瘤破裂引起的蛛网膜下隙出血预后较差；颅内血管畸形所致者常较易于恢复。原因不明者预后较好，复发机会较少。年老体弱者，意识障碍进行性加重，血压增高和颅内压明显增高或偏瘫、失语、抽搐者预后均较差。

第六节　帕金森病

帕金森病又称震颤麻痹,是一种较常见的锥体外系统疾病,常发生于中老年时期,临床上以静止性震颤、肌强直、运动减少和体位不稳为主要表现的神经系统疾病,是黑质和黑质纹状体系统变性的一种慢性疾病。首先由英国的帕金森于1817年描述而得名。本病主要发生于50~60岁,男性多于女性,目前欧美国家50岁以上人群的帕金森病患病率为1%。在我国,55岁以上老年人中约有170多万帕金森病患者,患病率与欧美国家接近。

【议一议】
什么叫帕金森病?主要临床表现有哪些?

一、病因及发病机制

(一)病因

迄今为止,帕金森病的病因仍不清楚。目前的研究倾向于与年龄老化、遗传易感性和环境毒素的接触等综合因素有关。

1.年龄老化　本病多见于老年人,单纯老年化并非本病病因,但老年化可能有促本病发生。

2.环境因素　环境因素作为本病的病因已引起人们的注意,其来源为多种分子或类似的工业毒素和农业毒素。流行病学调查结果发现,帕金森病的患病率存在地区差异,所以人们怀疑环境中可能存在一些有毒的物质,损伤了大脑的神经元。

3.家族遗传性　医学家们在长期的实践中发现帕金森病似乎有家族聚集的倾向,有帕金森病患者的家族其亲属的发病率较正常人群高一些,约10%病例有家族史。

尽管帕金森病的发生与老化和环境毒素有关,但是并非所有老年人或暴露于同一环境的人患病。虽然帕金森病患者也有家族集聚现象,但至今也没有在散发的帕金森病患者中找到明确的致病基因。任何单一的因素均不能完满的解释帕金森病的病因。多数研究者倾向于帕金森病的病因是上述各因素共同作用的结果。即中年以后,对环境毒素易感的个体,在接触到毒素后,因其解毒功能障碍,出现亚临床的黑质损害,随着年龄的增长而加重,多巴胺能神经元渐进性不断死亡变性,最终失代偿出现帕金森病的临床症状。

(二)发病机制

近年来大量的脑化学病理研究表明,帕金森病的病变部位在人脑的中脑部位,该处有一群神经细胞叫黑质神经元,它们通过合成多巴胺这一神经递质,对大脑的运动功能进行调控。当这些黑质神经元变性死亡为80%以上时,黑质及纹状体中的多巴胺(DA)及其主要代谢产物高香草酸(HVA)的含量明显降低,就会出现帕金森病的症状。因此,临床上多巴胺的前身左旋多巴治疗帕金森病,症状明显好转。

二、临床表现

多数患者为50岁以后发病,男性稍多于女性。起病缓慢,呈进行性加重。多数首发症状为动作不灵活和震颤。

1. 震颤　多见于头部及四肢,尤以手部最明显,手指表现为粗大的节律性震颤("搓丸"样动作)。震颤常在休息时出现(静止性震颤),当进行有目的的动作或睡眠时消失,情绪激动时加重。部分患者全无震颤,尤其是发病年龄在70岁以上者。

2. 运动减少　患者随意动作减少、减慢。常表现为开始的动作困难和缓慢,如行走时启动和终止均有困难,启动后则呈慌张步态。精细动作很难完成,系裤带、鞋带等不易进行;书写时手抖,并有越写越小的倾向,称为"小写症"。语声单调、低沉,进食饮水可致呛咳。

3. 强直　多从一侧的上肢或下肢的近端开始,逐渐蔓延至远端、对侧和全身的肌肉。面肌强直使表情和瞬目动作减少、造成"面具脸"。颈肌、躯干肌强直而使躯体前屈姿势;行走时上肢协同摆动动作消失或减少,即"路标现象"。

4. 体位不稳　行走时步距缩短,常见碎步、前冲,称为"慌张步态"。晚期姿态反射进一步失常,体位不稳,容易跌倒。

三、实验室及其他检查

1. 血脑脊液检查　可检出多巴胺水平降低,其代谢产物高香草酸浓度降低。5-羟色胺的代谢产物与-羟吲哚醋酸含量减低;多巴胺β-羟化酶降低;脑脊液中生长抑素明显降低及-氨基丁酸水平减低等。

2. 分子生物学检查　采用高效液相色谱(HPLC),可检测到脑脊液及尿中HVA含量降低。

3. 基因检测　采用DNA印迹技术,PCR、DNA序列分析等在少数家族帕金森病患者可能会发现基因突变。

四、诊断要点

根据中年以后发病,进行性加重的震颤,运动减少、强直和体位不稳等典型神经症状和体征,通常诊断并不困难。由于本病为逐步进展,若不及时治疗,可因严重肌强直和继发性关节强硬等,致使病者长期卧床并发肺炎、褥疮而危及生命。

五、治疗要点

(一)药物治疗

适当的药物治疗可在不同程度上减轻症状,并可因减少并发症而延长患者生命。

1. 抗胆碱能药物　可以协助维持纹状体的递质平衡,对震颤和强直有部分改善。常用的有苯海索(安坦)、苯甲托品和开马君等。

2. 金刚烷胺　此药促进神经末梢释放多巴胺,并阻止其再吸收,从而使症状减轻。可以和左旋多巴等药合用,口服100 mg,每日晨、午各1次。

3. 抗组胺药　有时也能减轻症状,尤其是震颤。作用机制未明,可能因其附有抗胆碱性能。常用药为苯海拉明。

4. 左旋多巴　由于多巴胺不能通过血脑屏障,对脑部多巴胺缺乏的替代疗法需应用其先驱物左旋多巴。治疗自125 mg开始,2次/d,缓慢增加其剂量和服药次数,其维持量一般在2～4 g之间,分4次服。大多数患者症状改善,尤其是运动减少和强直。

服用左旋多巴时,加用周围氨基酸脱羧酶抑制剂(DCI),可以避免大部分左旋多巴的脑外脱羧,使脑外器官的不良反应大大减少,并可缩减多巴类药物的用量。当前的复方多巴有2种:即加用 α-甲基多巴肼的心灵美(帕金宁)和加用苄丝肼的多巴丝肼(美多巴)。服用多巴胺类药物,其不良反应是多方面的,有严重内脏疾病或前列腺肥大、青光眼者禁用。此外,单用左旋多巴须禁服维生素 B_6,因后者为脱羧过程的辅酶,加用 DCI 时不再禁用维生素 B_6。

5.多巴胺受体激动剂　如溴隐亭,能直接激动纹状体,产生和多巴胺相同作用的药物。单独使用,疗效不如复方多巴,但溴隐亭致运动障碍和症状波动均少见,而疲乏、幻觉、妄想较多。

(二)外科治疗

1.采用立体定向手术破坏丘脑腹外侧核后部可以制止对侧肢体震颤;破坏其前部则可制止对侧强直。若双侧手术会引起情感淡漠和构音障碍。适应证为60岁以下患者、震颤、强直或运动障碍明显地一侧肢体为重,且药物治疗效果不佳或不良反应严重者。

2.采用同体含多巴胺能的肾上腺髓质移植至纹状体已获成功,其疗效不甚显著,有待继续探索。此方法为神经移植。

3.采用 γ 射线刀治疗本病近期疗效较满意,远期疗效待观察。

六、护理

(一)护理评估

1.病史　健康史询问患者有无有害毒物接触史,有无高血压和动脉硬化等病史,以及家族中有无类似疾病病史。

2.身体评估　重点评估震颤、运动减少、强直和体位不稳等典型神经症状和体征的情况。

3.实验室及其他检查　评估患者血脑脊液中多巴胺及其代谢产物等检查的结果。

4.心理-社会资料　由于患者身体形象的改变以及生活不能自理需依赖别人,可能会出现烦躁、恐惧和自尊紊乱等心理反应。

(二)常见护理问题

1.生活自理缺陷　与震颤、肌肉强直、运动减少有关。

2.营养失调:低于机体需要量　与吞咽困难有关。

3.躯体移动障碍　与神经、肌肉受损,运动减少,随意运动减弱有关。

4.语言沟通障碍　与喉肌及面部肌肉强直、运动减少、减慢有关。

5.自尊紊乱　与身体形象改变有关。

6.知识缺乏　缺乏本病相关知识和药物治疗知识。

(三)护理措施

1.病情观察　观察进行性加重的震颤、运动减少、强直和体位不稳等典型神经症状和体征等,也应注意观察有无因长期卧床并发肺炎、褥疮等情况。

2. 生活护理　进食、饮水时尽量使患者保持坐位,使患者集中注意力。如手颤厉害可协助患者进食。根据患者能量、口味需要,提供营养可口、制作精细、黏稠而不易反流的食物,让患者每吃一口吞咽2~3次,对于流涎过多的患者可使用吸管。少量多餐,多食水果与蔬菜等。鼓励患者自我护理,如进食、穿衣、移动等,做自己力所能及的事情,增加独立性,避免过分依赖别人。给患者足够的时间去完成日常生活活动(说话、写字、吃饭)。鼓励患者每天活动各关节2~3次,加强主动运动,若患者主动运动完成不好时,应协助患者完成。移开环境中障碍物,指导并协助患者移动,克服胆怯心理。行走时启动和终止应给予协助,防止跌倒。

3. 用药护理　遵医嘱给患者有关药物进行治疗,指导患者正确服药方法、注意事项,观察药效及不良反应。

(1)左旋多巴的不良反应　如消化系统常为恶心、呕吐、腹部不适、肝功能变化等;心血管系统有心律失常、直立性低血压等;泌尿系统有尿潴留、血尿素氮升高等;神经系统可有失眠、多梦、幻觉、妄想等,但最常见者为运动障碍和症状波动两项。运动障碍亦称"异动症",是舞蹈样、手足徐动样或简单重复的不自主动作,最常见于面、唇、舌、下颌部,也可见于颈、背、四肢。有时以某组肌肉固定收缩的形式出现,可能伴有疼痛。

(2)抗胆碱能药物的不良反应　此种药物因阻断了副交感神经产生口干,唾液、汗液分泌减少、肠鸣音减少、排尿困难、瞳孔调节功能不良等。由于抗胆碱能药物影响记忆功能,也不宜用于老年患者。

(3)金刚烷胺的不良反应　有不宁、恶心、失眠、头晕、足踝水肿、幻觉、精神错乱等。有肾功能不良、癫痫病史者禁用。

4. 心理护理　与患者讨论疾病的症状如颤抖、流涎和言语含糊等,讨论身体健康状态的改变对自尊的影响。鼓励患者表达恐惧与关切,注意倾听。建议患者现实可行的支持系统,以面对疾病。纠正患者错误概述,提供正确信息。必要时提供患者隐蔽的环境,尤其是进行日常活动及进食时。

七、健康指导

1. 安全指导　不要独自外出,防跌倒、摔伤。
2. 用药指导　在医生指导下根据病情选用药物,按时服药。
3. 活动指导　经常活动躯体的各个关节,防止强直与僵硬,在家属陪同下适当地进行运动锻炼。

八、预后

本病为慢性进展性疾病,目前尚无根治方法。生存期5~20年,常见死因为严重肌强直、全身僵硬、感染、外伤等。

第七节　癫　痫

癫痫是一组反复发作的神经元异常放电所致暂时性中枢神经系统功能障碍的临

床综合征。根据有关神经元的部位和放电扩散的范围,临床上可表现为运动、感觉、意识、行为、自主神经等不同程度的障碍,或兼而有之。每次发作,或每种发作,称为痫性发作,通常指一次发作过程。癫痫是神经系统疾病中仅次于脑血管病的第二大疾病。癫痫包括一组疾病和综合征,以在病程中有反复发作的神经元异常放电所致的暂时性中枢神经系统功能失常为特征。我国癫痫的发病率为0.1%左右,患病率为0.5%~1.0%。

一、病因及发病机制

(一)病因

按照病因分为特发性癫痫和症状性癫痫两大类。

1. 特发性癫痫　也称原发性癫痫,这类患者的脑部并无可以解释症状的结构变化或代谢异常,多数患者在儿童或青年期首次发病,与遗传因素有较密切的关系。

2. 症状性癫痫　也称继发性癫痫,较常见。此类患者有某种疾病为原发病因,癫痫发作只是该病的症状之一。

(1)先天性或遗传性疾病　如脑畸形、先天性脑积水、染色体异常、遗传性代谢障碍。

(2)脑部疾病　如脑部外伤、脑瘤、颅内各种感染、寄生虫病、各种脑血管病。产前病毒感染,分娩时缺氧、窒息等。

(3)全身性疾病　尿毒症、妊娠子痫、肝性脑病、高血压脑病、阿-斯综合征、低血糖、低血钙、低血镁、高热惊厥等。

(4)急、慢性中毒　铅、汞、一氧化碳、乙醇、二氧化硫等工业中毒;药物中毒及有机磷农药中毒等,均能产生痫性发作。

此外,睡眠不足、疲乏、饥饿、饮酒、便秘、情感冲动、各种一过性代谢紊乱及过敏反应都能诱发癫痫发作。

(二)发病机制

癫痫的发病机制复杂,迄今为止尚未完全阐明。神经系统具有复杂的调节兴奋和抑制的机制,通过反馈活动,使任何一组神经元的放电频率不会过高,也不会无限制地影响其他部位,以维持神经细胞膜电位的稳定。无论何种原因引起的癫痫,其电生理改变是一样的,即发作时大脑神经元出现异常的、过度的同步性放电。其原因为兴奋过程的过盛、抑制过程的衰减和(或)神经膜本身的变化。总之,近代认为神经元结构改变、神经细胞膜电位改变、神经递质异常等均与癫痫发作有关。

二、临床表现

癫痫的临床表现形式多样,但均具有短暂性、刻板性、间歇性、反复发作的特征。

(一)部分性发作

1. 单纯部分性发作　可分为4种类型,部分性运动性发作、体觉性发作或特殊感觉性发作、自主神经性发作和精神性发作等。单纯部分性发作不伴意识障碍,以发作性一侧肢体、局部肌肉感觉障碍或节律性抽搐为特征,或表现为简单的五官幻觉。

(1)部分性运动性发作　指肢体局部抽搐,大多见于一侧眼睑、口角、手指或足趾,也可涉及整个一侧面部或一侧肢体远端。若发作自一处开始后,按照大脑皮质运动区的分布顺序缓慢地移动,例如从一侧拇指沿手指、腕部、肘部、肩部扩展,称为Jackson癫痫。如果局部抽搐持续数小时或数天,则称为持续性部分性癫痫。部分运动性发作后,如果遗留暂时性肢体瘫痪,称为Todd麻痹。

(2)体觉性发作　病灶在中央后回体感觉区,常表现为肢体的麻木感或针刺感。多数发生于口角、舌部、手指或足趾。

(3)自主神经发作　如多汗、苍白、潮红、呕吐等。

(4)精神性发作　症状包括各种类型的遗忘症,虽可单独发作,但常为复杂部分性发作的先兆症状。

2.复杂部分性发作　复杂部分性发作伴有意识障碍,以精神症状及自动症为特征。由于大多数为颞叶病变所引起,故又称颞叶癫痫。患者可有吸吮、咀嚼、舔唇、流涎、摸索等无意识的动作,或机械的继续其发作前正在进行的活动,如行走、奔跑或进餐等。于发作起始出现各种精神症状或特殊感觉症状,随后出现意识障碍或自动症和遗忘症,有时一开始即有意识障碍,常称为精神运动性发作。复杂部分性发作是在先兆之后,患者出现部分性或完全性对环境接触不良,做出一些似有目的的动作,即为自动症。

3.部分性发作继发为全面性强直阵挛发作　清醒时若能记得部分性发作的某个症状,即为先兆。

(二)全面性发作

1.强直-阵挛发作　此类发作最常见,以全身抽搐和意识丧失为特征。发作前可先有瞬间疲乏、麻木、恐惧等感觉或出现无意识动作等先兆,其发作经过可分3期。

(1)强直期　突发意识丧失,尖叫一声跌倒在地,全身骨骼肌持续收缩,头部后仰,上眼睑抬起,眼球上翻,上肢屈肘,下肢伸直,牙关紧闭,呼吸暂停,口唇青紫,瞳孔散大及对光反射消失。常持续10～20 s转入阵挛期。整个发作历时5～10 min。清醒后常感到头晕、头痛和疲乏无力,部分患者发作后进入深睡状态。

(2)阵挛期　不同肌群强直和松弛交替出现,由肢端延及全身。阵挛频率逐渐减慢,松弛期逐渐延长,此期持续0.5～1 min。最后一次强直痉挛后抽搐停止,进入惊厥后期。所有肌肉松弛。以上两期中,可发生舌咬伤,并伴心率增快,血压升高,汗、唾液和支气管分泌物增多,瞳孔扩大、光反射消失等自主神经征象。

(3)惊厥后期　阵挛期后尚有短暂的强直痉挛,造成牙关紧闭和大小便失禁。进入昏睡状态,10余分钟至3～4 h后意识逐渐恢复。呼吸首先恢复,口鼻喷出泡沫或血沫。心率、血压和瞳孔恢复正常。肌张力松弛,意识逐渐清醒。从发作开始至恢复经历5～10 min。醒后觉头痛、疲劳,对抽搐过程不能回忆。少数在完全清醒前有自动症和意识模糊。

2.失神发作　意识短暂丧失,持续3～15 s,无先兆和局部症状,发作和停止均突然,每日发作数次至数百次不等,发作时患者可停止当时的活动,呼之不应,两眼瞪视不动,手中持物可坠落,事后立即清醒,继续原先之活动,对发作无记忆。

(三)癫痫持续状态

癫痫持续状态又称癫痫状态。是指癫痫连续发作之间意识尚未完全恢复又频繁

【思考】

什么叫癫痫持续状态?引起癫痫持续状态的诱因有哪些?

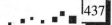

再发,或癫痫发作持续 30 min 以上不自行停止。多由于突然停用抗癫痫药或因饮酒、合并感染致癫痫发作短期内频繁发生,发作间歇期仍处于昏迷状态。常伴有高热、脱水和酸中毒,继而发生多脏器功能衰竭,可导致患者死亡。

三、实验室及其他检查

1.脑电图　对本病诊断有重要价值,且有助于分型、估计预后及术前定位。约半数以上癫痫患者,在发作的间歇期亦可出现各种痫样放电,如棘波、尖波、棘-慢波等病理波。

2.血液检查　血常规、血糖、血寄生虫(如肺吸虫、血吸虫、囊虫)等检查,了解有无贫血、低血糖、寄生虫等。

3.头部放射性核素、CT 和 MRI 检查　可发现脑部器质性改变、占位性病变、脑萎缩等。

4.DSA 检查　可发现颅内血管畸形和动脉瘤、血管狭窄或闭塞,以及颅内占位性病变等。

四、诊断要点

1.发作性抽搐,有时有意识障碍。可伴发感觉异常,行为混乱。
2.每次发作时间短暂,发作后无记忆。
3.发作不分时间,发作时伴有舌咬伤、跌伤和尿失禁等症状。

五、治疗要点

(一)病因治疗

如对脑寄生虫病、低血糖、低血钙、脑瘤等情况尽可能彻底治疗。

(二)发作时治疗

应立即让患者就地平卧,解开衣领、衣扣,头侧向一侧保持呼吸道通畅,及时给氧。尽快地将压舌板或筷子、纱布、手帕、小布卷等置于患者口腔的一侧上、下磨牙之间,以防咬伤舌和颊部。对抽搐肢体不能用暴力按压,以免骨折、脱臼等。为预防再次发作,可选用地西泮、苯妥英钠、异戊巴比妥钠等药物。

(三)发作间期治疗

癫痫患者在间歇期应定时服用抗痫药物。药物治疗原则:①从单一药物开始,剂量由小到大,逐步增加,尽量避免联合用药。②一种药物增加到最大且已达到有效血药浓度而仍不能控制发作者再加第二种药物。③对于偶尔发病,脑电图异常而临床无癫痫症状及 5 岁以下,每次发作都伴有发热的儿童,一般不用抗癫痫药物。④抗癫痫药物的选择应根据癫痫发作的类型、药物不良反应小、药物来源来决定。⑤坚持长期规律服药。经药物治疗,控制发作 2～3 年,脑电图随访痫性活动消失者可以开始逐渐减量,不能突然停药。联合用药者应在医生指导下改为单一用药,然后逐渐减量。

常用抗癫痫药物:①丙戊酸钠,为脂肪酸,通过抑制 GABA 转氨酶起作用。②苯妥英钠,作用为稳定神经膜、阻止钠离子通路和减少高频冲击后的突触易化。③卡马西平,为三环类化合物,作用类似苯妥英钠。④苯巴比妥,可阻止痫性电活动的传导。⑤乙琥胺,可减少重复性传递和抑制皮质的兴奋性传人。⑥扑痫酮,为苯巴比妥先驱物,两者作用相同。⑦氯硝西泮,作用于抑制性受体发挥作用。

部分性发作首选卡马西平,次选苯妥英钠。典型失神-阵挛发作首选丙戊酸钠;非典型失神发作首选乙琥胺,其次为氯硝西泮。一般特发性阵挛性癫痫首选丙戊酸钠,次选苯妥英钠;症状性或原因不明的阵挛性癫痫首选卡马西平,其次为苯巴比妥。婴儿痉挛症首选 ACTH,次选泼尼松。

(四)癫痫持续状态的治疗

处理原则:尽快制止发作,保持呼吸道通畅,立即采取维持生命功能的措施和防治并发症。癫痫持续状态是神经科危急症之一,如不及时处理可造成严重的不可逆的脑损害或致残、致死。

1.迅速控制抽搐　可依次选用以下药物:①地西泮,10～20 mg,缓慢静脉注射。②10% 水合氯醛,成人 25～30 ml,小儿 0.5～0.8 mL/kg,加等量植物油保留灌肠。③苯妥英钠,每次剂量为 10～20 mg/kg,溶于生理盐水 20～40 mL 静脉注射,速度不超过 50 mg/min。④异戊巴比妥钠,0.5 g 溶于注射用水 10 mL 静脉注射,速度不超过 0.1 g/min,注射时应注意有无呼吸抑制和血压下降,每天极量为 1 g。

2.保持呼吸道通畅　吸氧,经常吸引痰液,必要时气管切开,备人工呼吸机。

3.立即采取维持生命功能的措施　纠正脑缺氧,防治脑水肿,保护脑组织。高流量吸氧,监测呼吸、血压、ECG 及血电解质变化。

4.防治并发症　做好安全防护,预防受伤;高热时给予物理降温;发生脑水肿时给予 20% 甘露醇和呋塞米注射。注意预防和控制感染。抽搐停止后肌内注射苯巴比妥 0.2 g,每 8～12 h 1 次,清醒后改用口服抗癫痫药,并寻找病因。

【讨论】
癫痫持续状态处理原则是什么?控制癫痫发作首选的药物又是什么?

六、护理

(一)护理评估

1.病史　应询问家族中是否有癫痫患者,既往是否有脑部病变及外伤史等,每次发作前是否有诱因。

2.身体评估　评估患者发作时有无抽搐、意识障碍等;患者每次发作持续的时间、发作频率及发作前是否有先兆。

3.实验室及其他检查　评估患者脑电图、CT 和 MRI 等检查的结果。

4.心理-社会资料　由于癫痫反复发作影响正常生活与工作,所以评估患者是否有焦虑、紧张、悲观,或某些发作有碍本人外观形象;评估患者是否具有避免发作诱因及安全用药等方面的知识。

(二)常见护理问题

1.有窒息的危险　与癫痫发作时喉痉挛、气道分泌物增多有关。

2.有受伤的危险　与癫痫发作时意识突然丧失、判断力受损有关。

3.自尊紊乱　与抽搐发作时外观形象不佳、尿失禁等有关。

4.知识缺乏　缺乏自我保健的知识。

5.潜在并发症:脑水肿、酸中毒或水电解质失衡。

（三）护理措施

1. 病情观察　癫痫发作时,严密观察生命体征及神志、瞳孔变化,注意发作过程有无心率增快、血压升高、呼吸减慢或暂停、瞳孔散大、牙关紧闭、大小便失禁等;观察发作的类型,记录发作的持续时间与频率;观察发作停止后患者是否意识完全恢复,有无头痛、疲乏及行为异常。

2. 生活护理　保持任意安静,避免过渡疲劳、便秘、睡眠不足、感情冲动、强光刺激。出现先兆时嘱患者立即平卧,避免摔伤。癫痫发作的患者(尤其处于癫痫持续状态)者,应取头低侧卧位,下颌稍向前,解开衣领和腰带。及时吸出口腔和气道内分泌物,保持呼吸道通畅,必要时可行气管切开。癫痫发作时切勿用力按压患者身体,防止骨折及脱臼。取下义齿,及时使用牙垫或压舌板防止舌咬伤,确保患者发作期的安全。缺氧者,在保持呼吸道畅通的同时,可予吸氧。

3. 用药护理　有效的抗癫痫药物治疗可使80%的患者发作得到控制。鼓励遵医嘱坚持长期正确服药,并告诉患者抗癫痫药物治疗的原则和药物疗效及不良反应的观察。①服药原则与注意事项:根据发作类型选择药物;药物一般从小剂量开始,逐渐加量,以尽可能控制发作,又不致引起不良反应的最小有效剂量为宜;为了预防2种或多种用药所致慢性中毒而使发作加重,应坚持单药治疗;严格遵照医嘱用药,间断不规则服药不利癫痫控制,而且易导致癫痫持续状态发生。抗癫痫药物宜在饭后服用,可减轻胃肠道反应。②药物不良反应的观察与处理:每种抗癫痫药物均有多项不良反应。剂量相关性不良反应最常见(表9-3)。通常发生于开始用药或加量时,与血药浓度有关。多数常见不良反应为短暂性反应,缓慢减量即可明显减少。与剂量有关的一般不良反应如头痛、消化道症状等通过逐渐加量、调节剂量等方法可以避免或减轻。服药前应做血、尿常规和肝、肾功能检查,服药期间定期复查血象和生化检查;③停药时机与方法:通过正规系统的治疗,约40%的癫痫患者可以完全停药。能否停药、何时停药要在医生指导下停药。

表9-3　常用抗癫痫药物及不良反应

药物	不良反应(剂量相关)	特异反应
苯妥英钠(PHT)	胃肠道症状、毛发增多、齿龈增生、面容粗糙、复视、精神症状、小脑征	骨髓、肝、心损害、皮疹
卡马西平(CBZ)	胃肠道症状、复视、嗜睡、体重增加、小脑征	骨髓与肝损害、皮疹
苯巴比妥(PB)	复视、嗜睡、认知与行为异常	少见
丙戊酸盐(VPA)	肥胖、毛发减少、嗜睡、震颤、踝肿胀、肝功能异常	骨髓与肝损害、胰腺炎
托吡酯(TPM)	震颤、头痛、头晕、胃肠道症状、精神症状、体重减轻、小脑征	
拉莫三嗪(LTG)	头晕、嗜睡、恶心	儿童多见

4. 安全护理　癫痫持续状态的患者,应专人守护,床旁加床护栏。对突然发病跌

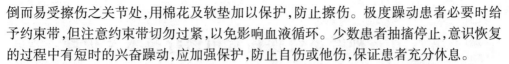
倒而易受擦伤之关节处,用棉花及软垫加以保护,防止擦伤。极度躁动患者必要时给予约束带,但注意约束带切勿过紧,以免影响血液循环。少数患者抽搐停止,意识恢复的过程中有短时的兴奋躁动,应加强保护,防止自伤或他伤,保证患者充分休息。

5.心理护理 癫痫虽为可治性疾病,但需要坚持数年不间断的正确服药。长期突然而反复多次的发作常使患者无法正常工作和生活,患者常常为此而苦恼,以至精神负担加重,容易变得紧张、焦虑、抑郁、淡漠、易激怒、易激惹等。护士应鼓励患者说出害怕及担忧的心理感受,给予同情和理解,指导患者进行自我调节,克服自卑心理,树立自信、自尊的良好心理状态。鼓励家属向患者表达亲切关怀的情感,解除患者的精神负担。指导患者承担力所能及的社会工作,在自我实现中体会到自身的价值,从而提高自信心和自尊感。

七、健康指导

1.心理调适 患者应保持平衡心态,树立治疗信心。

2.饮食调理 食物以清淡且营养丰富为宜,不宜辛、辣、咸、过饱,戒除烟酒以及咖啡。保持大便通畅,避免饥饿或过饱。

3.活动与休息 癫痫发作时和发作后均应卧床休息,平时建立良好的生活习惯,劳逸结合,保持睡眠充足。

4.避免促发因素 癫痫的诱因有疲劳、饥饿、缺睡、便秘、经期、饮酒、感情冲动、一过性代谢紊乱和过敏反应。有些癫痫还应避免如强烈的声光刺激、惊吓、心算、阅读、书写、下棋、玩牌、刷牙、外耳道刺激等特定因素。癫痫持续状态的诱发因素常为突然停药、减药、漏服药及换药不当;其次为发热、感冒、劳累、饮酒、妊娠与分娩;使用异烟肼、利多卡因、氨茶碱或抗抑郁药亦可诱发。

5.配合治疗 遵医嘱服药坚持长期有规律服药,切忌突然停药、减药、漏服药及自行换药,尤其应防止在服药控制发作后不久就自行停药,以免发展成为难治性癫痫和诱发癫痫持续状态。如果药物减量后病情有反复或加重的迹象,应尽快就诊。

6.定期复查 一般于首次服药后5～7 d复查抗癫痫药物的血药浓度,每3个月至半年抽血检查1次,每月检查血常规和每季检查肝、肾功能1次,以动态了解抗癫痫药物的血药浓度、EEG变化和药物不良反应。平时随身携带示有姓名、住址、联系电话及疾病诊断的个人信息卡,以备发作时及时联系与急救。

7.工作与婚育指导 建议患者选择适当的工作,禁止从事攀高、游泳、驾驶等职业以及在其发作时可能危及生命的工种,如在火炉旁、高压电机旁等工作;双方均有癫痫或一方患癫痫,另一方有家族史,不宜婚配。

八、预后

本病为可治疗性疾病,大多数患者预后良好但不同类型的癫痫预后差异很大,有自发缓解、治疗后痊愈、长期服药控制和发展为难治性癫痫等几种预后形式。大多数患者可完全控制发作,半数患者治疗一段时间可停药;个别患者在癫痫发作时可因窒息或吸入性肺炎而发生危险;若癫痫持续状态不能及时控制,可因高热、循环衰竭或神经元兴奋毒性损伤而导致死亡。

第八节　神经系统疾病常用诊疗技术及护理

一、腰椎穿刺

腰椎穿刺是通过穿刺第3~4腰椎或第4~5腰椎间隙进入蛛网膜下隙放出脑脊液的技术,主要用于中枢神经系统疾病的诊断和鉴别诊断。脑脊液为水样透明液体,主要由脑室脉络丛产生而来,充满于脑室系统和蛛网膜下隙,正常情况下,脑脊液产生与吸收平衡,成人总量平均为130 mL,并具有一定的压力、细胞成分和化学成分,当中枢神经系统发生病变时,可引起脑脊液成分和压力的改变。腰椎穿刺及脑脊液检查对中枢神经系统等疾病的诊断和治疗有重要的价值。

(一)目的

1.诊断性穿刺　腰椎穿刺可以检查脑脊液的成分,了解脑脊液常规、生化(糖、氯化物和蛋白质)、细胞学、免疫学变化以及病原学证据。同时,可以测定脑脊液的压力和了解椎管有无梗阻,以协助诊断。

2.治疗性穿刺　主要是注入药物或放出炎性、血性脑脊液。

(二)适应证

1.诊断性穿刺

(1)观察颅内压高低,脑脊液是否为血性,以鉴别病变为出血性或缺血性,帮助诊断脑血管病并决定治疗方针。通过脑脊液动力学改变及常规、生化等检查,可了解脊髓病变的性质。

(2)可通过脑脊液的细菌、真菌培养找出病原体,加以确诊中枢神经系统炎症,如各种脑膜炎、脑炎(乙型脑炎、流行性脑膜炎、结核性脑膜炎、病毒性脑膜炎、真菌性脑膜炎等)。

(3)脑脊液压力增高,细胞数增加,蛋白含量增有助脑肿瘤诊断。

(4)可在腰椎穿刺时做压颈试验,以观察蛛网膜下隙有无阻塞,脑脊液循环障碍。

2.治疗性穿刺

(1)对颅内出血性疾病、炎症性病变和颅脑手术后的患者,通过腰穿引流出炎性或血性脑脊液,以缓解症状和促进恢复。

(2)鞘内注入抗菌药物可以控制颅内感染,注入地塞米松和α-糜蛋白酶可以减轻蛛网膜粘连等。

(三)禁忌证

1.穿刺部位皮肤和软组织有局灶性感染或有脊柱结核者。

2.颅内病变伴有明显颅内高压或已有脑疝先兆,特别是疑有脑后窝占位性病变者。

3.病情危重,躁动不安或高位颈椎外伤,占位性病变不宜强行腰椎穿刺。

4.全身有感染性疾病,如败血症者。

5.血液系统疾病、应用肝素等药物导致出血倾向及血小板计数<50×10^9/L 者。

(四)方法

1.体位　患者去枕侧卧,背齐床沿,屈颈双手抱膝,腰部尽量后凸使椎间隙增宽。

2.选定穿刺点　腰椎穿刺一般选择第 3～4 腰椎棘突间隙或第 4～5 腰椎棘突间隙。两侧髂嵴连线和脊棘成交点为第 3 腰椎间隙。

3.穿刺部位消毒　以穿刺点为中心,呈螺旋式消毒,范围 10 cm×10 cm,术者戴无菌手套,铺无菌巾,以1% 普鲁卡因或 0.5%～2% 利多卡因 1～2 mL,在穿刺点自皮肤至椎间韧带行局部浸润麻醉。

4.进针　将腰椎穿刺针(套上针芯)沿腰椎间隙垂直进针(针头斜面向上),推进 4～6 cm(儿童 2～3 cm)深度或感到阻力突然降低时,提示针尖已进入蛛网膜下隙,可拔出针芯,让脑脊液自动滴出,并接上测压管先行测压。脑脊液在玻璃管内随呼吸轻微波动,此时的读值即为患者脑脊液压力的数值,正常为 80～180 mmH$_2$O(0.78～1.77 kPa),超过 200 mmH$_2$O(1.96 kPa)为颅内压升高,低于 80 mmH$_2$O(0.78 kPa)为低颅压。如压力明显增高,一般不放脑脊液,防止发生脑疝。

5.压颈试验　若需了解椎管内有无梗阻,可做压颈试验,即于测定初压后,压迫患者一侧颈静脉 10s,进行观察判断。

(1)压颈试验前应先做压腹试验,即用手掌深压腹部,脑脊液压力立即上升,解除压迫后压力迅速下降,证明穿刺针头确实在椎管内。

(2)压颈试验　正常情况下压颈后脑脊液压力迅速上升 100～200 mmH$_2$O 以上,解除压颈后,压力迅速降至初压水平。脑脊液压力于压颈后立即上升至原来水平 1倍,然后迅速放松,在 20s 内迅速下降原来水平,表明蛛网膜下隙无阻塞;若脑脊液压力于压颈后不上升,表明蛛网膜下隙完全阻塞;若脑脊液压力于压颈后缓慢上升,解除压迫后又缓慢下降或不下降,表明蛛网膜下隙不完全阻塞。

6.送检　取脑脊液 2～5 mL 送检,若需做细菌培养,应用无菌试管留标本。

7.术毕　拔出穿刺针,针孔用碘酒消毒后覆盖无菌纱布,并稍加压迫防止出血,再用胶布固定。

(五)护理

1.术前护理

(1)患者评估　术前评估者的文化水平、合作程度以及是否做过腰椎穿刺检查等;向患者说明腰椎穿刺的目的、特殊体位、过程与注意事项,消除患者的紧张、恐惧心理,征得患者和家属的签字同意。指导患者排空大小便。

(2)用物准备　备好穿刺包、无菌手套、所需药物、氧气等,用普鲁卡因局部麻醉时先做好过敏试验。

2.术中护理　①指导和协助患者保持腰椎穿刺的正确体位。②观察患者呼吸、脉搏及面色变化,询问患者有无不适感。③协助医生测压和留取所需的脑脊液标本,并督促标本送检。

3.术后护理

(1)卧位　指导患者去枕平卧 4～6 h,告知卧床期间不可抬高头部,但可适当床上转动身体。

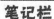

（2）观察病情 观察患者有无头痛、腰背痛、脑疝及感染等穿刺后并发症。穿刺后头痛最常见，多发生在穿刺后 1～7 d，原因为脑脊液量放出较多或持续脑脊液外漏所致颅内压降低。应指导多进饮料、多饮水，延长卧床休息时间至 24 h，遵医嘱静脉滴注生理盐水等。保持穿刺部位的纱布干燥，观察有无渗液、渗血，24 h 内不宜淋浴。

二、磁共振成像

磁共振成像（MRI）是利用原子核在磁场内共振而产生影像的一种新诊断方法。是继 CT、B 超等影像检查手段后又一新的断层成像方法，是近年来迅速发展起来的医学影像技术，在国内、外已广泛用于临床各系统的检查诊断中，是医学影像技术的又一重大成就。

磁共振成像又称核磁共振成像，是利用收集磁共振现象所产生的信号而重建图像的成像技术，因此，也称自旋体层成像、核磁共振 CT。MRI 可以使 CT 显示不出来的病变显影，与 CT 相比，MRI 具有高组织分辨力、空间分辨力和无硬性伪迹、无放射损伤等优点，既能反映形态，也能反映功能，还可获取多参数成像以适应不同的临床需要。其缺点是 MRI 设备和检查费较昂贵，这在一定程度上限制了它的普及和应用。

（一）适应证

磁共振成像适应于各系统的检查。其最佳适应证：中枢神经系统（头、脊髓、脊柱）各种病变；骨关节软组织系统各种病变；眼耳鼻咽喉颈部病变；大动脉动脉瘤、夹层动脉瘤、狭窄、闭塞等；梗阻性黄疸；纵隔病变；腹部（包括盆腔）肿瘤；肾盂积水、输尿管梗阻、前列腺增生、前列腺癌等检查。

（二）禁忌证

体内有磁铁类物质者，如装有心脏起搏器、动脉瘤等血管手术后，人工瓣膜，重要器官旁有金属异物残留等和怀孕 3 个月以内的孕妇，均不能做此检查。

（三）护理

1. 检查前的准备

（1）评估患者有无手术史；有无任何金属或磁性物质植入体内包括金属节育环等；有无义齿、电子耳、义眼等；有无药物过敏；近期内有无金属异物植入体内。

（2）检查头、颈部的患者应在检查前一天洗头，不要擦任何护发用品。去除所佩戴的金属品如项链、耳环、手表和戒指等。除去脸上的化妆品和义齿、义眼、眼镜等物品。

（3）为了更清楚显示病变，需要行增强扫描（静脉内注射磁共振对比剂）的患者，检查前做药物过敏试验。

（4）告知本检查的目的；告知 MRI 为"完全性无痛和无损伤性"检查，以解除一些患者以为本检查和 X 射线和 CT 一样，"会伤害身体"的思想负担。一般一个部位的常规 MRI 检查，需 20～40 min。应将此实际情况告诉患者，以使其心理有所准备，更好地配合检查，减少"幽闭恐怖症"的发生。

（5）腹部 MRI 检查，还应做好以下两点：①上腹部检查宜空腹，检查前饮 300～500 mL 的水，使胃内液体与肝脏左叶能形成比较明朗的对比而有利于诊断。②下腹检查前半小时左右，最好能饮 500 mL 的水，使膀胱充盈，可有助于观察膀胱，以及邻近组织器官病变对其形态产生的变化。

(6)儿童与烦躁不安者应使用镇静药。

2.检查中的护理 ① 嘱患者在扫描过程中,受检部位保持稳定不动;呼吸活动尽量维持平和均匀,以尽可能地减少"伪影"。②为使患者能在舒适的体位下进行检查,检查床面铺以适当的软垫,膝关节垫高,使两下肢放松等。

三、数字减影脑血管造影

数字减影脑血管造影(DSA)是通过导管或穿刺针将含碘的对比剂注入选定的动脉或静脉内,把需要检查部位的影像数据分别输入电子计算机的存储器中,经减法指令和模-数转换系统成为只显影血管影像的减影片图像。根据对比剂注入动脉或静脉的途径不同,可分为静脉DSA和动脉DSA。目前以动脉DSA常用。

(一)适应证

适应证:主要适应于脑血管疾病如颅内动脉瘤、动静脉畸形、动脉狭窄闭塞、脑动脉痉挛等疾病和颅内占位病变和颅脑外伤如脑肿瘤、颅内血肿、硬膜外和硬膜下血肿、硬膜下积液等。

(二)禁忌证

1.有严重出血倾向者。

2.病情危重不能耐受手术者。

3.穿刺部位皮肤感染者。

4.对对比剂和麻醉剂过敏者。

(三)方法

经股动脉插管DSA操作步骤如下。

1.穿刺点的选择,在耻骨联合—髂前上棘连线的中点,腹股沟韧带下1~2 cm处股动脉搏动最明显的部位为穿刺点。

2.穿刺部位消毒与麻醉,络合碘消毒皮肤,利多卡因局部麻醉。

3.将穿刺针与皮肤呈30°~45°角刺入股动脉,将导丝送入血管20 cm左右,撤出穿刺针,迅速沿导丝置入导管鞘或导管,撤出导丝。

4.在电视屏幕监视下将导管送入各个头臂动脉。

5.进入靶动脉后注入少量对比剂确认动脉,然后造影。

(四)护理

1.造影前准备

(1)评估患者 评估患者的文化程度和对造影检查的认知程度,向患者及家属介绍脑血管造影的目的、注意事项、造影过程,消除紧张、恐惧心理,征得家属的签字同意和患者的合作。儿童与烦躁不安者应使用镇静药或在麻醉下进行。

(2)完善各项检查 患者的肝肾功能,出、凝血时间,血小板计数;做普鲁卡因和碘过敏试验。

(3)皮肤准备 按外科术前要求在穿刺侧腹股沟部位备皮。

(4)用物准备 备好对比剂、麻醉剂、生理盐水、肝素钠、股动脉穿刺包、无菌手套、沙袋及抢救药物等。

（5）饮食护理 术前 4~6 h 禁食、禁水，术前 30 min 排空大小便。

2.造影后护理

（1）病情观察 密切观察意识、瞳孔、血压、脉搏、呼吸变化，发现异常及时报告医生处理。

（2）穿刺部位及其下肢护理 沙袋加压压迫 6~8 h，24 h 后拆除加压绷带；术后 2 h 内每 15 min 观察 1 次双侧足背动脉搏动和肢体远端皮肤颜色、温度等。注意穿刺局部有无渗血、血肿；指导避免增加腹压的动作，如患者咳嗽或呕吐时协助按压穿刺伤口，防止出血。

（3）制动 患者穿刺侧肢体制动 8~12 h，卧床 24 h。卧床期间协助生活护理。

（4）多饮水 指导患者多饮水，以促进对比剂排泄。

本章小结

头痛是指额、顶、颞及枕部的疼痛。颅内压增高性头痛伴有喷射性呕吐，需绝对卧床休息。意识障碍指人对周围环境及自身状态的识别和觉察能力出现障碍，由轻到重分为嗜睡、意识模糊、昏睡和昏迷。昏迷患者应去枕平卧头偏向一侧，保持呼吸道通畅。感觉障碍分为抑制性症状和刺激性症状，其中刺激性感觉障碍包括感觉过敏、感觉过度、感觉倒错、感觉异常及疼痛。运动系统中任何一个部位受损都可以引起运动障碍，上运动神经元受损引起的瘫痪是硬瘫，下运动神经元受损引起的是软瘫。

周围神经疾病是指除嗅神经和视神经以外的 10 对脑神经、31 对脊神经的神经元结构、功能破坏的一组疾病。面神经炎主要症状为一侧面部表情肌瘫痪，额纹消失，口角歪向健侧，饮水、刷牙时从患侧口角漏水，本病及时治疗，预后较好。三叉神经痛主要症状以面部三叉神经分布区域突发的、短暂的、难以忍受的剧痛为特点，疼痛呈电击样、刀割样、撕裂样，又有"天下第一痛"之称，迅速有效止痛是治疗本病的关键，首选药物卡马西平。GBS 病变主要侵犯脊神经根、脊神经和脑神经，首发症状是四肢对称性无力及弛缓性瘫痪、感觉障碍。GBS 脑脊液的特点是蛋白-细胞分离现象，主要死因是呼吸肌麻痹、呼吸衰竭。

急性脊髓炎是脊髓白质脱髓鞘或坏死所致的急性脊髓横贯损害，多为感染后或预防接种后发病，典型表现为病变水平以下肢体瘫痪，感觉缺失和括约肌障碍，严重者常出现脊髓休克，预后不良。脊髓压迫症是各种病变引起脊髓或供应脊髓的血管受压导致受累脊髓功能障碍的一组疾病，常表现为脊髓横贯损害，多伴有脊髓休克。

急性脑血管疾病是一组因脑血管病变而引起的脑组织供血障碍、脑功能紊乱或结构破坏的一组疾病，基本病因为高血压和动脉硬化，分为缺血性脑血管病（包括 TIA、脑血栓形成、脑栓塞）和出血性脑血管病（包括 ICH、SAH），其中以脑血栓形成最常见，脑出血最为严重。开展普及脑血管疾病三级预防对防止和降低发生或再发生脑卒中的危险性有重要意义。①TIA 是脑血液供应不足引起的一过性、短暂性的脑功能障碍，24 h 内完全缓解，不留任何神经功能缺损。②血栓形成常在安静状态下发病，发病前可有肢体无力及麻木、眩晕等 TIA 前驱症状，神经系统局灶性症状多在发病后 1~2 d 内达到高峰。③脑栓塞多在活动中突然发病，神经缺失症状多在数秒至数分钟内达高峰,是发病最急的脑卒中。④脑出血最易破裂的脑血管是豆纹动脉,最常见的出血部位是内囊,出血后24~48 h内禁食、避免搬动。⑤SAH最主要症状是剧烈头痛,特征性体征是脑膜刺激征阳性,确诊性检查是CT。

帕金森病是一种最常见的椎体外系疾病,以静止性震颤、运动减少、肌强直和姿势步态异常为临床特征;静止性震颤为首发症状,慌张步态是帕金森病患者的典型步态,治疗帕金森病最有效的药物是左旋多巴;鼓励患者运动的目的是防止和推迟关节强直与肌肉挛缩。

癫痫是多种原因导致脑神经元高度异常同步放电的临床综合征,分为特发性癫痫、症状性癫痫和隐源性癫痫。癫痫发作又分为部分性发作、全面性发作、不能分类的发作。部分性发作是癫痫最常见的发作类型。一次癫痫发作持续时间超过30 min又称癫痫持续状态,是一种危险的急症,需要立即抢救。癫痫持续状态的治疗首选药物是地西泮,脑电图是诊断癫痫的最重要辅助检查方法。

病案讨论

病例摘要一 男,57岁,工人。突然头痛,右侧肢体活动不灵,伴言语不能4 h。患者于4 h前活动中突然头痛,以左侧头颈部为重,呈持续性胀痛、跳痛,程度较剧烈,同时出现右侧肢体活动不灵,伴言语不能,呕吐2~3次,呕吐物为胃内容物,非喷射状,无意识障碍及抽搐发作。在附近医院测量BP 180/120 mmHg,急来就诊。

讨论:

1.患者发生了什么? 有何依据?

2.你是否能说出患者主要的护理问题有哪些?

3.应该怎样进行相应的护理? 出院后怎样进行相应的指导?

病例摘要二 患者,男,12岁,学生。1年来常出现写作业时铅笔跌落,伴呆坐不动10 s左右,随即恢复正常,对刚发生情况无记忆。体检:神经系统无阳性体征,查头颅CT及MRI均无明显异常,脑电图显示有棘-慢波。

讨论:

1.患者发生了什么情况? 怀疑是什么病?

2.该患者存在哪些护理问题?

3.如何对患者进行健康指导?

同步练习

一、选择题

1.头痛患者避免用力排便的主要意义是防止( )

　A.呕吐　　　　　　　　　　　B.脑血栓形成

　C.颅内压增高　　　　　　　　D.心脏负荷增加

　E.心绞痛发作

2.感觉障碍患者的护理措施错误的是( )

　A.消除焦虑情绪　　　　　　　B.预防褥疮

　C.不宜多翻身　　　　　　　　D.防止肢体受压

　E.保暖、防冻、防烫

3.最能反应昏迷患者病情的体征变化是(　　)

   A.体温　　　　　　　　　　　B.脉搏

   C.呼吸　　　　　　　　　　　D.瞳孔

   E.神志

4.脑血管病最重要的危险因素是(　　)

   A.高血脂　　　　　　　　　　B.高血压

   C.肥胖　　　　　　　　　　　D.吸烟

   E.高盐饮食

5.某下肢瘫痪患者,经查肢体可在床面移动,但不能自行抬起,此肌力应判为(　　)

   A.0级　　　　　　　　　　　B.1级

   C.2级　　　　　　　　　　　D.3级

   E.4级

6.深昏迷时最重要的体征是(　　)

   A.瞳孔对光反射消失　　　　　B.压眶反射迟钝

   C.病理反射阴性　　　　　　　D.角膜反射减弱

   E.吞咽反射亢进

7.发生脑出血最常见的血管是(　　)

   A.椎动脉　　　　　　　　　　B.大脑后动脉

   C.大脑中动脉　　　　　　　　D.基底动脉

   E.后交通动脉

8.护理脑出血患者时,24～48 h内尽量减少头部的摆动幅度,目的是(　　)

   A.患者舒适　　　　　　　　　B.预防褥疮

   C.减少情绪波动　　　　　　　D.防止损伤皮肤黏膜

   E.避免加重脑出血

9.蛛网膜下隙出血最具有特征性的表现是(　　)

   A.剧烈头痛　　　　　　　　　B.呕吐

   C.脑膜刺激征　　　　　　　　D.短暂意识障碍

   E.一侧动眼神经麻痹

10.内囊出血的典型表现是(　　)

   A.进行性头痛加剧　　　　　　B."三偏征"

   C.频繁呕吐　　　　　　　　　D.大小便失禁

   E.呼吸深沉而有鼾声

11.对瘫痪患者的护理哪项是错误的(　　)

   A.观察呼吸肌有无麻痹　　　　B.定时翻身拍背

   C.鼓励咳嗽排痰　　　　　　　D.勿搬动瘫痪肢体

   E.鼓励多饮水

12.帕金森病患者的病变部位主要在(　　)

   A.内囊　　　　　　　　　　　B.黑质

   C.红核　　　　　　　　　　　D.苍白球

   E.丘脑底核

13.帕金森病患者最具特征性的步态是(　　)

   A.蹒跚步态　　　　　　　　　B.剪刀步态

   C.跨阈步态　　　　　　　　　D.慌张步态

   E.共济失调步态

14. 治疗帕金森病最有效的药物是( )
    A. 溴隐亭   B. 阿托品
    C. 金刚烷胺   D. 左旋多巴
    E. 盐酸苯海索

15. 癫痫持续状态的治疗首选( )
    A. 鲁米那   B. 安定静脉注射
    C. 苯妥英钠   D. 乙酰胺
    E. 扑癫酮

16. 腰椎穿刺术后须去枕平卧4～6 h,其目的是为防止( )
    A. 穿刺部位出血   B. 穿刺部位感染
    C. 低压性头痛   D. 颅内感染
    E. 脑脊液外漏

17. 脑出血患者死亡的主要原因是( )
    A. 坠积性肺炎   B. 褥疮感染
    C. 脑疝   D. 上消化道出血
    E. 中枢性高热

18. 脑桥出血的主要特点为( )
    A. 突然意识丧失   B. 呼吸变深而有鼾声
    C. 脉搏慢而充实   D. 瞳孔缩小呈针尖样
    E. 以上都不是

19. 产生脑栓塞最多见的栓子来源是( )
    A. 空气栓子   B. 脂肪栓子
    C. 心脏病栓子   D. 肺动脉血栓
    E. 大动脉硬化斑块脱落

二、填空题

1. 急性脑血管病患者可出现典型的三偏征,即_____、_____、_____。

2. 脑出血的部位多位于_____。

3. 在机体某一部位出现某种感觉障碍而其他感觉仍存在者称为_____。

4. 临床上最常见的脑梗死类型是_____。

三、名词解释

1. 共济失调   2. TIA   3. 癫痫

四、问答题

1. 简述特发性面神经麻痹的主要临床表现。

2. 简述脑出血患者的护理措施。

3. 简述癫痫持续状态的抢救与护理。

4. 试述脑血管疾病的三级预防。

第十章 传染病患者的护理

学习目标

◆ 阐述病毒性肝炎、艾滋病、细菌性痢疾等疾病的病因和临床表现。

◆ 熟记感染、隐性感染、传染性、潜伏期、传染源、传染期、病毒性肝炎、艾滋病、细菌性痢疾的概念。

◆ 比较疫源地消毒和预防性消毒、不同皮疹的形态特点、不同的热型及代表疾病。

◆ 说出管理传染病,进行职业防护,防止传染病播散的具体方法。

◆ 列出传染病流行的基本条件、感染过程的五种表现形式、传染病的基本特征、传播途径及代表疾病、隔离的种类及要求。

◆ 掌握传染病患者的护理评估,流行病学资料收集;能根据隔离的方法与隔离要求安置患者,并正确进行消毒、护理及健康教育。

◆ 熟悉病毒性肝炎、艾滋病、细菌性痢疾的辅助检查及治疗原则。

第一节 概 述

【想一想】

传染病与感染性疾病有哪些区别?感染与传染有何不同之处?传染病学与流行病学有哪些区别?

传染病(communicable disease)是由病原体感染人体后引起的具有传染性的疾病。常见的病原体包括病毒、细菌、支原体、衣原体、立克次体、真菌、螺旋体、原虫、蠕虫等。其中,由原虫、蠕虫感染人体后引起的疾病又称为寄生虫病。传染病属于感染性疾病,但并非所有的感染性疾病都具有传染性,有传染性的感染性疾病才是传染病。

传染病曾对人类造成过很大灾难。新中国成立以前,鼠疫、天花、霍乱、血吸虫病等严重危害人民健康。新中国成立后,我国全面贯彻预防为主的卫生工作方针,大力开展卫生防疫、推行计划免疫等,使得很多传染病已被控制,甚至已被消灭。但许多传染病仍广泛存在,如病毒性肝炎、肾综合征出血热、感染性腹泻等;还有一些传染病出现死灰复燃的迹象,如性病;也有一些新发生的传染病,如传染性非典型肺炎、艾滋病、人禽流感等。因此,传染病的防治工作仍面临着巨大挑战。

笔记栏

一、感染与免疫

（一）感染的概念

感染（infection）是病原体侵入机体后与人体之间相互作用、相互斗争的过程。在漫长的生物进化过程中，有些病原体与人体宿主的某个部位之间形到了互相适应、互不损害的共生状态，如肠道中的大肠杆菌等。但这种平衡是相对的，当某些因素导致宿主的免疫功能受损（如患艾滋病）或机械损伤使病原体离开其固有的寄生部位而到达其他部位，如大肠杆菌进入呼吸道或泌尿道时，就会引起人体的损伤，产生机会性感染。大多数病原体与人体之间是不适应的，由于适应程度不同，双方斗争的后果也各异，从而产生各种不同的表现。

临床可发生各种形式的感染情况。人体初次被某种病原体感染称为首发感染。人体在被某种病原体感染的基础上再次被同一种病原体感染称为重复感染。人体同时被两种或两种以上的病原体感染称为混合感染。人体在被某种病原体感染的基础上再被新的病原体感染称为重叠感染，如慢性乙型肝炎病毒重叠感染戊型肝炎病毒。发生于原发感染后的其他病原体感染称为继发性感染，如麻疹继发细菌、真菌感染。

（二）感染过程的表现

病原体通过各种途径进入人体后，就开始了感染过程。感染后的表现主要取决于病原体的致病力和机体的免疫功能，也受来自外界的因素如药物干预、放射治疗等影响。传染病感染过程的表现有以下5种形式。

1. 病原体被清除（eliminating of pathogen） 是指病原体进入人体后，人体通过非特异性免疫屏障所清除，如皮肤与黏膜的屏障作用和胃酸的杀菌作用等，也可由来自母体或人工注射的抗体而获得的特异性被动免疫所中和，亦可通过预防接种或感染后获得的特异性主动免疫所清除，不产生病理变化，也无临床症状。

2. 隐性感染（covert infection） 又称亚临床感染，是指病原体入侵人体后，仅引起机体发生特异性的免疫应答，而不引起或只引起轻微的组织损伤，因而在临床上不显出任何症状、体征，甚至生化改变，只能通过免疫学检查才能发现。在大多数传染病中，是以隐性感染最常见，如脊髓灰质炎和流行性乙型脑炎等。隐性感染过程结束后，多数人获得不同程度的特异性主动免疫，病原体被清除。少数人病原体持续存在于体内，称为无症状病原携带者，如伤寒、菌痢、乙型肝炎等。

3. 显性感染（overt infection） 又称临床感染，是指病原体侵入人体后，不但引起机体免疫应答，而且通过病原体本身的作用或机体的变态反应，导致组织损伤，引起病理改变和临床表现。在大多数传染病中，仅少数传染病（如麻疹、天花）表现为显性感染。显性感染后，病原体可被清除，感染者可获得稳定而持久的免疫力，不易再受感染，如伤寒。但也有些传染病感染后免疫力不巩固，易再感染而发病，如细菌性痢疾、流行性感冒等。还有少部分患者成为慢性病原携带者。

4. 病原携带状态（carrier state） 是指病原体侵入人体后，在人体内生长繁殖并不断排出体外，而人体不出现任何疾病状态的整个时期，为重要的传染源，如伤寒、菌痢、霍乱、白喉、乙型肝炎、流行性脑膜炎等。按病原体种类不同可分为带病毒者、带菌者与带虫者等。按其发生的时期不同，分为潜伏期携带者、恢复期携带者或慢性携带者；

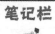

按携带病原体持续时间不同,分为急性携带者(持续 3 个月以下)和慢性携带者(持续 3 个月以上)。所有病原携带者的共同特点是病原体在体内持续生长繁殖并排出体外,且没有明显临床症状,容易被忽视,因而是重要的传染源,更具流行病学意义。

5. 潜伏性感染(latent infection) 指病原体感染人体后,寄生在机体中某些部位,由于机体免疫功能足以将病原体局限化而不引起临床表现,但又不足以将病原体清除时,病原体可暂时潜伏起来,当机体免疫功能下降时,才引起显性感染,如单纯疱疹、带状疱疹、结核、疟疾等。潜伏性感染期间,病原体一般不排出体外,没有传染性。

上述 5 种表现形式,在不同的传染病中各有侧重,且在一定条件下可相互转变。一般来说,隐性感染最常见,病原体携带状态次之,显性感染所占比例最少。

(三)感染过程中病原体的致病力

病原体侵入人体后能否引起疾病,取决于病原体的致病能力和机体的免疫功能。病原体的致病能力包括以下 4 个方面。

1. 侵袭力 是指病原体侵入机体并在体内生长、繁殖的能力。有些病原体可直接侵入人体,如钩端螺旋体和钩虫丝状蚴等;有些病原体则需经消化道或呼吸道进入机体,引起病变;有些病原体如破伤风杆菌,侵袭力较弱,需经伤口进入人体;病毒性病原体,常通过与细胞表面的受体结合进入细胞。

2. 毒力 包括毒素和其他毒力因子。毒素包括外毒素与内毒素。外毒素通过与靶细胞的受体结合,进入细胞内而起作用。内毒素通过激活单核吞噬细胞,释放细胞因子而起作用。其他毒力因子中,有些具穿透能力,如钩虫丝状蚴;有些具有侵袭能力,如痢疾杆菌;有些具有溶组织能力,如溶组织阿米巴原虫。

3. 数量 在同一种传染病中,入侵病原体的数量一般与致病能力呈正比。但在不同传染病中,能引起疾病的最低病原体数量差别很大,如伤寒需要 10 万个菌体,而菌痢仅需 10 个菌体即可致病。

4. 变异性 病原体可因环境或遗传等因素而产生变异。一般来说,在人工培养多次传代的环境下,可使病原体的致病力减弱,如卡介苗;而在宿主之间反复传播的病原体可使致病力增强,如肺鼠疫。病原体的抗原变异可逃避机体的特异性免疫作用而引起疾病,如流行性感冒病毒、丙型肝炎病毒和人类免疫缺陷病毒等。有些病毒可在动物或家禽中流行一段时间后,出现变异,再传染人类,如禽流感等。

(四)感染过程中机体的免疫应答

机体的免疫应答对感染过程的表现和转归起着重要作用。免疫应答分为保护性免疫应答和变态反应两大类。保护性免疫应答有利于机体抵抗病原体入侵与破坏;变态反应促进病理生理过程和组织损伤。保护性免疫应答分为非特异性免疫与特异性免疫。

1. 非特异性免疫 是先天就有的,又称先天性免疫,是机体对进入体内异物的一种清除机制,无抗原特异性,主要表现为以下三方面的功能。

(1)免疫屏障 包括皮肤黏膜屏障、血脑屏障和胎盘屏障。

(2)吞噬作用 肝脏、脾脏、骨髓、淋巴结、肺泡等组织中的巨噬细胞和血液中的单核细胞、中性粒细胞等,均具有强大的吞噬作用。

(3)体液因子的作用 包括存在于体液中的补体、溶菌酶和各种细胞因子,如白

【想一想】
非特异性免疫与特异性免疫的区别是什么?

细胞介素、肿瘤坏死因子、γ 干扰素、粒细胞－吞噬细胞集落刺激因子等。细胞因子主要由单核吞噬细胞和淋巴细胞被激活后释放的激素样肽类物质,这些因子能直接或通过免疫调节作用清除病原体。

2.特异性免疫　是指通过对抗原特异性识别而产生的免疫,又称获得性免疫。感染后的免疫通常都是特异性免疫,能够抵抗同一种病原微生物的重复感染,是一种主动免疫。包括 T 淋巴细胞介导的细胞免疫和 B 淋巴细胞介导的体液免疫。

(1)细胞免疫　主要通过 T 淋巴细胞来完成。抗原进入机体,刺激 T 淋巴细胞致敏,致敏的 T 淋巴细胞与相应抗原再次相遇时,发生分化、增生,并释放多种淋巴因子,通过细胞毒性作用和淋巴因子来杀伤病原体及其所寄生的细胞。许多细胞内病原体的清除,细胞免疫起到重要作用。

(2)体液免疫　主要通过 B 淋巴细胞来完成。抗原进入机体,刺激 B 淋巴细胞致敏,转化为浆细胞,并产生能与相应抗原结合的抗体,即免疫球蛋白(immunoglobulin 简称 Ig)。Ig 在化学结构上分为 5 类,即 IgM、IgG、IgA、IgD、IgE,它们主要作用于细胞外的微生物,但功能各不同。lgM 在感染过程中首先出现,但持续时间不长,是近期感染的标志;IgG 在临近恢复期出现,持续时间较长;IgA 主要是呼吸道和消化道黏膜上的局部抗体;IgE 主要作用于原虫和蠕虫;IgD 在机体含量较少,不易测出。

二、传染病流行的基本条件及影响因素

传染病的流行过程是指传染病在人群中发生、发展和转归的过程。构成流行过程必须具备的 3 个基本条件即传染源、传播途径和易感人群。流行过程亦受到社会因素和自然因素的影响。

(一)传染病流行的基本条件

1.传染源(source of infection)　是指病原体已在体内生长繁殖并能排出病原体的人或动物。包括患者、隐性感染者、病原携带者、受感染的动物等。

(1)患者　在不同的传染病中,不同类型患者其流行病学意义不同。急性期患者通过咳嗽、呕吐、腹泻等症状使病原体播散。慢性患者可长期污染环境。轻型患者人数多,症状不典型而不易被识别,因此作为传染源意义更大。

(2)隐性感染者　隐性感染者由于无任何症状和体征而不易被发现,因此,在某些传染病(如脊髓灰质炎、流行性脑脊髓膜炎等)中,隐性感染者是重要的传染源。

(3)病原携带者　病原携带者由于不出现症状,能长期排出病原体,因而也是重要的传染源,对某些传染病(如伤寒、细菌性痢疾等)具有重要的流行病学意义。

(4)受感染的动物　以啮齿类动物最常见,其次是家禽与家畜。以动物为传染源传播的疾病称为动物源性传染病。以野生动物为传染源传播的疾病,称为自然源性传染病,如鼠疫、狂犬病等。动物源性传染病由于动物源受地理、气候等自然因素影响较大,因此常存在于特定的地区,并具有严格的季节性。

2.传播途径(route of transmission)　是指病原体离开传染源后,到达另一个易感机体的途径。传播途径由外界环境中各种因素组成,各种传染病有其各自的传播途径,传播途径可以是单一途径,也可以是多个途径。包括水平传播和垂直传播。

(1)水平传播　指病原体在人群个体之间的传播。主要通过以下 5 种途径传播。

1）呼吸道传播　主要通过污染的空气、飞沫、尘埃传播,如流行性感冒等。

2）消化道传播(又称粪-口传播)　主要通过污染的手、水、食物传播。苍蝇是重要的传播媒介,如伤寒、痢疾等。

3）接触传播　性接触传播,如艾滋病、梅毒等;日常生活接触传播,通过污染的手、用物、玩具传播,如痢疾、白喉等;通过污染的土壤传播,如破伤风、炭疽、寄生虫等。

4）虫媒传播　以吸血节肢动物(蚊子、跳蚤、螨等)为中间宿主的传染病如疟疾、斑疹伤寒等。

5）血液/体液传播　某些病原体存在于患者或携带者的血液和体液中,可通过应用血制品、分娩、性交等传播,如乙型肝炎、丙型肝炎、艾滋病、性病等。

（2）垂直传播　指病原体通过母亲的胎盘、产道及哺乳方式传染给胎儿或婴儿,又叫母婴传播。

1）胎盘传播　受感染孕妇体内的病原体可经胎盘血液使胎儿遭受感染,如艾滋病、麻疹、乙型肝炎等。

2）产道传播　分娩过程中,胎儿经过母体产道时,胎儿的皮肤、黏膜、呼吸道接触母体的分泌物和血液等可遭受病原体感染,例如艾滋病、淋病等。

3）哺乳传播　母亲分娩后病原体可通过母乳喂养感染婴儿,如艾滋病、乙型肝炎等。

3.人群易感性(susceptible)　是指人群对某种传染病容易感染的程度。

易感人群是指对某种传染病缺乏免疫力的人群。对某一传染病缺乏特异性免疫力的人称为易感者(susceptible person)。易感者在某一特定人群中的比例决定该人群的易感性。易感者的比例在人群中达到一定水平时,如果有传染源和合适的传播途径,则传染病的流行很容易发生。在普遍推行人工自动免疫的干预下,可把易感者水平降至最低,使流行不再发生。

【想一想】
　　人群易感性、易感人群、易感者之间有何关系?

（1）影响人群易感性因素　新生儿增加、易感人口的迁入等可使人群易感性升高;免疫接种可提高人群对传染病的特异性免疫力,是降低人群易感性最重要的措施。全球消灭天花的辉煌成就,其最重要的对策是实施痘苗接种计划。

（2）与流行的关系　易感者大量减少后,免疫者增加,能抑制传染病的流行,甚至使之停止;传染病只有在易感者、传染源都存在,而且有一定的传播途径时才能发生流行,这是构成传染病流行的 3 个基本环节。

（二）影响传染病流行的因素

1.自然因素　主要是指气候、地理、生态等因素,对流行过程的发生和发展有重要的影响,如冬季,寒冷、干燥有利于呼吸道传染病的流行;炎热的夏天,气温高、雨水多,有利于蚊、蝇滋生,可促使肠道传染病及虫媒传染病发病率呈季节性升高。又如南方江河湖多,水草丛生,有利于钉螺的滋生,易发生血吸虫病。

2.社会因素　包括社会制度、风俗习惯、经济、生活条件以及文化水平等,对传染病的流行起决定性的作用。近年来,人口流动、生活方式、饮食习惯的变化,环境污染引起的生态环境改变,均导致新发传染病或某些传染病发病率升高,如 H5N1、H7N9人禽流感、艾滋病、疟疾等,因此传染病的防治工作仍很严峻,我国政府高度重视突发急性传染病的预防和控制。

三、传染病的基本特征和临床特征

（一）传染病的基本特征

1.病原体（pathogen）　每种传染病都是由特异的病原体所引起，包括微生物与寄生虫。如甲型肝炎的病原体是甲型肝炎病毒（HAV），艾滋病的病原体是人免疫缺陷病毒（HIV）、疟疾的病原体是疟原虫等。临床上检出病原体对诊断传染病有重要的意义。

2.传染性（infectivity）　是指病原体由宿主体内排出，经一定途径传染给另一个宿主的特性。各种传染病都具有一定的传染性，这是传染病与其他感染性疾病的主要区别。如耳源性脑膜炎和流行性脑脊髓膜炎，在临床上都表现为化脓性脑膜炎，但前者无传染性，无须隔离，而后者有传染性，属于传染病，必须隔离。传染病患者具有传染性的时期称为传染期，是决定患者隔离期限的重要依据。

3.流行病学特征　传染病的流行过程在自然和社会因素的作用下，表现出一定的特征。

（1）流行性　是指传染病在一定条件下，能在人群中广泛传播蔓延的特性。按其强度可分为散发、流行、大流行、暴发。

1）散发　是指某传染病在某地常年一般发病水平。

2）流行　指某种传染病的发病率显著高于当地常年的发病水平。

3）大流行　指某传染病在一定时间内迅速蔓延，波及范围广泛，超出国界或洲界者。

4）爆发　指在短时间（数日，通常为该病的潜伏期内）集中发生大量同一种传染病，这些病例多由同一传染源或共同的传播途径所引起。

（2）季节性　指在每年的一定季节出现发病率升高的现象。如冬春季节，呼吸道传染病发病率升高；夏秋季节，消化道传染病发病率升高；如流行性乙型脑炎在夏秋季（每年的7月、8月、9月）蚊子活跃时发病率升高。

（3）地方性　由于受地理、气候等自然因素或人们生活习惯等社会因素的影响，某些传染病仅局限在一定的地区内发生，这种传染病称为地方性传染病，如血吸虫病多发生于在钉螺容易存在的长江以南地区。以野生动物为主要传染源的疾病，称为自然疫源性传染病或人兽共患疾病，如流行性出血热、鼠疫、钩端螺旋体病、传染性非典型肺炎等。存在这种疾病的地区称为自然疫源地。

4.感染后免疫　人体感染病原体后，无论显性感染或隐性感染，均能产生针对病原体及其产物（如毒素）的特异性免疫，属于主动免疫，可通过抗体（抗毒素、中和抗体等）的检测而获知。感染后免疫的持续时间在不同传染病中有很大差异。一些传染病（如麻疹、脊髓灰质炎、流行性乙型脑炎、伤寒）感染后的免疫持续时间最长，往往保持终身；一些传染病（如流行性感冒、细菌性痢疾、钩端螺旋体病、阿米巴病）感染后的免疫持续时间较短，仅为数月至数年。蠕虫病感染后通常不产生保护性免疫，因而往往产生重复感染（如血吸虫病、钩虫病、蛔虫病等）。

（二）传染病的临床特征

1.病程发展的阶段性　传染病的发生、发展和转归，通常分四个阶段。

（1）潜伏期　从病原体侵入人体，至出现临床症状前的一段时期称为潜伏期。通常相当于病原体在体内繁殖、转移、定位、引起组织损伤和功能改变导致临床症状出现之前的整个过程。不同传染病潜伏期不同。

（2）前驱期　从起病至症状明显开始前的时期称为前驱期。该期症状多无特异性，常为许多传染病所共有，表现为发热、头痛、乏力、肌肉酸痛及食欲下降等。

（3）症状明显期　出现该传染病所特有的症状和体征，此时病情达到高峰。本期传染性强，且易发生并发症。

（4）恢复期　机体免疫力增长到一定程度，体内的病理生理过程基本终止，症状及体征基本消失，临床上称为恢复期。在此期间内可能还有残余病理改变或生化改变，病原体尚未完全被消除，许多患者还有传染性。

【想一想】
同种病原体感染在不同病人的潜伏期是否相同？

有些传染病患者进入恢复期后，已稳定退热一段时间，由于潜伏于组织内的病原体再度繁殖至一定程度，使初发症状再度出现，称为复发，可见于伤寒、疟疾等。有些患者进入恢复期后，体温尚未稳定下降至正常时，重新出现发热等初发症状，称为再燃。

2.常见症状及体征

（1）发热　是许多传染病所共有的最常见、最突出的症状，热型是鉴别传染病的重要特征之一。

（2）发疹　许多传染病常出现发疹现象，又称为发疹性传染病。疹子包括皮疹和黏膜疹。不同传染病疹子的形态、出疹时间、分布部位、出疹顺序、疹的消退及伴发症状等有其特点。如斑丘疹见于麻疹、风疹、猩红热、伤寒等；疱疹见于水痘、带状疱疹等；出血疹见于流行性出血热、流行性脑脊髓膜炎、登革热、败血症等；荨麻疹见于血清病、病毒性肝炎等。

（3）毒血症状　由病原体及其代谢产物引起的发热以外的多种症状称为毒血症状，如头痛、关节痛、肝脾淋巴结肿大等，是多种传染病常见的共同表现。

（4）临床类型　根据传染病临床病程经过不同，可分为急性、亚急性和慢性；根据病情轻重不同，可分为轻型、典型（普通型）、重型和暴发型。

四、传染病的预防

（一）管理传染源

1.对患者的管理　对患者应尽量做到"五早"，即早发现、早诊断、早报告、早隔离、早治疗。传染病报告制度是早期发现传染病的重要措施，必须严格遵守。任何单位和个人发现传染病患者或者疑似传染病患者时，应当及时向附近的疾病预防控制机构或者医疗机构报告。

（1）传染病的种类　《中华人民共和国传染病防治法》将传染病分为甲、乙、丙三大类，共37种。

1）甲类传染病（2种）　鼠疫、霍乱。

2）乙类传染病（25种）　传染性非典型肺炎、艾滋病、病毒性肝炎、脊髓灰质炎、人感染高致病性禽流感、麻疹、流行性出血热、狂犬病、流行性乙型脑炎、登革热、炭疽、细菌性和阿米巴性痢疾、肺结核、伤寒和副伤寒、流行性脑脊髓膜炎、百日咳、白喉、新生儿破伤风、猩红热、布鲁氏菌病、淋病、梅毒、钩端螺旋体病、血吸虫病、疟疾。

3)丙类传染病(10种) 流行性感冒、流行性腮腺炎、风疹、急性出血性结膜炎、麻风病、流行性和地方性斑疹伤寒、黑热病、包虫病、丝虫病,除霍乱、细菌性和阿米巴性痢疾、伤寒和副伤寒以外的感染性腹泻病。

(2)传染病的报告时间

1)甲类传染病 为强制管理传染病,城镇要求发现后 2 h、农村要求发现后 6 h 内上报。

2)乙类传染病 为严格管理传染病,城镇要求于发现后 6 h 内上报,农村不超过 12 h。

3)丙类传染病 为监测管理传染病,要求于发现后 24 h 内上报。

对乙类传染病中传染性非典型肺炎、炭疽中的肺炭疽和人感染高致病性禽流感和脊髓灰质炎,必须采取甲类传染病的报告、控制措施。

2. 对接触者的管理 接触者是指曾经和传染源发生过接触的人,可能受到感染而处于疾病的潜伏期。对传染病的接触者,应分别按具体情况采取检疫措施(如医学观察、留验)或预防接种。

3. 对病原携带者的管理 早期发现病原携带者十分重要,对在人群中检出的病原携带者应进行治疗、健康指导、调整工作岗位和随访观察。为做到早期发现病原携带者,凡是传染病接触者、曾患过传染病者、流行区居民和服务性行业、托幼机构、供水行业的工作人员应定时普查,以及时检出病原携带者。

4. 对动物传染源的管理 对动物传染源,如属有经济价值的家禽、家畜,应尽可能加以治疗,必要时宰杀后加以消毒;如无经济价值者则设法消灭。

5. 国境卫生检疫 按照有关规定,国际检疫传染病为鼠疫、霍乱和黄热病。而流行性感冒、疟疾、脊髓灰质炎、斑疹伤寒、登革热、回归热为我国监测传染病。另外对患有艾滋病、性病、麻风病和开放性肺结核的外国人,应阻止其入境。

(二)切断传播途径

应根据传染病的不同传播途径采取不同的措施。如消化道传染病,应着重加强饮食卫生、个人卫生及粪便管理,保护水源,消灭苍蝇、蟑螂、老鼠等。对呼吸道传染病,应着重进行空气消毒,加强通风,保持空气新鲜,提倡外出时戴口罩,流行期间避免大型集会等。对虫媒传染病,应大力开展爱国卫生运动,采用药物等措施进行防虫、杀虫、驱虫。对血源性传染病应加强血制品管理、防止医源性传播。

消毒是切断传播途径的重要措施。消毒是指消灭污染环境的病原体,包括消灭传播媒介等杀虫措施。消毒有疫源地消毒(包括随时消毒与终末消毒)及预防性消毒两大类。消毒方法有物理消毒法和化学消毒法两种。

(三)保护易感人群

1. 增强非特异性免疫力 非特异性免疫力是生物个体生来就有的、能遗传给后代、不涉及免疫识别和免疫反应的增强。加强体育锻炼、调节饮食、养成良好的卫生生活习惯、改善居住条件、良好的人际关系、保持愉快心情等措施可以提高机体非特异性免疫力,以增强人群对传染病的抵抗力。

2. 提高特异性免疫力 人体可通过隐性感染、显性感染或预防接种获得对该种传染病的特异性免疫力,其中以预防接种起关键作用。

3.药物预防　对某些尚无特异性免疫方法或免疫效果尚不理想的传染病,在流行期间可给易感者口服预防药物,对于降低发病率和控制流行有一定作用。如口服磺胺嘧啶预防流行性脑脊髓膜炎,口服乙胺嘧啶预防疟疾等。

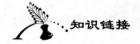

知识链接

计划免疫(预防接种)

计划免疫是指根据某些传染病的发生规律,将有关疫苗,按科学的免疫程序,有计划地给人群接种,使人体获得对这些传染病的免疫力,从而达到控制、消灭传染源的目的。20世纪70年代中期,我国提出的免疫计划主要内容为"四苗防六病",即对七周岁及以下儿童进行卡介苗、脊髓灰质炎三价糖丸疫苗、百白破三联疫苗和麻疹疫苗的基础免疫,及时加强免疫接种,使儿童获得对结核、脊髓灰质炎、百日咳、白喉、破伤风和麻疹的免疫。随着科技进步和医药卫生事业的发展,计划免疫不断扩大其内容,又将甲型肝炎、乙型肝炎、流行性脑脊髓膜炎、流行性乙型脑炎、风疹、流行性腮腺炎、流行性出血热、炭疽和钩端螺旋体病9种传染病纳入国家免疫规划。目前我国已经将以上15种传染病纳入了国家免疫规划。

五、传染病的管理

(一)传染病科分区及管理

要做好传染病护理,护士必须首先掌握传染病科分区及管理,以便对传染病患者进行科学管理,患者的有序安置、人员的有序流动、对传染病患者的正确评估都是做好传染病护理的重要内容。

1.传染病科区域划分　传染病科分为清洁区、污染区和半污染区,简称传染病房的"三区"。进入传染病院或综合医院传染病科工作时,护理人员必须熟练掌握分区情况,并严格遵守分区工作规范,防止交叉感染。

(1)清洁区　凡未被病原微生物污染的区域称为清洁区,如办公室、示教学习室、值班室、配餐室和库房、工作人员使用的厕所等,清洁区不允许患者进入。

(2)污染区　凡已被病原微生物污染或被患者直接接触和间接接触的区域称为污染区,这些区域是患者生活的地方及被患者排泄物、用物等污染的地方,如病房、患者使用的厕所、浴室和清洁间(污物处理室)等。

(3)半污染区　有可能被病原微生物污染或被间接轻度污染的区域称为半污染区,如更衣室、治疗室、实验室、消毒室、走廊、楼梯和电梯等。

2.传染病区对医务人员的管理要求　①对临床上诊断为传染病患者,必须立即填写传染病报告卡,向有关部门报告。②病室按相同的病种收治患者,并按病种穿隔离衣。穿隔离衣时,只能在规定的污染区与半污染区范围内活动。③在工作中应严格遵守隔离技术,污染区的物品不能放入清洁区,污染的手不能触摸非污染物。在污染区工作时,应戴口罩、帽子、穿隔离服。接触不同病种传染病患者前均应洗手。

3. 传染病区对其他人员的要求　①做好入院处理工作,按规定限制携带物品。患者的食具、卫生洁具等物品为个人专用,不得与他人共用。②患者不得进入不同病种的病房中活动,不得进入清洁区。③向患者亲属介绍隔离制度,必要时应穿隔离衣,做药物预防或免疫学预防。④患者出院时,其用具应做消毒处理后可带出医院。

(二)传染病的隔离

1. 隔离　将传染病患者或病原携带者安置在指定的地方,与健康人和非传染患者分开,便于集中治疗和护理,防止传染和扩散。

2. 隔离管理制度

(1)凡传染病医院、综合医院的传染病科室必须划分清洁区、半污染区及污染区,隔离单位应有标记,病室门口挂隔离衣,走廊设消毒液,门口要有消毒脚垫及门把套。

(2)各类患者均应在指定的各自范围内活动,不得请假外出。如需去其他科室检查应由医护人员陪同,并采取相应的隔离措施。

(3)按不同病种使用医疗器械,如体温表、叩诊锤、听诊器等。

(4)住院传染患者不准家属陪护,甲类传染患者禁止探视,其他患者可定时在指定地点隔栏探视或电视探视。对必须探视及陪护的人员应指导他们执行隔离制度。

(5)患者出院、转科、死亡,应进行终末消毒。病床、被褥、家具等用消毒水擦洗,消毒后才能给其他人使用。

(6)医务人员必须严格遵守消毒隔离制度,做到在病区内不吸烟、不进食,双手接触患者或污染物后必须消毒,不倚靠墙壁,不坐患者床凳,巡视患者不带病历卡等,要定期体检并接受有关的预防注射或服药。

3. 隔离的种类及要求

(1)呼吸道隔离(蓝色标志)　适应于经患者飞沫、尘埃传播的呼吸道传染病应执行呼吸道隔离,如流行性感冒、流行性脑脊髓膜炎等。

隔离要求:①相同病种可同住一室,床间距至少2 m,必要时置屏风。②患者一般不能外出,如必须外出,应戴口罩。③接近患者时,应戴口罩,必要时穿隔离衣、戴手套。④患者的呼吸道分泌物应先消毒后弃去,痰具每日消毒。⑤室内保持适宜温、湿度。病室每日通风至少3次,紫外线消毒每日2次。

(2)消化道隔离(棕色标志)　适应于经患者排泄物、污染食物或餐具传播的的消化道传染病,如伤寒、细菌性痢疾、甲型、戊型肝炎等。

隔离要求:①同病种患者可同住一室,若条件不允许,不同病种患者也可同住一室,但患者之间必须实施床边隔离,床间距离应在2 m以上。②接触患者时穿隔离衣,护理不同病种患者要更换隔离衣,接触患者、被污染物品后以及护理下一个患者前应严格消毒双手。③患者的生活用具专用,用后要消毒。患者的呕吐物及排泄物应随时消毒、然后弃去。④室内保持无苍蝇、无蟑螂。

(3)严密隔离(黄色标志)　用于甲类传染或有高度传染性及致死性的传染病。如霍乱、非典型肺炎等。

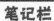

隔离要求:①患者应住单间病室,无条件时,同病种患者可住同一病室,房内物品专用,门窗关闭并禁止随意开放,门外应有"严密隔离"标志,门口应设置用消毒液浇洒的门垫,门把手包有消毒液浸湿的布套,禁止探视和陪住。②凡入室者必须戴帽子、口罩、穿隔离衣、隔离鞋、戴手套。接触患者及污染敷料后、护理下一个患者前应严格消毒双手。③污染敷料要装袋,贴签,消毒处理。患者的分泌物、排泄物及污染品应及时严格消毒处理。④病室每日消毒,患者出院或死亡后,应进行终末消毒。

(4)接触隔离(橙色标志)　适用于由体表或伤口排出的病原微生物,接触皮肤或黏膜破损处而引起的传染病,如婴幼儿中的急性呼吸道感染、新生儿感染、大面积烧伤等。

隔离要求:①接触患者时戴口罩、手套、穿隔离衣。②接触患者或污染物品后及护理下一个患者前要洗手。③污染物品要弃去,需装袋、贴签,送消毒处理。

(5)血液/体液隔离(红色标志)　防止直接或间接接触感染的血液及体液引起的传染病。如乙型肝炎、丙型肝炎、钩端螺旋体病、疟疾、艾滋病等。

隔离要求:①接触患者或其血液/体液时要戴手套、穿隔离衣;若皮肤沾染其血液/体液后应立即清洗。②工作中注意避免损伤皮肤,用过的针头、注射器浸入消毒液后送中心消毒室做毁形处理。③污染物装袋、贴标签后送出销毁或消毒处理。④血液污染室内物品表面时,要立即用次氯酸钠溶液清洗消毒。

(6)脓汁/分泌物隔离(绿色标志)　防止因直接或间接接触感染部位的脓汁或分泌物引起的传染病。适用于轻型皮肤和伤口感染、溃疡、脓肿、小面积烧伤感染等。隔离要求同接触隔离。

(7)结核菌隔离(AFB隔离)(灰色标志)　用于肺结核患者痰涂片结核菌阳性者或阴性但 X 射线检查证实为活动性结核者。

隔离要求:①隔离室有特别通风设备,关闭门窗,同疗程者可同住一室。②医护人员接触患者时应戴口罩、穿隔离衣,患者咳嗽时应戴口罩;接触患者或污染物品后、护理下一个患者之前要洗手。③污染物品要彻底清洗、消毒或弃去。

(三)传染病的消毒

1.消毒的目的　消毒就是消除或杀灭由传染源排到外界环境中的病原体,从而切断传播途径,防止院内交叉感染及传染病继续播散。

2.消毒的种类

(1)疫源地消毒　是指对有传染源存在或曾经有过传染源的地方进行的消毒。按时间又可分为随时消毒和终末消毒。随时消毒是指对传染患者的排泄物、分泌物以及被污染的物品随时进行的消毒,以便及时杀灭从传染源排出的病原体,防止传播。终末消毒是指传染患者出院,转科或死亡后,对患者及其所住的病室与用物进行一次彻底的消毒,以便杀灭残留在疫源地内各种物体上的病原体。

(2)预防性消毒　是对疑有传染源存在或可能被病原体污染的场所和物品所进行的消毒,以预防传染病的发生,如医院环境日常卫生处理,餐具及饮用水消毒,饭前、便后洗手等。

3.消毒的方法

(1)物理消毒法　是指是指利用物理因素杀灭或消除病原微生物及其他有害微生物的方法。主要包括自然净化、机械除菌、热力消毒灭菌、电离辐射消毒、微波消毒、

 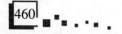

超声波杀毒、过滤除菌等。物理消毒法经济简便,应用广泛。

（2）化学消毒法　是指应用化学消毒剂使病原体蛋白质凝固、变性或使其失去活性而将其杀死的方法。根据化学消毒剂的消毒性能将其分为:

1）高效消毒剂　能杀灭包括细菌芽孢、真菌孢子在内的各种病原微生物,如2.5%碘酊、戊二醛、过氧乙酸、甲醛等。

2）中效消毒剂　能杀灭除细菌芽孢以外的各种病原微生物,如乙醇、部分含氯制剂、氧化剂、溴剂等。

3）低效消毒剂　只能杀死细菌繁殖体和亲脂类病毒,对真菌也有一定作用,如汞、洗必泰（氯已定）及某些季胺类消毒剂等。

常用的物理消毒法、化学消毒法,其具体方法见《基础护理技术》相关章节。

（四）传染病的护理评估

1. 病史

（1）患病及治疗经过　要注意结合传染病的基本特征和传染病流行过程中的基本特点进行评估。

1）患病经过　了解患者发病的起始时间,发病特点,有无明显的诱因和接触史、主要症状及体征特点,症状加重及缓解因素等。

2）检查及治疗经过　既往检查及治疗的经过和效果,包括药物的种类、剂量及用法。

（2）目前病情与一般状况　患者目前的主要不适及病情变化。患病后饮食、睡眠、休息、大小便、体重等一般状况有无变化。

（3）心理-社会状况　包括评估患者的疾病知识、心理状况和社会支持系统。①评估患者及家属是否了解所患传染病的发生、发展、预后及传染性,有无关于所患传染病的诊断、检查、治疗和预防的知识。②评估患者有无焦虑、抑郁、沮丧、悲观、恐惧等不良情绪和对住院及隔离治疗的认识,是否出现退缩、敌对、沉默、不合作等表现。③评估家庭成员对患者的关心程度及所在社区提供的医疗保障情况。

（4）生活史　①个人史:包括年龄、性别、职业、旅居地区、当地气候情况、当地人群传染病发病情况、接触史、既往传染病史、预防接种史、发病季节、卫生情况、饮食情况等。②生活方式:了解患者的生活、卫生、饮食习惯,有无吸毒、性乱交等不良行为。

2. 身体评估

（1）生命体征　观察患者的生命体征及神志变化,注意发热的程度及热型、呼吸型态、心率、血压、意识的变化。

（2）营养状况　评估患者体重、营养情况,观察皮褶厚度,皮肤弹性,有无眼窝凹陷等脱水表现。

（3）皮肤和黏膜　观察皮肤黏膜有无皮疹、黄疸、出血点或瘀斑,注意皮疹的性质、形态、分布,皮疹出现和消退的时间及顺序,是否伴有瘙痒或并发感染。全身浅表淋巴结有无肿大、压痛等临床表现。

（4）各系统检查　应对患者进行全面细致的全身检查。不同疾病检查时应有不同的侧重。

3. 实验室检查　包括一般实验室检查、病原学检查、免疫学检查、分子生物学检查等。常规检查为诊断提供初步线索,生化及血清学检查提供诊断依据,病原学检查可最终确诊。在进行病原学检查时,为提高阳性检出率,护士必须掌握标本采集及送检的注意事项:①采集标本时应严格注意无菌操作。②病程不同采集标本时间不同,如败血症应在寒战、发热时采血,疟疾最佳检测时间应在体温的高峰期或稍后一点时间采血。③采集标本尽量在抗病原体药物应用之前。④尽可能采集病变明显部位的材料,如细菌性痢疾患者取其有脓血或粘液的粪便,肺结核患者取其干酪样痰液等。⑤标本采集后尽快送检,如脑膜炎奈瑟菌。⑥送检标本的化验单上应注明来源和目的,使实验室能正确选用相应的培养基和适宜的培养环境。

（五）传染病的治疗措施

1.治疗原则　传染病的治疗坚持治疗、护理与预防并驾齐驱的原则,以病原治疗为主、对症支持治疗并重的综合治疗。机体、病原体、药物之间的相互关系及三方的实际情况决定治疗的难易程度。心理因素在疾病的转归中也发挥着重要作用,必须考虑各方面因素,设计综合个体化治疗方案。

2.治疗方法

（1）支持治疗及护理　支持治疗的目的是维持机体内环境的稳定,提高机体的抗感染能力,包括基础、营养、器官功能支持治疗等。根据病情可给予流质、半流质、普食等饮食,重症患者需鼻饲,以保证热量供给、补充营养素,增加抗病能力,必要时可通过静脉输入营养物质等。

良好的基础护理,特别是对于危重症患者,是防止并发症,降低病死率,提高治愈率不可缺少的手段;同时根据病原体和感染途径的不同制订相应消毒隔离措施。

（2）对症治疗　对症治疗的目的在于降低消耗、减轻损伤、减少痛苦、调节各系统功能及保护重要脏器,使患者度过危险期,为进一步治疗赢得时间,促进康复。如高热者及时降温,呕吐者应及时止呕等。

（3）病原治疗　也称特异性治疗,具有清除病原体,根除或控制传染源的目的,常用药物有抗生素、血清免疫制剂等。

（4）免疫治疗　多数情况下,感染会削弱免疫功能,造成免疫系统的紊乱。低下的免疫力可使感染蔓延,易继发感染;过强的免疫可导致组织损伤。目前免疫治疗主要包括细胞因子类（如白细胞介素类、干扰素、胸腺素等）、免疫球蛋白、免疫抑制剂等。

（5）心理治疗　心理因素可使机体免疫功能下降,病原微生物容易侵入并致病,同时患病后的不适和痛苦又可使患者产生焦虑、烦躁、沮丧等情绪,甚至对治疗产生抵触。慢性感染者由于病程长、治疗费用较大、社会歧视等因素对治疗丧失信心,产生悲观情绪,影响治疗效果。

（6）中医中药治疗　中医药治疗传染病不仅对病原体有一定的抑制或杀灭作用,而且在清除毒素、解热镇痛、调整免疫功能等方面具有独特的优势。

（7）康复治疗　某些传染病,如病毒性脑炎、流行性乙型脑炎、脊髓灰质炎等可有不同程度的后遗症,需要采取针灸、按摩、功能锻炼、高压氧等康复治疗措施,以促进机体康复。

六、传染病区医护人员的职业防护

传染病区的医护人员职业防护对保证自身安全和预防传染病的播散十分重要。

如果医护人员职业防护意识薄弱,一旦被感染,不仅威胁到医护人员自身的健康,而且在院内造成交叉感染。因此,医护人员在诊疗过程中的职业危险越来越受到关注。据美国职业安全管理局(OSAA)统计显示,卫生行业及相关部门人员在工作期间感染人数有上升趋势,如人类免疫缺陷病毒(HIV)、乙型肝炎病毒(HBV)及丙型肝炎病毒(HCV)等,锐器伤害及其感染是最主要原因。一场突如其来的 SARS 疫情让人类措手不及,它带走了几千人的生命,其中 1/3 是医护人员,这场灾难暴露出我国医院职业防护意识薄弱、职业防护技术落后,它为我们敲响了医护人员职业防护的警钟!

(一)医护人员分级防护原则

医护人员的职业防护分为 3 级,以传染性非典型性肺炎为例介绍分级防护原则。

1.一级防护 适用于门(急)诊医护人员。应穿工作服、隔离衣、戴工作帽和 12 层以上的棉纱口罩。每次接触患者后应立即洗手和消毒。

2.二级防护 适用于进入隔离病区或观察室的医务人员,还包括接触患者、采集标本、处理其分泌物、排泄物及处理、转运死亡患者尸体的医护人员和司机等。进入隔离病区和留观室时,必须戴 12 层以上的棉纱口罩或 N95 口罩,每 4 h 更换一次或潮湿时更换,并戴手套、帽子、鞋套、穿隔离衣。每次接触患者后应立即洗手和消毒。对患者实施近距离操作时要戴防护眼镜。

3.三级防护 主要针对与患者密切接触或对患者实施特殊治疗的医护人员,如为患者实施吸痰、气管切开和气管插管的医务人员,除应采取二级防护外,还应戴全面型呼吸防护器。

(二)医护人员的职业防护方法

1.提高自我防范意识 作为一名传染病区的医护人员,应该提高自我防范意识。了解传染病医疗、护理工作的特殊性,掌握各种传染病的流行特点,认识职业感染的途径及职业感染的危害性,普及职业危害预防的概念和措施,了解预防接种、标准预防的重要性。学会防护用物的选择,正确处理污染锐器、血标本、医疗垃圾等。

2.加强洗手和手消毒 在医院感染传播途径中,医务人员的手是造成医院内感染的重要原因。规范洗手及手消毒方法,加强手部卫生的监管力度,是控制医院感染的一项重要措施,也是对患者和医务人员双向保护的有效手段。手部卫生应加强以下监督管理:①严格按照洗手指征的要求进行规范洗手和手消毒;②使用正确的洗手(七步洗手法)和手消毒方法,并保证足够的洗手时间;③确保消毒剂的有效使用浓度;④定期进行手的细菌学检测;⑤定期与不定期监控各护理单元护理人员手卫生情况,对存在的问题提出改进意见。

3.正确使用各种防护用品

(1)各种防护用品的应用

1)口罩 应根据不同的操作要求选用不同种类的口罩。一般医疗活动,可佩戴纱布口罩或医用外科口罩。纱布口罩应保持清洁干燥,定期更换与消毒。接触经空气、飞沫传播的呼吸道感染患者时,应戴医用防护口罩或全面型呼吸防护器,其效力能维持 6~8 h,遇污染或潮湿,应及时更换且要进行面部密合性试验。

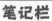

笔记栏

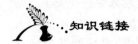

正确使用口罩

(1)检查治疗中,医护人员必须戴口罩,一只口罩使用不超过4 h,使用过程中不可用手触摸口罩。

(2)当一只口罩潮湿或污染,立即更换口罩。离开诊室前,必须脱下口罩,不可以悬挂于颈前。使用后的口罩属于"医疗废物"应及时处理。

(3)掌握使用的先后顺序,即护理操作前先戴口罩、洗手后再戴手套;护理操作后先脱手套、洗手后再摘口罩。

2)护目镜/防护面罩/全面型防护面罩 下列情况应使用护目镜/防护面罩:①在进行诊疗、护理操作时可能发生被患者血液、体液、分泌物等喷溅时;②近距离接触经飞沫传播的传染病患者时。

若为呼吸道传染病患者进行气管切开、气管插管等近距离操作,可能发生患者血液、体液、分泌物喷溅时,应使用全面型防护面罩。佩戴前应检查有无破损,佩戴装置有无松懈。用后应清洁与消毒。

3)帽子 进入洁净环境前、进行无菌操作时应戴帽子。帽子被患者血液、体液污染时,应立即更换;布质帽子应保持清洁干燥,定期更换与清洁;一次性帽子应一次性使用。

4)防护服 根据制作材质的不同,防护服分为一次性防护服和重复使用的布制防护服。下列情况应穿防护服:①可能受到患者血液、体液、分泌物、排泄物污染时;②对患者实行保护性隔离时,如护理大面积烧伤患者、骨髓移植患者以及大创面换药时;③对感染性疾病患者如多重耐药菌感染患者等实施隔离时。

5)防水围裙 根据材质防水围裙分为重复用的塑胶围裙及一次性使用防水围裙。可能有患者的血液、体液、分泌物及其他污染物质喷溅、进行重复用医疗器械的清洗时应穿防水围裙。一次性防水围裙应一次性使用,受到明显污染时应及时更换;重复使用的塑胶围裙,用后应及时清洗与消毒;遇有破损或渗透时,应及时更换。

6)手套 戴手套是预防经"手"感染的另一个有效方法。应根据操作的需要,选择合适的手套。接触患者的血液、体液、分泌物、排泄物及污染物品时,应戴手套。

7)鞋套 鞋套应具有良好的防水性能,并一次性应用。下列情况应穿鞋套:在区域隔离预防,从半污染区进入污染区时;负压病房的隔离预防,从缓冲区进入病房时。鞋套应在规定区域内穿,离开该区域时应及时脱掉鞋套。发现破损应及时更换。

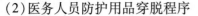

（2）医务人员防护用品穿脱程序

1）穿戴防护用品应遵循的程序

清洁区进入半污染区：洗手→戴帽子→戴医用防护口罩→穿工作衣裤→换工作鞋后→进入半污染区。手部皮肤破损的戴乳胶手套。

半污染区进入污染区：穿隔离衣或防护服→戴护目镜/防护面罩→戴手套→穿鞋套→进入污染区。

2）脱防护用品应遵循的程序

医务人员离开污染区进入半污染区前：摘手套、消毒双手→摘护目镜/防护面罩→脱隔离衣或防护服→脱鞋套→洗手和（或）手消毒→进入半污染区，洗手或手消毒。用后物品分别放置于专用污物容器内。

从半污染区进入清洁区前：洗手和/或手消毒→脱工作服→摘医用防护口罩→摘帽子→洗手和/或手消毒后，进入清洁区。

离开清洁区：沐浴、更衣→离开清洁区。

4.处理污染物、标本和废物时的防护

（1）锐物处理　戴手套处理用过的针头或其他锐器，及时放入专门的容器中，以免他人在清理器械或物品时被刺伤。

（2）血标本处理　化验标本应放在带盖的试管内，再放到密闭的容器内戴手套送检，在送检过程中防止标本溢出。

（3）血渍清理　处理地面、墙壁、家具上的血渍时，先用 1∶10 的漂白水浸润 15 ～ 30 min，再戴手套用抹布擦拭，擦后立即彻底洗手。

（4）医疗废物的处理　所有废弃的医疗用品，如各种废弃的标本、污染敷料及一次性的锐利器械等均应放在有标记的专门容器内，送往规定地点进行焚烧处理。

5.针刺伤的防护　针刺伤已成为严重危害护士健康的问题，也成为血源性疾病传播的主要途径。目前已证实有 20 多种病原体可经针刺伤接种传播，其中最常见的危害是乙肝（HBV）、丙肝（HCV）、艾滋病（HIV）等。有调查发现，护士、医生、医技人员及后勤人员中，由于护士接触锐器机会多，被刺伤的人数最多，其中被针头刺伤后感染 HIV 的概率为 0.3%，HBV 为 6% ～30%，HCV 为 1.8%。

（1）安全处理使用过针头的方法　使用过的针头应立即丢入利器箱，禁止徒手人工毁损、弯曲或双手套回针帽，改掉操作后回套针帽的习惯，以防刺破手指。

（2）护理人员在工作中不慎刺伤时处理方法　护理人员在工作中不慎刺伤，被患者血液、体液污染时，应立即从近心端向远心端反复挤压受伤部位，挤出部分血液，然后用流水冲洗，碘酒、乙醇擦拭消毒伤口，待干燥后贴上无菌敷料，且进行相关病毒血清检查和采取有关的治疗措施。

6.增强医护人员的免疫力　①增强非特异性免疫力：医务人员要增强体质，注意劳逸结合，避免过度劳累，提高抵抗疾病的能力。②疫苗接种：有些传染病可通过暴露前的疫苗接种来预防，如乙型肝炎表面抗原阴性的医务人员均应接种乙肝疫苗预防。

【议一议】
　　不同病原体感染病人的针头刺伤，医护人员处理方法的异同点。

第二节　传染病患者常见症状与体征的护理

一、发热

（一）发热的表现

感染因素和非感染因素均可引起发热。感染性发热是传染病最常见、最突出的症状,在急性传染病中有特别重要的意义。传染病的发热过程可分为三个阶段:

1. 体温上升期　指患者在病程中体温上升期的时期。若体温逐渐上升,患者可出现畏寒,见于伤寒、细菌性痢疾;若体温骤然上升至 39 ℃以上,常伴有寒颤,见于疟疾和登革热。

2. 极期　指体温上升到一定高度,持续数天至数周,如典型伤寒的极期。

3. 体温下降期　是指升高的体温可缓慢或骤然下降的时期。有些传染病体温缓慢下降,几天后才降至正常,如伤寒。有些传染病体温可在 1 天之内降至正常,此时常伴有大量出汗,如疟疾、败血症、恙虫病等。

（二）常见热型

热型是传染病的重要特征之一,具有鉴别诊断意义,常见热型有:

1. 稽留热　体温升高达 39 ℃以上, 24 h 内波动幅度不超过 1 ℃,见于伤寒、斑疹伤寒的极期。

2. 弛张热　24 h 内波动范围超过 1 ℃,但最低体温仍高于正常体温,见于重症肺结核、败血症、肾综合症出血热等。

3. 间歇热　24 h 内体温波动于高热与常温之间,见于疟疾、败血症等。

4. 回归热　高热持续数日后自行消退,但数日后又在出现高热,如布氏菌的发热。如在病程中重复多次出现发热并持续数日之久,称为波状热。

5. 不规则热　体温曲线无一定规律的热型,如流感和败血症等。其他热型如马鞍热等。

每一种传染病发热程度及持续时间不同,如短期高热可见于痢疾、流行性乙型脑炎;长期高热见于伤寒、布氏杆菌病急性期;长期低热见于结核病、艾滋病等。

（三）护理评估

1. 病史　注意患者发病的地区、季节、接触史等流行病学特点。重点观察发热时间、起病缓急、热型的特点、持续时间、伴随症状及退热情况。发热是否伴有皮疹、黄疸、腹泻、食欲不振、恶心、呕吐、头痛、肌肉酸痛甚至谵妄、抽搐等。

2. 身体评估　进行全面的体格检查,评估患者的生命体征。重点检查患者的面容是否潮红,观察皮肤的颜色、弹性,有无伤口、焦痂、溃疡,有无皮疹,全身淋巴结及肝脾有无肿大,其他重要脏器如心、脑、肾、中枢神经系统的检查有无异常,有无抽搐和惊厥。

3. 实验室及其他检查　对感染性发热的患者进行血常规检查、粪便常规检查和病原学检查尤为重要。另外结合病史还可以进行脑脊液检查、血清学检查,必要时进行活体组织病理检查、X 射线检查、B 超检查、CT 检查等。

（四）常用护理问题

体温过高与病原体感染后释放各种内、外源性致热原作用于体温中枢，导致体温中枢功能紊乱有关。

（五）护理措施

1. 休息及环境　患者应卧床休息，宜穿透气、棉质衣服。保持环境整洁，空气清新，室温维持 20 ~ 24 ℃，湿度 55% ~ 60% 为宜，注意通风换气。患者若有寒战应注意保暖。

2. 发热的护理　采取有效降温措施常用物理降温方法，可用冰袋冷敷头部或大动脉处，也可用 25% ~ 50% 乙醇或 32 ~ 36 ℃ 温水擦浴等；物理降温效果欠佳者，可配合药物降温；高热惊厥者，可遵医嘱采用亚冬眠疗法。在降温过程中的注意事项有：①避免持续长时间冰敷同一部位，以防止局部冻伤。②注意周围循环状态，有脉搏细速、面色苍白、四肢厥冷者，禁用冷敷和乙醇擦浴。③全身发疹者，禁用乙醇擦浴降温。④药物降温时，退热药用量不宜过大，以免大汗导致虚脱。⑤采用亚冬眠疗法前应先补足血容量，用药过程中避免搬动患者，观察生命体征，保持呼吸道通畅。

3. 病情观察　按规定时间测量体温，一般每 4 h 测量 1 次体温，观察伴随症状、体征的变化。及时正确地做好记录，掌握热度、热程与热型。

4. 加强口腔、皮肤护理　高热易发生口腔炎，可用生理盐水于饭后、睡前漱口。病情重者，协助口腔护理。患者大汗后给以温水擦拭，及时更换衣裤，保持皮肤清洁、干燥，使患者有舒适感，防止感冒。

5. 饮食护理　补充营养及液体，结合病情，能进食者给予高热量、高维生素、营养丰富的流质或半流饮食，指导患者摄取足够液体，维持水和电解质平衡，必要时遵医嘱给予静脉输液。

二、发疹

许多传染病在发热的同时伴有发疹现象，又称为发疹性感染，有皮疹和黏膜疹。不同传染病疹子的形态、出疹时间、分布部位、出疹顺序、疹的消退及伴发症状不同，对传染病的诊断和鉴别诊断有重要参考价值。

（一）出诊时间

水痘、风疹的皮疹多出现于病后第 1 天，猩红热出现于第 2 天，天花出现于第 3 天，麻疹出现于第 4 天，斑疹伤寒出现于第 5 天，伤寒出现于第 6 天。

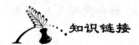　**知识链接**

常见传染病疹子的出疹时间口诀

常见传染病疹子的出疹时间（天）依次为：1 痘（水痘）、2 猩（猩红热）、3 花（天花）、4 麻（麻疹）、5 斑（斑疹伤寒）、6 伤（伤寒）。或总结为：痘（水痘）猩（猩红热）花（天花）、麻（麻疹）斑（斑疹伤寒）伤（伤寒）。

（二）皮疹形态

1. 斑疹　呈红色，既不高起也无凹陷，见于斑疹伤寒、猩红热等。

2. 丘疹　呈红色，突出皮肤，见于麻疹、猩红热等。

3. 斑丘疹　是斑疹和丘疹同时存在，在斑疹的底盘上出现丘疹，见于猩红热、风疹、伤寒等。

4. 疱疹　为高出于皮肤、黏膜的小水泡，泡内有液体，见于水痘、单纯疱疹、带状疱疹等病毒性疾病，若合并细菌感染称为脓疱疹。

5. 出血疹　为局部血管破裂出血造成的皮下出血，若出血斑点直径<2 mm 的称为瘀点；直径为 3～5 mm 者，称为紫癜；直径>5 mm 者，称为瘀斑。多见于流行性出血热、败血症、流行性脑脊髓膜炎等。

6. 荨麻疹　又称风团，为暂时性水肿性隆起，大小不等，形态不一，呈苍白色或淡红色，见于血清病、过敏性疾病、病毒性肝炎等。

（三）皮疹分布

水痘的皮疹主要分布于躯干，呈向心性分布；麻疹和猩红热的出疹顺序相似，均从颈部、耳后开始，自上而下迅速遍及全身，皮疹先出现于耳后、发际、面部，然后向躯干、四肢蔓延，最后达手、足。

（四）护理评估

1. 病史　仔细询问皮疹出现的时间、顺序、部位、形态、持续时间、进展情况，有无伴随发热、乏力、食欲不振、恶心、呕吐等症状。出疹后患者自觉症状变化情况，是否出现并发症。

2. 身体评估　评估患者的生命体征、神志及全身情况。注意全身皮肤黏膜有无红肿，浅表淋巴结有无肿大，心、肺、腹部查体情况有无异常。观察皮疹的形态、大小的变化，有无融合或出现溃疡、合并感染，出疹的进展、消退情况。观察皮疹消退后脱屑、脱皮、结痂、色素沉着等变化。

3. 实验室及其他检查　进行血、尿、粪便常规检查，必要时进行病原学检测，注意血清学检查中抗原、抗体的检测结果。

（五）常用护理问题

组织（皮肤或黏膜）完整性受损　与病原体和（或）代谢产物引起皮肤、黏膜损伤、毛细血管炎症有关。

（六）护理措施

1. 观察出疹情况　掌握皮疹（黏膜疹）类型、出现时间、顺序、分布及疹退后有无脱屑、脱皮、结痂、色素沉着等变化，并及时做好记录。

2. 环境和休息　患者应卧床休息，保持环境安静整洁，每天通风，避免强光刺激及对流风直吹。

3. 局部皮肤护理　保持局部皮肤清洁、干燥，每日温水清洗，禁用肥皂水和乙醇擦洗。衣被保持清洁、平整、干燥、柔软、勤洗换。翻身时动作轻柔，避免拖、拉、扯、拽等动作，以免损伤皮肤。患者的指甲剪短，婴幼儿可包裹手部，避免抓破皮肤。脱皮不完全时，可用消毒剪刀修剪，忌撕扯，以防出血、感染。局部瘙痒严重者，用炉甘石洗剂、

【说一说】
　　为什么皮疹病人禁用肥皂水和乙醇擦洗？

2%甲紫、5%疱疹净等局部涂擦。对出现大面积瘀斑、坏死的皮肤,局部用海绵垫、气垫圈加以保护,防止大小便浸渍,避免发生溃疡和继发感染。瘀斑破损后,用无菌生理盐水清洗局部,辅以红外线照射,还可涂抗生素软膏,再覆盖无菌敷料。护士穿刺时应避开皮疹处,有出血倾向或合并出血性皮疹者,穿刺后应适当延长按压时间。

4.口腔黏膜疹的护理 每天常规用温水或朵贝液漱口2~3次。每次进食后用温水漱口,保持口腔清洁、黏膜湿润。合并溃疡者,局部可用3%过氧化氢溶液洗净后涂以冰硼散。避免进食过冷或过热食物,鼓励用吸管吸服。

5.眼部护理 观察有无结膜充血、水肿,应注意保护眼睛,保持局部清洁,防止继发感染,如有结膜充血、水肿,可用4%硼酸水或生理盐水清洁眼睛,滴0.25%氯霉素眼药水或抗生素眼膏,每天2~4次,以防继发感染。

第三节 病毒性肝炎

病毒性肝炎(viral hepatitis)是由多种肝炎病毒引起的以肝脏病变为主的一组全身性传染病。目前按病原学分类已确定的有甲型、乙型、丙型、丁型、戊型五型肝炎病毒。近年来发现己型和庚型病毒,是否引起肝炎尚没有确切定论。各型肝炎以乏力、食欲减退、厌油、肝大、肝功能异常为主要表现,部分病例出现黄疸。

甲型和戊型为急性感染,经粪-口途径传播,而乙型、丙型及丁型多呈慢性感染,少数可发展为肝硬化或肝细胞癌,主要经血液、体液等途径传播。

一、病原学

目前已证实甲、乙、丙、丁、戊五型肝炎病毒为各型病毒性肝炎的病原体。

(一)甲型肝炎病毒

甲型肝炎病毒(HAV)属于微小RNA病毒科中的嗜肝RNA病毒属。HAV能感染人的血清型只有一个,因此只有一个抗原抗体系统,感染后早期产生IgM抗体,是近期感染的标志,一般持续8~12周。IgG型抗体是过去感染的标志,可长期存在。

HAV外界抵抗力较强,耐酸碱,室温下可生存1周,在贝壳类动物、污水、泥土中可生存数月。100℃煮沸1 min,余氯1.5~2.5 mg/L浸泡15 min,紫外线照射1 h可使之灭活。

(二)乙型肝炎病毒

乙型肝炎病毒(HBV)是嗜肝DNA病毒科。在电镜下观察,HBV感染者的血清中存在三种形式的病毒颗粒:大球形颗粒(Dan颗粒)、小球形颗粒和管形颗粒。Dane颗粒由包膜和核心组成,包膜内含乙型肝炎表面抗原(HBs Ag)、糖蛋白与细胞脂质,其本身并无传染性,但有抗原性,是制备乙肝疫苗的成分;核心内含环状双股DNA、DNA聚合酶、核心抗原(HBc Ag),是病毒复制的主体。HBV的抵抗力很强,对热、低温、干燥、紫外线及一般浓度的消毒剂均能耐受。100℃煮沸10 min,高压蒸汽可被灭活。对0.5%过氧乙酸,2%戊二醛和含氯消毒剂敏感。

HBV的抗原抗体系统:① HBs Ag和抗-HBs:急性患者HBs Ag大多持续1~6

周,最长可达 20 周,慢性患者和无症状携带者则可持续多年,甚至终生。抗-HBs 出现于 HBs Ag 阴转后数周到数月,可持续多年,为保护性的抗体。② HBc Ag 和抗-HBc:核心抗原存在于受感染的肝细胞核中,血液中游离的 HBc Ag 极少,故临床上一般不检测 HBc Ag,而检测其抗体。IgM 型核心抗体只出现于急性乙肝和慢性乙肝急性发作时,持续时间不长,代表有现症感染存在。IgG 型核心抗体则可长期存在。③ HBe Ag 和抗-HBe:HBe Ag 阳性,说明 HBV 在复制和传染性强。抗-HBe 出现于 HBe Ag 阴转后。如果 HBe Ag 阴转、抗-HBe 出现、同时 HBV DNA 也阴转,则说明 HBV 复制减少或停止;但如果 HBV DNA 仍持续阳性,则说明 HBV 发生了变异,病毒仍在复制,仍有传染性。

(三)丙型肝炎病毒

丙型肝炎病毒(HCV)属于黄病毒科丙型肝炎病毒属。该病毒对有机溶剂敏感,如 10% 氯仿可杀灭 HCV,紫外线、煮沸等亦可使 HCV 灭活。血清加热至 60 ℃、10 h 或 1/1 000 甲醛 6 h 处理后,可使 HCV 丧失活性。

HCV 的抗原抗体系统:血清中 HCV Ag 含量很低,检出率不高。抗 HCV 不是保护性抗体,是 HCV 感染的标志。

(四)丁型肝炎病毒

丁型肝炎病毒(HDV)是一种缺陷病毒。必须在 HBV 或其他嗜肝 DNA 病毒的辅助下才能复制、表达抗原,引起肝损害。HDV 可与 HBV 同时感染人体,但大多数是在 HBV 感染的基础上引起重叠感染。

HDV 的抗原抗体系统:HDV Ag 最早出现,然后分别是抗-HDV IgM 和抗-HDV IgG。抗-HDV 不是保护性抗体。HDV RNA 是诊断 HDV 感染最直接依据。

(五)戊型肝炎病毒

戊型肝炎病毒(HEV),为无包膜球形 RNA 病毒。在碱性环境下稳定,对热、氯仿均敏感。

HEV 的抗原抗体系统:血液中检测不到 HEV Ag,可检出抗-HEV,抗-HEV IgM 在发病初期产生,阳性是近期感染的标志,抗- HEV IgG 多数于发病后 6~12 个月阴转,但亦有持续数年。

二、流行病学

(一)传染源

1.甲型、戊型肝炎　甲型肝炎无病毒携带状态,传染源为急性患者和隐性感染者,后者较前者多见。患者一般在起病前 2 周至血清丙氨酸氨基转移酶(ALT)高峰期后 1 周传染性最强,少数患者可延长至起病后 30 d。

2.乙型、丙型、丁型肝炎　传染源是急性和慢性(包括肝炎肝硬化)患者和病原携带者。慢性患者和病原携带者作为传染源的意义更大。

(二)传播途径

1.甲型、戊型肝炎　以粪-口传播为主,水源污染和水生贝类(如毛蚶)受污染可致暴发流行。日常生活接触常为散发性发病。

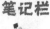

2.乙型、丙型、丁型肝炎　常因含病毒的血液和体液经破损的皮肤黏膜进入易感者体内导致感染。主要有以下传播途径：

（1）血液、体液传播　含有病毒的微量血液进入人体即可造成感染。如输血和血制品、注射、手术、针刺、共用剃刀和牙刷、血液透析、器官移植等均可引起传播。现已证实唾液、汗液、精液、阴道分泌物、乳汁等均含有病毒，密切的生活接触和性接触亦能导致传播。

（2）母婴传播　是我国婴幼儿 HBV 感染的重要途径。包括宫内感染、围生期传播、分娩后传播。宫内感染可能因妊娠胎盘轻微剥离而导致。围生期和分娩过程中是主要传播方式，婴儿因破损的皮肤或黏膜接触血液、羊水或阴道分泌物而感染。分娩后传播主要是母乳喂养导致。

（三）人群易感性

人类对各型肝炎普遍易感。甲型肝炎以幼儿和学龄前儿童发病较多，但遇暴发流行时各年龄组均可发病。HBV 感染者多发生于婴幼儿及青少年，其高危人群包括 HBs Ag 阳性母亲的新生儿、HBs Ag 阳性者的家属、反复输血及血制品者、血液透析者、多个性伴侣者、静脉药瘾者、接触血液的医务工作者等。新生儿通常因不具有来自母体的抗–HBs 而普遍易感。30 岁以后我国有近半数的人检查出抗–HBs。感染后或疫苗接种后出现抗–HBs 者有免疫力。人类对丙型肝炎普遍易感。戊型肝炎隐性感染多见，显性感染主要见于成年。

（四）流行病学特征

病毒性肝炎在我国属高发病。据中国疾病控制中心近 5 年法定传染病发病例数统计，病毒性肝炎年发病数占我国乙类传染病的第一位。甲型肝炎血清中抗–HAV IgG 的检出率达80％。全世界 HBs Ag 携带者 3.5 亿，我国约有 1 亿左右。全球 HCV 感染者约 1.7 亿，我国约 3 000 万。丁型肝炎人群的流行率约1％。戊型肝炎约20％。随着乙肝疫苗的广泛接种，乙肝发病率将逐步下降。甲型肝炎的流行率与居住条件、卫生习惯及教育程度密切相关，农村高于城市，发展中国家高于发达国家。戊型肝炎有明显的季节性，冬、春季为高峰，流行多发生于雨季或洪水后，均由于粪便污染水源所致；原有慢性 HBV 感染者或晚期妊娠妇女感染 HEV 后病死率高。乙型、丙型、丁型肝炎以散发为主，HBV 感染有家庭聚集现象，无明显季节性。

三、发病机制

肝炎的发病机制见图10-1。

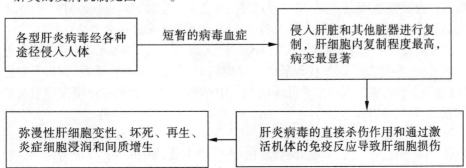

图 10-1　肝炎的发病机制

四、护理评估

（一）健康史

1. 病史　询问患者有无食欲不振、体重减轻、恶心、呕吐；皮肤黄疸持续的时间、是否进行性加重、有无皮肤瘙痒、瘙痒部位及程度；大小便情况；有无出血的表现；患者神志及精神状态的变化等。

2. 流行病学资料　询问当地有无肝炎流行；有无与肝炎患者接触史；个人饮食及饮水卫生情况；有无注射、输血及使用血制品的病史；是否进行过肝炎疫苗接种史等。

（二）身体状况

不同类型肝炎潜伏期不同，甲型肝炎 2～6 周，平均 4 周；乙型肝炎 1～6 个月，平均 3 个月；丙型肝炎 2 周～6 个月，平均 40 d；丁型肝炎 4～20 周；戊型肝炎 2～9 周，平均 6 周。

1. 急性肝炎　根据有无黄疸分为急性黄疸型和急性无黄疸型肝炎，各型病毒均可引起。

（1）急性黄疸型肝炎　典型临床经过分为三期，总病程 2～4 个月。

1）黄疸前期　甲型、戊型肝炎起病急，80% 患者有畏寒、发热，体温在 38～39 ℃。乙型、丙型、丁型肝炎起病多相对较缓，仅少数有发热。常见症状为全身乏力、食欲减退、厌油、恶心、呕吐、上腹饱胀不适、肝区疼痛、尿色加深等，肝功能改变主要为 ALT 升高。少数病例以发热、头痛、上呼吸道感染为主要表现。本期平均持续 5～7 d。

2）黄疸期　患者自觉症状好转，发热消退，但小便颜色加深，可见皮肤、巩膜出现不同程度黄染，1～3 周内黄疸达高峰。有些患者可有一过性大便颜色变浅、皮肤瘙痒、心动过缓等梗阻性黄疸表现。肝大，有压痛及叩击痛。部分病例有轻度脾大。肝功能检查 ALT 和胆红素增高，尿胆红素阳性。本期持续 2～6 周。

3）恢复期　黄疸逐渐消退，症状逐渐消失，肝、脾回缩，肝功能逐渐恢复正常。此期持续 1～2 个月。

（2）急性无黄疸型肝炎　除无黄疸外，其他临床表现与黄疸型相似。症状一般较轻，恢复较快，病程大多在 3 个月内。有少数病例因无明显症状而易被忽视。

急性丙型肝炎的临床表现一般较轻，无明显症状，2/3 以上为无黄疸型。血清 ALT 轻、中度升高。即使是急性黄疸型病例，血清总胆红素一般不超过 52 μmol/L。

急性丁型肝炎可与 HBV 感染同时发生或继发于 HBV 感染中（重叠感染），其临床表现部分取决于 HBV 感染状态。同时感染者其临床表现与急性乙型肝炎相似，大多数表现为黄疸型，预后良好，极少数可发展为重型。重叠感染者病情常较重，ALT 升高可达数月之久，部分可进展为暴发型肝炎，此种类型大多会转变为慢性。

戊型肝炎与甲型肝炎相似，但黄疸前期较长，平均 10 d，症状较重，自觉症状至黄疸出现后 4～5 d 方可缓解，病程较长。晚期妊娠妇女患戊型肝炎时，容易发生肝衰竭，可能与血清免疫球蛋白水平低下有关。HBV 慢性感染者重叠感染戊型肝炎者病情常较重，死亡率增高。

2. 慢性肝炎　慢性肝炎仅见于乙、丙、丁 3 型肝炎。急性肝炎症状迁延不愈或反复发作，病程超过 6 个月，或原有乙型、丙型、丁型肝炎或 HBs Ag 携带者因同一病原体再次出现肝炎症状、体征和肝功能异常者。发病日期不明，或虽无肝炎病史，但根据症状、体征、化验及 B 超检查符合慢性肝炎表现者。

(1)轻度　病程较轻,反复出现乏力、厌油、食欲减退、头晕、尿黄等症状,肝脏轻度肿大并有轻触痛,可有轻度脾大。部分患者无症状、体征。肝功能指标仅 1~2 项轻度异常。

(2)中度　症状、体征、实验室检查居于轻度和重度之间。

(3)重度　有乏力、食欲缺乏、腹胀、尿黄等明显肝炎症状,伴肝病面容、肝掌、蜘蛛痣、脾大,明显肝功能异常如 ALT 或天冬氨酸氨基转移酶(AST)反复或持续升高、白蛋白明显降低、丙种球蛋白明显升高、凝血酶原活动度极度降低等。

3.重型肝炎(肝衰竭)　是病毒性肝炎最严重的一种类型,各型肝炎病毒均可引起,预后差,病死率高,约占全部肝炎的 0.2%~0.5%。重型肝炎的病因和诱因复杂,包括重叠感染(如乙型肝炎重叠戊型肝炎)、机体免疫力降低、妊娠、劳累、精神刺激、饮酒、应用肝损害的药物、合并感染或其他疾病如甲状腺功能亢进症、糖尿病等。根据病理组织学特征和病情发展速度,可分为 4 种类型。

(1)急性重型肝炎(急性肝衰竭,acute liver failure,ALF)　亦称暴发型肝炎(fulminant hepatitis)。发病多有诱因。以急性黄疸型肝炎起病,但病情发展迅猛,2 周即出现极度乏力,消化道症状明显,迅速出现Ⅱ度以上肝性脑病。有明显出血现象,凝血酶原时间显著延长及凝血酶原活动度<40%。黄疸进行性加深,胆红素每天上升≥17.1μmol/L,或大于正常值的 10 倍,出现酶-胆分离。肝浊音界进行性缩小,出现中毒性鼓肠、肝臭和急性肾功能衰竭(肝肾综合征)。本病死亡率极高,病程不超过 3 周。

(2)亚急性重型肝炎(亚急性肝衰竭,subacute liver failure,SALF)　亦称亚急性坏死。以急性黄疸型肝炎起病,发病 15 d 至 24 周出现上述症状者属于此型。首先出现Ⅱ度以上肝性脑病者称脑病型;首先出现腹水者,称为腹水型。其晚期可有难治性并发症,如脑水肿、消化道大出血、严重感染、电解质紊乱及酸碱平衡失调等。白细胞升高,血红蛋白下降,低血糖,低胆固醇,低胆碱酯酶。一旦出现肝肾综合征,预后极差。本型病程较长,常超过 3 周至数月,容易转化为慢性肝炎或肝硬化。

(3)慢性加急性(亚急性)重型肝炎　亦称慢加急性(亚急性)肝衰竭(acute-on-chronic liver,ACLF),是在慢性肝病基础上出现的急性或亚急性肝功能失代偿。

(4)慢性重型肝炎(慢性肝衰竭,chronic liver failure,CLF)　是在肝硬化的基础上表现肝功能进行性减退导致的以腹水和门静脉高压、凝血功能障碍和肝性脑病为主要表现的慢性肝功能失代偿。

4.淤胆型肝炎(cholestatic hepatitis)　是以肝内淤胆为主要表现的一种特殊临床类型,亦称毛细胆管型肝炎。其病程较长,可达 2~4 个月或更长时间。临床表现类似急性黄疸型肝炎,但自觉症状较轻,黄疸深且具有以下特点:

(1)"三分离"特征　黄疸深,但消化道症状轻,丙氨酸转氨酶(ALT)升高不明显,凝血酶原活动度(PTA)下降不明显,常>60%。

(2)梗阻性特征　在黄疸加深的同时,伴全身皮肤瘙痒,粪便颜色变浅或呈灰白色;血清碱性磷酸酶(ALP)、γ-谷氨酰转肽酶(γ-GT)和胆固醇显著升高,尿胆红素增加,尿胆原明显减少或消失。

【议一议】
　急性重型肝炎的主要症状是什么?为什么出现酶-胆分离现象?如何判断疾病的严重程度?

笔记栏
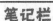

5.肝炎后肝硬化　在肝炎基础上发展为肝硬化,表现为肝功能异常及门静脉高压。具体见于第四章第五节"肝硬化患者的护理"。

6.并发症　肝内并发症多发生于 HBV 或 HCV 感染,主要有肝硬化、肝细胞癌、脂肪肝。肝外并发症包括胆道炎症、胰腺炎、糖尿病、甲状腺功能亢进症、再生障碍性贫血、溶血性贫血、心肌炎、肾小球肾炎等。不同病原所致重型肝炎均可发生以下严重的并发症。

（1）肝性脑病（hepatic encephathy）　肝功能不全所引起的神经精神综合征,可发生于重型肝炎和肝硬化的患者。

（2）出血　①凝血因子、血小板减少;②胃黏膜广泛糜烂和溃疡;③门静脉高压。

（3）肝肾综合征（hepatorenal syndrome）　往往是严重肝病的终末期表现。主要表现为少尿或无尿、氮质血症、电解质平衡失调。

（4）感染　重型肝炎易发生难以控制的感染,以胆道、腹膜、肺部感染多见,以革兰阴性杆菌为主,细菌主要来源于肠道。若应用广谱抗生素后常合并真菌感染。

（三）辅助检查

1.血常规　急性肝炎初期白细胞总数正常或偏高,黄疸期白细胞正常或稍低,淋巴细胞相对增多,可见异常淋巴细胞。重型肝炎时白细胞总数可升高,红细胞及血红蛋白可下降。肝硬化和脾功能亢进者可有血小板、红细胞、白细胞减少。

2.尿液检查　尿胆红素和尿胆原的检测有助于黄疸的鉴别诊断。肝细胞性黄疸时两者均阳性,溶血性黄疸以尿胆原为主,梗阻性黄疸以尿胆红素为主。

3.肝功能检查

（1）血清酶检测　以血清 ALT 为最常用的反映肝细胞功能的指标。重型肝炎可出现 ALT 快速下降,而胆红素不断升高,称为酶-胆分离,提示肝细胞大量坏死。天门冬氨酸转氨酶（AST）升高,与肝炎的严重程度呈正相关。血清胆碱酯酶（CHE）活性明显减低,常提示肝损害严重。γ-谷氨酰转肽酶（γ-GT）、乳酸脱氢酶（LDH）及碱性磷酸酶（ALP）均有参考价值。

（2）血清蛋白　血清总蛋白减少,白蛋白降低,白球比值（A/G）下降或倒置,反映肝功能显著下降,常有助于慢性活动性肝炎、肝硬化及重型肝炎的诊断。

（3）胆红素　血清总胆红素升高,多见于急性肝炎和淤胆型肝炎,其含量与肝损害程度呈正相关。

（4）凝血酶原时间（PT）、凝血酶原活动度（PTA）　PT 延长、PTA 下降与肝损害严重程度密切相关。PTA<40% 是诊断重型肝炎或肝衰竭的重要依据,亦是判断其预后的敏感指标。

（5）血氨　血氨升高提示肝性脑病。

4.肝炎病毒病原学检测

（1）甲型病毒性肝炎　①抗-HAV IgM:血清抗-HAV IgM 检测阳性是 HAV 新近感染的标准。发病后数日即可检出,3～6 个月即可转阴。②抗-HAV IgG:出现较晚,与 2～3 个月达高峰,持续多年或终身。属于保护性抗体,具有免疫力的标准。

（2）乙型病毒性肝炎:①HBs Ag 和抗-HBs:HBs Ag 阳性表示 HBV 感染,HBs Ag 阴性不能排除 HBV 感染。抗-HBs 阳性表示对 HBV 有免疫力,是保护性抗体,少数病例始终不出现抗-HBs。HBs Ag 和抗-HBs 同时阳性见于乙型肝炎恢复期。②HBc Ag

【议一议】
　　如何确诊病毒性肝炎?

【议一议】
　　判断病毒性肝炎预后的敏感指标是什么?为什么?

和抗-HBc:血清中 HBc Ag 主要存在于 HBV 完整颗粒的核心,游离的极少,常规方法不能检出。抗-HBc 阳性表示 HBV 处于复制状态,有传染性。抗-HBc IgM 是 HBV 感染后较早出现的抗体,绝大多数出现在发病第一周,多数在 6 个月内消失,高滴度抗-HBc IgM 阳性提示急性期或慢性肝炎急性发作。抗-HBc IgG 在血清中可长期存在,高滴度抗-HBc IgG 表示现症感染,常与 HBs Ag 并存;低滴度的抗-HBc IgG 表示过去感染,常与 HBs Ag 并存。单一抗-HBc IgG 阳性者可以是过去感染,亦可以是低水平感染,特别是高滴度者。③HBe Ag 和抗-HBe:HBe Ag 阳性是 HBV 复制活跃和传染性强的标志。如 HBe Ag 持续存在预示趋于慢性。HBe Ag 消失而抗-HBe 产生称为血清转换。抗-HBe 阳性可显示病情好转,但不能作为无传染性标志。近年来研究表明,抗-HBe 阳性血清中也有一定比例的 HBV DNA 阳性。④乙型肝炎病毒脱氧核糖核酸(HBV DNA)和 HBV DNA 聚合酶:两者都位于 HBV 核心部位,与 HBs Ag 几乎同时出现于血液中,是 HBV 感染最直接、最特异和最灵敏的指标。

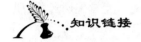知识链接

"大三阳"与"小三阳"

乙肝病原学检测中,如果 HBs Ag、HBe Ag、抗-HBc 同时阳性称为大三阳,为急慢性乙型肝炎,提示 HBV 复制,传染强;如果 HBs Ag、抗-HBe、抗-HBc 同时阳性称为小三阳,为急性 HBV 感染趋向恢复或慢性 HBs Ag 携带者,传染性相对弱。

(3)丙型病毒性肝炎 血清中抗-HCV 为非保护性抗体,其阳性为 HCV 感染的标志。抗-HCV IgM 见于丙型肝炎的急性期,高效价的抗-HCV IgG 常提示现症感染。HCV RNA 在血液中含量很少,可用免疫扩增法(PCR)检出。HCV RNA 阳性是病毒感染和复制的标志。

(4)丁型病毒性肝炎 ①HDV Ag、抗-HDV IgM 和抗-HDV IgG:HDV Ag 阳性是诊断 HDV 感染的直接证据。抗-HDV IgM 是现症感染的标志。抗-HDV IgG 不是保护性抗体,高滴度的抗-HDV IgG 提示感染持续存在,低滴度提示感染静止或终止。②HDV RNA:检测阳性是诊断 HDV 感染最直接的依据。

(5)戊型病毒性肝炎 ①抗-HEV IgM 和抗-HEV IgG:抗-HEV IgM 是近期感染的标志,多数在 3 个月内转阴。抗-HEV IgG 急性滴度较高,恢复期明显下降,若抗-HEV IgG 滴度较高,或由阴性转为阳性,或由低滴度转为高滴度,均可诊断为 HEV 感染。②HEV DNA:在粪便和血液标本中检测到 HEV DNA 是诊断 HEV 感染的直接标志。

(四)心理-社会状况

患者对肝炎一般知识的了解情况、对预后的认识、对所出现的各种症状的心理反应及表现;患者对患肝炎后住院隔离的认识,有无被歧视、孤独感,是否有意回避他人;患病后对工作、学习、家庭造成影响,家庭经济情况;社会支持系统对肝炎的认识及对

患者的关心程度;患者的应对能力等。

五、治疗要点

各型肝炎的治疗原则均以充足休息、合理营养为主,辅以适当药物,避免饮酒、过度劳累和损害肝脏的药物。

1. 急性肝炎　急性肝炎以一般治疗及对症治疗为主。一般不采用抗病毒治疗,但急性丙型肝炎例外,因急性丙肝容易转为慢性,早期应用抗病毒药物可防止转变成慢性,可采用普通干扰素或长效干扰素,疗程3~6个月,同时加用利巴韦林治疗。

2. 慢性肝炎　一般采用综合治疗,除了合理休息和增加营养外,还应根据患者的具体情况采用保护肝细胞、调节机体免疫功能,抗病毒及抗纤维化等治疗。亦可采用中医中药辨证论治。

(1)改善和恢复肝功能　①非特异性护肝药:维生素类、还原型谷胱甘肽、葡醛内酯(肝泰乐)等;②降酶药:五味子类药、山豆根类、垂盆草等;③促进能量代谢药物:肌苷、ATP、辅酶A等;④退黄药物:茵栀黄、丹参、右旋糖酐、山莨菪碱等。

(2)抗病毒治疗　①干扰素:干扰素用于慢性乙型肝炎和丙型肝炎的抗病毒治疗,能抑制 HBV DNA 和 HCV RNA 的复制。治疗慢性乙型肝炎的适应证:HBV 在活动性复制中,HBV DNA>10^5拷贝/mL;肝炎处于活动期。用法:500 万单位皮下或肌内注射,隔天 1 次,或聚乙二醇干扰素 180 μg,每周 1 次,疗程 6~12 个月。对于慢性丙型肝炎只要 HCV RNA 阳性者均要抗病毒治疗,用法同急性丙型肝炎,但疗程应延长至6~12 个月。②核苷类药物:目前该类药物仅用于乙型肝炎的治疗,对 HBV DNA 复制有较强的抑制作用。主要药物有拉米夫定、阿德福韦、恩替卡韦和替比夫定等。③利巴韦林:主要用于丙型肝炎的抗病毒治疗。

(3)免疫调节　如胸腺肽或胸腺素、转移因子、特异性免疫核糖核酸等。某些中草药提取物如猪苓多糖、香菇多糖亦有免疫调节作用。

(4)抗肝纤维化治疗　主要有丹参、冬虫夏草等。

3. 重型肝炎　原则是以支持和对症疗法为基础的综合治疗,促进肝细胞再生,预防和治疗各种并发症。对难以保守恢复的病例,有条件时可采用人工肝支持系统,争取适当时期行肝移植。

4. 淤胆型肝炎　早期治疗同急性黄疸型肝炎,黄疸持续不退时,可适量加用激素治疗,2 周后逐步减量。

5. 肝炎肝硬化　治疗基本同慢性肝炎和重型肝炎的治疗。有脾功能亢进或门脉高压者可选用手术或介入治疗。

六、预防

1. 控制传染源　急性期应隔离治疗,慢性患者和病毒携带者应定期检测各项传染指标,禁止献血和从事饮食、托幼等工作。

2. 切断传播途径　推行健康教育制度;加强血源管理,提倡使用一次性注射器,对医疗器械实行"一人一用一消毒制"等。搞好饮食、饮水及个人卫生,搞好粪便、食物管理,灭蝇。

3.保护易感人群

（1）主动免疫　①甲型肝炎疫苗有减毒活疫苗和灭活疫苗两种。②乙型肝炎应用乙肝疫苗,高危人群可每次 10～30μg,0、1 个月、6 个月分别注射 1 次;新生儿在首次接种(必须在出生后24 h内完成)后 1 个月和6 个月再分别接种1次疫苗。

（2）被动免疫　对各种原因已暴露于 HBV 的易感者,包括 HBs Ag 阳性母亲所分娩的新生儿,可用高效价乙型肝炎免疫球蛋白(HBIG),使用剂量为新生儿 100 IU,成人 500 IU,一次肌内注射,免疫力可维持 3 周。

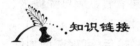知识链接

被乙肝患者血液污染器械意外刺伤者的处理

在护理乙肝患者的过程中,如被 HBs Ag 阳性血液污染的针头或其他锐利器械刺伤皮肤时,应立即挤出少量血液,以流动水冲洗,再用碘伏消毒后包扎伤口;如污血溅于眼、鼻、口等黏膜内时,立即用生理盐水或清水冲洗。以上两种情况经初步处理后,若已知自己 HBs Ag 或抗-HBV阳性则不需特殊处理,不清楚者,应尽早肌内注射 HBIG,并抽血查 HBs Ag 及抗-HBs,如 HBs Ag 及抗-HBs 均为阴性,2 周后再接种乙肝疫苗。

七、常用护理问题

1.活动无耐力　活动无耐力与肝细胞受损、能量代谢障碍有关。

2.营养失调:低于机体需要量　与患者摄入不足和呕吐有关。

3.有皮肤完整性受损的危险　与肝细胞受损,影响胆盐排泄,胆盐沉积于皮肤致皮肤瘙痒有关。

4.知识缺乏　缺乏肝炎的治疗、护理和预防等相关知识。

5.潜在并发症:肝性脑病、上消化道出血、肝肾综合征等。

八、护理措施

1.一般护理

（1）消毒与隔离　甲、戊型肝炎从发病之日起按消化道隔离 3 周;急性乙型肝炎按血液(体液)隔离至 HBs Ag 阴性;慢性肝炎(乙型、丙型)按病毒携带者管理。

（2）休息与活动　急性肝炎、重型肝炎、慢性肝炎活动期、ALT 升高者均应卧床休息。根据病变不同时期指导患者休息:

1)急性肝炎　早期卧床休息(发病后 1 个月内),症状好转,黄疸减轻,肝功能改善后,每日轻微活动 1～2 d,以不感到疲劳为度。以后随病情进一步好转,指导逐渐增加活动量。肝功正常后 1～3 个月可恢复日常活动和工作,但仍应避免过劳及重体力

【议一议】
如何增加病人的活动耐力?

劳动。

2)慢性肝炎　可根据病情及肝功能状况指导患者合理休息与活动,以不感到疲劳为度。

3)重型肝炎　应绝对卧床休息,保持情绪稳定,做好口腔和皮肤护理。

(3)饮食　合理的营养、适宜的饮食,可以改善患者的营养状况,促进肝细胞再生和修复,利于肝功能恢复。

1)急性肝炎　宜进食清淡、易消化、维生素丰富的饮食,如蛋羹、清肉汤、豆浆等。保证足够热量,每日碳水化合物250～400 g,多食水果、蔬菜,如患者食欲差可喝糖水、果汁,或静脉补充10%葡萄糖注射液加维生素C。蛋白质每日1～1.5 g/(d·kg)。伴腹胀时减少产气食物摄入,如牛奶、豆浆等。黄疸消退,食欲好转后,可逐渐增加饮食,但应避免暴饮暴食防止营养过剩。恢复期患者可过渡至普通饮食。

2)慢性肝炎　宜适当的高蛋白、高热量、高维生素易消化食物。适当增加蛋白质摄入,蛋白质以1.5～2.0 g/(d·kg),以优质蛋白为主,如牛奶、鸡蛋、瘦肉、鱼等。

3)重症肝炎　宜低脂、低盐、高糖、高维生素易消化流质或半流饮食,少食多餐,注意食物色、香、味以增加患者的食欲。进食不足者,遵医嘱输入10%～15%葡萄糖注射液,加适量胰岛素,总液量以1 500 mL/d为宜;有肝性脑病先兆者,应限制或禁止蛋白质摄入,每日蛋白质摄入<0.5 g/(d·kg);合并腹水、少尿者,应低盐或无盐饮食,钠限制在500 mg/d,进水量每日不超过1 000 mL/d,以减少水钠潴留。

4)各型肝炎　均不宜长期摄入高糖、高热量饮食,尤其是肥胖和糖尿病倾向患者,以防诱发脂肪肝和糖尿病。各型肝炎患者均应戒烟和酒,以免加重肝损害。

2.对症护理

(1)皮肤护理　黄疸型肝炎患者由于胆盐沉积刺激皮肤,引起皮肤瘙痒,具体护理措施为:①保持床单清洁干燥,衣服宜柔软、宽松,经常换洗。②每日用温水清洗皮肤,不宜使用肥皂、化妆品等刺激性用品。③及时修剪指甲避免骚抓,防止皮肤破损,对已有破损者,则应保持局部清洁、干燥,预防感染。④瘙痒重者局部可涂擦止痒剂,也可口服抗组胺药。

(2)呕吐、腹泻护理　给予清淡易消化饮食,少食多餐;记录24 h出入液量;严重者暂禁食,遵医嘱静脉补充所需营养;保持床单元整洁,加强肛周皮肤护理。

3.病情观察　密切观察生命体征、意识;消化道症状及黄疸程度;有无心悸、呼吸困难、腹水;皮肤黏膜有无瘀点、瘀斑,有无呕血、便血等出血倾向;血红蛋白、血小板计数、凝血酶原时间、凝血酶原活动度等指标;是否有肝性脑病、肾功不全等早期表现;重型肝炎和肝衰竭患者应严格记录24 h出入液量,监测尿常规、尿比重、血清钾、钠、血肌酐、血尿素氮,一旦发现病情变化,及时报告医生,积极配合抢救。

4.并发症护理

(1)肝性脑病护理　密切观察患者的精神症状,慢性病毒性肝炎患者要定期检查其定向力、计算力,及时发现肝性脑病早期表现。昏迷患者按昏迷常规进行护理。

(2)出血的护理　观察有无牙龈出血、鼻出血、皮肤瘀斑、呕血、便血及注射部位出血等,并密切观察生命体征,注意出血程度。告知患者不要用手指挖鼻或用牙签剔牙,不用硬毛牙刷刷牙,刷牙后有出血者可用棉棒擦洗或用水漱口。注射后局部至少压迫10～15 min,以避免出血。若发生消化道出血时,按照消化道出血常规护理。

（3）肝肾综合征护理　肝肾综合征是肝功能严重受损的表现。对出现少尿或无尿的患者应严格记录出入量，根据"量出而入"原则控制入液量，以免导致稀释性低钠血症而诱发肝性脑病。控制蛋白质的摄入和禁止含钾饮食。禁用肾毒性的药物，如氨基糖苷类等药物。注意利尿剂的利尿效果，对大量利尿、大量及多次放腹水、严重感染的患者应加强观察，以免诱发肝衰竭。

5.用药护理　指导患者按医嘱用药，向患者说明药物的名称、剂量、给药时间和方法，教会患者观察疗效和不良反应。避免滥用药物如吗啡、苯巴比妥类、磺胺类及抗结核等药物，以免加重肝脏损害。

6.心理护理　急性期患者由于对疾病的不了解、隔离治疗、活动受限等，患者易出现紧张、焦虑、恐惧心理；慢性病患者因病情反复、久治不愈，担心疾病预后等出现焦虑、悲观、孤独、抑郁等消极心理，表现为少言寡欢、情绪低落、自卑孤独、睡眠障碍等。在治疗护理中应注意介绍疾病相关知识，如主要症状、体征、治疗方法、护理措施、疾病预后及隔离的意义，鼓励患者与病友多交谈等以增加患者对疾病的了解；多与患者交流沟通，随时了解患者心理活动，鼓励说出自己的想法和感受，及时进行疏导使患者产生安全感，消除焦虑、抑郁等不良心理，保持豁达、乐观心情，增强战胜疾病信心，有利疾病早日康复。

九、健康指导

1.宣传肝炎预防知识　甲型肝炎做好"三管一灭"，即管好饮食、饮水及粪便，灭蝇。乙型肝炎做好"一人一针一管"。对高危人群应及早接种甲型肝炎疫苗或乙型肝炎疫苗。

2.疾病知识宣教　宣教各类病毒性肝炎的发病、传播途径、主要表现、转归、预防等知识；强调早期隔离的必要性，急性肝炎彻底治疗的重要性；减少探视和陪护，以免交叉感染。

3.生活指导　加强营养，生活规律，提高生存质量。家庭隔离，避免传播。

（1）指导患者规律生活，劳逸结合，待症状消失、肝功能恢复3个月以上，可逐渐恢复原工作，坚持正常工作和学习，但避免劳累。

（2）加强营养，适当增加蛋白质摄入，多食蔬菜水果，但要避免长期高热量、高脂肪饮食。不吸烟、不饮酒。

（3）实施适当的家庭隔离，如患者的食具、用具和洗漱用品应专用，定时消毒；患者应注意卫生，养成良好卫生习惯；禁止献血，避免血液、体液及排泄物污染环境，其排泄物、分泌物可用3%漂白粉消毒后弃去；家中密切接触者，可接种相应肝炎疫苗进行预防。

（4）凡接受输血、大手术应用血制品的患者，出院后应定期检查肝功能及肝炎病毒标记物，以便早期发现由血液和血制品为传染途径所致的各型肝炎。

第四节　获得性免疫缺陷综合征

获得性免疫缺陷综合征又称艾滋病（acquiredimmuno deficiency syndrome AIDS），

【说一说】
　　如何对病毒性肝炎病人进行疾病知识健康教育？

由人免疫缺陷病毒（HIV）引起的慢性传染病。此病主要经性接触、血液及母婴传播。HIV 主要侵犯、破坏 CD_4^+T 淋巴细胞，导致机体细胞免疫功能严重缺陷，最终并发各种严重机会性感染和肿瘤。本病传播迅速，病程长，病死率极高。

一、病原学

HIV 为单链 RNA 病毒，属于反转录病毒科，慢病毒亚科。病毒呈圆形或椭圆形，直径约 100～120nm，有两层结构，外层为类脂包膜，表面有锯齿样突起，内有圆柱状核心，由 RNA 反转录酶、DNA 多聚酶和结构蛋白等组成。目前将 HIV 分为两型即 HIV-1、HIV-2，全球流行的主要是 HIV-1，HIV-2 在西非地方性流行。HIV 具有广泛的细胞和组织嗜性，既嗜淋巴细胞，又嗜神经细胞，主要感染 CD_4^+T 细胞、单核吞噬细胞、B 淋巴细胞、小神经胶质细胞和骨髓干细胞等。HIV 侵入人体可刺激产生抗体，但中和抗体少，作用非常弱，因此血清中可同时存在抗体和病毒，但仍有传染性。

HIV 对外界抵抗力弱。对热敏感，56 ℃温度 30 min 即能灭活。亦能被 75% 乙醇、0.2% 次氯酸钠及漂白粉灭活。但对 0.1% 甲醛、紫外线和 γ 射线均不敏感。

二、流行病学

1.传染源　患者及 HIV 无症状携带者为本病的传染源，后者尤为重要。无症状而血清 HIV 抗体阳性的感染者更具有传染病学意义。血清病毒阳性而 HIV 抗体阴性的窗口期感染者亦是重要的传染源。

2.传播途径

（1）性接触传播　性接触是艾滋病传播的主要方式。HIV 主要存在于血液、精液和阴道分泌物中，唾液、眼泪和乳汁等体液中也含 HIV。HIV 通过性接触摩擦所致细微破损处即可侵入机体致病。精液含 HIV 量每毫升 100 万～1 000 万个，远高于阴道分泌物。

（2）血液或血制品接触传播　毒瘾者共用针头，输入被 HIV 污染的血液或血液制品等均可被感染。

（3）母婴传播　感染 HIV 的孕妇可经胎盘传给胎儿，也可经产道及血性分泌物、哺乳等传给婴儿。目前认为 HIV 阳性孕妇发生母婴传播的概率约为 11%～60%。

（4）其他　接受 HIV 感染者的器官移植、人工授精或污染的器械等，医务人员被 HIV 污染的针头刺伤或经破损皮肤侵入也可被感染。目前无证据表明可经食物、水、昆虫或生活接触传播。

3.易感人群　人群普遍易感，15～49 岁发病者占 80%，儿童和妇女感染率逐年上升。高危人群为男性同性恋、静脉药瘾者、性乱者、血友病、多次接受输血或血制品者。

4.流行特征　自 1981 年美国首次报道 AIDS 以来，至少有 199 个国家和地区发现 HIV 感染者，发展中国家疫情严重，全世界约 90% 的 HIV 感染者发生于防治能力非常有限的发展中国家。

联合国艾滋病规划署新近公布数字显示，截至 2013 年年底，全球约有 3 500 万人携带艾滋病毒，同年艾滋病新感染人数为 210 万人，相关死亡人数达到 150 万人，新发感染者总体呈下降趋势。撒哈拉沙漠以南非洲地区仍是艾滋病病毒感染者最多的地区,感染率达到4.9%,感染者占全球感染总数的69%。其次为加勒比、东欧和中亚地区,HIV感染流行率为1%。

1985年我国首次报道艾滋病病例,艾滋病总体疫情呈低流行,新发感染者呈下降趋势,但青年学生感染者却逐年增长。3种传播途径都有发生,经性传播在不断增加。截至2014年2月28日,全国报告现存活HIV/AIDS者448 226例,死亡138 956例。

三、发病机制

AIDS的发病机制见图10-2。

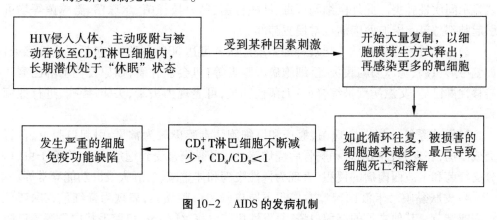

图10-2 AIDS的发病机制

四、护理评估

(一)健康史

1.病史 患病的起始时间,有无明显诱因,主要症状及其特点,伴随症状及其并发症,既往检查、治疗经过及效果,目前的主要不适及用药,潜伏期的长短,有无毒血症状等。

2.流行病学资料 应询问当地有无艾滋病流行;是否与艾滋病患者有密切接触或不明性伴史;是否有注射、输血及使用血制品的历史。

(二)身体状况

本病潜伏期较长,短至数月,长至10余年,平均时间约有9年,一般认为2~10年可发展为艾滋病。根据艾滋病临床表现分为急性期、无症状期和艾滋病期。

1.急性期 初次感染HIV的2~4周后可出现发热、全身不适,头痛、厌食、恶心、肌痛、关节痛、淋巴结肿大等症状。其中,发热最常见。大部分患者临床症状轻微,持续1~3周后缓解。血清可检出HIV及p24抗原。CD_4^+ T淋巴细胞一过性减少,导致CD_4/CD_8比例倒置,还可出现血小板减少。

2.无症状期 次期没有任何症状,但血清中能检测出HIV和HIV核心蛋白及包膜蛋白抗体,CD_4^+逐渐下降。次期具有传染性。此阶段实际上是AIDS的潜伏期。此期持续时间一般为6~8年。

3.艾滋病期 本期临床表现复杂,包括HIV相关症状、各种机会性感染和肿瘤。

(1)HIV相关症状 持续1个月以上的发热、乏力不适、盗汗、厌食、体重下降、慢

【想一想】
潜伏期病人的血液、分泌物是否有传染性?

笔记栏

性腹泻和易感冒等症状。部分患者表现为神经精神症状,如记忆力减退、性格改变、头痛、癫痫和痴呆等。另外还可出现持续性淋巴结肿大,其特点为:除腹股沟淋巴结外的其他部位两处或两处以上淋巴结肿大。肿大的淋巴结直径在 1 cm 以上,质地柔韧,无压痛、无粘连,一般持续肿大 3 个月以上。部分患者淋巴结肿大 1 年后才逐步消散,也可反复肿大。可有肝脾大。

【想一想】
如何预防各种机会性感染?

(2)各种机会性感染和肿瘤

1)呼吸系统 以肺孢子菌肺炎常见。艾滋病因机会性感染而死亡的病例中,约50%死于肺孢子菌肺炎。主要表现为慢性咳嗽、发热、呼吸急促和发绀等。胸部 X 射线显示间质性肺炎。此外巨细胞病毒、结核杆菌、鸟分枝杆菌、念珠菌、隐球菌等均可引起肺部感染。卡波西肉瘤也常侵犯肺部。

2)中枢神经系统症状 出现神经系统症状者可达 30% ～70%,包括机会性感染,如脑弓形虫病、隐球菌脑膜炎、巨细胞病毒脑炎等;机会性肿瘤,如原发性脑淋巴瘤和转移性淋巴瘤;艾滋病痴呆综合征;无菌性脑炎,可表现为头晕、头痛、癫痫、进行性痴呆等。

3)消化系统 以白念珠菌、疱疹和巨细胞病毒感染较为常见,引起口腔炎、食管炎或溃疡,表现为吞咽困难和胸骨后烧灼感。胃肠黏膜常受到疱疹病毒、隐孢子虫、鸟分支杆菌和卡波西肉瘤的侵犯,表现为慢性腹泻和体重减轻,肝大及肝功能异常等。

4)皮肤黏膜 卡波西肉瘤常侵犯下肢皮肤和口腔黏膜,表现为紫红色或深蓝色浸润或结节。其他常见的有鹅口疮、复发性口腔溃疡、牙龈炎、口腔毛状白斑等。口腔毛状白斑表现为舌的两侧边缘有粗厚的白色突起。此外,皮肤带状疱疹、传染性软疣、尖锐湿疣、真菌性皮炎等也较常见。

5)眼部 常见有巨细胞病毒性视网膜炎、弓形虫视网膜脉络膜炎、眼部卡波西肉瘤等。

(三)辅助检查

1.血、尿常规检查 有不同程度贫血、白细胞计数降低、血小板减少。尿蛋白呈阳性。

2.免疫学检查 T 淋巴细胞绝对计数下降,CD_4^+T 淋巴细胞计数也下降,CD_4/CD_8 <1.0。

3.血生化检查 可有血清转氨酶及肾功能异常等。

4.血清学检查

(1)抗体检测 采用 ELISA 法检测患者血清、尿液、唾液或脑脊液 HIV 抗体,可获阳性结果。HIV 抗体检测是目前确诊 HIV 感染最简便而有效的方法。但在窗口期虽有 HIV 的感染,HIV 抗体可为阴性。

(2)抗原检测 采用 ELISA 检测血清中 HIVp24 抗原,有助于抗体产生窗口期和新生儿早期感染的诊断。

(四)心理-社会状况

评估患者及其亲属对艾滋病的认识程度、心理状态,对住院患者及隔离治疗的认识,患者的家庭成员及其对患者的关怀程度等。

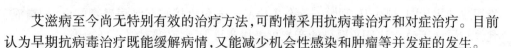

五、治疗要点

艾滋病至今尚无特别有效的治疗方法,可酌情采用抗病毒治疗和对症治疗。目前认为早期抗病毒治疗既能缓解病情,又能减少机会性感染和肿瘤等并发症的发生。

1. 抗病毒治疗　国内目前抗 HIV 的药物可分为以下四大类:

(1)核苷类反转录酶抑制剂　此类药物能选择性与 HIV 反转录酶结合,从而抑制 HIV 的复制和转录,推迟 HIV 感染者病情进展,延长艾滋病患者的存活时间。包括齐多夫定(ZDV)、拉米夫定(3TC)和司他夫定(d4T)等。

(2)非核苷类反转录酶抑制剂　主要作用于 HIV 反转录酶的某个位点,使其失去活性,从而抑制病毒的复制。主要药物有奈韦拉平(NVP)、依非韦伦(EFV)等,但该类药物易产生耐药性。

(3)蛋白酶抑制剂　通过阻断 HIV 复制和成熟过程中所必需的蛋白质合成,从而抑制病毒的复制。主要制剂有替拉那韦(TPV)、利托那韦(RTV)等。

(4)整合酶抑制剂　主要有拉替那韦(RAV)。

鉴于仅用一种抗病毒药物易诱发 HIV 突变,并产生耐药性,因而目前主张联合用药,称为高效抗反转录病毒治疗(HAART),亦称鸡尾酒疗法。

2. 免疫治疗　基因重组 IL-2 与抗病毒药物同时应用有利改善机体的免疫功能。

3. 并发症的治疗

(1)肺孢子菌肺炎　可用喷他脒每日 3 ~ 4 mg/kg,肌内注射或静脉滴注。或首选 SMZ-TMP 治疗,轻、中度患者口服治疗,重症患者可静脉用药,疗程 2 ~ 3 周。

(2)卡波西肉瘤　齐多夫定(AZT)与干扰素联合治疗,或应用博来霉素,长春新碱、阿霉素联合化疗。

(3)隐孢子虫感染和弓形虫病　应用螺旋霉素或克林霉素治疗。

(4)巨细胞病毒　可用阿昔洛韦 7.5 ~ l0 mg/kg 或更昔洛韦 5 g,每日静脉滴注 2 次,疗程 2 ~ 4 周。

(5)隐球菌脑膜炎　应用两性霉素 B 或氟康唑治疗。

4. 支持及对症治疗　加强营养、补充维生素及叶酸,对忧郁或绝望者进行心理治疗。

5. 预防性治疗　HIV 感染而结核菌素试验阳性者异烟肼治疗 4 周;CD_4^+T 细胞< 0.2×10^5/L 者用喷他脒或 SMZ-TMP 预防肺孢子菌肺炎;针刺或实验室意外感染者,在 2 d 内用 AZT+ZDV 或 d4T+DDI 等治疗,疗程 4 ~ 6 周。

6. 中医治疗　某些中草药有抑制病毒的作用,如甘草、苦瓜、天花粉、紫花地丁、黄芩等。可应用人参、黄芪、当归、阿胶、菟丝子、麦冬等具有升高 T 淋巴细胞数量的中药,以及增强和调节机体免疫力,提高免疫球蛋白作用的药物。

六、预防

1. 控制传染源　按照乙类传染病进行管理,高危人群普查 HIV 感染有助于发现传染源。加强国境检疫。

2. 切断传播途径　加强艾滋病防治知识宣传健康教育。教育青少年洁身自爱,不

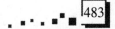

卖淫、嫖娼,避免婚前、婚外性行为。高危人群使用安全套,并规范治疗性病。严格筛查血液及血制品。严格消毒医疗器具,实行"一人一用一消毒制"等。严禁吸毒。不借用或共用牙刷、剃须刀、刮脸刀等个人用品。避免直接与艾滋病患者的血液、精液、乳汁和尿液接触。对 HIV 感染的产妇可采用产科干预,必要时终止妊娠等。

3. 保护易感人群　重组 HIV-1 gp120 亚单疫苗病毒表达的 HIV 包膜作为疫苗等均尚在研究中。

【说一说】
　　如何提高艾滋病病人的活动耐力?

七、常用护理问题

1. 活动无耐力　与营养不良、长期发热、腹泻等导致机体消耗增多有关。

2. 组织完整性受损　与病菌、真菌等机会性感染和卡波西肉瘤有关。

3. 营养失调:低于机体需要量　与长期腹泻、厌食、消耗大、精神低落有关。

4. 气体交换受损　与并发肺部感染有关。

5. 恐惧　与预后不良,疾病折磨,被人歧视有关。

6. 社交孤立　与患者实施强制性管理,采取严格血液和体液隔离,被他人歧视有关。

7. 有传播感染的危险　与疾病的无症状表现及传播途径有关。

八、护理措施

1. 一般护理

(1)环境与休息　急性期发热时和艾滋病期绝对卧床休息。为保证患者休息,安静、舒适、空气清新。无症状感染者可进行正常的工作和学习。

(2)饮食　给予高热量、高蛋白、高维生素、易消化饮食,保证营养供给,增强机体抗病能力。对于厌食的患者,应结合患者原有的饮食习惯,提供色香味俱全的食物,促进患者的食欲;有呕吐者,可暂禁食 2 d 后再给予食物,严重者,在饭前 30 min 给予止吐药物;对于腹泻者,应少量多餐,给予少渣或无渣饮食,并鼓励其多饮水。

【说一说】
　　如何保护艾滋病病人的隐私?如何预防艾滋病?

2. 对症护理　加强口腔和皮肤护理,防止继发感染或减轻口腔、外阴真菌、病毒等感染引起的不适。长期腹泻的患者要注意肛周皮肤的护理,每次排便后用温水清洗局部皮肤,再用吸水性良好的软布或纸巾吸干,也可涂润肤油保护皮肤。

3. 病情观察　加强病情观察,及时发现机会性感染,观察感染的部位、性质与程度,特别注意肺部、皮肤黏膜、胃肠道、口腔及神经系统等处的感染。定时评估患者的生命体征、营养状况等。及时发现各种并发症,详细记录病情变化。

4. 用药护理　遵医嘱给予抗病毒、抗感染、抗肿瘤治疗,观察药物的疗效与不良反应。如应用抗病毒;药物 AZT 有严重的骨髓抑制作用,可引起贫血、中性粒细胞和血小板减少等症状,应定期检查血常规,当中性粒细胞$<0.5\times10^9/L$,及时通知医师进行处理。

5. 心理护理　由于艾滋病缺乏特效治疗,加上疾病本身的折磨,患者易出现焦虑、抑郁、恐惧等心理反应,部分患者可出现报复、自杀等极端行为。护士首先要以正确的态度对待患者,发扬人道主义精神,关心、体贴、尊重患者,不歧视,多与其沟通,了解患者的心理状态,了解并满足其需要,解除患者的孤独感和恐惧感。同时动员其亲属朋友关怀、同情、支持患者,使患者以积极的心态面对现实,树立战胜疾病的信心。

九、健康指导

1. 无症状期感染者个人保健指导 ①指导患者正确看待疾病,回归正常生活,加强营养,合理休息,提高机体抵抗力。②自觉遵守公共道德,避免传染给他人,就诊时应主动申明。③保护自己,对一般性的感染积极治疗,避免重复感染和继发感染。④定期医院复查,坚持治疗,密切观察病情变化,病情改变时立即就诊。

2. 家庭护理指导 ①指导家庭成员掌握预防方法,杜绝疾病的传播。如性生活指导;患者日常生活用品单独使用并定期消毒;接触患者血液、体液污染过的物品要戴手套或使用辅助工具,避免直接接触;女性患者行经期防止血液溅污室内设施,防止疾病的传播。②向患者及家属介绍预防或减少机会性感染的措施,满足患者正常的生活习惯和卫生条件,防止患者继发感染。③家属朋友给患者以关怀、同情、鼓励,做好心理护理使其回归正常生活。④为患者提供足够营养,增强抗病能力。

第五节 细菌性痢疾

细菌性痢疾(bacillary dysentery)简称菌痢,是由痢疾杆菌(又称志贺菌属)引起的肠道传染病,故又叫志贺属病(shigellosis)。临床以直肠和乙状结肠的炎症和溃疡为主要病变,以发热、腹泻、腹痛、里急后重和粘液脓血便为主要表现。临床表现不一,轻者仅有腹痛、腹泻,重者可出现感染性休克或中毒性脑病而危及生命。

一、病原学

痢疾杆菌属肠杆菌科志贺菌属,革兰染色阴性。按抗原结构和生化反应的不同,可将本菌分为4群47个血清型,即A群痢疾志贺菌、B群福氏志贺菌、C群鲍氏志贺菌、D群宋内志贺菌。目前我国主要以B群福氏志贺菌感染为主,但近年部分地区也有A群、D群流行,欧美国家则主要以D群宋内志贺菌感染为主。各群志贺菌属均可产生内毒素,是引起该病全身毒血症状的主要原因,A群志贺菌属还可以产生外毒素(志贺毒素),具有神经毒、细胞毒和肠毒素样作用。

痢疾杆菌在外界环境中抵抗力较强,温度越低生存时间越长,在瓜果蔬菜及污染物上能存活1~2周之久。但对日光照射、煮沸等抵抗力差,一般日光照射30 min,煮沸2 min可将其杀灭,对各种化学消毒剂敏感。

二、流行病学

1. 传染源 主要为急、慢性患者和带菌者。急性患者早期排菌量大,传染性强;而非典型患者、慢性患者和带菌者因为症状轻,容易被忽略,故在流行病学上更具意义。

2. 传播途径 由消化道传播。病原菌主要通过污染食物、水源和生活用品,经口传播;也可通过污染健康人的手,导致经口感染。食物和水源被污染可引起暴发流行。

3. 人群易感性 人群普遍易感。病后可获得一定的免疫力,但因各型之间无交叉

【说一说】
如何切断传播途径?

免疫,所以时间短暂且不稳定,容易反复感染。

4.流行特征 本病全年均可发病,但以夏、秋季多见。发病高峰年龄为学龄前儿童和青壮年。患者主要集中在温带和亚热带地区,多见于卫生条件较差的区域。

三、发病机制

细菌性痢疾的发病机制见图10-3。

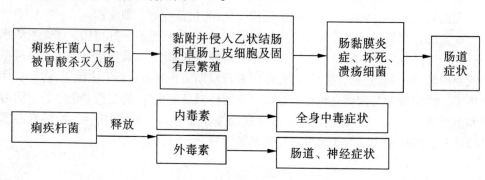

图10-3 细菌性痢疾的发病机制

四、护理评估

(一)健康史

评估患者发病前有无不洁饮食史或者痢疾患者接触史,个人卫生习惯,居住所在地卫生状况等。

(二)身体状况

潜伏期1~2 d。根据病情长短和严重程度可分为以下临床类型:

1.急性菌痢

(1)普通型(典型) 起病急,全身中毒症状明显,高热可达39 ℃,伴寒战、乏力、头痛、肌肉酸痛等,继而出现阵发性腹痛、腹泻及里急后重感,部分患者伴有恶心、呕吐。排便次数增多,每日可达10余次到数十次不等,量少,刚开始为稀便,逐渐转为黏液脓血便,里急后重感明显。体检常有左下腹压痛和肠鸣音增强。多持续1周左右病情缓解或者自愈,少数患者可转化为慢性。

(2)轻型(非典型) 一般无全身中毒症状,无发热或仅有低热。肠道症状相对较轻,每日排便3~5次,为黏液稀便,多无脓血。病程短,3~7 d可痊愈或转为慢性。整个病程易被忽略。

(3)中毒型 多见于2~7岁,体质相对较好的儿童。起病急骤,突发高热,体温高达40 ℃以上,病势凶险,全身中毒症状重,可迅速发生呼吸衰竭和循环衰竭,而肠道症状相对较轻,可无腹痛腹泻和脓血便,但如果用生理盐水灌肠或直肠拭子取标本镜检,可见大量脓细胞和血细胞。根据其临床表现的不同,可分为3型。

1)休克型(周围循环衰竭型) 较多见,以感染性休克为主要表现。患者面色苍白、四肢厥冷、发绀、血压下降、心率增快、脉搏细速、尿量减少等,并可出现不同程度的

【说一说】
为什么同样是感染了痢疾杆菌而临床表现不同?

意识障碍和心、肾功能不全的症状。

2）脑型（呼吸衰竭型）　更为严重，可由脑血管痉挛导致的脑缺氧、脑水肿甚至脑疝引起。患者可出现剧烈头痛、频繁呕吐、烦躁不安、惊厥、昏迷、双侧瞳孔不等大、对光反射迟钝或者消失等，严重者出现中枢性呼吸衰竭，最终因呼吸衰竭而死亡。

3）混合型　预后最为凶险。具有以上两型的表现，常先表现为高热、惊厥，如未及时治疗，则迅速发展为呼吸衰竭和循环衰竭，病死率极高。

2.慢性菌痢　病程反复发作或者迁延不愈超过 2 个月以上为慢性菌痢。导致慢性菌痢的原因多为急性期治疗不彻底或者不正规、机体抵抗力低下、患慢性胃肠道疾病，或者感染菌型为 B 群福氏志贺菌等。按临床表现可以分为 3 型。

（1）急性发作型　有慢性菌痢病史，多因进食生冷、不洁饮食或过度劳累、受凉等诱发，可出现腹痛、腹泻及脓血便，发热多不明显。

（2）慢性迁延型　最常见。急性菌痢发作后，迁延不愈，长期有腹痛、腹泻或腹泻与便秘交替出现、粘液脓血便等表现。左下腹可触及压痛及增粗的乙状结肠。长期不愈可导致营养不良、贫血等。

（3）慢性隐匿型　较少见。1 年内有菌痢病史，无临床症状，但大便培养可检出痢疾杆菌，乙状结肠镜检可见肠黏膜炎症、溃疡等病变。

（三）辅助检查

1.血常规　急性期白细胞总数增高，常在 $10 \sim 20 \times 10^9/L$，以中性粒细胞增高为主。慢性菌痢患者可有血色素降低。

2.粪便检查　外观多为黏液脓血便，常无粪质。镜检可见大量脓细胞、白细胞、红细胞以及少量吞噬细胞。

3.病原学检查　为确诊本病的依据。采集粪便培养标本应在抗生素应用之前，早期、多次，并选取含有黏液脓血部分的新鲜标本，及时送检，可提高阳性率。免疫学检测痢疾杆菌或抗原有快速、早期等优点，但易出现假阳性，尚未广泛推广使用。

（四）心理–社会状况

由于疾病起病急，病程进展快，病情凶险，特别是中毒型菌痢，如抢救不及时，可在短期内危及生命，有的可留下后遗症。常使患者及家属感到担忧、焦虑、恐惧。

五、治疗重点

（一）急性菌痢

1.普通型和轻型

（1）一般治疗　进行消化道隔离。饮食清淡、无刺激、易消化，保证水、电解质、酸碱平衡。

（2）对症治疗　高热者可给予物理降温或者药物降温，腹痛明显者可用解痉药如阿托品、颠茄合剂等。

（3）病原治疗　选择有效抗生素是治愈急性菌痢的关键，可有效减少和防止慢性化的发生。喹诺酮类是成人治疗急性菌痢的首选药物，常用诺氟沙星，成人 4 次/d，$0.2 \sim 0.4 \, g$/次，疗程为 $5 \sim 7 \, d$。也可选用其他喹诺酮类药物，如环丙沙星、氧氟沙星

【议一议】
　如何确诊细菌性痢疾病人？进行粪便培养时注意些什么？

笔记栏

等,病情严重不能口服者可静脉滴注。因该药对骨骼发育有一定影响,孕妇、哺乳期妇女和儿童需慎用。其他如复方磺胺甲基异噁唑、阿奇霉素、庆大霉素等也可酌情选用。

2.中毒性菌痢　应根据细菌培养和药敏试验,合理选择敏感抗生素静脉滴注,如氧氟沙星、环丙沙星等或第三代头孢菌素类头孢噻肟、头孢曲松等,也可联合应用两种抗菌药物。同时积极降温镇静、迅速纠正休克和防止脑水肿等对症处理。

(二)慢性菌痢

应采用全身与局部相结合的治疗原则,在增加机体抵抗力,调整饮食结构的基础上,根据药敏试验联合应用两种不同类型的抗菌药物,延长疗程至10～14 d,重复1～3个疗程。

【议一议】
如何预防细菌性疾病?

六、预防

1.管理传染源　对患者严格消化道隔离至临床症状完全消失,或粪便培养连续两次阴性为止。对从事餐饮、水源管理及托幼人员定期进行健康检查,发现带菌者应积极治疗,并调换工作岗位。

2.切断传播途径　对患者的排泄物、污染物进行消毒;加强对水源、饮食和粪便的管理工作,做好防蝇灭蝇工作,改善环境卫生;养成良好卫生习惯,防止"病从口入"。

3.保护易感人群　在菌痢流行期间,易感者可口服多价痢疾减毒活菌苗,提高机体免疫力。

七、常用护理问题

1.腹泻　与痢疾杆菌感染致肠道病变有关。
2.体温过高　与痢疾杆菌感染释放内毒素有关。
3.有体液不足的危险　与发热、腹泻、摄入不足有关
4.皮肤完整性受损　与排便次数增多或排泄物刺激肛门有关。
5.潜在并发症:感染性休克、惊厥、脑疝。

八、护理措施

【议一议】
如何判断细菌性痢疾病人是否治愈?

1.一般护理
(1)隔离　严格消化道隔离。
(2)饮食护理　严重腹泻伴呕吐者暂禁食,遵医嘱静脉补充营养物质,维持水、电解质、酸碱平衡。病情缓解后,给予清淡、易消化、高热量、高维生素、少渣、少纤维素流质或半流质饮食,禁忌生冷、油腻、刺激性强的食物,少量多餐。
(3)休息和体位　急性期患者应卧床休息,缓解后逐渐增加活动量;中毒性菌痢应绝对卧床休息,采取中凹位或者平卧位,专人监护,注意保暖。

2.对症护理　高热者遵医嘱给予物理降温或者药物降温;腹痛明显者可用热水袋热敷,或遵医嘱使用颠茄合剂或者阿托品;加强肛周皮肤护理,每次大便后用温水清洗,并涂擦润滑剂以减少刺激;里急后重感明显时,减少排便时的用力,减少脱肛发生;发生脱肛时,可戴橡胶手套轻揉局部,协助回纳。

3.病情观察　密切观察排便的次数、量、性状及伴随症状,记录24 h出入量,注意

有无脱水征象;监测患者生命体征、神志、瞳孔、尿量等变化;观察患者如有感染性休克、脑水肿、脑疝等危急情况发生,应及时报告医生处理。

4.用药护理　遵医嘱使用有效抗菌药物,喹诺酮类药物可有胃肠道、头痛、过敏、可逆性白细胞减少等不良反应,应注意观察;使用磺胺类药物时,因其溶解度低,容易在尿中出现结晶,引起肾毒性,用药时应该严格掌握剂量、时间,定期复查肾功,多饮水并遵医嘱服用碳酸氢钠;阿托品类药物使用时要注意观察有无口干、心动过速及尿潴留等。

5.心理护理　对患者和家属解释本病的病因、主要治疗措施和护理要点,特别是对中毒性菌痢患者和家属,更要加强及时、耐心的心理支持,消除他们的紧张、焦虑心理,积极配合治疗、护理。

九、健康指导

对患者和家属讲解及时隔离、治疗的重要性,取得他们的配合。指导患者遵医嘱及时、准确、按疗程服药,争取急性期治愈,以免转为慢性。指导患者进食清淡、易消化、富营养的食物,长期的慢性患者,特别要注意避免进食生冷、刺激性强食物及暴饮暴食等诱发急性发作。保持生活规律,加强锻炼,增强机体抵抗力,病情复发时应积极治疗。

（褚青康）

本章小结

概述部分主要学习一些基本概念和传染病的共性、特征和规律,传染病的传染过程,流行过程,传染病的防治、护理等和传染病工作人员的职业防护。发热和出疹是传染病主要的临床表现,热型是传染病的重要特征之一;不同传染病疹子的形态、出疹时间、分布部位、出疹顺序、疹的消退及伴发症状不同,对传染病的诊断和鉴别诊断有重要参考价值。

病毒性肝炎是由多种肝炎病毒引起的以肝脏病变为主的一组全身性传染病,有甲型、乙型、丙型、丁型、戊型五型肝炎病毒。各型肝炎以乏力、食欲减退、厌油、肝大、肝功能异常为主要表现,部分病例出现黄疸。甲型和戊型为急性感染,经粪-口途径传播。而乙型、丙型及丁型多呈慢性感染,少数可发展为肝硬化或肝细胞癌,主要经血液、体液等途径传播。各型肝炎的治疗原则均以充分休息、合理营养为主,辅以适当药物,避免饮酒、过度劳累,避免损害肝脏的药物。

获得性免疫缺陷综合征是由人免疫缺陷病毒引起的慢性传染病。此病主要经性接触、血液及母婴传播,主要侵犯、破坏 CD_4^+ T 淋巴细胞,导致机体细胞免疫功能严重缺陷,最终并发各种严重机会性感染和肿瘤。无特别有效的治疗方法,可酌情采用抗病毒治疗和对症治疗。早期抗病毒治疗既能缓解病情,又能减少机会性感染和肿瘤等并发症的发生。

细菌性痢疾是由痢疾杆菌引起的肠道传染病。临床以直肠和乙状结肠的炎症和溃疡为主要病变,以发热、腹泻、腹痛、里急后重和黏液脓血便为主要表现。临床表现不一,轻者仅有腹痛、腹泻,重者可出现感染性休克或中毒性脑病而危及生命。以抗菌消炎和对症治疗为主。

笔记栏

病案讨论

病例摘要 张女士,28 岁,反复肝区不适、食欲减退 3 年,曾去医院检查发现肝功能异常,当时诊断为"慢性肝炎",并给予护肝治疗,但效果不明显。近 1 个月来上述症状加重而住院治疗。经查:血清 ALT 185 U/L,HBV 感染标志物:HBs Ag(+),HBe Ag(+),抗-HBc 阳性,其余均为阴性。入院后除一般治疗外,还给予干扰素抗病毒治疗。

讨论:

1.该患者可能的医疗诊断和诊断依据是什么?

2.最主要的护理措施是什么?

3.如何对患者进行健康指导?

同步练习

一、选择题

1.我国规定管理的传染病分为(　　)

　　A.甲类 1 种、乙类 24 种、丙类 12 种　　　　B.甲类 2 种、乙类 25 种、丙类 10 种

　　C.甲类 3 种、乙类 28 种、丙类 9 种　　　　D.甲类 3 种、乙类 24 种、丙类 9 种

　　E.甲类 2 种、乙类 22 种、丙类 11 种

2.某传染病在一个较小范围内短时间出现大批同类病例,称为(　　)

　　A.流行　　　　　　　　B.大流行　　　　　　　　C.散发

　　D.暴发　　　　　　　　E.以上都是

3.传染病在某一地区流行,人群感染状态最多的是(　　)

　　A.显性感染　　　　　　　　　　B.隐性感染

　　C.潜伏性感染　　　　　　　　　D.健康带菌者

　　E.病后带菌者

4.女,28 岁,因乏力、食欲下降、厌油、恶心 5 d,尿黄 3 d 就诊。查体:皮肤及巩膜黄染,肝肋下 2 cm,肝区叩击痛阳性。该患者属于(　　)

　　A.显性感染　　　　　　　　　　B.隐性感染

　　C.病原携带状态　　　　　　　　D.潜伏性感染

　　E.重复感染

5.某护士,为一乙型肝炎患者输液时被患者血液污染的针头刺破皮肤,该护士乙肝表面抗体阴性,她应立即采取的最主要措施为(　　)

　　A.局部碘酒、乙醇消毒　　　　　　B.注射干扰素

　　C.不用处理　　　　　　　　　　D.注射乙肝疫苗

　　E.立即注射高效价乙肝免疫球蛋白

6.患者男,65 岁。护士在巡视候诊大厅时发现该患者独自就诊,持续咳嗽,呼吸急促面色潮红,经询问患者主诉发热 2 d。护士首先应(　　)

　　A.立即扶患者坐下　　　　　　　　B.将患者带至发热门诊

　　C.详细询问患者病史　　　　　　　D.向医务科汇报

　　E.通知患者家属来院

7.关于消毒的概念,下列哪项是错误的(　　)

　　A.消毒的种类包括疫源地消毒和预防性消毒

　　B.疫源地消毒包括随时消毒和终末消毒

C.终末消毒指预防性消毒

D.预防性消毒是指对可能受病原体污染的场所、物品所做的消毒措施

E.病室的日常:卫生处理、餐具消毒等属预防性消毒

8.熟悉各种传染病的潜伏期,最重要的意义是(　　)

 A.有助于诊断   B.预测疫情

 C.确定检疫期   D.估计病情严重程度

 E.推测预后

9.在甲型肝炎病程中传染性最强的时期是(　　)

 A.黄疸前期   B.2 周至血清 ALT 高峰期后 1 周

 C.慢性期   D.黄疸期

 E.恢复期

10.患者,男,33 岁,食欲减退、乏力、黄疸进行性加深 20 余天,尿少 2 d,神志不清 8 h。体检发现:患者呈嗜睡状,皮肤、巩膜明显黄染,全身可见大片瘀斑,扑翼样震颤阳性,肝脾未触及。此患者所患的肝炎类型是(　　)

 A.急性黄疸型   B.急性重型

 C.亚急性重型   D.慢性重型

 E.淤胆型

11.张同学在入学体检时,发现自己 HBs Ag(−)、HBe Ag(−)、HBs Ab(+),无任何症状,肝功能正常。3 个月后复查结果同上。该同学可能为(　　)

 A.无症状的 HBs Ag 携带者   B.可能既往感染过 HBV

 C.急性无黄疸型乙型肝炎   D.慢性乙型肝炎轻度

 E.慢性乙型肝炎中度

12.关于艾滋病的病原学,下列哪项是错误的(　　)

 A.艾滋病毒是一种人类反转录病毒

 B.艾滋病毒仅具嗜淋巴细胞性

 C.广泛存在于感染者的血液、精液、阴道分泌物中

 D.艾滋病毒对外界抵抗力较弱,对热和化学消毒剂敏感

 E.对紫外线抵抗力较强

二、填空题

1.传染病的 4 个基本特征为_____、_____、_____和_____。

2.乙型肝炎病毒血清标志物检测结果判定:HBs Ag(+)表示存在_____,HBs Ab(+)提示可能_____。

3.艾滋病的主要传播途径有_____、_____和_____。

4.中毒性细菌性痢疾可分为_____、_____和_____ 3 型。

三、名词解释

1.传染病   2.隐性感染   3.病毒性肝炎   4.艾滋病   5.细菌性痢疾

四、问答题

1.传染病有哪些基本特征?

2.传染病有哪些传播途径?

3.预防接种的反应有哪些?如何处理?

4.简述乙型肝炎抗原抗体检测的临床意义。

5.简述阻断 HBV 母婴传播的主要预防措施。

6.简述艾滋病Ⅳ期(艾滋病期)的临床表现。

7.简述艾滋病的预防措施。

参考文献

[1] 陆再英,钟南山.内科学[M].7版.北京:人民卫生出版社,2008.
[2] 李秀敏.内科护理学[M].郑州:郑州大学出版社,2008.
[3] 尤黎明,吴瑛.内科护理学[M].5版.北京:人民卫生出版社,2012.
[4] 姚景鹏,吴瑛,张琳.内科护理学[M].2版.北京:北京大学医学出版社,2008.
[5] 李秋萍,范秀珍,高丽红.内科护理学[M].2版.北京:人民卫生出版社,2007.
[6] 李秋萍.内科护理学[M].北京:人民卫生出版社,2007.
[7] 张静平,李秀敏.内科护理学[M].北京:人民卫生出版社,2009.
[8] 张小来,李君,马淑贤.内科护理学[M].北京:科学出版社,2007.
[9] 蔡晋.内科护理[M].北京:科学出版社,2007.
[10] 刘均娥,楼滨城.急诊护理学[M].北京:北京大学医学出版社,2008.
[11] 李小寒,尚少梅.基础护理学[M].北京:人民卫生出版社,2007.
[12] 周秀华.急危重症护理学[M].北京:人民卫生出版社,2007.

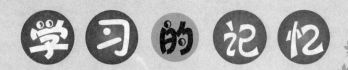

小事拾遗：————————————————————————————

——————————————————————————————————

——————————————————————————————————

——————————————————————————————————

——————————————————————————————————

——————————————————————————————————

——————————————————————————————————

学习感想：————————————————————————————

——————————————————————————————————

——————————————————————————————————

——————————————————————————————————

——————————————————————————————————

　　学习的过程是知识积累的过程，也是提升能力、稳步成长的阶梯，大家的注释、理解汇集成无限的缘分、友情和牵挂，请简单手记这一过程中的某些"小事"，再回首时定会有所发现、有所感悟！

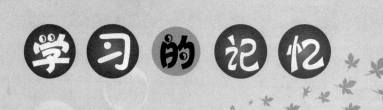

姓名：_____

本人于20_____年_____月至20_____年_____月参加了本课程的学习

此处粘贴照片

任课老师：_____ _____　　　班主任：_____

班长或学生干部：_____ _____

我的教室（请手写同学的名字，标记我的座位以及前后左右相邻同学的座位）